全国中医药行业高等教育"十三五"创新教材

微创骨科学

（供中医学、中西医临床医学等专业用）

主　编　张兴平（中国中医科学院望京医院）
　　　　李盛华（甘肃省中医院）
执行主编　陈长贤（福建中医药大学附属泉州市
　　　　　　　正骨医院）

中国中医药出版社
·北　京·

图书在版编目（CIP）数据

微创骨科学 / 张兴平，李盛华主编 . —北京：中国中医药出版社，2016.12

全国中医药行业高等教育"十三五"创新教材

ISBN 978 – 7 – 5132 – 3702 – 4

Ⅰ . ①微…　Ⅱ . ①张…　②李…　Ⅲ . ①骨疾病 – 显微外科学 – 高等学校 – 教材　Ⅳ . ① R687.3

中国版本图书馆 CIP 数据核字（2016）第 251764 号

中国中医药出版社出版

北京市朝阳区北三环东路 28 号易亨大厦 16 层
邮政编码　100013
传真　010 64405750
三河市潮河印业有限公司印刷
各地新华书店经销

开本 787 × 1092　1/16　印张 28.5　字数 624 千字
2016 年 12 月第 1 版　2016 年 12 月第 1 次印刷
书号　ISBN 978 – 7 – 5132 – 3702– 4

定价　85.00 元
网址　www.cptcm.com

如有印装质量问题请与本社出版部调换
版权专有　侵权必究

社长热线　010 64405720
购书热线　010 64065415　010 64065413
微信服务号　zgzyycbs

书店网址　**csln.net/qksd/**
官方微博　**http：//e.weibo.com/cptcm**

淘宝天猫网址　**http：//zgzyycbs.tmall.com**

全国中医药行业高等教育"十三五"创新教材

《微创骨科学》编委会

主　　编　张兴平（中国中医科学院望京医院）
　　　　　李盛华（甘肃省中医院）
执行主编　陈长贤（福建中医药大学附属泉州市正骨医院）
副 主 编　刘联群（福建中医药大学附属泉州市正骨医院）
　　　　　苏继承（辽宁省海城正骨医院）
　　　　　董　健（复旦大学附属中山医院）
　　　　　谭远超（山东省文登整骨医院）
　　　　　刘又文（河南省洛阳正骨医院）
编　　委　（以姓氏笔画为序）
　　　　　王人彦（浙江省杭州市富阳中医骨伤医院）
　　　　　尹　宏（江苏省南京市中医院）
　　　　　邓忠良（重庆医科大学附属第二医院）
　　　　　古恩鹏（天津中医药大学第一附属医院）
　　　　　苏恩亮（黑龙江省哈尔滨市骨伤科医院）
　　　　　李　沛（河南中医药大学第二附属医院）
　　　　　李晓春（长春中医药大学附属医院）
　　　　　李逸群（广东省佛山市中医院）
　　　　　杨利学（陕西中医药大学附属医院）
　　　　　张建新（福建中医药大学附属厦门中医院）
　　　　　陈鲁峰（福建中医药大学附属漳州市中医院）
　　　　　周　宁（北京大兴兴和骨伤医院）
　　　　　赵建勇（河北省沧州中西医结合医院）
　　　　　钟远鸣（广西中医药大学第一附属医院）
　　　　　修忠标（福建中医药大学附属人民医院）
　　　　　姚新苗（浙江中医药大学附属第三医院）
　　　　　贾卫斗（北京朝阳急诊抢救中心）
　　　　　贾俊平（宁夏回族自治区第三人民医院）

郭　豪（北京中医药大学国医堂）

曾忠友（武警浙江总队医院）

谢　林（江苏省中西医结合医院）

翟明玉（深圳平乐骨伤科医院）

主　审　孟　和（中国中医科学院）

王和鸣（福建中医药大学）

前　言

中医药是祖国医学几千年的临床经验积累传承下来的瑰宝，中医骨伤科的"金针拨骨""小针刀疗法"等治疗方法具有明显的微创治疗理念与微创技术特征。早在 20 世纪 60 年代，"手法整复、小夹板外固定治疗骨折"成为了中西医结合骨科领域里十分显著的成果，而 70 年代诞生了具有原创性的中西医结合"骨折复位固定器疗法"治疗骨折及骨病，促进了中西医结合微创骨科理念及技术的出现；以中西医结合骨穿针外固定器技术、针刀技术、经皮撬拨复位技术、经皮骨圆针固定技术、经皮微创矫形技术等为标志的具有明显中西医结合特色的微创治疗技术逐渐涌现，取得了令人瞩目的成果，极大地丰富了微创骨科学的技术手段，提高了微创骨科的临床疗效，推动了我国微创骨科的进步和发展，并逐渐形成了具有中西医结合特色的中国微创骨科治疗体系。

自 21 世纪初，我国的微创骨科技术飞速发展，迅速向基层医疗机构普及推广，国内陆续出版了有关骨科微创治疗的专著，但目前尚无骨科微创相关的统编教材出版；而在高等医学院校教学中，骨科微创技术的相关知识散见于《外科学》《中医骨伤科学》《骨伤科手术学》《骨伤科手术研究》等高等院校教材中，对骨科微创理论及技术缺乏系统、全面、规范阐述的统编教材。为了确保本教材的权威性及代表性，我们以中国中西医结合学会骨科微创专业委员会为依托，组织了一批长期从事微创骨科临床、教学和科研的专家组成了编委会，编委会成员来自全国 18 个省或直辖市的 29 所医学院校附属医院或科研机构，并邀请我国著名微创骨科专家孟和教授、王和鸣教授为本书主审。

本书共十二章，约 40 万字 150 余幅插图，第一章绪论重点介绍微创骨科的发展历史、微创骨科的基本理论和基础知识及学习微创骨科的方法等；第二章至第十章围绕骨科临床常用的微创骨科技术进行系统介绍，重点包括各种微创骨科技术的概述、治疗原则、适用范围、操作技术、并发症等；第十一章至第十二章介绍骨科微创手术的围术期处理、术后康复和护理等内容。本书系统介绍了骨科临床常用的微创技术，包括骨穿针外固定器技术、针刀技术、经皮撬拨复位技术、经皮内固定技术、内（腔）镜技术、脊柱微创技术、骨科介入技术、微创矫形技术、微创显微外科技术、计算机辅助骨科手术、骨科导航技术、数字化虚拟现实技术、骨组织工程技术等微创骨科技术，集中反映近年来微创骨科基础理论方面的研究成就和学术进展，重点阐述微创骨科的基本理论、基础知识和基本技能，以期全面体现微创骨科这一新兴学科的学术体系和学术进展，培养医学生以微创理论和微创技术治疗骨科疾病的思路和能力，有利于医学生系统、全面了解和掌握骨科微创技术的基础知识，以其将来从事临床实践工作的需要为重点进行编写，使之能学以致用。

虽然我们竭尽全力，努力使本书达到上述要求，但错漏之处仍在所难免，希望同行专家和各院校师生予以批评指正，提出宝贵意见。

张兴平　李盛华

2016 年 7 月

目　录

第一章 绪 论 ▷▷▷▷

第一节 微创骨科发展历史

早在一万四千年前的旧石器时代后期在我国出现了以石为针治病的砭石疗法。公元前十几世纪随着冶炼术的发明，开始出现金属针具，并逐渐形成"九针"，多为带刃针具用于外科脓疡的治疗。后我国古代又出现金针拨骨法整复骨折移位，可以认为是骨科微创技术的萌芽。随着科学技术的不断发展和进步，特别是自近代西方工业革命后，才形成真正意义上的微创技术。

微创医学（minimally invasive medicine，MIM）是医学和微创理念、人文思想相融合的一门医学学科，微创的理念是指用最小的创伤，完成最佳的手术治疗。微创外科经历了较长的发展历史，20 世纪初 Kelling 将膀胱镜放入腹腔进行疾病诊断，1910 年瑞典内科教授 Jacobaeus 首次进行了腹腔镜技术操作，1921 年瑞士耳鼻喉科医生 Nylen 和 Holmgren 在放大镜及手术显微镜下进行了内耳减压术，Stone 在 1924 年用鼻咽镜观察了狗的腹腔，问世于 20 世纪 60 年代的关节镜技术被认为是骨科领域最早的微创术式。20 世纪 70 年代以来，随着医学模式向"生物 – 心理 – 社会"医学模式的转变和外科疾病整体治疗观念的形成，推动了微创外科的发展。1985 年英国泌尿外科医生 Payne 和 Wickham 首次提出"minimally invasive procedure"的概念，但当时并未引起广泛的关注。直到 1987 年法国医生 Mouret 成功施行了世界首例腹腔镜胆囊切除术以后，"微创外科（minimally in vasive surgery，MIS）"才逐渐被广泛接受。20 世纪后期，由于微电子学、光学、材料学、现代工艺、计算机信息处理和实时成像、三维结构重建等的进步，特别是内镜、腔镜和介入治疗等技术的出现，以及人们对健康和美容提出的更高要求，促进和加速了微创外科的快速发展。

随着微创理论和技术在骨科领域的不断深入与普及，关节镜、内镜、腔镜、导航技术及骨科器械的不断更新和快速发展，微创骨科涉及的领域不断拓宽和手术不断进步，特别是在创伤、关节、脊柱和导航辅助等骨科领域中的应用日趋广泛。20 世纪末建立的微创理论与微创技术的应用，极大地推动了临床骨科技术的发展，现代影像技术、激光技术、计算机智能技术、生物工程技术等高新科技的进步，为现代微创骨科（minimally invasive orthopaedic surgery，MIOS）技术的迅速发展奠定了良好的基础，促进了骨科微创技术的快速进步，微创理论及微创技术在骨科领域中也获得了日益广泛的应用。

骨折是骨科最为常见的疾病，其治疗也经历了一系列的发展过程，从最开始用植物、矿物药物包扎外治创伤，到后来总结出复位、固定、功能锻炼及内外用药的治疗原则，形成了一整套中医骨伤科治疗骨折的基础理论及技术方法。现代西方医学骨折治疗理论和技术起始于 20 世纪 50 年代，1958 年，瑞士 Maurice E. Muller. M.Allgower. R.Schneider 和 H.Willeregger 倡导组成的 AO（arbeitsgemeinscaft fur osteosynthesefragen）学派，在骨折治疗的观点、理论、原则、方法、器械等各个方面建立了一套完整的体系，也称为"AO 思想"或"AO 理论"，其根据骨折固定的作用，将固定方法分为折块间的加压作用、夹板作用和支撑作用，通过折块间的加压达到坚强固定，以及通过坚强固定获得长骨骨折的一期愈合，即成为 AO 技术的两大基本特征。但近年来，随着 AO 技术的应用日益广泛，其弊端也愈发突出，如术后骨折不愈合、感染、固定段骨质疏松和去固定后再骨折等并发症。AO 原则为了达到坚强固定和解剖复位的目的，常常以严重损伤骨的血供为代价，AO 技术的弊端主要是过分追求固定系统力学上的稳定性，而未重视骨的生物学特性。1990 年和 1999 年，AO 学者 Gerber、Palmar 等相继提出了生物学固定（biological osteosynthesis，BO）的新概念，强调骨折治疗要重视骨的生物学特性，不破坏骨生长发育的正常生理环境。BO 核心宗旨是保护骨的血供，在 BO 作用下，骨折愈合为典型的二期愈合，即骨愈合历经血肿机化、骨痂形成和骨痂塑形等阶段，表现在 X 线平片上为大量外骨痂生成。在 BO 思想指导下逐渐发展起来的交锁髓内针技术、经皮微创钢板置入技术（minimally invasive percutaneous plate osteosynthesis，MIPPO）、微创内固定系统（less invasive stabilization system，LISS）等微创骨折内固定技术和方法逐渐成为骨折内固定的标准手术技术。随着现代工业的迅速发展，材料与人体组织相容性的提高，以及手术技术的日益完善，骨折的现代外科治疗更朝着微创的方向快速发展。

20 世纪 60 年代，方先之、尚天裕等学者在骨折治疗上开展中西医结合研究，取得了举世瞩目的开拓性成果，提出了动静结合（固定与运动结合）、筋骨并重（骨折愈合与功能恢复同时并进）、内外兼治（整体治疗与局部治疗兼顾）、医患配合（医疗措施须通过患者的主观能动性才能发挥）为主要内容的中西医结合骨折治疗原则，使骨折治疗发生了质的飞跃，在学术理论上发生了革命性的变化，形成了具有鲜明中国特色的 CO 学派。70 年代唐山地震后，为了适应大批骨折伤员的治疗，特别是下肢骨干不稳定骨折，孟和等成功研制了骨折复位固定器，提出了骨折治疗的弹性固定准则：即固定稳定、非功能替代、断端生理应力三个方面，创新性建立了"手法 – 器械 – 手法 – 器械"的骨折复位方法和内、外固定结合的骨折固定方式，从骨折复位、固定、功能锻炼、内外用药等方面形成了骨折复位固定器疗法的规范化治疗体系，逐渐形成了具有中国微创特色的中西医结合骨穿针外固定器疗法，所倡导的"有限手术原则"是具有中西医结合特点的骨科微创技术，创新性发展了中西医结合骨折治疗理论，其较 BO 理念的形成要早十余年，客观上推动了骨折治疗水平的进步。20 世纪 70 年代朱汉章发明了小针刀微创治疗技术，在软组织慢性疼痛等疾病的治疗上取得显著的疗效。

近年来，随着现代影像学技术的飞速发展，术中放射影像增强设备的广泛应用，经皮微创技术也在骨科领域使一些传统的微创骨科技术如经皮撬拨复位技术、经皮克氏针内固定技术、微创螺丝钉内固定技术、骨穿针外固定器技术、有限内固定结合外固定架技术等获得了快速发展。随着关节镜技术、计算机辅助骨科手术（CAOS）、导航技术等的临床应用，通过精确的术中定位，减少了手术对周围组织造成的创伤和对患者生理功能的干扰，降低了围术期并发症。

21 世纪外科发展的趋势是微创化、智能化与精确化，先进的现代科技成果应用于骨科后，使骨科微创治疗技术的发展突飞猛进，治疗领域不断拓展，新的手术种类不断涌现，手术技术日趋成熟，手术更精确、更安全、更有效，内镜直视下微创骨科手术、单人外科、远程疑难病例会诊与手术方案的拟定、机器人实施的远程遥控手术已逐渐开展，骨科微创技术将成为骨科领域的主流发展方向之一，并促使骨折治疗进入一个新的境界，使骨折治疗朝着微创、微观、微量的方向快速发展，向极微创或无创治疗的目标不断前进。

第二节　微创骨科的范畴

微创骨科技术作为"生物－社会－心理"新型医学模式在骨科治疗领域的一种具体体现，强调保护患者的正常组织和恢复病变组织的生理功能。骨科微创作为一种理念，可以指导所有的骨科治疗方法，而骨科微创作为一种新兴的治疗技术，目前已成为骨科领域中诊治疾病的重要手段之一。

一、微创骨科的概念

微创医学（minimally invasive medicine，MIM）是医学和微创理念、人文思想相融合的一门医学学科。微创是指尽可能小的、少的组织损伤，而减少手术创伤、减轻手术给患者带来的痛苦，历来是外科医生所追求的最高境界。微创外科（minimally invasive surgery，MIS）是指以最小的侵袭和最小的生理干扰达到最佳外科疗效的一种新的外科技术，是一种比现行的标准外科手术具有更小的手术切口、更佳的内环境稳定状态、更轻的全身反应、更少的瘢痕愈合、更短的恢复时间、更好的心理效应的手术方法。

微创骨科（minimally invasive orthopaedic surgery，MIOS）是微创外科的重要组成部分，是指以最小的侵袭和最少的生理干扰达到外科疗效的新型骨科治疗技术，通过微小创伤和入路，将特殊器械、物理能量或化学药剂送入人体内部，完成对体内病变的灭活、切除，畸形、创伤的修复或重建等骨科手术操作，从而达到治疗目的的医学分支学科，是现代微创理论和微创技术在骨科的应用。

二、微创理念与微创技术

尽管传统的外科手术已经取得非常出色的成就，但人们同时也认识到外科手术是一柄双刃剑，它在去除病灶的同时，也可因手术创伤对患者带来一定的医源性损伤。所谓微创系指微小创伤（minimally invasive），顾名思义，微创外科是指以最小的侵袭和最小的生理干扰达到最佳外科疗效的一种新的外科技术。微创外科绝不等于传统外科手术，也不等于单纯的"小切口"外科。微创技术是一个广义的名词，它有着比单用内镜、腔镜、介入、小切口、显微外科、定向引导外科等更为广泛的内涵；同时微创技术也只是一个相对的、动态的概念，在目前认识范围和科技背景下的微创技术，随着科技的进步，新的创伤更小的治疗方法不断涌现，人们对创伤与组织修复过程及机制的认识不断深化，微创技术的内涵将逐步丰富、完善和发展，今天我们认为是微创的治疗，不久的将来必将成为传统外科的一部分。

微创涵盖了骨科的理念和技术，在临床工作中应以微创理念为指导，以微创技术为保证。微创作为一种理念，是外科学者追求的至高境界。近二十年来，由于 C 型臂 X 线成像仪、CT、MRI、PET、DSA、UR 等先进设备问世及普及，临床中容易获取患部冠状位、轴位、矢状位等不同体位与断层资料，同时影像分辨率高，医生能更客观及全面地分析和治疗骨科疾病，使骨科微创医学得到快速发展。

目前认为，骨科微创化从整体上理解应该包含两个方面：一是手术工具、途径和技艺的改进，将医疗介入给患者带来的损伤减少到最低程度；二是在器官、组织、细胞和基因调控的不同水平干预人体对重大创伤的反应，使其趋向"微小化"。微创骨科与传统骨科并非对立关系，前者是后者的补充和发展。微创或无创治疗是骨科医师追求的理想境界，但微创治疗应强调疾病整体治疗的观念，即促进患者心理、精神、社会协调及适应能力的康复，而不应盲目追求切口小，由于手术视野狭小导致显露不充分而造成更大的组织损伤。

骨科医师不仅要树立微创观念，而且要将微创理念贯穿于临床实践的始终，并在实践中不断发展和完善骨科微创技术，这是当代骨科医师应具备的基本素质。

三、微创骨科的特点与优势

在公元前 4 世纪，希波克拉底就指出："医学干预首先必须尽可能无创伤，否则，治疗效果可以比疾病的自然病程更坏。"这表明，早在医学发展之初，人类就已经形成了微创的意识，这就是"微创"思想的原始理念。现代微创医学理论体系是一个综合临床体系，实质上微创医学是以微创理念或者微创人文思想为指导，以人为本，以患者为主体，以现代微创医学上最先进的微创技术为核心手段，以相应独立的器官和人为医学的对象，以现代外科、内科和中医学为基础，辅助以人文的、心理的以及所有对患者有利的手段和方法，最终实现善待人体、关切人心，实现治病、调心以及人文关怀的目的。微创骨科涵盖理念和技术两个方面，一种是微创人文思想，另一个是微创骨科技术。

微创骨科手术是一种比传统骨科标准手术具有更小手术切口，更佳的内环境稳定，更轻的全身和局部反应，更快的组织愈合，更短的功能恢复时间和更好的心理效应的技术。微创骨科的特点是创伤小，痛苦少，操作简便、安全，愈合快，疗效好；即微创骨科在任何骨科创伤应激情况下，具备最佳内环境稳定状态、最小的手术切口、最轻的炎症反应、最小的瘢痕愈合等特点。微创骨科技术较以往传统手术治疗有明显的优势，最大的区别体现在对病损周围组织破坏小，相对保持内环境稳定，具有切口小、疗效好、康复快、心理效应好等特点，患者能在极短的时间内恢复其运动功能。

微创是骨科操作技术的灵魂，其伴随着骨科学发展壮大而渗透于骨科学理论、手术操作技术和辅助器械等的发展过程之中。骨科理论的进步、操作技术的提高和辅助器械的更新换代促进了骨科技术微创化目标的实现，而微创化骨科观念又推动了微创化骨科理论、技术和设备的进步。随着医用手术器械高精技术、生物计算机技术、影像数码成像技术、组织工程技术、基因技术和纳米材料技术的迅猛发展，极大地推动了微创骨科技术的进步，拓展了微创骨科手术种类，以循证医学方法对微创技术在骨科领域中的应用进行科学总结，使微创骨科逐步走向成熟，加速了以人为本的微创骨科的快速发展。

四、微创骨科技术的种类

建立于 20 世纪末的微创理论与微创技术基础之上的微创骨科技术，是骨科领域内进展最为迅猛的临床诊疗技术之一，目前对微创骨科技术学术界尚无统一的分类标准，一般将微创骨科技术分为以下六大类：

（一）经皮微创技术

指经过皮肤穿刺（或皮肤微小切口）将特殊手术器具（或物理能量、化学药剂等）送入人体内部，完成对疾病治疗过程的骨科手术操作技术。主要包括以下几类：

1. 经皮撬拨复位技术 经皮撬拨复位技术是四肢创伤性骨折中常用的经皮微创复位方法，是指利用撬拨器械穿过皮肤和其他软组织，对手法不易整复的撕脱骨折、关节邻近骨折或长骨骨折等进行复位的方法，称为撬拨复位术。经皮撬拨复位技术通常适用于撬拨嵌入骨折间隙的软组织、移位的骨折片以及关节脱位等，在撬拨复位过程中常需要撬拨器械及闭合手法复位相结合，在 X 线透视下操作更加准确，容易收到良好的整复效果，复位完成后常需要外固定与有限内固定相结合，方能取得更佳的临床疗效。

2. 经皮内固定技术 经皮内固定技术是在骨折整复后为了得以有效固定，经过皮肤穿刺（或皮肤微小切口）将特殊内固定器具穿入人体内进行有效固定骨折端的一种固定技术，包括经皮骨圆针内固定术、经皮螺丝钉内固定技术、闭合（复位）髓内针技术、微创接骨板内固定技术、锚固技术等骨折微创内固定技术。

3. 其他经皮微创治疗技术 包括经皮椎间盘微创技术、经皮椎体成形技术、经皮椎弓根螺钉内固定技术、经皮椎板关节突螺钉固定技术、经皮微创截骨矫形技术等经皮微创治疗技术。

（二）骨穿针外固定器技术

骨穿针外固定器技术是骨折的一种固定方法，是指通过在骨折的近心与远心骨段经皮穿放固定针（pins），再用连接杆（connectors）与固定夹（clamps）把裸露在皮肤外的针端彼此连接起来，构成一个新的空间力学稳定体系以固定骨折，用于治疗骨折、矫治骨与关节畸形和肢体组织延长的骨科微创技术，简称为骨外固定（external skeletal fixation，ESF），用于骨外固定的机械装置称为外固定器（external fixation，EF）。

骨穿针外固定器技术应用最多是骨折的治疗，是以固定针为传力体，通过连接装置，以装于肢体外部的外固定器械为固定物，构成一个包括固定针、外固定器械、肌肉和已准确复位的断骨为一体的不变力学体系，作为断骨部分功能的暂时替代物（骨外组织），恢复断骨原有功能的目的，是一种特殊结构的外固定形式，近年来广泛应用于治疗骨折、矫治骨与关节畸形、肢体组织延长、骨病等骨科领域。包括有孟和架（骨折复位固定器），半环形、环型框架式外固定支架，单臂外固定支架，组合式外固定支架，髌骨爪、鹰嘴钩、跟骨反弹固定器等外固定器。

（三）针刀治疗技术

针刀是以针的理念刺入人体，同时发挥刀的治疗作用的医疗器械。针刀是针灸针和手术刀的融合，其形状与针灸针类似而略粗，针刀既可以通过针刺手法起到针灸作用，又能在体内起到切割、剥离等手术刀的作用。因为针刀针体细，能像针灸针一样刺入人体，所以对人体的损伤很小。针刀治疗技术是在精细解剖、立体解剖、动态解剖等理论知识的指导下，应用针刀治疗疾病的方法，也称为针刀疗法。

包括"小宽针""针灸针""新九针""小针刀""针刀""松针""带刃针""钩针""水针刀"等治疗技术。

（四）内（腔）镜技术

内（腔）镜技术是指将内（腔）镜通过人体正常通道或人工建立的通道送到或接近体内病灶处，在内（腔）镜直视下，对局部病灶进行诊断、治疗等手术操作，以达到明确诊断、治愈疾病或缓解症状目的的微创外科技术。

内（腔）镜技术的基本工具包括内（腔）镜系统、手术设备和手术器械三个部分。内（腔）镜的前端可以抵达患者体内的病灶部位，通过传输到监视器中的图像，引导操作外科手术器械实施手术操作，可完成疾病诊断、治疗的全部过程，极大地减少了传统手术引起的组织损伤。

应用于骨科的内（腔）镜技术主要有关节镜技术、椎间盘镜技术、椎间孔镜技术、胸腔镜和腹腔镜技术。

（五）微创介入技术

微创介入技术也称介入技术（interventional technology）、介入治疗（interventional treatment），是"介入放射医学"（interventional radiological medicine）的简称，是在医学影像设备的引导下，将特质的导管、导丝等精密器械引入人体，对体内病灶进行诊断和局部治疗的一种微创治疗技术。介入治疗的多数项目都是在血管内进行，不需开刀，只需进行血管穿刺后把特质的专用导管插入血管内进行治疗，具有创伤小、恢复快、效果好等优点。

微创介入技术在骨与关节系统中主要应用于骨和软组织肿瘤诊断和治疗、药物介入治疗股骨头缺血性坏死等骨坏死性疾病、血管损伤的诊断等领域。

（六）其他微创骨科治疗技术

包括微创人工关节置换技术、微创显微外科技术、经皮截骨矫形技术、经皮钻孔减压技术、微创足外科技术、计算机辅助骨科手术技术、骨科导航技术、数字化虚拟现实技术等微创骨科治疗技术。

第三节 微创骨科技术的现状及展望

一直以来，微创都是外科手术追求的一种境界，微创手术要求以最小的侵袭和最小的生理干扰达到最佳手术疗效。微创医学是 21 世纪的医学，也是生命科学中最重要的组成部分。微创外科的概念源于 1985 年英国医生提出的 "minimally invasion procedure" 概念，然而真正被接受是在法国医生（1987）完成了腹腔镜切除胆囊术以后，才以 "minimally invasion surgery" 的词汇形式被学界广泛接受和使用。

现代骨科的发展在强调了常规手术操作的规范化、标准化和微创化后，微创程度的进一步提高依赖于微创相关观念的更新、辅助器械及用品的开发和推广应用。微创是骨科操作技术的灵魂，其伴随着骨科学发展壮大而渗透于骨科学理论、手术操作技术和辅助器械等的发展过程之中；骨科理论的进步、操作技术的提高和辅助器械的更新换代促进了骨科技术微创化目标的实现，而微创化骨科观念又推动了微创化骨科理论、技术和设备的进步。微创骨科的发展同其他学科一样，也是在探索、创新、完善中发展起来的。20 世纪后期，由于微电子学、光学、材料学，计算机信息处理和实时成像（高分辨率影像增强器和数字成像血管造影机、超声实时监测探头）、三维结构重建（CT、MRI、MRCP）、电子定向导航系统等的进步，使大批的高新技术设备出现，促进和加速了微创骨科的出现和发展。

近年来，微创骨科技术发展迅猛，如从 "复杂术式" 向 "简单术式" 过渡，从 "开放式" 向 "闭合术式" 探索，从 "大暴露式" 向 "内镜术式" 开拓，从 "常规切口" 向 "最小切口" 迈进，从 "经验探索" 到 "影像导航" 应用，从 "刀剪切割" 到 "激光切割" 操作，从 "根治性观念" 到 "功能性观念" 变迁等，显示出这个新开拓的学术领域，有可能逐步充实发展成为有完整学术理论体系的新的骨科分支学科——"微创骨科学"。

随着科技的不断进步和医学高新技术的快速发展，大众对骨科创伤恢复过程认识的不断了解，骨穿针外固定器技术、经皮微创技术、微创内固定技术、腔镜技术、介入技术及其他骨科微创技术都获得了进一步完善和发展。骨科微创固定的基础是建立在 Rhinelander 的实验上，他发现骨的血供 2/3 来自于动脉，另 1/3 来自于骨膜，而新的钢板固定方法减少了骨膜的剥离，进一步的试验研究证明了微创钢板固定（MIPO）与传统方法比较，其骨膜及髓内的血供增加了 70%，骨愈合的应力理论认为一定程度的微动会诱导骨痂的形成，解释了钢板与骨直接接触的固定方法所造成的骨膜血供破坏、压力性坏死、骨质疏松等问题，减少软组织损伤的微创技术和弹性固定不但保护了骨的血供，同时也保证了骨折愈合所需要的力学环境。这些理论基础促使 AO 国际内固定组织更加重视和强调骨折的生物学固定（biological osteosynthesis，BO）。在 20 世纪末，AO 向 BO 转变的过程中，AO 学派提出了生物学固定的新概念，其实质就是微创理念形成和发展在创伤骨科中的体现，其核心强调了保护骨折局部的血供，即是对骨折不再强求解剖复位，而着重于恢复力线和长度，更加重视骨折部位的血液循环和术后早期的功能训练。为了进一步提高肢体创伤治疗的临床疗效，促进骨折愈合，加速关节功能的恢复，随着微创技术与理论的推广与普及，更多的骨科医师在治疗长管状骨骨折时倾向于采用闭合复位、交锁髓内钉、经皮接骨板、骨穿针外固定器固定等微创技术，以达到生物学固定的要求，而不再主张切开复位、坚强内固定的理念。由于经皮微创复位固定技术的手术切口较小，以恢复肢体长度、纠正轴线角度及旋转畸形为目的，在不直接暴露骨折端的情况下进行间接复位，然后进行髓内固定或通过两侧有限皮肤切口间的皮下隧道，在肌肉下方放置接骨板进行桥接固定，与传统的开放手术相比，可减少对骨折局部软组织和骨膜血供的破坏，也不干扰髓腔内的血液循环，提供了较理想的组织修复生物学环境，缩短了手术时间，降低了骨不连和感染的发生率，有利于患者术后的功能康复，提高了临床疗效。20 世纪 70 年代孟和等成功研制的骨折复位固定器系列治疗骨折、朱汉章发明的小针刀微创技术治疗软组织慢性疼痛等骨科疾病均取得了显著的临床疗效，已形成了具有原创性中国特色的骨科微创治疗理论、技术方法及系列器具的治疗体系，在国内医疗机构中得到广泛推广和应用，是具有中医、中西医结合特点的骨科微创技术，创新性发展了中医、中西医结合治疗理论，成为我国近代骨科微创治疗技术发展的里程碑，极大地推动了我国微创骨科治疗水平的进步。

关节镜技术是 20 世纪骨科技术的重大进步，自 20 世纪 60 年代应用于临床以来，极大地提高了骨科领域关节疾病的确诊率，特别是可进行许多常规手术难以完成的操作。随着关节镜性能的提高，镜下手术器械的改善和操作技术的成熟，其临床应用范围不断拓展，目前从膝关节到全身各关节，不仅可以检查诊断，而且能进行镜下手术治疗。关节镜下手术通过很小的皮肤切口，在轻微的组织侵袭下进行，减少了手术创伤和并发症，明显缩短了治疗时间，降低了医疗费用。因此，近年来在临床上的应用得到了惊人的发展，成为骨科领域发展最快的微创外科技术，实现了许多骨关节手术的微创治疗，关节镜技术的日臻成熟，使关节镜下的手术适应证不断扩大，激光等高新技术应用于关节镜手术中，使关节镜下手术进一步简化，对关节正常生理功能干扰进一步缩小。关节镜技术应用于关节软骨清理、关节粘连松解、胫骨髁间棘与平台骨折的复位和内固定都取得较好疗效，镜下半月板损伤的治疗与前、后交叉韧带损伤的重建已成为常规经典手术术式，目前已由膝关节镜发展到肩、髋、腕、踝及指（趾）等关节镜，由以往的诊断检查到如今的镜下手术和重建、激光、射频、聚焦超声等高新技术应用于关节镜手术中，可使镜下骨科手术进一步微创化、简单化，并随着新的关节镜下手术器械、手术方式和内固定材料的发展，可以完成许多常规难以完成的手术。

应用内（腔）镜技术进行脊柱骨科手术始于 20 世纪 80 年代，而 90 年代后，经内（腔）镜脊柱外科技术有了长足的进步，内（腔）镜辅助下的微创骨科手术具有创伤小、术后恢复快、住院时间短等诸多优点，是一个很有价值、值得研究和应用的方向，目前较具临床实用价值的技术包括内（腔）镜辅助下腰椎后方或侧后方入路椎间盘摘除术、腹腔镜辅助下腰椎病灶清除术及胸腔镜辅助下胸椎病灶清除术、内（腔）镜辅助下进行颈椎间盘切除与融合等。近年椎间盘镜的微创手术越来越多地应用于腰椎间盘突出症的治疗，该方法通过术前 MRI、CT 及术中 C 型臂 X 线机的准确定位，切口约 2cm，不广泛剥离椎旁肌，只咬除少量椎板下缘骨质完成椎板开窗，进行侧隐窝清理、扩大及髓核摘除术，在保证神经根充分减压的基础上，不干扰正常的脊柱生物力学结构，具有切口小、出血少、康复快等优点，术后 1 周即可自由活动。胸腔镜辅助胸椎间盘切除、脊柱畸形的前路松解及矫形融合固定、脊柱骨折的前方减压和重建，胸椎病灶活检、清除、感染的清创引流等是近年兴起的微创治疗新技术；腹腔镜可经腹腔达到腰椎，也可通过后腹膜充气技术，将腹腔镜经腹膜后放至腰椎病灶处，然后用适配器械进行手术操作，采用这种技术不仅可以做经前路腰椎间盘摘除或腰椎病灶清除，还可施行腰段脊柱的融合手术，已为越来越多的人们所接受。经腹腔镜下的腰椎手术较经后腹膜腔入路创伤小，并发症少，手术操作较容易。

应用经皮穿刺技术治疗脊柱疾病始于 20 世纪 60 年代，最初采用 X 线透视监测，将蛋白酶注入病变的椎间盘治疗某些经保守治疗无效的单纯性腰椎间盘突出症；70 年代后期在此基础上加以改进，在病变的椎间盘内置入套管并通过套管用特制器械对髓核组织进行机械切割，使并发症有所降低；90 年代有人通过置入椎间盘的工作套管放入激光光导纤维，利用激光的能量使腰椎间盘髓核组织汽化，降低了椎间盘内部的压力，减轻或解除对神经根的压迫，从而使椎间盘突出症的症状消失，达到治疗的目的。由于经皮技术创伤小、恢复快，不干扰椎管内的结构，并发症低，操作简单，疗效较满意，在临床上得到较广泛的应用。而经皮椎体成形术是一种在影像增强设备或 CT 监视下，利用微创技术将骨水泥等生物材料经皮及椎弓根注入椎体，以恢复椎体高度，防止椎体进一步塌陷和畸形，减轻患者疼痛并改善功能的新技术。该方法并发症少，安全有效，80 年代后期首先由法国医生采用，随着介入放射技术的发展，该项技术的应用日益广泛，目前欧美国家报道在治疗骨质疏松椎体压缩性骨折引起的疼痛和椎体肿瘤等方面已取得较理想的疗效，可大大提高患者的生活质量，骨痛范围减小，且骨痛减轻可持续较长时间。

随着科学技术的发展，21 世纪已日渐进入由生物学、信息学、物理学相互融合的生物智能时代，外科学发展趋势的显著特征是智能化、微创化。目前，微创外科已由早期传统的内镜、腔镜技术逐渐进展到由影像学、信息科学、机器人技术、遥控技术等高新技术组合而成的计算机辅助系统导航术（computer assisted navigation surgery，CANS），CANS 在骨科手术中的应用，被称为计算机辅助导航骨科手术（computer assisted orthopaedics surgery，CAOS）。计算机辅助导航系统是一种三维定位系统，其原理基于全球卫星定位系统，综合了当今医学领域的多种先进设备：计算机断层扫描（CT）、核磁共振成像（MRI）、正电子发射断层扫描（PET）、数字血管减影（DSA）、超声成像（US）以及医学机器人（MR）等，计算机辅助导航系统工作原理是利用数字化扫描技术所得到的患者术前影像信息通过媒介体输入到计算机工作站，工作站在经过高速运算处理（三维重建、图像配准、图像融合等）后重建出患者的三维模型影像并建立虚拟坐标空间，手术医生即可在此影像基础上操作相关软件进行术前计划并模拟进程，实际手术过程中系统红外线摄像头动态追踪手术器械相对患者解剖结构的当前位置（实际坐标空间），并明确显示在患者的二维／三维影像资料上，将两个坐标空间匹配就可实时显示定位图像，手术医生通过高解像度的显示屏从各个方位观察到当前的手术入路以及各种参数（角度、深度等），从而最大限度地避开危险区，在最短的时间内到达靶点病灶，能够在术中实时测量评估，更好地制订详细的手术计划和模拟手术步骤，提供多平面监测图像及帮助准确安放固定物，提高手术的准确性，改进手术安全性和降低手术并发症，减少手术中医生、患者放射线暴露时间和辐射剂量，减少手术创伤，缩短术后康复时间。随着计算机技术、立体定向技术、人工智能技术的发展，计算机辅助导航系统在骨科手术中的应用日趋完善，并为骨科手术朝着微创、精准、安全的方向发展提供了可靠的保证。

许多先进的科技成果应用于骨科领域后，大大改善了人们对疾病的认识，使骨科领域微创治疗的发展突飞猛进，手术技术日趋成熟、治疗领域不断拓宽，新的手术种类不断涌现，手术更精确、更安全、更有效。内（腔）镜直视下的微创手术、单人外科、远程疑难病例的会诊与手术方案的拟定，以及由机器人实施的远程遥控手术已进入现实生活之中。但微创外科作为一种新兴技术，目前在骨科领域的应用大多处于起步阶段，由于受到昂贵的设备、较高的技术要求及骨科学传统观念等因素的限制，临床尚不能广泛地推广应用。此外，微创技术能否真正取得与传统手术相同、相似或更佳的疗效，需要运用循证医学方法对大样本病例进行综合评价，客观分析其可行性、安全性、近期和远期效果。微创手术在某些方面虽优于传统手术，但在许多领域还处于探索阶段，其优越性还有待进一步的证实，尤其是循证医学的有力支持。目前尚不能一味地片面追求微创手术而放弃传统手术，更不能替代传统手术，而应是对传统手术的补充。临床医生必须以患者为中心，综合考虑传统治疗方法与骨科微创技术的利弊得失，选择合理的诊治方法。

21 世纪的微创外科具有广阔的前景，微创外科作为有创手术和无创治疗发展的桥梁，将外科学带入一个全新的境界，并将成为 21 世纪外科领域新的生长点和技术领域，具有广阔的发展前景。与其他疾病的诊疗一样，骨科疾病的诊疗也可能会从大体、细胞、分子水平走向基因水平，骨科医生将从传统开放手术中解脱出来，进入操纵内镜和微创器械的微创手术时代，进一步发展将走向由外科医生指挥机器人来完成的极微创或无创时代。这是人类社会进步和现代科技高速发展的必然，而对骨科医生有更高的要求，即未来骨科医生需要掌握更扎实的现代高科技知识并不断进行知识结构的更新，经过更加严格的岗前培训和资质认证，才能向着微创治疗的目标不断发展。

先进的现代科技成果和新技术的应用，使现代医学从有创到微创技术的转变，不但取得了良好的临床疗效，而且创造了可观的经济财富，但高昂的技术设备所带来的社会经济负担和患者经济负担也愈加突出，而传统中医及中西医结合的微创与无创技术因其简、便、廉、验的特点而凸显出其巨大的优越性。如何适应现代中华民族社会、科学、文化、经济背景，充分利用我国的中医药特色和优势，构建适应现代中国国情的骨科治疗方法，逐步建立具有中国特色的骨科治疗体系，抢占骨科治疗技术的制高点——微创技术，中医及中西医结合微创骨科治疗具有广阔的发展前景。

第四节　学习微创骨科的方法

医学学习是一个十分复杂的过程，有其自身规律，具有区别于其他学习活动的结构特征。医学生肩负着维护和促进人类健康的重任，医学生在获取医学知识，同时也是获取运用知识解决实际问题能力的过程。医学生在学习阶段应该端正学习态度，培养良好的职业道德，树立良好的医德医风，严格要求自己，在外科学、骨科学学习基础上努力培养微创治疗观念和微创治疗技能。

一、注重专业基础，强化专业技能

（一）注重专业基础知识的学习

医学生走上临床工作岗位，承担的都是有关生命与健康的重大责任。但无论是中医院校的学生，还是中医院校毕业的临床工作者，都会感觉到基础知识的匮乏，部分高等医学院校的本科生对医学基础课的重要性明显认识不足，在走上临床工作岗位之后才意识到其严重性，此时可以说是为时已晚。了解专业特点、发展动态及社会需求，结合专业培养目标教育，树立专业思想，激发学习热情，明确医学基础课学习的重要性，切实理解医学基础课与临床之间的紧密关系，是在校学生学习的重要内容。

（二）强化专业技能

良好的微创骨科手术技术是在传统手术和临床经验的基础上发展起来的专业技能，在满足和达到传统手术治疗效果的基础上，通过更小的手术切口，或者采用各种仪器设备进行更高要求的手眼配合的微创骨科手术治疗，故要求医师应当具有良好的传统手术基础和丰富的临床工作经验，并能熟练掌握各种微创骨科手术器械和设备等的使用方法，确保微创手术操作都能够做到得心应手、应用自如，因此在校就读期间具备较强的动手能力是未来临床应用微创骨科技术解决问题的关键。

二、建立微创理念，强化临床实践

（一）建立微创理念

微创骨科是近年来迅速发展起来的一门以微创技术为特点的新兴学科，微创骨科技术的出现导致了骨科治疗领域的一场技术变革，随着手术器械、影像设备等不断进步，骨科手术微创化的观念已经渗透到骨科学的各个方面。微创手术具有创伤小、恢复快、外形美观等优点，符合以人为本的"生物－心理－社会"医学模式，是 21 世纪骨科手术发展的一个重要方向。

微创理念是传统骨科观念的延续和升华，树立微创理念是现代骨科医生的基本要求。微创不是独立于其他专业之外的单一学科，更不是与传统骨科相互对立的，如无菌观念一样，应当贯穿于整个临床骨科的学习和实践当中，是任何一名骨科医生应具备的基本素质。微创观念的建立，给医学生教学提出了更高的要求，加强微创技术教学将会有力地促进骨科医生尤其是医学生和低年资骨科医生基本骨科素质的培养和操作技能的提高，他们不仅要经过严格的传统骨科手术基本操作训练，牢固掌握骨科操作基本功，微创骨科理念与技术方面的学习和训练也是必不可少的。早期对本科生进行微创骨科理念及技能操作培训，将有利于确立在未来医疗工作中的微创观念，促进未来手术操作的规范化、标准化、微创化。

（二）在临床实践中贯穿微创意识

1. 微创手术是微创观念和技术的集中体现　手术治疗是骨科治疗的重要组成部分。通常我们说的微创技术主要是指手术操作中的微创方法和技术，尽量减少手术操作的损伤是少创或微创手术的前提，微创的观念体现在各种手术过程的每个环节。例如：①按皮纹、功能、解剖特点选择切口；②在安全有效的前提下，力争减小切口；③力求损伤小的手术入路，注意保护切口重要组织结构；④尽量锐性解剖；⑤手术区域的隔离保护；⑥良性病变注意保护周围健康组织；⑦恶性病变尽量从远期生存角度出发选择术式；⑧提防医源性损伤等。这些基本的微创观念和技术都可以在动物骨科、微创骨科教学中让学生进行实际操作、比较，使这些骨科技术从一开始就根植于未来的骨科医生的观念中。

在临床见习时，作业题及任务题中包括观摩微创骨科手术视频，并交流观摩感受。在临床实习中，在上级医师、老师的指导下，主动去体验各种微创器械的构成、手感，感觉手眼配合；有条件的可以在临床微创实训教具上体验微创操作的过程。

2. 注意病患心理上的"微创"　日常诊疗工作中应自觉地依从上述模式的转变，不仅应重视患者身体的病痛，而且要减小患者心理创伤。在目前医患关系紧张的情况下，更应注重患者的心理变化，加强医患之间的沟通与交流，减轻其心理创伤，促进病情的恢复。

3. 微创的同时强调整体观念　微创技术的目的是减小对患者的损伤，最重要的目的还是治愈疾病。微创不等于小切口，不应以一味追求小切口为目的，达不到清楚暴露的小切口可能反而会加重深部组织的损伤；也不应片面追求微创而造成医源性损伤或病变处理不彻底；更不应顽固地坚持保留器官而遗留病变，造成重大隐患。微创技术仍应以机体内环境及各器官功能稳定为前提，在整体环境不稳定的情况下片面追求微创手术也可能造成严重后果。微创技术应符合对机体造成的局部和全身影响尽可能小、内环境尽可能恒定、炎症反应尽可能轻、瘢痕愈合尽可能少的原则。

总之，现代医学的宗旨应是以人为本，尽一切努力减少患者身体的、精神的痛苦，提高生活质量和主观满意度，才是医学应该尽力发展的方向和目标。"微创"正是实现这一目标的最有效的方法之一。

三、形象思维的建立

目前微创骨科的发展，逐渐涌现出一批特殊的微创设备，如椎间孔镜、关节镜等，相较于传统手术的直接观察，新设备的投入使用逐渐改变以往手术的操作习惯，尤其对于初步使用诸如椎间孔镜等微创骨科专用设备，通过特殊通道系统观察进行手术操作非常不习惯，完成手术需要熟悉的解剖结构和良好的三维立体定位能力等，给初涉微创手术的医生带来较多困扰，尤其是新入门医生。因此必须建立良好的形象思维。

（一）将理论知识转化为直观形象信息

在进行形象思维学习时，通过教学模型、视频教材、局部解剖图片等诸多方法将枯燥的文字、语言等理论知识转化为直观形象信息，不断地反复学习、复习、练习，逐渐形成良好的形象思维。

（二）通过视觉、听觉、触觉等感官增强教学效果

在微创骨科内（腔）镜技术学习过程中，充分运用视觉、听觉、触觉等多源性的感官教学，多去感受微创手术操作多方面的信息，提高记忆效果，要加强通过视觉器官感受的教学内容，尽量列举典型病例的 CT 图像、MRI 图像、造影图像、手术野重要局部解剖结构图片等资料的学习，充分认识椎间盘突出的解剖结构，椎间盘造影图像提示椎间盘病变的特点，手术野中重要结构、组织的位置关系，将影像学、解剖学、功能学等知识进行横向联系，加深学习效果。

此外，在学习中可充分利用手术视频教材，包括病例的病史采集、体格检查、影像学图像、手术过程全套的视频，通过丰富的病历资料及视频图像，加深自我理解和记忆。同时我们要注重学习方法的多样化，不仅通过听取专题讲座、手术演示、手术观摩等综合运用声音、图像、动画、模型等多媒体进行视觉感官学习，还要通过手术器械操作、尸体手术操作等亲身经历的直观触觉感受进行教学，提高微创手术学习效果。

（三）回顾手术录像和学术交流，巩固教学效果

外界刺激在感觉器官所引起的感觉在刺激消失后保留时间非常短暂，先快后慢、先多后少是遗忘的一般规律。因此，在刚刚学习完微创手术操作技术后，应及时回顾手术录像，阻止或减慢快速遗忘的进程。

总之，微创骨科临床技能操作是要善于应用形象思维学习，综合应用教学模型、视频教材等教辅材料，通过视觉、听觉、触觉等多源性的感官学习，及时通过回顾手术录像、查阅资料和学术交流讨论等诸多形式，提高和巩固专业技术。

四、掌握学习曲线规律，善于归纳总结

随着现代微创骨科技术的诞生与发展，"学习曲线"一直为该领域的专家们所关注。随着微创理念的兴盛和现代医学思维的更新，如何正确认识骨科医生在微创骨科领域成长的学习曲线业已成为当代骨科临床研究的焦点。此时的"学习曲线"不仅仅围绕劳动所需时间，而且涵盖大量医学和各种环境因素的科学描述，并由此产生了各种用以定义和判断微创手术学习曲线的新指标。

（一）微创手术学习曲线意义

微创手术学习曲线的概念主要指学习曲线指标的更新，这些新的指标主要是围绕手术本身而定义的，主要包括：手术指征选择的正确性、手术过程的合理性、手术质量的提高、术后患者恢复和生活质量的提高等。

（二）利用学习曲线，自我归纳总结

学习曲线之所以为各国微创骨科医生所重视，是因为微创手术学习曲线的研究对于临床医生的手术学习和手术适应证的把握具有指导意义。只有科学和客观地掌握学习曲线的规律，才能充分发挥其临床指导意义，根据微创手术的学习曲线，及时、有效地自我总结，权衡利弊，才能快速有效地认识微创技术的发展，知晓微创手术的利弊，自我调整方向，才能更有针对性地培养微创骨科专业人才队伍。

五、注重临床实习，掌握规范化临床技术

深化临床教学改革，建立起符合我国国情的临床实践教学模式，促使学生从知识向实践的过渡，成为符合中国社会需求的合格的临床医学人才。

（一）积极参加医疗机构开展的微创骨科技术讲座

针对不同部位的微创骨科技术，参考国外先进技术专著，学习多媒体幻灯。利用业余时间参加医院及相关单位举办的讲座；利用临床手术病例，探讨疾病诊断、手术的选择、术中操作的技巧、注意事项及术后处理的完整临床流程。

（二）多媒体手术录像学习

应用多媒体手术录像进行演示，具有步骤标准、讲解清晰的特点，并展示与教师讨论解决问题的精彩细节。

六、利用现代仿真模型及标本操作，锻炼动手能力

在我国现代的教学模式中，教学的一系列过程可以被设计成软件、动画，由计算机来实现，教师就会有更多时间辅导个别学生，有利于因材施教，即使是学习较后进的学生也可以轻松运用多媒体电脑不受其他因素干扰地来安排自己的学习，也可以互相帮

助，提高整体的学习水平。在医学解剖过程中及微创手术教学中，必须有实验室、多媒体等多层次教学体系支持，对抽象难懂内容进行反复视听刺激，并进行理论联系实际的学习，通过这样的视听、讨论测试、反复操作，达到了强化。目前已有越来越多的医学三维模型虚拟现实教学，尤其是在虚拟医学微创手术仿真练习等方面进行了大量研究，已建立的高仿真实训教具投入骨科微创教学实践中后，大大提高了骨科微创临床教学水平。

复习思考题

1. 请简述微创骨科发展的历史。

2. 微创骨科技术有哪些?

3. 微创骨科的概念是什么，有何特点?

4. 微创骨科的学习方法有哪些?

5. 微创骨科有哪些优势?

第二章 骨穿针外固定器技术 ▷▷▷

骨穿针外固定是治疗骨折的一种方法，骨穿针外固定的特点是通过在骨折的近心与远心骨段经皮穿放固定针（pins），再用连接杆（connectors）与固定夹（clamps）把裸露在皮肤外的针端彼此连接起来，构成一个新的空间力学稳定体系，以固定骨折。现代骨外固定的概念是指根据应力刺激组织再生与重建理论，在微创原则下，应用体外固定调节装置经皮骨穿针与骨构成的复合系统，治疗骨折、矫治骨与关节畸形和肢体组织延长的技术，简称骨外固定（external skeletal fixation，ESF），用于骨外固定的机械装置称为外固定器（external fixation，EF）。

骨穿针外固定器疗法治疗骨折，是以固定针为传力体，通过连接装置，以装于肢体外部的外固定器械为固定物，构成一个包括固定针、外固定器械、肌肉和已准确复位的断骨为一体的不变力学体系，作为断骨部分功能的暂时替代物（骨外组织），在稳妥复位固定的前提下，以保证骨断面上的适宜应力刺激及断端良好血运，早期规范锻炼，以达到加速骨愈合、恢复断骨原有功能的目的，是一种特殊结构的外固定形式，在治疗上要求准确的复位、稳定的穿针外固定、早期的规范锻炼，骨折端受力不受干扰，而又不是功能替代，且无多余联系的外固定方法。

第一节 骨穿针外固定器发展简史

一、西方医学骨穿针外固定器简史

在 19 世纪中叶，首次出现了经皮穿针的外固定方法。1840 年 Jean-Francois Malgaigne 首次提出在骨上穿入钉子，皮外部分的钉柄用绳带系结加以固定，来防止胫骨骨折复位后的再移位。1843 年他设计了由四个类似金属爪组成的一个钳夹固定器（马氏爪）经皮穿入（图 2-1-1），用以整复和固定髌骨骨折。马氏从临床实践中发展了穿针外固定疗法，从而使后世的许多学者发展设计了各种各样的穿针外固定系统，使穿针外固定疗法成为现在治疗骨折的一种常用方法。

1850 年法国的 Rigaud 用两枚螺丝钉来固定鹰嘴骨折，两枚螺丝钉之间用一根简单的绳带将其拉拢以起加固作用。1870 年 Beranger-Feraud 改进了 Rigaud 的固定器技术，用一根木棒将两螺丝钉连接起来，用以加固。1894 年美国丹佛的一位外科医生 Parkhill 设计了一个"骨钳"，即在长骨骨折的上、下段各插两根"半针"，并在外面用一个精巧的夹子将之连接起来进行骨折的复位和固定，这是首次发明了容易调节使用的外固定器，

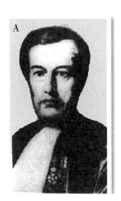
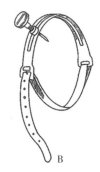
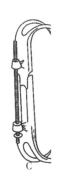

图 2-1-1 1843 年马氏爪

在 1897、1898 两年间共收治 14 例患者，收到了很好的效果。Parkhill 称这种固定器能容易和准确地调整，可防止骨折两端发生纵向或横向移位；没有任何东西进入骨折附近组织，减少了患者的疼痛和感染；患者不用再受第二次手术的痛苦。1902 年比利时外科医生 Albin Lambotte 第一个创造了可用于股骨、胫骨、锁骨、肱骨、前臂和手的各种外固定器（图 2-1-2）。按照 Lambotte 的观点，固定器的优点应是多样而实用，安装固定器应容易而迅速，用于开放性创伤时能容易换药，在治疗期间，能对肢体做主动或被动的活动。Lambotte 发明的各种固定器，分别应用于胫骨、股骨、肱骨、尺骨、桡骨骨折的治疗，治愈了大量患者，使不少患者避免了截肢之苦，因此 Lambotte 被称为"骨折体系之父"。1924 年 Ombredanne 为儿童骨折设计了一种韧性外固定架，但韧性降低了牢固度。

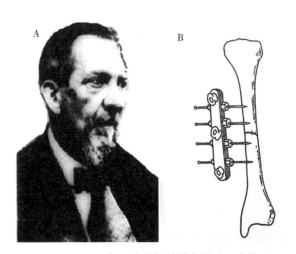

图 2-1-2 1902 年兰伯特与其骨穿针外固定装置

1934 年美国西雅图的外科医生 Roger Anderson 设计了一个多平面的横向固定针。用一个可移动调节的金属杆与固定针相连接，可在不同水平上调节骨折断端，待获得满意的复位后，把针柄和金属杆连接外用石膏封埋形成一体，从而加强了固定的稳定性。不久，Anderson 又设计了一个金属外固定装置来代替石膏封埋固定法。接着 Haynes 设计了一个半架固定器，可在三个平面上独立地整复骨折断端。同年，Henri Judet 首次将固定针贯穿通过骨的两侧骨皮质，他十分强调预防感染的重要性，要求上固定器前，皮肤要彻底清洗和消毒，防止皮肤被针压迫而坏死，随时观察针道的情况，以免发生感染。随后 Henri Judet 之子 Robert 和 Jean Judet 在技术上又进行了一些改进。

1938 年，Raoul Hoffmann 设计了一种新颖的外固定器（图 2-1-3，图 2-1-4），他称为"骨整复器"（osteotaxis），这是一个多面的球状关节固定器。固定器是用 3 ~ 5 根针钻进骨折的上下段，然后用一对外固定金属杆和穿针紧密相连，在三个平面上对骨折进行复位，可随时进行调整矫正。以后他又用加压和牵开的滑动杆代替了连接穿针的固定杆，按这种方法，骨折块之间的加压和肢体长度均不受影响。

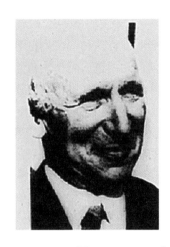 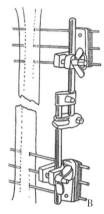 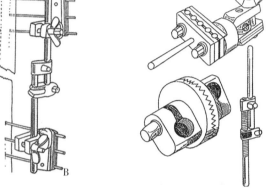

图 2-1-3　1938 年霍夫曼与其穿针
外固定装置

图 2-1-4　霍夫曼外固定装置分解
示意图

目前临床上广泛使用的两种类型的外固定器，一种是从 Parkhill 和 Lambotte 的固定器发展而来，要求在安装固定器之前把骨折端整复对位，固定器只起固定作用；还有一种是从 Anderson 和 Hoffmann 的固定器发展而来的，固定器不仅起固定作用，还可起到整复骨折的作用。

1942 年 Geure Breidenbach 设计了一种固定器，将贯穿在骨折上下段的固定针与肢体一侧的固定杆相连接，将对位后骨折端牢固地加以固定。1956 年 Orell 也有类似的设计报告。1953 年 Charnely 和 1955 年 Müller 设计了固定膝关节的加压固定器，用于膝关节的融合术。为了增强固定器的稳定性，一般是通过对骨折端处的直接作用或增加固定装置的固定刚度而获得，从而能使骨折断端间产生压应力而促进骨折愈合。1959 年 Robert 和 Jean Judet 兄弟在固定针上附加了弹性装置，这样可以进行加压。以后发展起来的固定器都有加压装置。固定针的强度与直径成正比，但其直径又不能随意增大，过粗的固定针在贯穿骨骼时会造成人工骨折。因此 1978 年 Wagner 采用直径 6mm 的 Schanz 针和较大的四边形外固定连接杆治疗股骨骨折，他认为固定针的大小应限制在骨骼直径的 20% 左右，这样既加强了固定针的强度，又可避免人工骨折。

1970 年 Vidal 等改进了 Hoffmann 架，从原先的单半针装置改为四边形的双皮质框架外固定装置，为两边各有两根连接杆的双 Hoffmann 架而形成的复合体。其优点是能为粉碎性骨折提供牢靠的固定力量，但不足之处是结构复杂，装置沉重。由于对骨折端固定力过于强大，致使骨折端缺乏应有的应力刺激，常成为骨折延迟愈合的因素。这些研究极大地扩展了外固定术应用的适应证。随后 Jorgensen、Olerud、Karlstorm 和 Olerud 等在以后数年内进一步证实，在各种开放性及粉碎性骨折即不愈合中采用此方法是有益的。

1976 年苏联的加夫里尔·阿布拉莫维奇·伊里扎诺夫（G.A Ilizarov）设计的全环式外固定器，属于多平面式固定器。在骨的 2～5 个平面上，垂直交叉穿针，针的直径约 1mm，在针的中部有一球形隆起，其作用是将分离的骨折块横向压缩在一起。此器械结构较复杂，由于在多平面上交叉穿针，常受到解剖结构的限制。近年来，在外固定器的设计和应用上又有了很大进步，最重要的转变是应用半针支架和保留外固定器直至不稳定性骨折完全愈合。Ilizarov 外固定器能在保持高能量骨折稳定性的同时，减少对软组织的手术损伤，保留关键的血液供应，他把这种对机体损伤极小的方法称为"无血技术"。Ilizarov 外固定器的最新进展是其立体框架结构。应用计算机辅助，可明确骨折的部位，通过计算矫正畸形、复位骨折。

传统的骨折治疗由于强调坚强内固定和解剖结构重建以达到骨折的一期愈合的生物力学观点，1958 年，瑞士 MauriceE.Muller.MAllgower.R.Sehneider 和 H.Willeregger 共同倡导组成著名的 AO 学派（arbeitsgemeinseaft fur osteosynthesefragen），在骨折治疗的观点、理论、原则、方法、器械等各个方面建立了一套完整的体系，也称为"AO 思想"或"AO 理论"，AO 根据骨折固定的作用，将固定方法分为折块间的加压作用、夹板作用和支撑作用，通过折块间的加压达到坚强固定，以及通过坚强固定获得长骨骨折的一期愈合，即成为 AO 技术的两大基本特征。

致力于内固定研究的 AO 学派，将固定方法分为折块间的加压作用、夹板作用和支撑作用。AO 技术的核心是折块间的加压，而长骨骨折在这种坚强固定的作用下，所获得的愈合属于一期愈合。因此，通过加压达到坚强固定，以及通过坚强固定获得长骨骨折的一期愈合，即成为 AO 技术的两大基本特征。但 AO 学派也认为骨外固定技术是现代外科技术中不可缺少的一部分，AO 外固定器分为管状外固定器和螺纹杆外固定器两种。管状外固定器是由瑞士人 Müller 设计，1976 年起广泛应用于临床。AO 外固定器属于典型的简单针外固定器，轻巧牢固，可调式夹头可沿着金属管冠状面和矢状面做 360°旋转，可在任何平面上对骨折进行复位或加压，有良好的可调性，因此穿针时可根据不同骨折部位和不同骨折类型来选择合适的进针点。AO 推荐使用三角式骨外固定器，即在单平面双侧外固定器的基础上，从骨的矢状面增加固定针和连接杆而形成。能有效中和多方向弯曲和扭转应力，可使多向移位的骨折连成整体呈中心型固定，使固定更加稳定。另一种是 AO 螺纹杆外固定器，自 1973 年经临床应用一段时间后，因螺纹连接杆的操作比较复杂，目前多为管状外固定器所取代。

二、中西医结合骨外固定器发展概况

在 20 世纪 50 年代末、60 年代初，我国的一些学者在整理、继承、发掘祖国骨伤科学遗产的同时，也注意到了国外日益发展起来的经皮穿针外固定疗法的优点，并在临床做了尝试。1956年积水潭医院英籍专家洪若诗曾首先报道了他改良Thomas架对股骨干骨折治疗的穿针固定牵引装置。随后周人厚撰文指出这种固定牵引装置"最大缺点是对抗点处的痛苦，患者难以忍受而不能坚持治疗"，周氏用此法时发现对抗点处皮下瘀血，皮肤有压迫坏死，多数患者因痛苦难忍而不能坚持。

20世纪60年代，我国著名的骨科专家方先之、尚天裕等在骨折治疗上开展中西医结合研究，取得了举世瞩目的开拓性成果，提出了动静结合、筋骨并重、内外兼治、医患配合为主要内容的中西医结合骨折治疗原则，使骨折治疗发生了质的飞跃，在学术理论上发生了革命性的变化，形成了具有鲜明中国特色的CO学派。1960年尚天裕等报告了"治疗胫骨干骨折的改进四针固定牵引法"，在骨折的远近段各穿两枚克氏针，手法整复后，外用石膏筒将四针固定，治疗了100例，全部愈合，其中6例穿针处有感染，2例骨感染。1963年郭巨灵等改进了Charnely氏固定装置并进行了力学测定，用于膝关节加压融合术，取得了较好疗效。

1976年唐山地震后，出现了大批骨折的伤员，特别是下肢骨干不稳定骨折急需重力牵引治疗，而很多伤员对余震心有余悸，不肯接受这种治疗。而且，传统的重力牵引固定在那样的环境下应用不便，患者不易搬运。那么能否寻求一种比较方便、安全、简单的整复固定方法进行治疗呢？能否将重力牵引改为机械牵引呢？在前人经验教训的启发下，以孟和为首的许多骨科工作者在很困难的条件下，经过不懈地努力，研制了既能整复，又能固定的各种装置，用于治疗骨折伤员，首次命名为"下肢骨折复位固定器"。其中有治疗股骨骨折的（慕精阿1976年、朱振田1976年、孟和等1976年）（图2-1-5，图2-1-6），有治疗胫腓骨折的（孟和等1977年）（图2-1-7），也有治疗前臂（图2-1-8、图2-1-9）与上臂骨折的（孟和等1979年）（图2-1-10）。1976年后，在天津、河北、内蒙古、上海、广东、福建、江苏、浙江等地相继出现了各种外固定装置治疗骨折的临床应用报道，使得骨折外固定器具的研究应用进入了一个发展较快的历史时期。

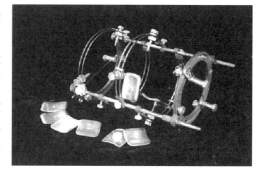

图2-1-5 股骨骨折复位固定器

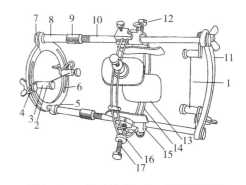

图2-1-6 股骨骨折复位固定器示意图

1.克氏针；2.锁针器外壳；3.锁针器芯；4.锁针器安装板；5.锁紧螺母；6.远端滑槽；7.固定螺母；8.牵开杆；9.牵开螺母；10.支撑杆；11.近端半环；12.压板架挂钩锁母；13.弧形压板；14.压板架；15.压板架挂钩；16.压板定位螺母；17.压板定位螺杆

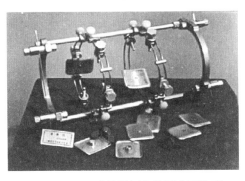

图 2-1-7 胫腓骨骨折复位固定器外观

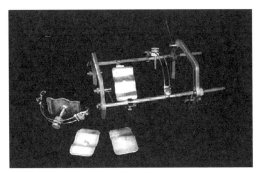

图 2-1-8 前臂型骨折复位固定器

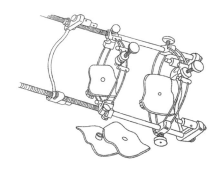

图 2-1-9 前臂型骨折复位固定器及蝶形压板
示意图

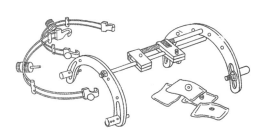

图 2-1-10 肱骨骨折复位固定器示意图

　　进入 80 年代以来，我国不少省市的医院、科研单位对穿针外固定装置进行了广泛深入的研究。在吸取国外经验教训的基础上，研制了具有我国特色的骨折复位固定器，其治疗范围也有了新的发展。如经皮穿针股骨粗隆间骨折外固定架（荣金刚、曲克服等 1983 年），胫骨钳夹式固定器（河南洛阳正骨研究所 1983 年），脊柱骨折金属外固定器（马景昆 1983 年），力臂式外固定器治疗股骨颈、股骨粗隆间骨折（黄克勤、董福慧等 1984 年）（图 2-1-11），骨盆骨折外固定器（孙锡孚 1982 年），股骨干骨折平衡固定牵引架（天津医院、山东文登整骨医院 1983 年），半环槽式外固定器（李起鸿 1984 年）；

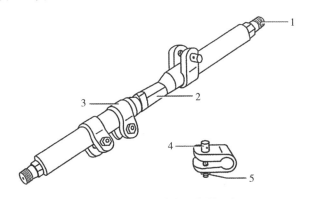

图 2-1-11 力臂式固定器示意图

1：伸缩螺母；2：刻度尺；3：可移动的克氏针固定夹；4：克氏针孔；5：克氏针锁定装置

抓髌器（金鸿宾 1983 年），微型系列固定器治疗髌骨和尺骨鹰嘴骨折（徐从波、王正义 1984 年）；锥形固定器（詹经山 1984 年）；骨干固定器（李也白 1982 年），单臂多维固定架（王世清等 1984 年），跟骨多平面固定器（孟和等 1984 年）等等。为推动外固定的广泛应用，1984 年成立了全国骨伤科外固定学会，随后举办了 21 期全国骨折外固定器疗法培训班，为全国 27 个省市培训了 1200 多名专业人员。并先后在北京、西安、海南等地举办了多次全国性学术会议，大大推动了骨穿针外固定的学术发展和临床应用。

为发展我国的骨穿针外固定疗法，许多学者从不同的角度对骨穿针外固定疗法进行了实验和理论研究。顾志华、孟和（1984 年）对复位固定器的生理效应进行了分析，提出了复位固定器疗法的弹性固定准则；曾衍钧（1985 年）对骨折复位固定器进行有限元分析；高瑞亭、金阳（1986 年）对骨折复位固定器治疗胫腓骨骨折的稳定性进行了力学测试；孟和、顾志华（1987 年）对骨折复位固定器的生物力学效应进行了分析；张连仁、戴世吉（1986 年）对骨折复位固定器治疗胫腓骨骨折常用穿针部位进行了解剖学实验研究。这些研究丰富了骨科穿针外固定治疗的内容和理论。

1986 年出版的《骨科复位固定器疗法》标志着骨折复位固定器疗法建立，并形成了较为完整的理论体系，提出骨折治疗的弹性固定准则，创新性建立了手法 – 器械 – 手法 – 器械的骨折复位方法和内、外固定结合的骨折固定方式，创造性提出骨折治疗三原则：无（少）损伤（有限手术）的正确复位（有限手术）；无（少）损伤弹性立体固定；早期无痛生理性活动。在治疗方法上提出了四结合：复位要手法与器械结合；固定要穿针（内）与压板（外）结合；活动要主动（自身）与被动（按摩）结合；用药要内服与外敷结合。从骨折复位、固定、功能锻炼、内外用药等方面形成了骨折复位固定器疗法的规范化治疗体系，不仅用于治疗骨干骨折，对于关节内骨折、开放性骨折、陈旧性骨折、感染骨折、四肢畸形、骨病等骨科疑难疾病疗效确切，创伤小，并发症少，临床上已广泛采用该疗法治疗骨科疾病，在国内各医疗机构中广泛使用，是具有微创理念的中西医结合治疗方法，是中西医结合手法复位、小夹板治疗骨折的延续和发展，推动了中西医结合骨科治疗水平的进步。

与自然界的任何事物一样，生物体有其自身的生物特性和生长发展规律。骨骼作为人体的主要生物支撑组织，其组织学、生理学、生物化学、生物力学、结构力学、材料力学的生物学特性是十分突出的。使用过度可以造成损伤（例如创伤性关节炎或疲劳性骨折），而负重和运动不够，又易形成骨质脱钙或骨质疏松。人们从实践和研究中发现，适当的应力刺激是骨骼生长和保持一定强度必不可少的条件，这一特点在骨折复位固定器中得到了充分的运用和体现，它已将生物力学、材料力学、结构力学等现代科学与传统中医学有机结合。固定有利于运动，是一种生物学固定；运动又加强了固定，是一种生理应力再现的运动。

随着我国对外开放的发展，中国的骨折复位固定器也被介绍到了国外。20 世纪 80 ～ 90 年代，我国学者分别在 Hoffmann 会议、北美外固定学术会议等国际学术会议上报告了有关中国外固定器的专题演讲、应用骨折复位固定器治疗膝内翻的临床总结等，充分介绍了我国外固定的技术和学术思想，受到与会专家的广泛重视，在国际骨科外固定学术舞台上引起了极大的兴趣和关注，中西医结合外固定技术受到国际同行的认可。

三、现代骨穿针外固定器的发展

骨穿针外固定器应用最多是骨折的治疗，应重视如何为骨折愈合提供良好的环境和生物力学条件，以及对外固定器力学性能、强度调整方法和技术应用的掌握，使得外固定器在满足骨折复位、固定功能和生物力学性能要求的前提下，构造越简单，部件越少，性能越稳定，操作越简单，越有利于人体功能锻炼和康复。

随着社会与经济的进步，科技的发展和治疗经验的积累，许多先进的科技成果应用于骨科领域后，大大改善了人们对骨科疾患的认识，骨科微创理念、技术的不断进步，21世纪骨科微创技术将成为骨科领域的主流技术。随着相关学科如生物力学、生物工程技术、材料学、影像学、计算机技术的飞速发展，新型替换材料的合理使用，智能化传感器的进一步开发更广泛地应用于临床，相关科学，特别是生物组织工程、骨愈合机制的深入研究，外固定器和其他疗法结合，将使骨折治疗产生重大变化，使骨外固定器的构形、体积、重量、灵活性以及透X线等性能日趋符合临床需要。各种新型的更适用于临床的骨穿针外固定器将会相继面世，成为骨折治疗的理想方式之一。

第二节 骨外固定器的结构和种类

骨外固定器治疗骨折已有近170年的历史。自1840年Malgaigne构思设计了第一个外固定器pointe métallique，并于1843年在《Journal de Chirurgie》上发表起至今，骨外固定器已经发展得多种多样，各具特色，也更加契合临床应用。虽然在20世纪，内固定技术取得了令人可喜的发展，但外固定器仍有其独特的价值所在，在急性骨折、脱位、骨不愈合、骨缺损等方面，尤其是为难于治疗的关节周围骨折、骨盆骨折提供暂时的稳定作用，并可应用于肢体矫形。

随着科学技术的飞速发展，原始的外固定技术已经远远不能满足现代快节奏生活的需要，由此外固定技术正不断趋向于微创发展，即在保证骨折部位达到理想的复位程度及其稳定性的同时，又要求保障局部软组织的血供，以利于骨与其他组织的修复。仅就外固定器本身而言，尚有诸多的不足。因此，对外固定器械的构型及其固定提出了相对完美的要求。

一、理想外固定器的要求

（一）空间固定，结构优化，固定效果可靠

结构优化指外固定器的整体结构在确保稳定和治疗要求的前提下，以最简单的结构，最少、最细的固定针组成所需构型，并且要符合轻便、灵巧，便于操作，便于术后调整以及肢体活动等要求。固定效果可靠指外固定器与骨复合系统，在各种载荷下

（拉、压、弯、扭），结构不发生明显变形，骨折端不发生明显的位移、成角和旋转畸形，且固定不易失效。

（二）功能优化

外固定器具有固定、加压、牵伸、矫形等多种功能，同时符合人体生物力学原理，既保证骨组织的坚强固定，同时尽量避免应力遮挡，使断端处仍有应力刺激，有利于骨组织的修复和愈合。

（三）灵活性能好，易于掌握，方便调整。

（四）固定针的布局合理

固定针布局合理与否，不但影响复合系统的稳定性，而且涉及并发症的高低和手术创伤的大小。固定针布局的基本原则是：应用最细、最少的固定针，选择合理的位置，实施多向、多点和多平面穿针。多向、多点、多平面的固定针布局，使应力分布均匀、固定针与骨界面不发生滑动，对骨折段有较好的约束力，便于术后的调整。

1. 骨折段上的固定针布局　每个骨折段的固定针布局要求最好达到三维约束，尽可能不同方向、多平面、多点的穿针布局原则。在一个主骨折块上，要选择两个以上平面、方向和点进行穿针，进针的方向要与骨干垂直。半螺纹针应尽量多向穿针，全螺纹针尽可能为交叉穿针，在骨折段短于5cm的近关节端全螺纹针交叉布局，固定针有一个平面也可；全螺纹针与半螺纹针的布局，要有两个平面。

2. 整体的固定针布局　整体固定针布局分为半螺纹针单向多点、半螺纹针多向多点、全螺纹针单向多点、全螺纹针交叉多平面、全螺纹针与半螺纹针多向多点等基本形式。

3. 固定针种类的选择　半针单向多点布局要选用螺纹半针、半针多向多点可以由螺纹和无螺纹结合应用，全针多平面、全针交叉多平面、全针与半针多向多平面的布局，全针均为无螺纹针，半针尽可能用螺纹半针。

4. 进针点要避开血管神经和肌腹，以免造成主要神经血管的刺伤、压迫以及针孔的相关并发症。

5. 固定刚度可调　外固定器的特点是在治疗的不同阶段，根据骨折愈合的情况进行经常性的调整，特别是固定刚度。在选择构型时要考虑允许通过外固定器的调节，对固定刚度进行调整，以便为骨折愈合提供合理的生物力学环境。

6. 便于功能锻炼　长期佩戴的体外装置，对肢体活动和功能锻炼带来很多不便之处，但如果外固定器构型选择得当，就可以减少这方面的缺点。所以在选择构型时就要考虑到构型要尽可能方便术后的功能锻炼。

骨外固定器的演变可谓是适应医疗需求变化、符合人文历史、顺应时代发展等多方面综合因素，只有对骨骼解剖、生理、生物力学等因素的充分熟悉，才能够把握住骨外固定器的适应证，并针对不同疾病的临床表现，合理地选择最适宜的外固定器。

二、骨外固定器的结构

骨外固定架由骨圆针、固定夹及连杆 3 个基本部件构成。

（一）固定针

固定针的作用是暂时稳定骨折块，将骨与外固定器的其他部分连接起来，以达早期复位和固定的目的。

1. 固定针的材料　使用较高弹性模量的材料制作的固定针，由于最大地降低了弯曲度，从而减少了固定针的松动率。但是，使用等弹性模量材料如钛合金制作的固定针也能够有效地减少松动率。金银等贵重金属能够抑制细菌的生长，因此有作者建议使用镀金的固定针，并经有限的临床和试验研究证明确实可以降低感染率，但是在临床上还难以广泛使用。

2. 固定针的直径　直径为 1.0 ～ 6.0mm 不等，并按照其直径大小分为三类。

（1）斯氏针（Steinmann 针）：指直径大于及等于 3mm 的骨圆针（图 2-2-1），多用于下肢骨折的固定，可用手摇钻或慢速电钻经皮直接钻入，干骺端及松质骨部位也可用骨锤经皮直接徐徐锤入。多用于全针固定，如双侧型、四边形、半环形及全环形外固定器；用于半针固定时，由于针体光滑，与骨骼间缺乏把持力，容易滑针。

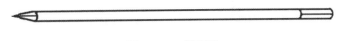

图 2-2-1　斯氏针

（2）克氏针（Kirschner 针）：指直径小于 3mm 的骨圆针（图 2-2-2），多用于成人上肢骨折及儿童上、下肢骨折的固定。克氏针常用手摇钻或慢速电钻经皮直接钻入，主要用于全针固定。

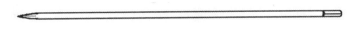

图 2-2-2　克氏针

（3）尚氏针（Schanz 针）：指针尖部带有螺纹的半螺纹针（图 2-2-3），直径一般在 5mm 左右，用于半针固定。由于增加了螺纹结构，增强了针体在骨骼内的把持力，克服了针体在骨骼内滑动的危险性。但由于有螺纹结构，降低了针体的刚度，为防止固定针断裂，从而被迫增加固定针的直径，过粗的尚氏针容易造成术后针道骨折的严重并发症，同时，固定期间也易于形成应力遮挡效应，影响骨折的愈合。

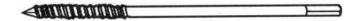

图 2-2-3　尚氏针

3. 固定针的螺纹分布　按照螺纹的分布可分为末端螺纹、中央螺纹和光滑螺纹三类。末端螺纹为半针，从肢体一侧进入后，穿过邻近的骨皮质，止于远侧骨皮质；中央螺纹为贯通型，从肢体一侧进入后，穿过邻近的骨皮质，并穿透远侧的骨皮质，从肢体远侧穿出，两端均与固定器的支架连接。光滑螺纹，同贯通型，均贯穿肢体，两端固定在外固定器上，但因缺少螺纹固定，故有随时间推移而产生滑动的倾向，现应用的主要为球形针（又称橄榄头钢针），它是在针尾部有一个球形的膨大，在固定针穿过骨皮质后，球形的突起可将固定针锁定于该侧皮质，通过在对侧拉紧固定针，以增加其拉力，使骨折块向一侧移动，以纠正骨断端的侧方移位，并增加针 – 骨界面的把持力以防止滑针。球形针在治疗粉碎性骨折时，则更显其优势。

（二）固定夹

固定夹也称为夹具。固定针穿过肢体后，需将其与连杆相连接，以此固定在外固定器的支架上，起到稳定骨折端、防止再移位、替代部分断骨功能的作用，这就需要一个连接固定针与支架的装置。Malgaigne 最初构思设计的 pointe métallique 即是使用手指样的螺丝钉通过一个半环形的金属弓上的狭槽固定在骨折块上的。这种装置仅对骨折块施加一个简单的压力以维持复位，对维持骨折块本身稳定性和再移位的作用却收效甚微，因此有学者认为该装置不应看作外固定器。

现代临床已广泛使用的夹具已被制作成针夹。穿针复位以后，需要用针夹夹持固定针的一端，然后使之再与支架相连接。简单的针夹只用作固定一根固定针使用，在组合的外固定系统中，一个针夹通常可以夹持一组（两根或两根以上）平行的固定针。在某些组合式外固定系统中，针夹可以通过万向球形接头与连杆相连接，以方便固定后的调整和矫形。

（三）连杆

连杆是用来将多个夹具连接起来，使之成为一个整体，组成外固定系统。1843 年，Malgaigne 描述了它设计的金属爪 griffe métallique，它有两对弯曲呈爪形的尖端，每对与一块钢板相连，而这两部分钢板通过扣环型螺丝钉而相互接近，使其中一块钢板可以在另一块钢板的槽中滑动，这就是最早的有连杆装置的外固定器。

随着科技的发展进步，连杆也在不断推陈出新，从最初的普通金属材质，到铝合金、不锈钢、钛合金为材料制作，连杆的刚性、耐久性、耐腐蚀性大大增强；目前已有 X 线可透性的碳纤维连杆，使得复查时连杆对肢体的外固定物及骨折线影像遮挡的情况得以解决，增加了图像的清晰度。

随着中西医结合治疗骨伤病技术的发展，患者对外伤后早期保留肢体、恢复肢体形态，后期保障肢体功能的意识越来越强烈，外固定器械也在朝着微创的道路不断发展。我国近年来研制较多并取得较大成就的，是以孟和、李起鸿等为代表的半环槽式外固定器，该固定器采用半环式框架结构，基于中医小夹板压垫原理的蝶形压板，在肢体外施加横向压力，且结构简单、重量轻便、操作简便，在治疗骨科疾病时，有其独特的优势。

（四）构型

每一枚固定针独立地与连杆相连接被称为简单外固定架，它要求首先对骨折端进行手法复位，并分别将位于两骨折段的第 1 枚固定针尽可能地远离骨折线，且要相互平行；然后，两枚固定针分别通过钳夹与连杆相连；位于两骨折段的第 2 枚固定针应该尽可能地靠近骨折线，使同一骨折段上的两枚固定针间的距离保持最大。简单外固定架的优点是稳定性较好，缺点是首先要复位骨折端，并且在安放外固定架过程中必须保持骨折段的良好复位。因此，技术上要求高，耗时也相对较长。

Hoffmann-Vidal-Adrey 系统及 ASIF 的管型外固定架系统为了增加固定的牢固程度，利用其自身所特有的简便、易于组合的优势，按力学结构分为单平面单支架半针固定型、双平面单支架半针固定型、单平面双支架全针固定型及双平面双支架全针半针结合固定型四种基本构型，其每一种构型均具有独特的临床和机械特征。

对于简单的骨折类型，若复位较好，可使用简单的单平面构型就可以满足大部分损伤情况的固定需要。双平面构型能够更有效地中和多方向弯曲和扭转活动，仅需用于处理严重粉碎性骨折、骨缺损、关节融合术及截骨术。双平面的构型确实可以提高骨折端的稳定性，但对大多数需要用外固定架固定的骨折来讲，并非必须依靠复杂的构型才能获得足够的稳定，因此不可一味地追求增加固定强度。

三、骨外固定器的种类

由于骨穿针外固定作为一个介于内固定与外固定之间的固定方法，包含了诸多内固定与外固定的优点，故而近年来已是越来越受到广大医师及学者的重视。为了适应不同患者、不同伤情的变化，许多外固定器应运而生，其种类繁多，各具优劣，使得其功能、形态大相径庭，而分类方法也有所不同，难以一一列举，仅以目前常用的外固定装置进行分类。

（一）按功能分类

1. 固定器　此类固定器是通过固定针，将断骨与器械相连接，通过锁紧各部件，使得断骨稳定，防止其发生再移位，替代其部分生理功能（如承担重量、维持肢体长度等）。因为这类固定器不具有复位功能，故称作固定器。

这类固定器多用于某些特定部位。如 Malgaigne 早期设计的 griffe métallique 金属爪即属于此类。这个装置仅用一对爪形装置刺入股四头肌肌腱及髌骨周围的坚韧的软组织中，从而对髌骨的骨折块施加压力，达到迫使骨折块稳定的目的，其本身并未起到使骨折块复位的作用。

2. 复位固定器　此类固定器在穿针后，通过对各部件的调整，既能达到稳定断骨、防止再移位的作用，又能使移位的断骨复位，从而达到较为满意的解剖位置，尽量多地保留原有骨的功能，为拆除外固定器后的功能恢复奠定基础；同时又有利于断骨间的应力刺激，促使骨折部位的骨痂形成，加速骨折愈合过程。因为此类固定器有使移位的断骨复位的功能，故称为复位固定器。如 Hoffmann 与改进后的 Anderson 外固定器均属于此类。

复位固定器的应用较为广泛，骨折、骨不连、骨畸形均可采用此器械，甚至是针对某些关节病变、外科矫形等仍可应用。如环式外固定器，先用球形针穿入一侧骨折块，并在该侧锁定，然后在另一端用拉紧器使骨折块紧压于骨断端，调整好适当的拉力后，在球形针拉紧时再将另一侧锁定。如此法在该平面穿入一组固定针，且均固定于同一个环形组件上，再将骨的不同平面的多个环形组件用连杆连接起来，形成一个环式外固定器。这类外固定器要求穿针少，便于调节，且应保证其有良好的固定性，同时操作便捷，在固定时能克服偏心效应，避免应力遮挡，不影响肢体的功能活动。

（二）按体积大小分类

1. 一般外固定器械　主要指常规应用于躯干及四肢骨折及矫形用固定器械。

2. 微型外固定器械　用于特殊部位的外固定器械，如手足、尺骨鹰嘴等部位。

（三）按结构的几何形状分类

1. 单边型外固定器　单边型外固定器即单边架（图 2-2-4），此类固定方式是介于内固定和非侵入性外固定之间的一种方法，具有结构简单、操作方便、力学性能稳定可靠、可塑性强的特点。该类外固定器秉承动静结合的特点，通常都有万向关节作为调节和矫形之用，使断骨在有坚强外固定的同时，还能获得动态的外固定，促进骨的修复。

单边架为一个杠杆结构，由一个可调节伸缩的主体和一些可锁紧骨针的金属夹构成，在肢体的一侧穿针，针透过对侧骨质但不能穿透对侧皮肤，呈一悬臂式的结构。其特点是穿针少、创伤小、操作简便，但稳定性差，容易发生再移位，常用于胫腓骨骨折等疾病的治疗。如单侧多功能外固定器、螺纹针外固定器、Lambotte、Hoffann 的外固定器均属此类。

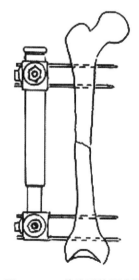

图 2-2-4　单边型外固定器

2. 双侧型外固定器 双侧型外固定器即双侧架（图 2-2-5），可以简单看成是两个单边架相对连接而成，其骨针需贯穿整个肢体的，而后在肢体两侧均放置可调节伸缩的金属杆以固定针。它的特点是肢体两侧受力均匀，针与杆形成封闭的四边形结构，使其灵活性大大降低，故而稳定性增加。如国内使用的组合式双边固定器、于氏架及国外 Anderson Fiayhes、Day Frame 以及 Lamare 和 Larget 的装置等均属此类。

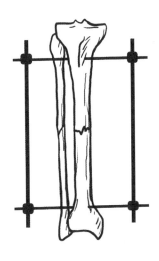

图 2-2-5 双侧型外固定器

3. 四边型外固定器 四边型外固定器即四边形架（图 2-2-6），可以简单看成双侧架的空间立体结构，在肢体两侧各放置一对金属杆，连接横贯骨干的固定针，每侧的杆之间也有连接结构的主体。这种固定架操作相对复杂，穿针相对较多，以削弱其灵活性来增加相应的稳定性，故此架的抗干扰能力强，但不便于调节，且极大程度减少了骨断端之间的应力刺激，不利于骨折愈合，现已很少采用这种结构装置。国外的 Vial-Adreny 支架等属于四边形外固定器。

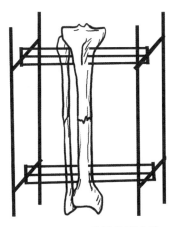

图 2-2-6 四边型外固定器

4. 半环形架　半环形架（图 2-2-7）可以简单看作环形外固定架的一半结构，用 2～3 个金属半环连接装置连接在肢体两侧可伸缩调节螺杆上，在半环上刻有固定针座的滑槽，用针座连接穿在骨骼两端的固定针，这类器械可以对骨折施行拉、压、扭转复位及固定，再配合装在滑轨上各型压板，可有效地防止骨折再移位。

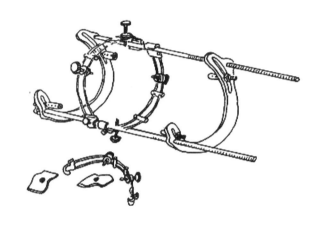

图 2-2-7　半环形外固定器

该治疗方法因其稳定性好，调节灵活，现已在各医疗机构中被广泛应用，主要用于四肢长骨的骨折、四肢关节附近及关节内骨折、骨折不愈合、截骨术后的固定及畸形矫正治疗等。其中，具有代表性的是以孟氏外固定器即骨折复位固定器系列。用半环形外固定器治疗的优点是交叉穿针使外固定架呈多个平面固定，可控制骨折端的剪力和扭曲力，使应力均匀分布，固定牢靠，同时，手术方法简单，创伤小，不受伤口局部及软组织调节影响，拆除外固定架时，无需二次手术。

5. 全环形外固定器　全环形外固定器即环形架（图 2-2-8），这类器械用金属环形杆架把肢体完全包绕，可在多平面多方位穿针，其特点同四边形外固定架，通过增加穿针数量以增强其稳定性，提高抗干扰能力，但由于穿针较多、结构复杂，灵活性不如半环形外固定架，同时要求的操作技术较高，又不便于携带，而使其应用受到一定限制。前苏联使用多年、美国 Kronner 改良了这种固定，在前苏联使用细针的部位改用石膏部件和横向固定针。国内使用的股骨骨折复位固定器就是在前者方法的基础上进一步加以改进，使穿针的数目减至两根，但由于近端穿针部位受局部解剖的限制，还需要进一步改进。我国李起鸿、马景昆氏架、Ilizarov 外固定架等同属此类外固定器械。

6. 组合式外固定器　组合式外固定器是 20 世纪 80 年代初发展出来的组合结构形式的外固定架，以 AO 外固定器、Hoffmann Ⅱ 外固定架等为代表，根据病情的具体需要，来

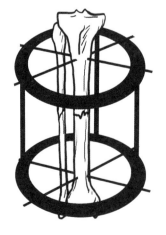

图 2-2-8　全环形外固定器

决定外固定架的几何构型。连接时，以一个组件为基本组合单位，可组合成单边式、双侧式、三角式等，其通用性好，适用范围广，穿针位置也可随意选择，此类外固定架较为常用。典型的如三角架（图 2-2-9），可以简单看作在双侧架基础上，于不同平面再添加一根平行的金属杆，使之连接起来，形成"品"字结构，并用金属贯穿两个或多个平面来增加固定的稳定；该固定架可供 2～3 个方向穿针，多采用全针与半针相互结合的形式实现多向性固定。

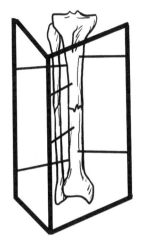

图 2-2-9　三角形外固定器

7. 脊柱外固定架　脊柱外固定架用于脊柱骨折、脊柱侧弯术前准备及术后配合固定。

8. 其他形状的外固定架

（1）单臂棒状多针支架：一般用 3～4 枚直径在 3.0～3.5mm 的骨圆针，可用于股骨颈及股骨粗隆间骨折的固定，也有用于股骨干骨折的治疗。

（2）单臂架组合固定形式：可用于骨盆骨折的治疗。

（3）镶嵌式骨外固定器：单侧双臂式结构，可用于治疗股骨远端复杂性骨折。近来也有人将其用于治疗股骨创伤感染性骨不连，并有其特有的疗效。

（4）微型骨外固定器：用于特殊部位的骨外固定器械，如手足、尺骨鹰嘴等部位的骨折。

（四）按力学结构分类

1. 单平面半针固定型　这类外固定器是依靠半针的钳夹式把持力保持骨断端的固定，骨断端的受力为不对称性（偏心受力），抗旋转与前后向弯曲力最差，固定针可发生变形或断裂，用于不稳定骨折时，骨折端易发生再移位。

2. 单平面全针固定型　这类骨外固定是将固定针贯穿骨与对侧软组织，肢体两侧有连接杆将固定针两端固定，骨断端的受力呈对称性，和单平面单侧固定相比较，固定的稳定性有所加强，但抗前后向弯曲力与扭力的能力仍差，用于肢体牵引延长时，可发生骨端旋转与成角畸形。

3. 多平面固定型　半环、全环与三角式构型的外固定器可提供多向性穿针固定，有良好的稳定性。

第三节　骨穿针外固定器的应用指征及选择

内固定系统能够达到维持骨折复位的坚强固定效果，对于关节内骨折能够恢复关节面的平整度等，尽管如此，内固定方式仍有许多不足之处。

1. 操作相对复杂，对机体及损伤局部造成的创伤较大。

2. 骨膜的剥离、钻孔、髓腔的扩大以及对周围软组织的损伤，会导致不同程度的血运破坏，影响骨折愈合以及软组织覆盖，严重者致骨坏死、软组织坏死、切口不愈合、切口感染等术区的并发症。

3. 在切开复位、暴露术区、钻孔安装内固定物的同时，易造成周围肌腱炎或肌腱松弛、脱位以及神经的损伤。

4. 坚强的内固定固然可使骨断端稳定，但由于应力遮挡，骨断端缺少应力刺激，对骨折愈合产生一定影响。

5. 一般尚需二次手术，取出内固定物。

6. 皮肤伤口较大，影响美观。

因此，骨穿针外固定器技术的产生为解决上述问题提供了有力的保障，合理、灵活地掌握骨穿针外固定器技术的应用指征，根据具体情况选择适合的外固定器，是用好骨穿针外固定器技术的前提条件。

一、骨外固定器的应用指征

在了解骨穿针外固定器的应用指征之前，需要知道为什么要使用骨穿针外固定器具。

（一）骨穿针外固定器疗法的优、缺点

骨穿针外固定器与内固定是一对相对的名词，在经历了漫长而曲折的发展变化之后，随着基础研究的进展、使用的规范化以及器械的革新，骨穿针外固定器技术已被注入了新的活力，被赋予了新的生命。现代骨外固定技术概念是指根据应力刺激组织再生与重建理论，在微创原则下，应用体外固定调节装置经皮骨穿针与骨构成的复合系统，用来治疗骨折、矫治骨与关节畸形和肢体组织延长的技术。由此，骨外固定技术的适应证也由最初的特殊部位的简单骨折，发展为严重复杂骨折、骨感染、骨折不愈合、骨缺损、肢体延长和矫形等除头面部以外的骨与关节损伤的治疗。

1. 骨外固定技术的优点

（1）适应证广：可适应各种复杂的骨科疾病，如严重的开放性骨折、严重的粉碎性长骨干骨折、近关节及关节内骨折、骨折不愈合、骨感染、骨畸形等，是骨外科的常用

治疗器具之一。

（2）体现微创外科技术原则：该方法针道小，穿针部位远离骨折端，术中无须广泛切开软组织、剥离骨膜，不加重创伤局部血运破坏，出血少，对全身的生理干扰小。手术遗留瘢痕小，对肢体美观影响较小。

（3）疗效确切，固定可靠：采用空间立体几何结构，巧妙运用力学原理，稳定骨折端，防止再移位，减少血运的破坏，其远期疗效显著，并发症少。

（4）操作简便，方便携带，易于调节：该疗法采用的器具体积小，重量轻，可在无手术条件的特殊情况下，施行有效的固定，为骨伤的二次处理奠定基础。其空间结构架空了创伤外的空间，允许骨折与软组织损伤共同处理，互不影响；在固定后，依旧可以根据治疗需要，对外固定装置进行调整，以利于创伤的恢复及肢体的矫形。

（5）符合骨与关节及周围组织的生物力学特性：Ilizarov 曾认为骨外固定能够提供骨折愈合所需的全部复杂条件，而其他固定方式均无法做到。这是因为骨外固定器有机结合固定刚度与骨再生及其功能重建的生物学要求，能够根据不同病情需要，为骨折端提供坚强、加压、弹性固定，为短缩的骨折愈合过程提供牵引固定，其稳定性能好，能极大程度地降低骨折处的不稳定性，防止骨折再移位，不再次加重损伤，又能避免应力遮挡，使骨折端受到应力刺激，促进骨痂生成及骨小梁重建，提高骨折愈合质量，缩短骨折愈合时间。

（6）便于早期功能锻炼：各种类型的骨外固定器，可很好地适应多种骨科疾患，其固定刚性及固定稳定性可维持骨断端的位置，部分替代其原有功能，为早期的伤肢功能锻炼，提供安全、可靠的必要条件。

（7）可与其他固定方式联合固定：一般情况下，无须结合其他固定方式。也有人将外固定器与其他固定方式配合使用，使两种固定方式之间互相取长补短，加强其固定效果，常见的有与内固定器具结合使用和与其他外固定方式（如小夹板外固定）结合使用。

（8）无内植入物留存体内：与内固定相比较，无内固定物留存于体内，减轻身体对固定物的排异反应及固定物对周围组织的影响，无须二次手术切开取出固定器具。

2. 骨外固定的缺点

（1）在控制关节内骨折移位及关节脱位方面，略逊于内固定方式。

（2）稳定性较内固定不足，易发生骨的再移位，控制旋转的作用相对较弱，易发生弯针及针部骨折。

（3）骨折位于骨干的近端或远端时，大骨片上的支持针不足以承担杠杆作用，而需要跨关节进行固定。在跨越关节时，贯穿肌肉或近关节处的固定针，不同程度地影响关节活动。

（4）术后需经常调整。

（5）针道处容易感染，尤其是粗直径和贯穿肌腹的固定针。

（6）体外装置会对日常生活带来一定的影响。

（二）骨外固定的应用指征

针对骨外固定方式的优缺点，扬长避短，发挥其特有的优势。所谓应用指征，即是在伤情需要的情况下，在骨外固定原则的指导下，符合外固定器具使用的适应证，又无明显的禁忌证。

1. 骨外固定的使用原则

（1）外固定器必须适合肢体的解剖形态。

（2）使患者感到舒适，容易为患者所接受。

（3）能够满足伤肢的生理性力学需要，替代其部分生理功能。

2. 骨外固定的适应证

（1）开放性骨折：新鲜开放骨折使用内固定物固定可能会增加其急性感染和慢性骨髓炎的风险。由于外固定器的穿针部位远离伤口，保护损伤部位骨和软组织的血运，从而可降低伤口的感染率，适用于治疗开放性骨折。

绝大多数的开放性骨折，无论何种原因导致，均可以首先考虑使用外固定器进行固定；开放性骨盆骨折、肘部严重的Ⅲ型开放性骨折及胫骨干的 Gustilo Ⅲ度开放骨折等，都是应用外固定器的很好适应证。

（2）感染性骨折不愈合：骨折不愈合是指骨折愈合过程的中断，是骨折后期常见的严重并发症之一。导致骨折不愈合的原因有全身性因素、药物影响、局部因素及其他因素，但最主要影响因素是局部因素，包括固定系统的不稳定、骨折局部骨与软组织的血运较差、感染等因素，有理论认为骨折不愈合是由于缺乏牢固可靠的固定，更多的是一个力学上的问题，认为加压外固定可使骨断端密切接触对位，并因骨断端间产生静态摩擦而增强固定的稳定性，且压应力能够刺激骨折处产生骨痂，使骨小梁爬行过骨折端并重新排列，起到促使骨愈合的作用。有研究表明感染是导致骨折不愈合的重要原因，而导致感染的因素很多，包括骨折部位的粉碎程度、周围软组织损伤的严重程度、感染及医源性因素等，但主要与严重外伤和早期处理不当有关，故认为治疗这类骨折不愈合需要同时兼顾处理骨愈合和清除感染两大方面，而彻底清创是消除感染的根本，必须去除所有坏死和感染组织，并将被慢性炎症组织包裹的内固定物完全去除，才能做到彻底清创。

一般认为感染性骨折不愈合不宜采用内固定治疗，大多数学者均主张采用骨外固定技术，解决感染性骨折不愈合的四大关键因素：软组织覆盖、感染、骨端不接触及肢体短缩畸形。大量临床实践表明，骨外固定方法简单，对骨端血供干扰少，通过有一定弹性的固定针固定骨端，不仅可以提供牢靠的固定，同时也克服了坚强内固定的应力遮挡；在压应力的作用下，通过骨断端加压从而增强固定的稳定性，并提供生物力学刺激，术后可以随治疗的需要进行调整加压，始终保持骨端的紧密接触，对骨端提供持续压应力刺激，为骨愈合提供有利的条件。同时，外固定装置架空了感染、坏死的软组织，有利于感染的控制和治疗，方便观察，并允许在该部位施行其他手术（如筋膜切开术、植骨术、皮瓣转移等），又不至使骨折产生再移位的可能，利于肢体早期活动，避免了患肢的功能障碍，还产生间断性的应力刺激，利于骨的修复，加速骨的修复和愈合过程。其治疗方法体现了坚强固定与生物力学的合理结合，充分契合和贯彻了"动静结合"的原则。

（3）合并有严重软组织损伤的骨折：高能量损伤所致开放性骨折，均伴有严重软组织损伤，且伤口污染较重，治疗上采用传统的石膏、夹板、牵引已无法兼顾维持复杂骨折的稳定性与伤口换药之间的矛盾，还可导致骨折畸形愈合或骨折不愈合、创面感染等问题；此时采用内固定方法治疗，尤其是软组织条件不佳的骨折，一旦发生软组织坏死、感染，后续治疗十分困难，最终不得不取出内固定物。应用髓内针固定时，一旦发生骨折断端的感染，势必导致难以控制的骨髓炎。

骨穿针外固定器在治疗合并有广泛软组织损伤的骨折时，有其特有的优势：①穿刺处远离骨折断端，不加重骨折局部的血运破坏；②骨折处不留异物，同时可架空软组织，便于观察、引流及换药，而不影响骨折复位；③可早期进行功能锻炼，防止关节僵硬和肌肉萎缩，促进骨折愈合及伤肢的功能恢复；④骨外固定器的刚度具有可调性，可满足骨折愈合所需的多种复杂条件，加速骨折愈合过程；⑤操作简单，对机体创伤小，对全身的生理功能干扰小。其治疗原则为：稳定骨折的状态，敞开创面，充分引流及换药处理创面，必要时可采用带血运的肌皮瓣移植来修复软组织的缺损。

（4）复杂的近关节骨折及关节内骨折：近关节端的骨折，特别是开放性、粉碎性骨折，处理困难：一是其骨折部位的解剖原因，其骨折部位为长管状骨的干骺端，为松质骨结构，其穿针固定的稳定性较皮质骨为差，且此处多有肌肉的附着点及关节囊的牵拉，参与邻近关节的动力平衡，故在骨折后极易发生分离、成角、旋转等移位，由于肌肉的强有力保护性收缩，给骨折复位和固定带来极大的困难，遗留畸形，影响关节功能活动，也使得日后的康复工作进展缓慢且收效甚微；二是其损伤原因所致，近关节处的骨折，由于其损伤暴力较大，使干骺端骨与软组织血运破坏严重，导致软组织的感染和坏死、骨外露、骨折不愈合，最终导致关节功能的受限。有时为了抢救患者的生命、维持血流动力学的稳定，不允许对上述骨折实施用时较长的复位、固定和植骨术等手术步骤，而不得不采用骨穿针外固定器作为一种临时的过渡固定装置。

关节内骨折指关节囊内的骨折，同近关节骨折类似，属于高能量损伤所致，多因直接暴力作用于关节处，或间接暴力传导至关节处，使关节软骨面遭到破坏及关节周围软组织撕裂，导致关节的不稳定。此种关节内骨折，手法复位石膏外固定易因为再移位而治疗失败，尤其是粉碎性骨折，闭合复位十分困难，且整复后骨折端的稳定性难以保证。当关节内骨折导致关节面对合不佳，软骨面不平整、光滑时，最易因为软骨过度磨损，而发生创伤性关节炎和关节僵硬，影响关节日后的功能活动，甚至关节广泛退行性改变，引起长期疼痛。

应用骨外固定治疗关节内骨折的机制主要是通过韧带整复作用对抗肌肉的牵拉力所致的骨折断端移位，从而使骨折短缩移位得到恢复，且骨穿针外固定器手术操作简单，保护了骨折部位的血运，减少了对关节软组织的破坏和干扰，还可以通过调整支架来进一步调整关节位置，并允许早期的功能锻炼。

（5）骨盆骨折：抢救合并失血性休克的骨盆骨折患者，其重要措施就是尽早固定不稳定的骨盆骨折。对于前后骨盆环均严重断裂的骨盆骨折而言，虽然仅以外固定器固定骨盆的前侧不足以达到牢固固定骨盆环骨折的目的，但是却有助于止痛、减少出血并利于搬运和护理伤员。尤其是开放性骨盆骨折，是骨穿针外固定器的最佳适应证之一。保持骨盆环的稳定是控制出血、处理软组织损伤进而使伤员得以早期活动的基础。

（6）骨骼矫形及延长：外固定器可应用于软组织挛缩所致的关节畸形，通过牵拉矫正关节挛缩畸形，不是简单地将软组织拉长松弛。根据伊利扎诺夫肢体延长理论，组织在受到缓慢牵拉时，细胞会发生增生性改变，血管、神经都有相应的生长，故长期牵拉可使关节挛缩畸形得到矫正，但如果牵拉速度过快，超过组织细胞的承受能力，则可造成牵拉失败，甚至造成神经、血管损伤，故矫正过程宁慢勿快，每天可分多次进行牵拉矫正；另外，牵拉过程中，长时间持续加压会造成软骨组织的损害，尤其在矫正足部畸形时易损伤关节软骨，故每天应松开矫形杆 1 ～ 2 次，使软骨受压得到一定时间的缓解。对合并有严重肌力不平衡的关节畸形，用外固定器矫形后，必须矫正肌力或行关节融合术，否则畸形仍会复发，但在三关节融合术前或肌腱移位术前，先矫正固定畸形，则可使手术简化，取得更好的治疗效果。对下肢畸形，应选择畸形最显著的部位进行截骨，膝内翻患者多发生胫骨近端畸形，一般在胫骨近端行截骨矫形，而膝外翻患者多发生股骨下段畸形，故应选用股骨髁上截骨，再以骨穿针外固定器加压外固定，达到矫正负重力线与畸形，恢复膝关节水平位与负重平衡。

外固定器用于截骨后骨延长术时，有其特定的疗效。据报道，目前牵伸成骨的器械主要有 Ilizarov 支架、OrthofixLRS 和联合髓内钉的延长系统。Ilizarov 支架由细钢针及环形架组成，能提供三维方向的稳定性，实施多平面弹性固定，生物学效应好，具有加压、延长、成角矫正的功能，但其结构复杂、外形笨重、安装繁琐、贯穿穿针容易损伤局部软组织及限制肌腱的活动，护理困难。因此出现了基于单边外固定支架的肢体重建系统 Orthofix LRS，其具有轻巧、操作简便、便于患者自己掌握等优势，但由于是单侧固定，其稳定性不如双侧外固定器或多平面固定器，矫正成角和旋转畸形的能力也有限。为了更好地防止轴向偏移和尽早去除外固定器，有学者尝试用 Ilizarov 支架联合髓内钉进行肢体延长，但由于髓内钉破坏了骨内膜的血供，可能导致新生骨皮质化的时间延迟，另外高达 1.7% ～ 21% 的深部感染发生率，也使该方法的应用存在争论。

（7）伴有多发肢体骨折的不稳定病例：在这类具有挑战性的病例中，组合式外固定器能提供足够的稳定性，并允许患者活动，而且如果需要，组合式外固定器能迅速应用于手术间或监护室，虽然外固定器通常并不常规应用于此类骨折的治疗，但如果有必要也可以进行使用，作为多发肢体骨折的过渡性固定措施，待内科情况稳定时改为内固定治疗，或者维持骨外固定直至骨折愈合。目前这种快速骨穿针外固定方法的适应证包括：患者有多发肢体骨折，并合并有必须早期进行手术干预的其他危重损伤或多发伤（如严重的头部外伤伴颅内压升高和严重的肺挫伤伴肺换气障碍，并很快造成呼吸功能衰竭），患者有严重的低体温和凝血病也是适应证之一。再有，患者有严重的骨盆环损伤，在前侧应用外固定支架，可以控制骨盆容积进而控制腹膜后出血，使不稳定的血流动力学重新变得稳定。

（8）其他适应证：如给去除关节软骨的关节面加压，以完成关节融合术；断肢再植术及伴有血管神经损伤需修复或重建的骨折以及需用交腿皮瓣、肌皮瓣、游离带血管蒂肌皮瓣移植等修复性手术等。

3. 骨外固定的禁忌证

（1）单纯稳定性骨折。

（2）伤肢有广泛皮肤病。

（3）因各种原因，患者不能或者不愿意配合手术及术后管理者。

4. 骨外固定的相对禁忌证

（1）糖尿病。

（2）肢体广泛软组织感染。

（3）严重肢体循环障碍。

二、骨外固定的应用及选择

骨穿针外固定治疗骨折，通过固定针将伤肢与外固定器组成一组相对稳定的力学系统，能较好地保留肢体的固有功能，使伤员在生理状态下养伤，使伤肢在符合生物力学要求下对运动系统进行修复。

（一）穿针的方法与数量选择

1. 二针的应用　对一般闭合性骨干骨折孟氏外固定器一般用两枚骨圆针，配合应用压板，可有效地防止骨折成角及侧移位，同时减少因穿针而可能出现的并发症。

2. 三针的应用

（1）适用于三段骨折：以胫腓骨骨折为例，先在踝上与骨折的中间游离段各穿一枚直径 2 ～ 3mm 的骨圆针，使之复位固定后再于胫骨结节部穿入第 3 枚骨圆针，将三枚针与固定器连结组成一个外固定系统，即完成骨折的复位固定。

（2）适用于骨干骨折发生在近关节部位的病例，如股骨下 1/3 骨折，胫骨下 1/3 骨折等。为防止较短的骨折块发生移位，可在该部位平行骨干穿入 2 枚骨圆针，针间距离可在 1.5 ～ 2.0cm 之间，而另一枚针仍按原部位进行，可以减用压板。

3. 四针的应用

（1）适用于开放性骨折：因皮肤大面积损伤，不能应用压板作横向固定时，清创后可首先在干骺端部位各穿入 1 枚骨圆针直视下使骨折复位，在闭合伤口前再于固定座的针孔内另行钻入或打入另 2 枚骨圆针。

（2）适用于肢体骨干牵伸延长：可于骨干两端平行穿入 4 枚直径 3 ～ 3.5mm 的骨圆针，然后再根据拟延长的长度确定做 Z 形或 S 形截骨进行牵伸延长。

（3）对于干骺端或骨骺牵伸延长：可在干骺端部位或骺板下方与其平行水平方向穿入 2 枚直径 3 ～ 3.5mm 的骨圆针，再于另一段平行于骨干方向穿入另 2 枚相同直径骨圆针，然后按预定目标进行牵伸延长治疗。

4. 六针与八针的应用　适用于骨质大块缺损骨折不愈合，或先天性胫骨假关节病需做较大块病变骨质切除的病例。根据术前设计或骨缺损长度来决定在干骺端或骨骺下拟延长的长度。可行近、远端干骺端或骨骺牵伸延长（需针 8 枚），或做一端延长（需针 6 枚）。

不同类型的穿针外固定器要求用针的数量多在 4 ～ 10 枚不等，其直径要在 4 ～ 6mm，目前要求固定针的直径不得超过骨直径的 1/5，以防针道骨折。有时为增强针的刚度，需要特殊钢材；为防止针的拔出或窜动要在针的适当部位增加螺纹结构。对于需要多针固定时，操作较困难，调节位置欠灵活，针道多，感染渗液机会也相应增多。

孟氏外固定器由于吸收了传统中医的夹板固定技术，故一般减少固定针为两枚，由于采用了移动式锁针器，把悬臂梁、简支梁改为固定梁结构，因而可以缩小针直径为 1.5 ～ 3.5mm，不需在针上增加螺纹结构或特殊钢材；具有复位与固定两种性能，复位一毕，固定即始，大大缩短了操作时间，也可发挥手法与器械两者复位之长。因固定采用针、板结合形式，构成了稳定的三维立体固定，在需要用多枚针进行固定时，锁针器可以随时增减，组装方便，亦可同时用 3、4、6、8 枚针以满足各种治疗需要。

（二）骨穿针外固定的时间选择

使用骨穿针外固定器的时机应根据患者的年龄、骨折部位、骨折类型以及软组织条件来进行选择。

1. 立即使用　对一些不稳定性骨折，需要牵引克服肢体短缩、旋转成角移位者；或开放性骨折需用骨穿针外固定器保持骨折端相对稳定性，为骨折与软组织修复创造条件；或软组织损伤、挫灭严重的骨折；或局部创面污染严重、软组织条件较差的骨折；或感染性骨折需提供方便的换药条件或对创面较大需植皮覆盖者均可立即应用。

2. 延迟使用　穿针部位有较大血肿或感染创面，穿针可能导致针道大量渗液或感染者，应延期使用。如股骨粗隆间骨折在伤后 2 ～ 3 天时就医者，则应先做皮肤牵引，待血肿机化后（一般需在 10 天左右）再行穿针固定。

3. 短期使用　大多数不稳定骨折可以用骨穿针外固定器治疗直至骨折临床愈合，但对有些骨折需超关节固定，过长的固定将会影响关节功能的恢复，因而可短期应用骨外固定器，骨折稳定后改用其他固定方法如内固定等，以利于关节早期活动，促进关节功能的恢复，这时骨外固定器可视为治疗过程的一个过渡阶段。

第四节　骨穿针外固定器的操作技术

骨穿针外固定器疗法作为治疗骨折的三大疗法之一，有其独特的优越性，它以手法整复、几何穿针、弹性固定、早期锻炼为特点，从根本上改善了患者长期卧床疗伤、石膏固定、床上消极等待骨折愈合的治疗状态。70 年代具有我国特色的骨外固定器相继问世，理论体系也初步形成，并进入迅速发展阶段。由于骨骼及其周围组织的特定结构，骨外固定器虽形态各异，但骨骼各部位穿针有相同之处。

一、进针部位的选择

对骨干骨折穿针多选择软组织较少有骨性突起处，以利于操作及减少软组织反应引起的渗液。如胫腓骨骨折采取胫骨结节与胫骨下端（距内踝尖 4 ～ 6cm 处）穿针；股骨干骨折采取股骨大粗隆（由前向后）与股骨髁上穿针；尺桡骨骨折采取尺骨鹰嘴与桡骨茎突上 1cm 处穿针；肱骨骨折采用三角肌结节处与肱骨髁上 1.5 ～ 2cm 处穿针。

对关节附近及关节内骨折，多采用跨关节穿针固定。如肱骨髁间骨折采用肱骨上端与尺骨鹰嘴；桡骨远端骨折（粉碎型科雷氏骨折及巴通氏骨折）采用尺骨鹰嘴与第 2、3 掌骨颈处穿针；股骨髁间及胫骨平台骨折采用股骨中段与胫骨下段穿针；踝部与跟骨骨折采用胫骨结节与跟骨结节处穿针。此外，部分关节内骨折亦可采用不超关节局部穿针，如股骨颈、股骨粗隆间骨折等。

二、穿针前准备

（一）定点画线

穿针应根据部位、类型及移位方向确定进针点及出针点，为保证准确穿针，以手术标记笔或甲紫棉签标好进出针点，并在皮肤表面画好标记线、标记点，穿针时按标记方向进行。骨穿针外固定疗法的成败，在很大程度上取决于穿针的质量，若穿针不合要求，常有事倍功半之虞；反之符合标准要求，则可收到事半功倍之效。

（二）软组织损伤的预防

对新鲜骨折重叠移位较大者，要由助手做适当牵引后再穿针，以防皮肤及其他软组织被固定于骨骼的固定针随骨骼牵引后产生钝性切割、压迫坏死而裂开，并可防止针道渗液和针道感染。有较大旋转移位畸形者，应首先纠正旋转移位，可防止穿针固定之后，无法进一步矫正旋转畸形。

（三）体位的维持

为保证穿针达到预定要求，由一助手牵引并纠正旋转移位外，另一助手在肢体的穿针对侧，给予适当的把持，以防穿针时引起骨折段的成角移位和旋转，造成穿针的方向性错误。

三、严格按照无菌技术操作

术者与助手都必须戴好帽子和口罩，术者戴无菌手套后以酒精—碘酒—酒精消毒术区皮肤，铺无菌巾，再戴第二副手套进行穿针等技术操作。

手术操作中严格按照无菌原则进行，接触术区的手术器械一律高压灭菌消毒，确保手术区域的无菌状态，减少术后感染特别是深部感染的发生率。

四、穿针方式

不论以任何方式进行骨骼穿针，均绝对禁止以高速电钻钻入，高速电钻钻入时对周围组织（包括骨骼和软组织）的热损伤将导致周围组织坏死，易于造成术后针道松动、渗液增加和针道感染。

（一）圆针的穿针

骨骼内穿针究竟以手摇钻或慢速电钻钻入好，还是以骨锤击入好？实验研究及临床观察均证明钻入骨内的骨圆针易松动脱出，而以骨锤击入者则相反。用钻钻入时骨折受震动较小，也不致造成针道劈裂，但所需时间较长；用锤击入时折端受震动较大，且易造成劈裂，但较为省力，可缩短操作时间。一般来说，在干骺端或松质骨处进针时，可用锤击法进针，也可用手摇钻或慢速电钻钻入，而在骨干部则必须以手摇钻或慢速电钻钻入法进针。

穿针时皮肤是否要切口，一般认为用骨针直接刺进皮肤，可以不先做切口，能减少操作程序，使针与周围皮肤等软组织紧密无间，形成一种半闭合状态，减少针道污染及感染的机会，但由于某种原因使皮肤张力过大时，则应减张切开，并缝合减张部分。由于骨针在行进的过程中，常有进针侧皮肤向内陷入，而出针侧皮肤及软组织则向外突出，待穿好后，应将骨针逆向转动，退出至两侧皮肤平整时为止。

（二）螺纹针的穿入

干骺端或松质骨部位以电钻预钻孔后，用自攻螺钉的螺纹针旋入，撤除外套管后再缝合皮肤。对针尖带有螺纹的半螺纹针，要求螺纹针需贯穿对侧骨皮质。

五、操作要点

骨穿针外固定的优势，不仅仅是体现在其本身固有的微创性能上，而更需要在各方面的操作上掌握合理的尺度，才能获得最理想的效果。

（一）固定针选择与布局

根据骨外固定器结构种类的要求，针对各类骨折的共性及特性，辨证施治，筋骨并重，将全身整体情况与骨折局部相联系，满足骨折愈合修复的生物力学特性，做到以最简单的结构、最细最少的固定针实现有效的固定，达到使骨穿针外固定方法、器械及结构对组织损伤和生物学环境的干扰最小，避免某些复杂结构可能造成对生物学环境的破坏。

（二）穿针位置和角度的选择

由于骨折局部解剖的特殊性，使得不同解剖部位的穿针方法有所差异，其主要表现在穿针位置及穿针角度的选择方面。

1. 锁骨　锁骨由于特殊的形状，使介入固定物为固定针和钳爪。穿针时，一定要由下向上进针，针与皮肤呈 35°角，防止针尖滑脱，固定针要穿过截面的核心，穿透对侧皮质稍许。钳爪固定时，应在局麻下将进爪处的皮肤切开，并切开包绕锁骨的坚韧骨膜鞘，使钳爪介于锁骨与骨膜鞘之间，防止损伤锁骨下动、静脉和臂丛神经。

2. 肱骨　骨穿针外固定治疗肱骨骨折，大多采用单臂或框架式结构。由于肱骨周围血管神经的分布，使骨穿针非常严格。如采用单臂式外固定器，穿针时，自肱骨大结节至肱骨外上髁做一连线，由该连线向外后穿针，针尖不穿透对侧骨皮质为安全，近端骨针不能在肱骨头下进行，该处四边孔有腋神经，腋动、静脉走行；也可在三角肌粗隆上 4～5cm，距臂内侧 1.5～2cm 处，自前向后穿针，远端穿针部位要在内外髁连线向上 5cm 处，紧贴肱二头肌外缘，如需再向下穿针，需注意桡神经的走行，稳妥安全起见可用尖手术刀将皮肤刺破，然后用血管钳分离到骨膜再进针。桡神经在肱骨中下段与肱骨干紧贴，在使用弧形压板时，应注意勿使该神经受压。

3. 尺桡骨　前臂骨穿针直径的选择应不超过前臂骨直径的 15%～20%，近端骨穿针在尺骨半月切迹下方尺骨冠状突与尺骨轴线垂直向下 1.0cm 处进针安全，拉力强度大；远端穿针时，要特别注意桡骨远端向掌侧有一凹陷，背侧向上凸起状，穿针时要掌屈，针略偏向背侧进针，针的方向要在对侧尺骨茎突上。前臂骨髓腔内径值变化很大，骨穿针术中，要注意髓腔变化特点与针体在骨骼上固定之稳定程度的关系，防止针体松动。

4. 掌骨、指骨　掌指骨骨折大多采用双针固定，距远近端 1.0cm 处，自掌指骨的背侧面钻入克氏针，不穿透对侧骨皮质，二骨针平行，与骨轴线垂直，通过截面核心；如偏背侧应将伸肌腱拨开，以免肌腱被钉在掌骨上。

5. 股骨　股骨颈及粗隆部，由于此部位的特殊构造，对于其骨折，应用骨外固定器治疗时，无法采用框架及空间式外固定，而只有通过介入股骨头颈或粗隆部的固定针，在其留于皮肤外部位与支撑物连接而达到固定效果；而其介入头颈部分的固定针必须注意三个方面：一是股骨颈颈干角度，二是头颈与颈干的前倾角度和头颈解剖测量指数，三是股骨颈的穿针形式，包括股骨头双针固定法和三针固定法。

股骨上 1/3 骨折近端穿针点，是在股骨大粗隆部画一条水平线，在腹股沟部股动脉搏动点外侧 3cm 画垂直线，两线交点即为进针点。股骨中 1/3 及下 1/3 骨折的近端穿针点，是做一髂前上棘至股骨内髁部内收肌结节的连线，在此连线的外侧缘向着股骨干进针即为安全点；中下段骨折也可采用髂前上棘至髌骨内缘做一连线，在连线上向股骨外后方穿针，并且骨针与床面呈 30°角；如应用单边式外固定器，股骨全段的外侧皆可进行。

6. 髌骨　因其位于膝关节前侧，周围无重要血管和神经，故可根据需要和设计原理而随意进针。

7. 胫骨　近端穿针在腓骨小头和胫骨结节连线中点，由胫骨内侧缘斜面缘穿出；远端穿针点在外踝尖向上 4cm 靠腓骨前缘，垂直胫骨纵轴线自胫骨中心，由胫骨内侧中线穿出。在这个横断面上，胫骨位于前内侧，腓骨位于后外侧，腓深神经和胫前动脉位于胫骨前外侧，胫神经和胫后动脉位于胫骨后侧，距离稍远，故难以损伤血管神经束。

8. 跟骨　固定跟骨的固定器，采用骨穿针有横向交叉固定、牵引和纵向撬拨固定两个作用。其进针点需注意的是，偏于内侧针的针尖，不宜穿过内侧骨皮质，防止损伤胫后动静脉及胫后神经。

9. 跖骨　其进针点要从跖骨的背外侧和背内侧进针，不宜从正中部进针，防止伸趾肌腱被钉在跖骨上；固定针以刚好穿出对侧骨皮质为宜，针与跖骨纵轴垂直。对于基底部及颈部的固定针，可超关节进针固定。

10. 脊柱　脊柱的结构及形状较骨干复杂，而且不规则性很大，其中间及周围的重要组织较多，所以较少采用局部介入穿针、外连接金属支架的疗法，大多应用外固定支具进行治疗，通过与外固定相同的原理，而达到牵引、复位与固定的目的。应用非介入局部穿针的颅环支撑牵引在行髂骨穿针时，应特别注意，进针点是在髂前上棘上后方 2cm 处穿入，一手把持固定针，一手锤击，用等长的固定针置于前后上棘之间作导向。针进行中的手感很重要，如出现空虚感或坚硬感，一定要注意是否进入盆腔和误入椎体内。

11. 骨盆　骨盆骨折采用外固定器治疗，其进针点和方向十分重要。第 1 枚针的进针点应为髂前上棘后方 1.5cm、髂嵴正中处，针与躯干矢状面呈 15°～ 20°角，锤击固定针有阻力感，捶入固定针无晃动且不易拔出，进入髂骨深度 5cm 为合格，第 2、3 枚针也按上法捶入，各针距离保持 1.5cm。

12. 胸廓　胸廓创伤以肋骨骨折多见，而肋骨骨折多采用经皮穿针或刺钩固定肋骨进行治疗。固定肋骨时，从上缘进入的固定钩要避免刺入过深误入胸腔，下钩要紧贴肋骨上缘，或者切开肋骨骨膜沿肋骨固定，以防损伤血管和神经。

（三）正确选择固定针的类型和直径

根据骨折部位、骨折类型等合理选择外固定器，严格按照不同类型外固定器的要求选择固定针，选择与外固定器相匹配的骨圆针、半螺纹针、全螺纹针或者橄榄球形针，必须保证固定针的直径小于穿针部位直径的 1/5，以防止固定针拔除后发生针道骨折。

六、骨外固定器操作的注意事项

骨外固定器操作技术需注意的有四大方面，即解剖、穿针、骨折复位和骨折固定。

（一）解剖学注意事项

为外固定器置入固定针时，必须考虑到相关软组织的解剖。不当的置入操作会引发软组织炎症，甚至发生感染和坏死；此外在固定针置入过程中还存在刺穿神经血管和肌腱的危险，以及固定针位置安放不当所致的二次损伤。

因为固定针直径较细，一般在进行经皮操作时没有危险，但固定针的置入要经过刺穿的皮肤切口，注意不要损伤其下方的软组织结构。在预钻孔和置入固定针时，必须使用保护套管，而且在经软组织窗到骨骼放置保护套管前需要进行钝性分离。

当使用组合式外固定设备时，并不要求在穿针之前对骨折进行复位，但必须考虑复位前的软组织在骨折复位后所在的位置；在穿针后进行骨折复位，可能引起固定针周围软组织紧张。为预防软组织炎症和坏死，有时需要对皮肤进行减张切口。

在穿针的操作中必须注意不能刺穿肌腱，否则在相关组织结构附近生成的瘢痕将会永久性限制邻近关节的活动度。

穿针的安全软组织区域取决于肢体特定固定平面的解剖学横断面，必须避免选择使肌腱与神经血管处于危险之中的置入点。理想的置入点是沿着皮下的骨边界，例如胫骨和尺骨。在其他区域，也必须小心地选择皮肤与骨之间软组织最少的部位，以减少软组织感染、继发性软组织炎症和固定针松动的机会。

（二）穿针注意事项

为使骨折获得稳定可靠的固定，避免发生合并症，穿针时应格外注意以下内容。

1. 避免副损伤　充分了解穿针部位的解剖，避免刺伤主要血管与神经。

2. 严格无菌操作技术　穿针须在感染病灶区外至少 2.0 ～ 3.0cm。

3. 严格无创技术　在穿好固定针后，应活动关节检查固定针处皮肤有无张力，有张力时应切开减张，并在减张对侧缝合，使之呈半闭合状态。

4. 正确选择穿针位置和角度　固定针尽可能少或不穿越肌肉，尽量选在肌间隙穿针；固定针距离骨折线或关节面的距离不少于2cm；多平面穿针时固定针的交叉角度，全针为25°～80°，半针与全针为60°～80°；针对不同部位的骨骼，其穿针的进针点和穿针方向也有所不同。

（三）骨折复位注意事项

骨穿针外固定条件下的骨折复位，还是要充分发挥手法复位和切开复位的有利条件，以手法为主、外固定器为辅、小切口切开复位的综合复位原则，不应完全依赖外固定器。复位调节功能再先进的外固定器，也不可能完全替代医生的脑和手的作用。

骨外固定条件下的骨折复位，应先在骨折线远处穿入一组固定针，并用外固定器连接，利用外固定器牵伸功能矫正重叠移位，其次应用触摸、推提、挫压、旋转等手法试将骨折基本复位，然后在外固定器维持基本复位的情况下，再穿放近骨折线处的固定针，同时对骨折进行再次复位，按照骨折复位—穿针—复位—骨折固定的操作步骤，复位与固定在稳、准、轻的操作中逐步、交替地完成。对闭合复位困难的骨折，也可行小切口下器械撬拨配合手法复位。复位时应避免骨折局部软组织和血运的再度损伤，并保护骨折碎片和骨膜、软组织之间的附着。小切口尤其要注意避免损伤肌内血管，切忌剥离骨膜。

一个部位多个问题、一侧肢体多个问题、一个部位与邻近部位之间的问题，以及双侧肢体多个问题，等等，传统的治疗方法需要分期治疗，多次手术才能达到最终目的。在骨外固定条件下，则可同期治疗，如截骨延长与加压固定治疗骨缺损，甚至同期治疗感染性骨与皮肤缺损，以及骨折不愈合、内固定折断伴肢体短缩的同期治疗等。大量临床实践证明，骨折不愈合、骨缺损的治疗，骨与关节畸形的逐步矫治，以及肢体延长等，均可应用骨外固定技术，按照自然重建法则完成重建，而无须自体、异体物的植入，或人工合成材料的植入与替代，甚至有的无须切开或截骨即可完成治疗过程。

（四）骨折固定注意事项

以 Wolff 定律、Pauwels 理论和骨对应力适应性理论和骨胚胎原始发育方式的生物学特征为基础，根据临床实践总结，提出骨外固定条件下的骨折适应性固定刚度与实施原则。

1. 坚强固定 坚强固定的目的在于维持骨折复位的稳定，为创伤修复和血供重建提供一个稳定的生物学环境，为原始骨痂转化创造条件。坚强固定早期可以减少或避免因断端活动引起的疼痛刺激而影响血供，为早期肢体功能活动的必要条件，固定的要求必须达到复位后的骨段与器械构成几何不变体，形成一新的空间稳定体系，在外力和内力作用下，不发生移位，保持骨折段之间结构形态的稳定与平衡，实现阶段性功能替代。坚强固定适用于骨损伤早期和肉芽组织形成期，对简单稳定骨折、移位不明显和局部软组织损伤轻的骨折需要 1～2 周，对复杂骨折、移位严重、局部软组织损伤严重的骨折需要 2～3 周或更长时间。

2. 轴向弹性固定 轴向弹性固定的力学性能，是在坚强固定的基础上降低轴向刚度，允许外固定器在加载时有一定范围的轴向弹性变形，轴向弹性固定在于使骨折端局部承受一定的轴向应力刺激，避免剪切应力的干扰，微动的量可根据骨折类型和复位后的折块间稳定程度而定。有学者建议每个骨折间隙的微动量控制在 0.5Hz 及 1mm 左右的形变，而严重粉碎性骨折折块间难以稳定而形成多个骨折间隙时，微动量可以酌情增加到 2～4mm。轴向弹性固定适用于骨折中期的骨痂形成期，在骨折局部创伤基本修复、临床肿胀及疼痛明显减轻、断端活动消失、可以进行主动与部分负重功能锻炼时，X 线平片上显示连续性少量骨痂生成。

应力刺激分为主动和被动刺激。主动应力刺激是由功能锻炼，特别是肢体负重运动时的肌肉内在动力所产生，既可促进局部血液循环，又能激发骨折断端新生骨细胞的增长，是目前实施应力刺激最为简便有效的手段，可以通过运动量、时间、幅度进行调整、控制。被动应力刺激在骨外固定条件下可以通过器械调节控制加载产生，也可以通过手动、电动或电脑方法控制调节装置，提供间断的或持续的应力刺激。

3. 综合弹性固定 综合弹性固定的力学性能，是在轴向弹性固定的基础上，降低外固定器的剪切刚度，允许骨折端承受轴向、剪切复合载荷时有一定范围的弹性变形，使骨折端承受综合应力刺激。综合应力刺激主要来自逐步接近正常的负重和关节运动的主动、无痛性功能锻炼。综合弹性固定是充分利用功能状态下，在机械应力和骨再生之间寻求一种生理的平衡，提供一个相对的最佳应力刺激，增加骨折端的综合应力刺激，使骨生长和吸收维持平衡，使骨折愈合在功能状态条件下进行骨结构优化重建。

综合弹性固定适用于骨折中期的板层状骨痂形成期，可以进行无痛、主动运动和负重锻炼，在 X 线片上显示连续性中等量骨痂形成。

4. 平衡固定　平衡固定是指在综合弹性固定的基础上，进一步降低综合外固定器的刚度，此时的外固定器处于一种去功能替代状态，仅仅是在充分载荷运动时对骨与外固定复合刚度的一种补充，外固定器仅是防止功能锻炼时不良应力的一种保护，以便使患者在接近正常的载荷下进行功能锻炼，使骨充分承受多种载荷，适应多种功能（拉伸、压缩、扭转、剪切、弯曲）的力学环境变化，最终实现骨结构的优化重建，避免在拆除外固定器后发生骨质疏松、再骨折等并发症。

七、骨穿针外固定的术后管理

（一）骨穿针外固定术后早期管理

术后注意观察伤肢血运和肿胀情况，因体位或肢体肿胀造成外固定器部件压迫皮肤时应及时处理，有松动的螺丝应及时拧紧。应特别重视针道护理，防止感染与压迫，2 周后应根据不同骨折类型和部位实施弹性固定。

（二）针道的管理

穿针外固定已有近百年的历史，其不能被多数骨科医师所接受的主要原因是针道的感染问题，严重的针道感染可导致骨髓炎。虽然近年来国内外已发展了各种不同形式的骨穿针外固定装置，并临床上都取得了较好的疗效，但针道感染仍是大家所关心的首要问题。预防感染的有效方法是密切观察针道及其周围的组织反应，伤员主诉针道有痛感、周围有红晕，应及时处理，包括局部清洁、停止下床活动，必要时给予抗生素治疗，一般 1 周内即可控制。

针道清洁换药是防止针道感染的重要措施，经常更换敷料既可保持针道清洁，又能对局部进行检查，以便及时发现情况，及时处理。穿针部位尽可能选择软组织表浅有骨性突起处，穿针数量亦应尽量减少，也是预防针道感染的有效措施。

（三）体位的管理

体位放置是否合适，常能影响复位固定后的效果，这是因肢体重力作用对骨折端的剪力所造成的，骨折线平面以下的肢体重量越大，则这种剪力越大，再移位的倾向力亦越大。因此术后必须将肢体垫实，有效地控制骨折端移位的倾向力，并可防止因骨折局部的应力集中。术后适当抬高患肢，可以减少肢体肿胀，一般以高于心脏水平为宜。上肢可用枕头垫起，下肢可根据具体情况应用布朗架或托马架垫起。

上肢患者术后可屈肘 90°，前臂中立位悬吊在胸前，肩、肘、腕、掌、指可以自由活动，以保持其原有功能，同时促进上肢血液循环。但前臂骨折患者早期切忌旋转活动；肱骨骨折患者，要避免内收、外展及内外旋转活动；下肢骨折患者，可早期无痛性下床活动，使骨折端承受生理性应力刺激，加速骨折愈合，同时可以保持髋、膝、踝各关节的功能，站立位还可将因重力造成的骨折端再移位力转变为保持骨折端稳定的力。

（四）功能锻炼

术后早期功能锻炼，有助于防止关节僵直和肌肉萎缩，改善局部血液循环，促进伤肢消肿。针对骨穿针外固定器术后功能锻炼可进行分期管理。

1. 软组织修复期（1～2周）　此期间重点治疗软组织创伤，进行伤肢的功能锻炼。给予中、西药物对症处理，消肿止痛、活血化瘀；有神经血管及肌腱损伤的应做关节制动；软组织损伤较轻的，可于术后7天内在床上进行肌肉收缩及关节活动，上肢进行手部的捏、握及腕肘关节的自主运动，1周后开始旋转功能锻炼，下肢于1周或创面愈合后扶双拐离床活动，注意患肢禁止负重。

2. 骨痂连接期（2～4周）　重点为患肢的关节功能锻炼，松解软组织粘连，每天的运动量是2～3次，每次10～30分钟或100～500次的关节屈伸活动，鼓励患者扶双拐下床活动，稳定型的骨折患者4周后患肢开始部分负重锻炼。

3. 骨折初愈期（4～8周）　此期进一步加大运动量，可用弹力带来增加屈伸力量，以进一步松解粘连，并给予应力刺激。每天运动量2～3次，每次30分钟或500～1000次的关节屈伸活动。有骨痂生长的稳定型骨折6周左右可试行弃拐带架行走；骨痂生长正常的不稳定型骨折需8～10周试行弃拐行走。

4. 骨折坚强愈合期（或骨痂改建期8～14周）　此期的目的是部分直至全部解除骨折端的应力遮挡，促使骨痂加速生长及骨痂质量在生理应力下的改建。其方法是打开外固定器上的应力保护锁定螺丝，每天除室内活动外还需2次、每次30分钟的户外散步。

（五）外固定器的拆除

经上述循序渐进功能锻炼的患肢，即可考虑外固定器的拆除。外固定器拆除后应达到：①可正常行走（跑、跳等剧烈运动或重体力劳动拆除后的4周内暂禁止）；②无需扶拐或辅助外固定；③关节功能完全或接近正常。故应有选择性地去除外固定支架，多数支架在拔除固定针之前可先行拆解，以便评估骨折部的稳定性，这有利于判断骨质本身是否足够坚强到能够去除外固定器的程度。

外固定器拆除标准：①骨折固定时间达到该部位骨折愈合时间：成人下肢10～14周，上肢6～8周，儿童下肢6～8周；②X线片检查骨折线变模糊或消失；③骨折局部无压痛，无肢体纵向叩击痛；④将外固定器螺丝全部拧松或去架留针，患肢单腿站立3～5分钟或行走5～10分钟骨折端无酸痛感，骨折端稳定无畸形。通过上述标准的患者即已达骨折临床愈合，可以拆除外固定器并结束治疗。

去除外固定器应选择在有消毒条件的治疗室或者手术室进行，拔针引起的疼痛较轻，通常是可以耐受的，但对于紧张型患者也可以应用镇静药后再进行拔针；当存在活动性针道感染伴蜂窝织炎时，即使简单地处理外固定支架，也会引起较剧烈的疼痛，更需要充分的镇静措施。去除固定针后，不宜缝合封闭针道，因为封闭针道虽然可防止渗出，却增加了慢性感染的危险，仅需再次消毒针道口后无菌敷料覆盖即可。去除外固定器后并无必要常规搔刮所有针道，然而对于存在感染的针道，特别是那些放射学显示固定针周围存在大量骨坏死的针道，必须进行彻底的清除，以防止发展成慢性骨髓炎。

第五节 骨穿针外固定器常见并发症

骨穿针外固定器固然应用广泛，操作简便，对关节功能活动影响小，能早期进行功能锻炼，减少因骨折而长期卧床引起的并发症，然而骨穿针外固定技术也同样有其并发症，而并发症的产生，不但延误了疾病的治疗，甚至造成一定的残疾，如能及早发现，进行预防性治疗和护理，可使并发症的发生率及其危害降至最低。临床工作中想要熟练地掌握和运用，不断提高疗效，减少术后并发症却并非易事。因此，在熟练的操作技术之外，还需严格地掌握无菌技术，明确骨外固定器的应用指征，作好围术期的抗感染治疗，增强患者体质及抵抗力，术后进行密切地观察，防止和杜绝并发症的发生。

一、针道感染

针道感染是骨穿针外固定技术最常见的并发症，甚至被迫拔除固定针，终止骨穿针外固定器的应用。该并发症曾一度制约了骨穿针外固定器的发展，其发生率依不同肢体部位、不同术者及不同种类的外固定器而有所差异，无论是光滑针还是螺纹针的穿过都破坏了肢体皮肤的完整，因而针道感染是外固定器的主要并发症。随着外固定器理论、技术及器具的发展，现在临床上针道感染的发生率已明显降低，只要早期预防、及时发现、积极治疗，此并发症将不会明显影响到骨折的治疗。

（一）针道感染的分期

按照从轻到重的程度，可将针道感染分为 4 期。

第 1 期：不规则性或浆脓性渗出期。

此期应加强针道护理，抬高患肢并口服广谱抗生素，炎症常在数日内即可消退。

第 2 期：表浅性蜂窝织炎。

此期应在加强针道护理，及时清洁换药，保持针道口清洁干燥，抬高患肢，减少活动，同时应用抗生素治疗。

第 3 期：深部感染。

感染从浅至深弥漫整个针道。此期应及时拔除松动的固定针，应对针道进行清创术，并保持引流通畅以及通过肠外途径全身使用敏感抗生素。若骨折端不稳定，则另行穿针。应绝对避免经过或邻近炎性组织重新置入固定针。

第 4 期：骨髓炎。

固定针松动伴感染且影像学显示骨质受累，这就意味着发生了骨感染。此期通过去除固定针和肠外应用抗生素等措施，尚能够治愈骨感染；若 X 线片显示固定针周围有一环形死骨区，针道反复渗出脓性液体，则需要进行清创术，术后予以静脉输注敏感抗生素，且注意保护患肢，防止发生因骨质缺损而再骨折。

（二）导致针道感染的原因

1. 无菌操作不严格　穿针操作时，将细菌带入针道形成感染。

2. 围术期抗感染控制不规范　应于术前 1～2 小时或麻醉开始时应用，应一次给予足量有效的抗生素；手术时间超过 3 小时或根据需要，可追加 1 次，以保证组织内药物浓度的维持，一般采用静脉给药，过早给药或术后长时间使用抗生素并无益处。

3. 针道处软组织损伤

（1）电钻长时间的钻动，导致局部组织热量过高，使骨与软组织损伤。

（2）穿针位置选取不佳，针道周围软组织丰厚，进针后（尤其是全螺纹针和半螺纹针）极易导致软组织因与针螺纹的缠绕而撕裂。

（3）置入固定针与钳夹之后进行骨折复位，可能引起固定针周围软组织紧张，导致针道周围皮肤张力过大或受压。

（4）针道封闭不严导致酒精流入，又未得到及时清理，导致针道处软组织损害。

鉴于以上原因，穿针时应使用低速动力钻（500 转 / 分钟以下）或手摇钻；穿针前应熟悉穿针部位的局部解剖，选择较理想的穿针点；穿螺纹针时必须在切口内放置套管并直达骨骼，避免固定针与软组织的接触；若不能放置套管，则在穿针时，应避免钻头持续旋转，以防产生热量过高，或者软组织的缠绕，最好选择环式往复转动；针道处皮肤应无张力，若穿针后发现针道周围软组织张力较高，应立即切开减张；封闭钻孔时及术后皮肤消毒时，应仔细、小心，尽量避免酒精的流入，不应为了防止针道感染而应用多次、大量酒精消毒针道，一旦怀疑酒精流入针道，应立即以生理盐水冲洗，后以无菌纱布吸附干净。

4. 固定针与皮肤界面产生滑动　固定针在骨内松动，导致肌肉收缩时皮肤亦随之移动。故在操作时需注意：

（1）半螺纹针前端要有自攻式螺纹，其螺纹最好为锥形，以便于在治疗期间固定针一旦松动时能再拧紧。

（2）全针尽可能行交叉穿针。

（3）尽量少穿越肌肉，有选择地采用全针与半针结合的穿针方式。

（4）单平面固定时，固定针正确预弯后可减少固定针滑动，但预弯方法不当仍可发生滑动。

（5）松质骨处的穿针应选用全针，最好行交叉穿针。

5. 穿针位置不当　在感染灶内、污染严重或清创不彻底的伤口以及血肿内穿针，造成局部组织细菌的污染，也是容易导致针道感染的原因。

6. 针道护理不当　固定针周围皮肤形成的纤维性包裹，对防止针道感染有重要意义。护理过程中，切忌把纤维性包裹当作一般痂皮去掉，保持针道皮肤的清洁、干燥。

防止针道感染需要医生与患者的共同努力，其中最重要方法就是使用正确的固定针置入技术和术后护理。除此之外，还应向患者讲清使用和术后护理外固定器的注意事项及方法，使患者在发现针道感染的早期表现后得到及时治疗。

（三）针道感染的处理

外固定器的适当护理能大幅度减少针道感染，从而充分增加固定针的使用期限。出院前，应该由有经验的专业人员常规对使用外固定器的患者直接进行固定针护理方面的指导，并要证实患者完全具备这一护理能力。实施骨穿针外固定器固定后的任何其他伤口，如有限内固定切口或开放骨折伤口，其处理方法与不使用外固定器者相同。根据所选用外固定器的结构，更换敷料可在外固定器下面或在其周围进行。必须强调，在为一名患者选择使用何种类型外固定器时，必须考虑伤口护理的要求以及需要给予的伤口护理类型。

穿针后的最初几天一般可见少量血性或浆液性渗出，如发现针道处渗出量多，应立即清洁换药，使用无菌干敷料覆盖针道，因为渗湿的敷料是细菌的优良培养基。术后一旦针道周围渗液停止，视针道情况以及敷料是否干燥清洁情况，可 3 ～ 5 天换药 1 次，如开放骨折的伤口可按常规换药，避免交叉感染。

当出现明显针道感染表现时，早期治疗可有效防止继发性固定针松动。针道浅表感染的表现是渗液、针道周围发红及疼痛，感染的有效治疗需要找到软组织反应的根本病因，急性炎症过程最为常见的原因是针道周围软组织过多活动以及针 – 骨交界处的过大应力，炎症或坏死组织所引起的细菌感染是继发原因。因此，规范的治疗还应该包括限制感染区域的上下关节活动，以消除固定针周围软组织的活动，并且通过限制负重来减少针 – 骨界面的应力。如果通过短期的上述治疗炎症并没有得到控制，应该摄 X 线片来寻找针 – 骨界面骨吸收的迹象，在固定针周围透亮区超过 1mm 提示有固定针松动。松动的固定针必须去除，因为它不仅不能有效地固定骨折，而且它的存在可使其周围感染无法得到有效的控制。未得到控制的针道感染会导致骨髓炎和固定针周围的环状骨吸收，进而造成骨内压力增大和继发性骨折。

二、皮肤压迫坏死

固定针与皮肤间存在张力、外固定器的连杆或骨针对皮肤的压迫以及肢体的放置受到自身重力加外固定器的压迫，以上情况均可造成皮肤压迫坏死。

为预防皮肤发生坏死，术中穿固定针时，应在肢体自然位置，软组织自然张力状态下进针，固定针与皮肤间才不容易存在张力；如发现固定针与皮肤之间有张力，应及时行切开减张，保持皮肤与固定针间的无张力状态。连接杆等体外外固定装置应注意保持与皮肤之间的适当距离，该距离不应少于 2cm，以防止肢体局部肿胀后形成对皮肤的压迫。

三、神经与血管损伤

神经、血管损伤虽然少见，但也有在某些危险区域穿针而致截肢的情况发生，故在危险区内尽可能应用半针，以避开肢体神经血管走行区域，保障穿针安全。

1. 在大腿的危险区穿全针时，应由内向外，并先用 10cm 长的 7 号注射针试穿无误后再沿试穿方向进针。

2. 做皮肤切口时，手术刀的平面必须与神经、血管走行方向平行刺入，以免刺入皮肤过深时横断神经血管。

3. 术中、术后一旦发现神经与血管损伤时，应立即采取相应补救措施，更换穿针位置，或放弃外固定器治疗，根据损伤程度确定是否行神经血管探查。

四、骨折延迟愈合与不愈合

（一）骨折延迟愈合与不愈合的原因

1. 对外固定器治疗骨折的力学特点了解不够，应用技术不当。

2. 力学环境不合理，过分坚强的骨折固定方式，可使骨折部缺乏所需的生理应力刺激而减少骨痂生成；或者未满足骨折愈合所需要的稳定性要求，骨折端存在异常活动，影响连续性骨痂的生长，不能保护正常骨折的愈合过程。

（二）防治方法

尽量使骨折达到解剖复位，并选择力学性良好的外固定器；防止固定强度不足，骨折端异常活动存在；同时也应避免长期过分坚强固定，使骨折端存在应力遮挡效应，影响骨痂生长和塑形；外固定器施力需合理，对骨缺损施以牵伸力、粉碎性骨折施以中和力、横断骨折施加压力，才能达到有效固定骨折的目的。

五、固定针折断

固定针折断与金属疲劳有关，较细的固定针易在钢针固定夹的钳夹部发生断裂，而螺纹半针则易在靠皮质骨外的螺纹部折断。

预防固定针折断的方法，除选用设计合理的固定针外，尚需要注意以下问题：

1. 使每根固定针受力均匀，避免多次紧旋固定针的螺钉，或在固定夹上加放非金属垫圈，可防止某一固定针的应力集中。

2. 重复使用的固定针容易发生金属疲劳断裂，导致固定过程中固定针折断，故固定针禁止重复使用。

3. 固定细钢针的紧固力拉力要适宜，避免过大的拉力导致细针发生疲劳断裂。

六、针道骨折

采用过粗的固定针固定过程中或者拔除固定针后，时有发生针道的骨折，这与粗固定针破坏较多的骨质及针道的应力集中有关，导致针道处的骨质不足以承受正常的生理性负荷，在轻微外伤下即发生针道处的骨折。

为防止针道骨折的发生，目前要求固定针的直径不应大于骨直径的 1/5。

七、骨折再移位

骨外固定器固定早期发生骨折再移位系骨折后肌力不平衡及活动后产生的剪力，使骨折再次发生成角等移位。外固定器应具备对抗这些剪力的固定力，但在外固定器松动、针道骨折、固定针松动等情况下固定失败，可发生骨折的再移位。因此，术后 2 周内应及时复查，注意检查固定针及外固定器有无松动，支架螺丝需经常检查以防松动。骨折后期因肌力恢复较一般治疗方法好，造成的剪力较大，也易于发生成角畸形，故在拆除外固定器后应常规给予其他外固定方式继续固定一个月左右。

对骨外固定器不够熟悉，不了解各类骨外固定器具的适用范围和优缺点，又对创伤部位的解剖不熟悉，骨外固定器选择不当导致安装的骨外固定器不能很好地适应损伤局部的生物力学环境，从而对骨折段起不到良好的复位和固定作用，不能稳定地固定骨折端，发生骨折的再移位。

八、关节功能障碍

因穿针位置选择或者穿针技术不规范，在近关节位置及经过肌肉穿针时，可不同程度地影响穿针平面以下的关节功能活动而致关节僵硬。

（一）穿针时关节位置

穿针时必须置上、下关节于中立位或功能位，股骨穿针时置膝关节于屈曲 90°～130°位，否则固定针将影响关节活动。

（二）正确选择进针点

小腿中段尽可能不穿全针，如必须穿针固定，可于前内侧穿半针固定；踝上及胫骨结节处穿全针，其他部位虽无法避免不穿越肌肉，但穿针点应尽可能选择在肌间隙，对肌肉收缩影响较小，对关节活动干扰小。

（三）术后尽早进行被动与主动功能锻炼

术后尽早进行被动与主动功能锻炼，有利于关节功能的康复，尽早恢复关节功能。

（四）骨折愈合后及时拆除外固定器

骨穿针外固定，固定时间过长将或多或少地影响关节活动，不利于关节功能的康复；骨折一旦达到临床愈合标准，应及时拆除外固定器，以尽早地恢复关节功能。

九、其他并发症

（一）软组织损伤的拴桩效应

一旦肌肉或肌腱被外固定器的固定针所穿入，就如同被拴在树桩上一样，产生类似肌腱固定术或肌肉固定术一样的后果，其所跨越的关节的活动范围将受到影响。

（二）骨筋膜室综合征

这种极其严重的并发症较少发生。究竟是因为原始损伤所致，还是由于在置入固定针的过程中出血导致了骨筋膜室内压力增高尚需要根据具体病例而定。总之，在使用外固定器过程中不要以为置入的固定针容积较小，不会造成骨筋膜室内容物增加，而对骨筋膜室综合征的发生掉以轻心。一旦临床上出现了此并发症的表现，当尽早积极进行处理。

此外，由于骨外固定器本身也会对患者引起一些问题，如骨科医生有时会忽略了肢体伤后的肿胀，未能在骨外固定器与肿胀组织之间预留出充足的空间，从而使肿胀的组织顶压在固定器的部件上；同理，固定器的各个部件也可妨碍肢体的活动，使患者生活及肢体活动不便。为预防该类情况的出现，可在骨外固定器一些重要结构组成之前，先调整固定器的固定支柱，使外固定器与肢体皮肤之间预留出充足的空间，以避免发生上述情况。此外，外固定器的固定针也可能损伤衣服、被褥，即使将针的尖端包起来或卷进固定器里，也难免会发生这种情况，因此最好采用直径是针两倍粗的编织物将外固定器围套起来，减少给患者带来的不便。

第六节　中西医结合骨穿针外固定器治疗现状

中西医结合骨穿针外固定器治疗骨折是在继承传统中医治疗骨折理论和技术的基础上，结合现代医学、现代科学技术发展起来的、具有中国特色的医学技术。它以中医治疗骨折指导思想中的整体观念、辨证论治和动静结合思想为指导，集手法整复、几何穿针、弹性固定以及早期功能锻炼为依据，注重不加大损伤的复位手法的应用和有利于发挥肢体内在动力及保证功能活动，同时结合现代医学稳定的固定方式，促进骨折愈合，改善了患者长期卧床疗伤、石膏固定、床上消极等待骨折愈合的治疗状况，减少开放性手术造成的伤口感染及其他手术并发症的风险。

中西医结合骨穿针外固定技术发展至今，主要在治疗不稳定骨折、开放性或者感染性骨折、骨折延迟愈合或不愈合、肢体畸形矫形术、关节融合术等疾病及肢体延长等方面，已经取得了较好的效果，且积累了丰富而宝贵的临床经验。

一、中西医结合骨穿针外固定器技术的产生与发展

中西医结合治疗骨折的临床科研工作开始于 20 世纪 50 年代，并积累了大量的研究

材料。20世纪60年代著名的骨科专家方先之、尚天裕等在骨折治疗上开展中西医结合研究，于1966年出版《中西医结合治疗骨折》一书，继之中西医结合治疗骨折在全国推广，取得了举世瞩目的开拓性成果，尚天裕等运用唯物辩证法和历史唯物论的观点，对中医百家和西医各派的学说和疗法进行了比较鉴别，看到了古今中外医学的联系和区别，以及各自的长处和缺点，认识到在骨折治疗中存在着动与静、筋与骨、内与外和人与物四对矛盾，其中动与静是四对矛盾中的主要矛盾，前者又是矛盾的主要方面。固定应以肢体功能活动为目标，而活动又以不能影响骨折部固定为限度，有效的固定是肢体能进行活动的基础，而有节制的活动又是加强固定的必要措施。在骨折治疗中，固定与运动同样重要，骨折愈合和功能锻炼恢复应相辅相成，局部与整体同时兼顾，外固定只有通过患者机体的内在固定力才起作用，因此提出了动静结合、筋骨并重、内外兼治、医患配合为主要内容的中西医结合骨折治疗原则，使骨折治疗发生了质的飞跃，在学术理论上发生了革命新的变化，形成了具有鲜明中国特色的"CO"学派。

1976年唐山地震后，为了治疗大批骨折伤员，特别是下肢不稳定骨折，孟和等研究了一种既能整复，又能固定的装置，并命名为"下肢骨折复位固定器"，标志着骨折复位固定器的研制成功及其在临床广泛应用的开始。此后孟和等分别于1980年及1986年研制成功前臂、髋部及股骨干骨折复位固定器，将骨折复位固定器逐渐运用于四肢各部位骨折，并扩展至开放性骨折及关节内骨折。在将骨折复位固定器不断应用于四肢骨折的同时，充分拓展骨折复位固定器在骨科其他领域的应用范围。1986年、1987年进行了骨折复位固定器在骨科矫形方面应用的临床总结及基础研究，骨折复位固定器在骨科骨折及矫形两个重要的领域都获得了广泛的应用，大量临床报道证实具有良好的临床疗效。

二、中西医结合骨穿针外固定器与骨折复位固定器疗法

20世纪80年代在总结骨折复位固定器治疗骨折及骨病临床经验、基础研究及理论研究基础上逐渐建立了骨折复位固定器疗法，并形成了较为完整的理论体系，它是以中医古代小夹板技术为基础，发展起来的骨科治疗技术，沿用了传统小夹板骨折治疗的弹性固定准则，创新性建立了手法—器械—手法—器械的骨折复位方法和内外固定结合的骨折固定方式，创造性地提出骨折治疗三原则：①无（少）损伤的正确复位；②无（少）损伤的立体固定；③早期无痛生理性活动。并在治疗法方法上提出了四结合：①复位：手法与器械结合；②固定：穿针（内）与压板（外）相结合；③活动：主动（自身）与被动（按摩）相结合；④用药：内服与外敷相合。从骨折复位、固定、功能锻炼、内外服药等方面形成了骨折复位固定器疗法的规范化治疗体系，不仅用于治疗骨干骨折，对于关节内骨折、开放性骨折、陈旧性骨折、感染骨折、四肢畸形、骨病等骨科疑难疾病疗效确切，创伤小，并发症少，临床上已普遍采用该法治疗骨科疾病，在国内各医疗机构中广泛应用，是具有微创理念的中西医结合疗法，是中西医结合手法复位、小夹板治疗骨折的延续和发展，推动了中西医结合骨科治疗水平的进步。

骨折复位固定器疗法作为中西医结合集骨折复位与固定于一体的骨折治疗方法，以

弹性固定准则作为理论体系的核心，在器械本身及骨折治疗理论方面都有自己的特点和优势。骨折复位固定器疗法是利用力的平衡条件，由钢针发生变形而产生作用力，作用于骨折断面上，稳定骨折，使骨折端可以产生纵向压力，避免了坚强内固定产生的应力遮挡作用，从而加快骨折愈合过程，是一种可调的弹性固定形式。根据肢体的动态平衡原理，以各种形式的复位固定器、固定针及压板（或顶骨针）等组成内外结合的固定力学系统来对抗骨折断端再移位的倾向。其最大优点在于既能为骨折端提供稳定的固定，又不进一步破坏局部血液循环，从力学和生物学两方面为骨折愈合创造了有利条件，特别是在开放性、感染性骨折治疗中有效地解决了伤口处理与骨折固定之间的矛盾。

中西医结合骨折复位固定器与国外骨外固定器装置相比较，就结构、原理、应用方法上都有较大区别，在骨折骨干两端各穿一枚固定针，用调节支撑杆的伸缩螺母以进行纵向牵引与加压，同时充分发挥"筋束骨"的作用；利用调整在托板滑动槽内固定针插座位置来纠正与控制旋转，因而对固定针的刚性要求不高，减少了复杂的机械结构。通常仅用两枚固定针，其可调幅度大，操作简单易行，对于骨折端的成角与侧方移位的倾向，则可采用中医传统小夹板、纸压垫横向固定形式进行，所以骨折复位固定器不仅有固定的性能，还具有复位灵活、固定可靠的特点。

三、中西医结合骨穿针外固定器治疗骨折概况

肢体骨折合并广泛的软组织损伤、软组织缺损、感染等，仍是目前创伤治疗中的难题之一，传统的石膏外固定、内固定疗法对该类骨折均存在一定的缺陷，而单纯的牵引则不能精确复位和有效地控制骨折端的相对稳定，或不能为软组织的愈合提供足够的支撑和制动。由于骨穿针外固定治疗骨折可达到：①操作简单迅速，不损害骨折端血液循环；②对患者局部干扰小，手术创伤小，小切口甚至不切口，不损伤内骨膜；③便于观察处理伤口及患肢，对更换敷料、植皮、植骨、灌洗等不干扰骨折的固定；④将牵引、复位、加压、矫正成角等融为一体，对延迟愈合、不愈合的病例尤为适宜，必要时能对骨折端行加压或分离；⑤骨折固定可靠，易于早期功能锻炼，利于消肿，增加关节软骨面的营养，减少关节的纤维化、关节僵硬、肌肉萎缩和骨质疏松等骨固定综合征，故对一些严重的肢体复杂性骨折和不稳定性骨折提供了一个良好的治疗条件；⑥可调整，具有再复位作用，保持有一定弹性和硬度，可达到生物固定的要求；⑦易于拆除，无须再次手术取出内固定物。因此骨穿针外固定装置在骨折制动、防止感染、创面护理等方面显示出很大的优越性，近年来越来越多的医师使用外固定装置治疗复杂性骨折取得了良好效果。

对股骨粗隆间骨折和股骨颈骨折采用单边外固定器技术治疗获得了较为满意的骨折愈合和髋关节功能，保证治疗效果的关键是：①近端外固定针置入技术：股骨颈内 1 枚外固定针需尽量贴近股骨矩以增强固定效果，改进固定物的受力情况，防止骨折端移位及固定针松动；近端两枚外固定针呈一定角度置入，与近端固定针夹具构成三角形固定平面，增大固定面积，防止近骨折端的移位。②外固定器的连接和动力化：通过近端的上固定夹具调整使其向外倾斜约 5°，使近端两枚外固定针产生弹力变形，带动骨折远

端产生外翻力来抵消由于骨折端受压产生的内翻剪力，并使之转变成压应力，加速骨折愈合。③阔筋膜张肌和髂胫束松解技术：术中经皮肤小切口潜行纵向切开针道周围阔筋膜张肌或髂胫束，为患者术后早期进行屈髋、屈膝功能锻炼创造条件。

对桡骨远端不稳定骨折骨穿针外固定器治疗的基本方法是骨折复位后，采用超关节外固定，固定针分别固定在第 2 掌骨基底部（或者第 2、第 3 掌骨颈），近端位于距骨折端 3～4cm 以上的桡骨干上（或尺骨鹰嘴部），在骨折复位后固定在尺偏中立或尺偏轻度屈腕位，固定均较稳定；尚欠稳定者辅以有限经皮克氏针贯穿骨折线进行固定。术后 72 小时内患处可做冷敷、抬高患肢，术后 3 天开始行主、被动手、肘及肩关节的功能锻炼，适用于手法复位和石膏固定较为困难的桡骨远端不稳定骨折，同时具有操作简便、省时、固定可靠的优点。

骨穿针外固定器治疗跟骨骨折也取得了满意的效果，跟骨外固定器针对跟骨骨折的病理变化，有效地解决了骨折复位、固定及早期功能锻炼之间的矛盾，把传统功能疗法、切开复位内固定、撬拨复位的优点有机地结合起来，该手术的关键是恢复 Bohler 氏角，恢复跟距关节面和恢复跟骨体横径的宽度。

重度骨盆骨折属高能量损伤，由于合并伤多，出血量大，伤后全身抵抗力急剧下降，而致休克不可逆转、感染等导致死亡。应用骨穿针外固定器治疗旋转不稳定的骨盆环骨折能够早期固定骨盆，控制出血，救治休克，降低患者病死率，对重度不稳定骨盆骨折可取得良好的临床疗效。其基本方法是生命体征平稳后，在局麻或椎管内麻醉下，整复骨盆骨折、脱位，取髂前上棘后方 1cm 处沿双侧髂嵴按外固定器螺钉孔距离各作 2 个 0.5～1cm 小切口达髂嵴骨膜，以直径 5.5mm 钻头从髂骨内外板之间钻入 10～15cm；退出钻头，先在钻孔放入 4 枚克氏针，C 型臂 X 线机透视证实克氏针未穿透髂骨内外板皮质后取出克氏针，再拧入直径 6mm 外固定螺钉，连接外固定器，锁定 4 枚螺钉，加压固定骨盆。

在 20 世纪 80 年代初到现在，应用骨穿针外固定器治疗开放性骨折取得了重大突破，外固定器起到了消除骨折端对皮肤的威胁，减少污染扩散的机会，便于软组织损伤的处理，便于伤口的闭合，为后期处理打好基础。应用骨穿针外固定器技术治疗开放性骨折有利于二次或多次清创，便于创面处理，促进软组织愈合，因其不破坏骨膜和血供，同时有助于骨折愈合，临床疗效满意，具有创伤小、复位良好、固定牢稳、骨折固定呈三维固定等特点，不剥离骨膜及软组织，对骨折端的血供几乎无影响，同时始终给予骨折端应力刺激，动力性加压更符合骨折愈合的生理要求，利于骨折愈合。

在重建肢体功能方面，应用骨穿针外固定器治疗骨折延迟愈合或不愈合、肢体延长、矫正各类畸形及恢复肢体正常功能等方面都取得了满意的临床效果。骨穿针外固定器治疗骨折延迟愈合或不愈合取得了确实的临床疗效，有以下优点：①骨折端始终保持均匀的压应力刺激和肢体功能锻炼时产生的生理应力刺激，为骨折愈合创造必要的生物力学条件；②对骨折端局部的影响较小，不需要剥离骨膜，对骨折端血运干扰小，有利于骨折愈合；③手术操作简便，较少有血管、神经损伤等并发症发生；④对感染性骨折延迟愈合或不愈合、骨缺损伴伤肢短缩可配合肢体延长联合使用，既治愈了骨折延迟愈合或不愈合，又均衡了双下肢长度，有利于肢体功能恢复。

骨穿针外固定技术正以其适应面广、不影响骨的血运、功能恢复快等优势，促进了骨科治疗技术和理论的更新。在我国以半环槽式和单臂式外固定器为主流，主要用于复杂性的胫腓骨骨折，其骨延长技术优势 是其他手术方法所无法比拟的。外固定器适应证在临床上仍需严格掌握，骨外固定应用最多的是治疗骨折，应重视如何为骨折愈合提供良好的生物学和生物力学条件的研究，以及对外固定器力学性能、刚度调整方法和技术应用的掌握，使得外固定器在满足骨折复位、固定功能和生物力学性能要求的前提下，构造越简单，部件越少，性能越稳定，操作越简单，越有利于人体功能锻炼和康复，使得骨穿针外固定器在骨折治疗中更能充分发挥自己独特的作用。

随着骨折复位固定器疗法的不断完善，治疗疾病谱不断扩大，中西医结合微创骨穿针外固定器疗法以"弹性固定准则"为其理论基础，所倡导的"有限手术""无（少）损伤的弹性立体固定"的微创理念为指导原则，正在逐渐形成具有中国特色的中西医结合治疗骨折及肢体矫形的微创治疗体系，随着相关学科如生物力学、生物工程技术、材料学、影像学、计算机技术的飞速发展，中西医结合骨折复位固定器疗法微创治疗体系具有广阔的发展前景。

复习思考题

1. 外固定器固定针有哪几种？适应证有何不同？

2. 外固定器按几何形状分型有哪些种类？适应证有何不同？

3. 简述骨外固定器的应用指征。

4. 骨外固定器使用的时间选择有何要求？

5. 骨穿针外固定器操作技术的并发症主要有哪些？

6. 中西医结合骨穿针外固定器可以治疗哪些骨折？

第三章　针刀技术　▷▷▷▷

第一节　针刀概述

以针的理念刺入人体，又能发挥刀的治疗作用的医疗器械称为针刀。它是针灸针和手术刀的融合，其形状与针灸针类似，前端针尖部位为一与针体垂直的刀刃，扁葫芦形的针柄与前端的刀刃在同一平面内。针刀既可以通过针刺手法起到针灸作用，又能在体内起到切割、铲削、剥离等手术刀作用，由于针刀针体细，能像针灸针一样刺入人体，所以对人体的损伤很小。在精细解剖、立体解剖、动态解剖等理论知识的指导下，应用针刀治疗疾病的方法，称为针刀疗法。

一、发展概况

针刀疗法于 1976 年由朱汉章教授发明，1980 年开始对小针刀疗法进行了严格的临床疗效验证，逐渐在全国全面推广和应用。1990 年"中国小针刀疗法研究会"成立，并在深圳召开了首届全国小针刀疗法学术交流会，标志着小针刀疗法这一新的医学学术思想体系开始形成。1991 年 4 月，第二届全国小针刀疗法学术交流大会在沈阳召开，并且成立了"中华中医药学会小针刀疗法专业委员会"，使原有的民间学术团体成为中华中医药学会的正式一员，一些省、市也相继成立了分会，从而有力地推动了这一新技术的发展进程。至 2003 年"针刀疗法"经国家认定形成了"针刀医学"。

《黄帝内经》讲到的"九针"中，是有"带刃的针"，但也不叫"针刀"，而叫"铍针"等名称，此类针只能在体表放脓、放血，而不能任意进入人体，针刀医学的"针刀"与"九针"中所谓"带刃的针"在基本结构上和作用机制上有很大差异。针刀的针柄和针刃是在同一个平面内，通过针柄可以判定针刃在人体内的方向，也就是说针刀是具有方向性的，而九针的"带刃的针"是没有方向性的，其无法使刀刃避开重要的神经、血管、脏器，所以九针的"带刃的针"不能任意地进入人体深层组织。"九针"的指导理论是传统中医学的经络学说，技术操作过程是循经取穴，刺入穴位后"得气"或在局部放点血就出针，以达治疗疾病目的；而"针刀"是在人体解剖学、人体生理学、病理学、生物力学等西医学理论指导下，其进入人体时是个"针"的理念，进入人体并到达需要的解剖位置后，就完全是西医的"手术刀"的作用，以切、削、铲、磨、刮、凿和组织剥离等手术方式，以达治疗疾病的目的。当然在临床实践中也发现"针刀"可以按中医理论进行"循经取穴"，并可以收到比传统的针灸针更好的治疗效果，但它的治疗机制和针灸是不同的：针灸针是以调节经络之气来治病，而"针刀"是以切开粘连，调节电生理线路来治病；调节电生理线路是利用"针刀"的"方向性"来实现的，调节经络之气是用针灸针"捻、转、提、插"的运针手法来实现的，这正说明针刀是来源于针灸学的理论和方法，又不完全等同于针灸学的理论与方法。因此说，针刀既得到了中医理论的传承，又具备了西医学的内涵。

针刀医学是经过三十余年临床和基础研究，在中医理论的指导下，吸收现代自然科学和西医学的最新成果，再加以创造而形成的一个新的医学学科。

二、针刀医学的理论

针刀医学有四大基本理论，包括闭合性手术理论、慢性软组织损伤病理学理论、骨质增生的病理学理论及经络实质理论。

（一）闭合性手术理论

闭合性手术是近代医学追求的目标，但因没能建立起一套闭合性手术的理论而未能实现。针刀医学从八个方面建立了闭合性手术的基本理论与方法，使闭合性手术进入了可操作阶段，这是针刀治疗技术三十余年来迅速发展的根本条件和原因。

由于闭合性手术是在不可视下进行的，相对于开放性手术来说难度要大得多。因此，掌握精细解剖知识成为闭合性手术成功的前提。闭合性手术对解剖知识的要求比开放性手术更高。具体体现在四个方面：①精细解剖定位：即对机体的局部精细结构的掌握，以保证在不可视状态下，精确地对准病变组织施术，尽量减少对健康组织的损伤。②立体解剖定位：通过对机体的立体组织结构的掌握，以确保在闭合性手术中，针刀可沿一条安全的手术入路进入体内。③动态解剖定位：即对非标准体位下的解剖结构掌握，以确保患者因肢体畸形或处于强迫体位等非标准体位下的正确定位。④体表定位：描述体内解剖结构在身体表面对应的点或线的位置。只有清楚了解体内结构在体表的投影位置才能有效避免损伤神经、血管等重要组织和健康组织。

由于开放性手术在治疗疾病的同时造成比较大的组织损伤，而引起诸多后遗症和并发症。因此，前人也在不断探索闭合性手术的方法，如内镜外科学、注射外科学等，但这些都无法代替外科学，因为没有建立起完整的闭合性手术必需的解剖学体系、闭合性手术的操作规范和闭合性手术的器械。针刀医学实现了闭合性手术技术，创立了一整套包括从基础解剖学知识到具体操作原则和方法的闭合性手术理论，发明了系列闭合性手术器械，使闭合性手术达到了可以广泛应用于临床的适宜技术。同时，研制了14种类型39种型号的针刀器械，用于各种疾病的闭合性手术治疗。

（二）慢性软组织损伤病理学理论

1.重新界定软组织的范围　以往国内外医学理论通常把软组织限定在运动系统内，而针刀医学则认为软组织包括人体除了唯一的硬组织（骨组织）之外所有的组织，因为它们具有相似的力学特性，其损伤的病理变化过程也有相同规律，这一认识对临床具有重要的指导意义，改变了过去对内脏组织器官的慢性疾病的治疗思路和方法，为这类顽固的慢性内脏组织器官疾病的治疗探索了有效的方法。

2. 明确慢性软组织损伤的概念　软组织受到各种损伤以后，在治疗和自我修复的过程中，在特定条件下产生的新的致病因素，导致新的慢性软组织损伤类疾病的发生，其外延为慢性软组织损伤是一种迁延难愈的慢性疾病，涉及内、外、妇、儿等各科的疑难杂症。

3. 提出软组织损伤的形式　人体软组织损伤的形式包括暴力性损伤、积累性损伤、情绪性损伤、隐蔽性损伤、疲劳性损伤、侵害性损伤、人体自重性损伤、手术性损伤、病损性损伤、环境性损伤、功能性损伤等 11 大类，拓宽了认识慢性软组织损伤的范围，提高了对部分慢性病本质的认识。

4. 提出软组织损伤的病理变化过程　认为软组织损伤的病理变化过程包括：损伤（生物物理学）→变化（骨折移位、骨错缝、筋出槽）→力学状态改变→软组织器官受到破坏→引起挤压、牵拉、松弛→致使大量细胞破裂坏死、组织渗出→成为体内异物→刺激周围组织→引起疼痛→产生生物化学变化（缓激肽类、5- 羟色胺类等化学物质含量的变化）→人体通过神经反射系统、体液调节系统作用→产生生理病理过程的变化（被破坏的机体组织要修复、被扰乱的生理功能要恢复）→由于病区有关组织的保护机制处于警觉状态而制动→结果产生瘢痕、粘连、挛缩、堵塞→形成新的病理因素。

5. 认为慢性软组织损伤疾病的根本病因是人体的动态平衡失调　人体的组织、器官在特定的时间和空间的范围内，能够自由地完成它该完成的活动叫作动态平衡，反之叫作动态平衡失调。造成动态平衡失调的病理因素有四类，即粘连、挛缩、瘢痕和堵塞。动态平衡失调不仅是指宏观四肢、躯干外在的动态平衡失调，更主要的是指内在的动态平衡失调。我们的内脏受到各种形式的损伤之后，在人体自我复修过程中，最后的结果同样是粘连、挛缩、瘢痕、堵塞，形成了新的病理因素，同样导致内脏实体的动态平衡失调和流体的动态平衡失调。因此，内脏的慢性损伤性疾病和运动系统的慢性软组织损伤性疾病的本质是一样的。

临床医生在这一理论的指导下，对具体疾病进行分析认识，找准动态平衡失调的因素，治疗慢性软组织损伤疾病，取得了良好的临床疗效，提高了慢性软组织损伤的认识和临床应用研究水平。

（三）骨质增生的病理学理论

骨质增生疾患一直是困扰人类健康的一大问题，以往普遍认为它的病因是退行性变。所谓退行性变就是老化，人的衰老是可以推迟但不可以逆转的，即骨质增生这一类疾病从根本上来说是难以治疗的。但针刀医学认为骨质增生的根本病因是人体组织内力学状态的异常变化——人体内力平衡失调。其基本认识是：①力学因素在人体生命活动中的重要作用和力学因素失调对生命活动的影响。②人体对体内外力学状态变化的适应和调节。③人体对软组织力学状态异常变化所作出的对抗性调节的结果——骨质增生。

④这种适应性改变的三个阶段是硬化、钙化和骨化。⑤人体内硬组织之间（关节内）的力平衡失调是造成关节面软骨细胞坏死、分解的根本原因，即所谓骨性关节炎。

针刀医学关于骨质增生的病因病理学理论明确了骨质增生的发展规律，为针刀治疗奠定了形态病理学基础。针刀治疗就是通过松解骨质增生周围软组织的粘连、瘢痕，分散应力，达到调节骨关节力平衡的目的。

（四）调节电生理线路的理论——对经络实质的认识

1. 针刀医学关于经络实质的理论　人体是一个庞大的电生理线路系统，人体的电生理线路系统既对人体生命活动发挥巨大的生理功能，也会由于电生理线路出问题产生病理变化。一般有四种情况：①电生理线路短路；②电生理线路的电流量减弱；③电生理线路的电流量增强；④电流缺失。当电生理线路发生短路时，人体就要产生相应的疾病，用针刀将电生理线路接通，疾病也就治愈了。

2. 经络实质理论在针刀医学中的应用　通过相应的仪器检测出电生理线路短路的位置，一般在电生理线路短路的部位都有病变反应，如局部增生性结节、炎症疙瘩、皮肤变色、局部痛点等，可用一支针刀在病变反应部位刺入，使刀刃和电生理线路平行，纵行疏通数次即可，此即是利用针刀的导电作用，将电生理线路短路连接起来，适应于短路范围较小、距离较短的情况。如果短路的范围较大、距离较长，则可用两支针刀沿电生理线路两断端对刺，并使两支针刀的刃反复触碰，在针刀有滞动感时，即拔出针刀，此时电生理线路即被接通，相应的疾病也就会得到根本的治疗。当电生理线路的电流量减弱时，针刀刺入电生理线路一点或数点（此点最好是在针灸穴位上），使刀刃和电生理线路平行，轻轻慢慢地摆动刀刃数次或数十次即可出针，此是将电生理线路上部分离断的金属元素链又重新连接起来，电生理线路上电流量就会增强而恢复到正常状态，疾病也就会被治愈。当电生理线路的电流量过强时，针刀刺入电生理线路上一点或数点（此点最好是在针灸穴位上），使刀刃和电生理线路垂直，快速地、有力地摆动刀刃，数次或数十次即可出针，此是将电生理线路上部分金属元素链铰断，电生理线路上电流量就会减弱，而恢复到正常状态，疾病也就会被治愈。

三、针刀治疗的作用原理

针刀治疗疾病的作用原理，从中医角度讲具有调整阴阳、扶正祛邪、温经散寒、疏通经络、活血散瘀、消肿止痛、通利关节、强筋壮骨等作用；从针刀理论理解则主要包括调节力平衡、促进能量释放和能量补充、疏通体液潴留和促进体液回流等作用。

（一）调节力平衡

人体内部也是一个力学平衡系统，当这个平衡系统的某一部分平衡遭到破坏时，人体就产生相应的疾病，针刀治疗能够有效地调节人体内部的力学平衡失调。比如，人体的关节是由关节囊、韧带、筋膜和肌腱这些软组织器官连接而成的，当某种原因使某些软组织受到损伤，引起变性，即产生挛缩、瘢痕、粘连等后，关节的力学平衡系统就会被破坏，致使关节内部的力平衡失调，造成骨关节疾病，如骨质增生、骨刺、创伤性关节炎等，临床上用针刀松解剥离这些变性的软组织，再配合适当的针刀医学所特有的手法，即可使关节内的力平衡系统得到恢复，疾病也就得到了根本性的治疗。

针刀不仅可以调节关节内的力学平衡，还可以调节其他组织器官包括内脏器官的力学平衡。

（二）促进能量释放和能量补充

人的一切生命活动都是靠人体产生的源源不断的能量所维持的，这种能量在人体内周流不息，当某种原因造成在人体某些部位能量的蓄积或不足，人体就会产生疾病，也就是说人体内部能量的分布和运动一旦失去平衡，人体就要产生疾病。这时用针刀刺入病灶轻轻一剥，患者就会感到局部出现严重的酸胀，这是能量推动代谢物质向周围辐射所产生的感觉，这样几分钟以后，患者就感到原来的症状基本消失，这就是针刀治疗能量释放的原理。

另一方面，有些损伤性疾病在修复过程中，或由于神经系统某一部分衰退所致的疾病引起的局部微循环障碍，它所表现的大多为局部肌肉萎缩或活动无力和功能不全，以及疼痛、麻木等临床症状，这是由于局部的微循环障碍造成局部能量供应严重不足所致，此时用针刀沿着微循环通路的走向，进行疏通剥离，即可使病变部位迅速得到血流的供应，也就是说得到了能量和营养的补充，使病灶部位的组织器官能够很快进行修复，在这些组织器官基本修复完毕以后，功能也就得到恢复，此时临床症状就可基本解除，这就是针刀治疗能量补充的作用。

事实上针刀医学从它的医学理论到临床实践，其核心思想就是研究人体的平衡机制、平衡的方式、平衡的内容及如何恢复人体在不同方面的不平衡因素，使人体的疾病得以迅速恢复。用针刀对病灶部位进行能量释放和能量补充的治疗，使能量在局部得到平衡，就是从平衡这样一个观点出发的。

（三）疏通体液潴留和促进体液回流

人体的体表和体内有许多疾病的实质原因是体液潴留和体液循环障碍所引起的，用针刀可以迅速而准确地解决这一问题。比如类风湿关节炎的关节肿胀疼痛，常用一些止痛药来进行止痛治疗，但是等药效一过，疼痛依旧，但是用针刀将关节囊切开，关节囊内的渗出液就会迅速地流出排到关节囊外，症状就会立即缓解，有许多慢性软组织损伤疾病的急性发作期情况也是如此。

另外，有些疾病是由于某种原因引起体液回流障碍所引起，比如由于劳损所引起的某些腱鞘炎、筋膜炎、关节炎，由于某种原因引起腱鞘分泌的滑液不能正常分泌、筋膜所分泌的体液不能正常排放，关节囊所分泌的关节滑液不能正常供应，引起肌肉和腱鞘之间的相对运动滞动、筋膜和相邻肌肉之间的相对运动受到影响、关节的屈伸运动不灵活，产生相应的临床症状，通常用药物或者其他方法试图解除这些症状是非常困难的，用针刀对腱鞘、筋膜、关节囊的有关部位进行适当的疏通、剥离，就会使腱鞘、筋膜、关节囊的体液回流得到迅速的恢复，临床症状也会随之消失。

针刀疏通体液潴留和促进体液回流的问题，其实质也是使人体内的体液代谢平衡，它与上节所谈的能量释放和能量补充完全是两回事，能量释放和能量补充主要是指人体内血液和其他有机物所携带或发放的能量，而本节所讲之体液潴留和体液回流障碍问题则是指人体内的体液因某种原因而引起潴留和回流不畅，这些体液本身并不具备上述能量的特性。

（四）激发生物能转变成生物电流

当针刀刺入人体内时，会切断一些神经末梢（切断一些末梢神经不会影响人的生理功能，因为这些组织结构非常微小，对人体总的生命活动是微不足道的）和损伤一些细胞（损伤一些细胞也不会影响人的生理功能，因为损伤细胞的数量是很少的，对人体总的生命活动也是微不足道的），但是它的刺激对人体的反应是很大的，此时人体的自我保护功能就会作出反应，大脑的调节指挥系统就会迅速地加强该处的生物电流，以传达大脑指令性的信息，调动人体自我的保护功能来对付这种伤害性的刺激，并使此种刺激尽早结束，而且把修复伤害的有关物质送达此部位，如大量血小板和其他有关的生物化学物质。这一过程的进行，客观上激发了生物能量转变为生物电能，使该部位生命活动功能低下的状态（如新陈代谢缓慢）得到改善，使生命活动恢复到平衡状态。

此种方法一般都用于局部生命活动功能低下的部位，针刀可以直接刺入该部位，刀口线沿着肌肉和神经走向（电生理线路的走向一般都和肌肉、神经的走向相同），纵向反复缓慢疏通拔离 2～3 次即可。

（五）促进局部微循环

有些疾病是由于局部的微循环障碍所引起，局部的微循环障碍使得该部位的营养和能量得不到供应，用药物来促进微循环恢复一般都比较困难（比如组织结构内部有广泛的粘连、瘢痕、结节、堵塞等因素），而用针刀在局部进行纵向疏通剥离或通透剥离，可以使血液循环流立即得到恢复，使病变组织得到营养和能量，此种疾病也就会被治愈。

第二节　针刀类型

随着针刀医学及闭合性针刀手术的广泛开展，适应于各种治疗要求的不同模式的针刀随之应运而生，现就一般常用针刀的模式规格、型号及适用范围进行分述。

一、Ⅰ型齐平口针刀

（一）规格型号

Ⅰ型齐平口针刀根据其尺寸不同分为四种型号，分别记作Ⅰ型 1 号、Ⅰ型 2 号、Ⅰ

型 3 号、Ⅰ 型 4 号。Ⅰ 型齐平口针刀模式规格除了长短有一定差异外，其他结构完全相同（图 3-2-1）。

图 3-2-1　Ⅰ型齐平口针刀示意图

（引自徐汝德，王纪伟，徐建秀，等．常见病针刀疗法 [M]．北京：金盾出版社，2012.）

1. Ⅰ型 1 号针刀　全长 15cm，针柄长 2cm，针身长 12cm，针头长 1cm，针柄为一扁平葫芦形，针身为圆柱形，直径 1mm，针头为楔形，末端扁平带刃，刀口线为 0.8mm，刀口为齐平口，同时要使刀口线和刀柄在同一平面内，只有在同一平面内才能在刀锋刺入肌肉后，从刀柄的方向辨别刀口线在体内的方向。

2. Ⅰ型 2 号针刀　结构模型和Ⅰ型 1 号同，只是针身长度比Ⅰ型 1 号短 3cm，即针身长度为 9cm。

3. Ⅰ型 3 号针刀　结构模型和Ⅰ型 1 号同，只是针身长度比Ⅰ型 1 号短 5cm，即针身长度为 7cm。

4. Ⅰ型 4 号针刀　结构模型和Ⅰ型 1 号同，只是针身长度比Ⅰ型 1 号短 8cm，即针身长度为 4cm。

（二）适用范围和功用

Ⅰ型针刀适用于治疗各种软组织损伤和骨关节损伤，接通电生理线路，以及其他杂病的治疗，是最常用的针刀器械。

二、Ⅱ型截骨针刀（小号）

（一）规格型号

Ⅱ型截骨针刀（小号）全针长 12.5cm，针柄长 2.5cm，针身长 9cm，针头长 1cm，针柄为一梯形葫芦状，针身为圆柱形，直径 3mm，针头为楔形，末端扁平带刃，末端刀口线 0.8mm，刀口线和刀柄在同一平面内，刀口为齐平口（图 3-2-2）。

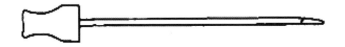

图 3-2-2　Ⅱ型截骨针刀（小号）示意图

（引自徐汝德，王纪伟，徐建秀，等．常见病针刀疗法 [M]．北京：金盾出版社，2012.）

（二）适用范围和功用

Ⅱ型针刀适用于较小骨折畸形愈合需行凿开折骨术和较小关节的融合剥开术。

三、Ⅲ型截骨针刀（大号）

（一）规格型号

Ⅲ型截骨针刀（大号）全针体长 15cm，针柄长 3cm，针身长 11cm，针头长 1cm，结构模型和Ⅱ型同。

（二）适用范围和功用

Ⅲ型针刀适用于较大骨折畸形愈合需行凿开折骨术和较大关节的融合剥开术。

四、Ⅳ型斜口针刀

（一）规格型号

Ⅳ型斜口针刀根据其尺寸不同分为三种型号，分别记为Ⅳ型 1 号、Ⅳ型 2 号、Ⅳ型 3 号（图 3-2-3）。

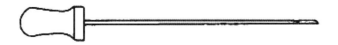

图 3-2-3　Ⅳ型斜口针刀示意图

（引自徐汝德，王纪伟，徐建秀，等 . 常见病针刀疗法 [M]. 北京：金盾出版社，2012.）

1. Ⅳ型 1 号针刀　全长 15cm，针柄长 2cm，针身长 12cm，针头长 1cm，针柄为一扁平葫芦形，针身为圆柱形，直径 1mm，针头为楔形，末端扁平带刃，刀口线为 0.8mm，刀口为斜口，要使刀口线和刀柄在同一平面内，才能在刀锋刺入肌肉后，从刀柄的方向辨别刀口线在体内的方向。

2. Ⅳ型 2 号针刀　结构模型和Ⅳ型 1 号同，只是针身长度比Ⅳ型 1 号短 3cm，即针身长度为 9cm。

3. Ⅳ型 3 号针刀　结构模型和Ⅳ型 1 号同，只是针身长度比Ⅳ型 1 号短 5cm，即针身长度为 7cm。

（二）适用范围和功用

Ⅳ型针刀用于筋膜、骨膜、皮肤划开术，和特殊部位软组织切割分离术，根据其施术部位的深浅层次不同而选长短不同的型号。

五、Ⅴ型圆刃针刀

（一）规格型号

Ⅴ型圆刃针刀根据其尺寸不同分为 3 种型号，分别记为 Ⅴ型 1 号、Ⅴ型 2 号、Ⅴ型 3 号（图 3-2-4）。

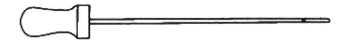

图 3-2-4　Ⅴ型圆刃针刀示意图

（引自徐汝德，王纪伟，徐建秀，等 . 常见病针刀疗法 [M]. 北京：金盾出版社，2012.）

1. Ⅴ型 1 号针刀　全长 15cm，针柄长 2cm，针身长 12cm，针头长 1cm，针柄为一扁平葫芦形，针身为圆柱形，直径 1mm，针头为楔形，末端扁平带刃，刀口线为 0.8mm，刀口为月牙状，要使刀口线和刀柄在同一平面内，才能在刀锋刺入肌肉后，从刀柄的方向辨别刀口线在体内的方向。

2. Ⅴ型 2 号针刀　结构模型和Ⅴ型 1 号同，只是针身长度比Ⅴ型 1 号短 3cm，即针身长度为 9cm。

3. Ⅴ型 3 号针刀　结构模型和Ⅴ型 1 号同，只是针身长度比Ⅴ型 1 号短 5cm，即针身长度为 7cm。

（二）适用范围和功用

Ⅴ型针刀适用于点弹神经，剥离骨膜、筋膜及其他坏死组织。

六、Ⅵ型凹刃针刀

（一）规格型号

Ⅵ型凹刃针刀根据其尺寸不同分为 3 种型号，分别记作Ⅵ型 1 号、Ⅵ型 2 号、Ⅵ型 3 号（图 3-2-5）。

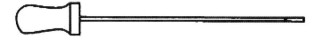

图 3-2-5　Ⅵ型凹刃针刀示意图

（引自徐汝德，王纪伟，徐建秀，等 . 常见病针刀疗法 [M]. 北京：金盾出版社，2012.）

1. Ⅵ型 1 号针刀　全长 15cm，针柄长 2cm，针身长 12cm，针头长 1cm，针柄为一扁平葫芦形，针身为圆柱形，直径 1mm，针头为楔形，末端扁平带刃，刀口线为 0.8mm，刀口为凹刃口，要使刀口线和刀柄在同一平面内，才能在刀锋刺入肌肉后，从刀柄的方向辨别刀口线在体内的方向。

2. Ⅵ型 2 号针刀　结构模型和Ⅵ型 1 号同，只是针身长度比Ⅵ型 1 号短 3cm，即针身长度为 9cm。

3. Ⅵ型 3 号针刀　结构模型和Ⅵ型 1 号同，只是针身长度比Ⅵ型 1 号短 5cm，即针身长度为 7cm。

（二）适用范围和功用

Ⅵ型针刀适用于切开细小神经周围挛缩筋膜。

七、Ⅶ型剑锋针刀

（一）规格型号

Ⅶ型剑锋针刀根据其尺寸不同分为 3 种型号，分别记作Ⅶ型 1 号、Ⅶ型 2 号、Ⅶ型 3 号（图 3-2-6）。

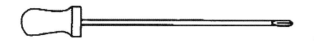

图 3-2-6　Ⅶ型剑锋针刀示意图

（引自徐汝德，王纪伟，徐建秀，等 . 常见病针刀疗法 [M]. 北京：金盾出版社，2012.）

1. Ⅶ型 1 号针刀　全长 15cm，针柄长 2cm，针身长 12cm，针头长 1cm，针柄为一扁平葫芦形，针身为圆柱形，直径 1mm，针头为楔形，末端扁平带刃，刀口线为 0.8mm，刀口为剑锋口，要使刀口线和刀柄在同一平面内，才能在刀锋刺入肌肉后，从刀柄的方向辨别刀口线在体内的方向。

2. Ⅶ型 2 号针刀　结构模型和Ⅶ型 1 号同，只是针身长度比Ⅶ型 1 号短 3cm，即针身长度为 9cm。

3. Ⅶ型 3 号针刀　结构模型和Ⅶ型 1 号同，只是针身长度比Ⅶ型 1 号短 5cm，即针身长度为 7cm。

（二）适用范围和功用

Ⅶ型针刀适用于肌肉、筋膜、腱鞘点状瘢痕松解术。

八、Ⅷ型注射针刀

（一）规格型号

Ⅷ型注射针刀根据其尺寸不同分为三种型号，分别记作Ⅷ型 1 号、Ⅷ型 2 号、Ⅷ型 3 号（图 3-2-7）。

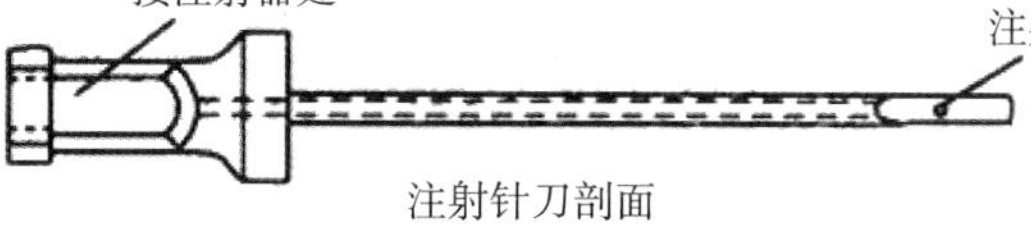

图 3-2-7　Ⅷ型注射针刀示意图

（引自徐汝德，王纪伟，徐建秀，等 . 常见病针刀疗法 [M]. 北京：金盾出版社，2012.）

1. Ⅷ型 1 号针刀　全长 15cm，针柄长 2cm，针身长 12cm，针头长 1cm，针柄为一扁平葫芦形，但有一个连接注射器的插孔，针身为圆柱形（内有一细孔，上连注射器的插孔，下连刀口上 0.2cm 的小孔），直径 1mm，针头为楔形，末端扁平带刃，刀口线为 0.8mm，刀口上 0.2cm 处有一小孔和针柄上注射器插孔相通，要使刀口线和刀柄在同一平面内，才能在刀锋刺入肌肉后，从刀柄的方向辨别刀口线在体内的方向。

2. Ⅷ型 2 号针刀　结构模型和Ⅷ型 1 号同，只是针身长度比Ⅷ型 1 号短 3cm，即针身长度为 9cm。

3. Ⅷ型 3 号针刀　结构模型和Ⅷ型 1 号同，只是针身长度比Ⅷ型 1 号短 5cm，即针身长度为 7cm。

（二）适用范围和功用

Ⅷ型针刀适用于较大面积需要松解治疗的疾病和某些针刀手术时的局部药物注射，药物注射与针刀松解可一次完成。

九、Ⅸ型鸟嘴刃针刀

（一）规格型号

Ⅸ型鸟嘴刃针刀根据其尺寸不同分为三种型号，分别记作Ⅸ型 1 号、Ⅸ型 2 号、Ⅸ型 3 号（图 3-2-8）。

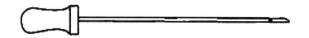

图 3-2-8　Ⅸ型鸟嘴刃针刀示意图

（引自徐汝德，王纪伟，徐建秀，等 . 常见病针刀疗法 [M]. 北京：金盾出版社，2012.）

1. Ⅸ型 1 号针刀　全长 15cm，针柄长 2cm，针身长 12cm，针头长 1cm，针柄为一扁平葫芦形，针身为圆柱形，直径 1mm，针头为楔形，末端扁平带刃，刀口线为 0.8mm，刀口为鸟嘴形刃口，要使刀口线和刀柄在同一平面内，才能在刀锋刺入肌肉后，从刀柄的方向辨别刀口线在体内的方向。

2. Ⅸ型 2 号针刀　结构模型和Ⅸ型 1 号同，只是针身长度比Ⅸ型 1 号短 3cm，即针身长度为 9cm。

3.Ⅸ型3号针刀　结构模型和Ⅸ型1号同，只是针身长度比Ⅸ型1号短5cm，即针身长度为7cm。

（二）适用范围和功用

Ⅸ型针刀适用于两个相邻组织平面分离的治疗及体内囊状病灶的切开。

十、Ⅹ型剪刀刃针刀

（一）规格型号

Ⅹ型剪刀刃针刀根据其尺寸不同分为三种型号，分别记作Ⅹ型1号、Ⅹ型2号、Ⅹ型3号。（图3-2-9）

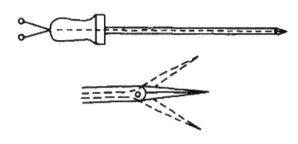

图3-2-9　Ⅹ型剪刀刃针刀示意图

（引自徐汝德，王纪伟，徐建秀，等.常见病针刀疗法[M].北京：金盾出版社，2012.）

1.Ⅹ型1号针刀　全长14.5cm，针柄长2cm，针身长12cm，针头长0.5cm，针柄为一扁平葫芦形，针身为圆柱形，直径1.2mm，针头为楔形，末端扁平带刃，刀口线为0.8mm，刀头为剪刀形，由两片可活动的剪刀刃构成，当剪刀刃张开时就是一个微型剪刀，当剪刀刃闭合时，外观与齐平口针刀相同，同时要使刀口线和刀柄在同一平面内，只有在同一平面内才能在刀锋刺入肌肉后，从刀柄的方向辨别刀口线在体内的方向。

2.Ⅹ型2号针刀　结构模型和Ⅹ型1号同，只是针身长度比Ⅹ型1号短3cm，即针身长度为9cm。

3.Ⅹ型3号针刀　结构模型和Ⅹ型1号同，只是针身长度比Ⅹ型1号短5cm，即针身长度为7cm。

（二）适用范围和功用

Ⅹ型针刀适用于体内一些紧张肌纤维和紧张筋膜的剪断松解治疗及体内小瘤体的剥离。

十一、XI型芒针刀

（一）规格型号

XI型芒针刀根据其尺寸不同分为三种型号，分别记作XI型 1 号、XI型 2 号、XI型 3 号（图 3-2-10）。

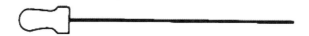

图 3-2-10　XI型芒针刀示意图

（引自徐汝德，王纪伟，徐建秀，等 . 常见病针刀疗法 [M]. 北京：金盾出版社，2012.）

1. XI型 1 号针刀　全长 10cm，针柄长 2cm，针身长 7cm，针头长 1cm，针柄为一扁平葫芦形，针身为圆柱形，直径 0.5mm，针头为楔形，末端扁平带刃，刀口线为 0.4mm，刀口为齐平口，同时要使刀口线和刀柄在同一平面内，只有在同一平面内才能在刀锋刺入肌肉后，从刀柄的方向辨别刀口线在体内的方向。

2. XI型 2 号针刀　结构模型和XI型 1 号同，只是针身长度比XI型 1 号短 3cm，即针身长度为 4cm。

3. XI型 3 号针刀　结构模型和XI型 1 号同，只是针身长度比XI型 1 号短 5cm，即针身长度为 2cm。

（二）适用范围和功用

XI型针刀适用于眼角膜和其他黏膜表面疾病的治疗，以及因电生理线路紊乱或短路引起的各种疾病的治疗。

十二、XII型旋转刃针刀

（一）规格型号

XII型旋转刃针刀根据其尺寸不同分为三种型号，分别记作XII型 1 号、XII型 2 号、XII型 3 号（图 3-2-11）。

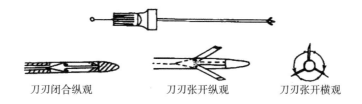

刀刃闭合纵观　　　　刀刃张开纵观　　　　刀刃张开横观

图 3-2-11　XII型旋转刃针刀示意图

（引自徐汝德，王纪伟，徐建秀等 . 常见病针刀疗法 [M]. 北京：金盾出版社，2012.）

1. XⅡ型 1 号针刀　全长 14.5cm，针柄长 2cm，针身长 7cm，针头长 0.5cm，针柄为一扁平葫芦形，针身为圆柱形，直径 1.2mm，针头处有三片微小的活页刀刃，当活页张开时，跟电风扇风页相似，当活页收回时，类似 I 型针刀，针头为楔形，末端扁平带刃，刀口线为 1mm，刀口为齐平口，同时要使刀口线和刀柄在同一平面内，只有在同一平面内才能在刀锋刺入肌肉后，从刀柄的方向辨别刀口线在体内的方向。

2. XⅡ型 2 号针刀　结构模型和XⅡ型 1 号同，只是针身长度比XⅡ型 1 号短 3cm，即针身长度为 9cm。

3. XⅡ型 3 号针刀　结构模型和XⅡ型 1 号同，只是针身长度比XⅡ型 1 号短 8cm，即针身长度为 4cm。

（二）适用范围和功用

XⅡ型针刀适用于各种因血管阻塞造成的疾病及其他微小管道型器官阻塞引起的疾病。

十三、XⅢ型探针式针刀

（一）规格型号

XⅢ型探针式针刀根据其尺寸不同分为三种型号，分别记作XⅢ型 1 号、XⅢ型 2 号、XⅢ型 3 号（图 3-2-12）。

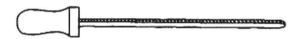

图 3-2-12　XⅢ型探针式针刀示意图

（引自徐汝德、王纪伟、徐建秀，等 . 常见病针刀疗法 [M]. 北京：金盾出版社，2012.）

1. XⅢ型 1 号针刀　全长 15cm，针柄长 3cm，针身长 10cm（针身一侧带刃），针头长 2cm（为探针形），针柄为一扁平葫芦形，针身为扁条状，宽 2mm，一侧厚 0.8mm，一侧为刀刃，同时要使刀刃和刀柄在同一平面内，只有在同一平面内才能在刀锋刺入肌肉后，从刀柄的方向辨别刀口线在体内的方向。

2. XⅢ型 2 号针刀　结构模型和XⅢ型 1 号同，只是针身长度比XⅢ型 1 号短 3cm，即针身长度为 7cm。

3. XⅢ型 3 号针刀　结构模型和XⅢ型 1 号同，只是针身长度比XⅢ型 1 号短 5cm，即针身长度为 5cm。

（二）适用范围和功用

XⅢ型针刀适用于人体内部部分瘤体和其他病变组织的摘除。

十四、XIV 型弯形针刀

（一）规格型号

XIV 型弯形针刀根据其尺寸不同分为三种型号，分别记作 XIV 型 1 号、XIV 型 2 号、XIV 型 3 号（图 3-2-13）。

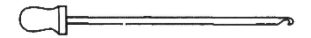

图 3-2-13　XIV 型弯形针刀示意图

（引自徐汝德，王纪伟，徐建秀，等 . 常见病针刀疗法 [M]. 北京：金盾出版社，2012.）

1. XIV 型 1 号针刀　全长 15cm，针柄长 3cm，针身长 10cm（针身一侧带刃），针头长 2cm（为圆锥形），针柄为一扁平梭形，一侧有刀刃，一侧厚 0.8mm，上有一针孔，针身为圆柱形，弯曲 180°。

2. XIV 型 2 号针刀　结构模型和 XIV 型 1 号同，只是针身长度比 XIV 型 1 号短 3cm，即针身长度为 7cm。

3. XIV 型 3 号针刀　结构模型和 XIV 型 1 号同，只是针身长度比 XIV 型 1 号短 5cm，即针身长度为 5cm。

（二）适用范围和功用

XIV 型针刀适用于人体内部瘤体和其他病变组织需要拉出体外摘除的治疗。

第三节　针刀治疗的适用范围

随着针刀医学基础理论的不断完善，针刀疗法也逐渐扩大了适应证的范围，针刀可应用于内、外、妇、儿、皮肤、五官、杂病等临床各科疾病的治疗，本节主要阐述针刀对软组织损伤性疾病及骨性疾病的治疗。

一、针刀治疗的适应证

（一）慢性软组织损伤引起四肢躯干的顽固性疼痛点

慢性软组织损伤疾病中"粘连"这一病理概念，可以从两个方面来认识：一种是外伤性软组织粘连；一种是病理性软组织粘连。

1. 外伤性软组织粘连　包括暴力外伤、积累性损伤、隐蔽性外伤、情绪性损伤以及许多种损伤方式引起的软组织粘连。

（1）隐蔽性外伤：即有外伤但并不明显，在受伤时患者并无感觉，在很长时间内也不产生病痛，在发病时患者也不认为是外伤，医生也不容易发现。比如开玩笑时在背上被击了一拳，而后并无明显不适或只觉轻微不适，很快也就消失了，这种外伤在一定条件下也会引起软组织粘连，由这种外伤引起的软组织粘连，称之为隐蔽性外伤导致的软组织粘连。

（2）暴力外伤和积累性损伤：由此引起的软组织粘连，即由暴力外伤和长期慢性疲劳积累导致的软组织粘连。

（3）情绪性损伤：人的情绪剧烈波动如过悲、过喜、过怒、过分激动都会引起软组织损伤。情绪性损伤所导致的慢性软组织损伤性疾病的病理变化，同样是粘连、挛缩、结疤、堵塞等变化。

2. 病理性软组织粘连　如风湿和疽、痈、疖切开排脓及其他做切开手术治疗的疾病伤口愈合后，均可能引起软组织粘连；可以引起肌肉与骨、肌肉、韧带、神经、血管等粘连，使局部疼痛，功能受限。

（二）部分骨质增生

骨质增生的生成，有的是关节本身压应力过高引起，有的是软组织拉应力过高引起，主要是肌肉和韧带紧张、挛缩引起，应用针刀可将紧张和挛缩的肌肉和韧带松解。在所有骨关节附近的肌肉和韧带附着点处的骨质增生大多是软组织的原因，针刀有较好的疗效。

（三）滑囊炎

人体的滑液囊很多，是肌肉和关节活动所需润滑液的供给器官。当滑液囊受到急、慢性损伤之后，就会引起滑液囊闭锁，而使囊内的滑液排泄障碍，造成滑囊膨胀，而出现酸、胀、疼痛、运动障碍等症状；或由于过度膨胀而挤压周围的神经、血管，出现麻木、肌肉萎缩等症状。

此种病变用一般的治疗方法难以获得良好的临床疗效，而应用针刀闭合性地将滑囊壁各面切开，针刀术后用手指迅速按压滑液囊疗效较好。

（四）四肢躯干因损伤而引起的后遗症

损伤后遗症包括四肢、躯干损伤，经治疗急性症状已解除，尚残留的功能障碍或肌肉萎缩，无其他引起骨断筋伤并发症时，均可用针刀疗法来治疗，但有时需要配合其他疗法。若肌肉已经长期萎缩难以恢复时，针刀疗法也并不理想。

（五）骨化性肌炎初期

对于骨化性肌炎，针刀治疗适用在骨化还没有完全僵硬之前，即肌肉还有弹性的情况下适用于针刀治疗，通常疗程比较长。骨化性肌炎的病因和骨质增生一样，是肌肉和韧带拉应力过高引起，限制了人体的正常功能。

（六）腱鞘炎

针刀治疗各种腱鞘炎，尤其对狭窄性腱鞘炎、跖管综合征、腕管综合征等疗效确切，一般也需要配合一些药物治疗。

（七）肌肉和韧带积累性损伤

针刀治疗肌肉和韧带积累性损伤，对病损较久的疗效显著，对病损时间较短的疗效较差。

（八）外伤性肌痉挛和肌紧张（非脑源性的）

外伤性肌痉挛和肌紧张在临床上表现极为复杂，有的单独构成一种疾病，有的夹杂在其他疾病当中表现为一种症状，有的表现比较隐蔽，或由于肌痉挛和肌紧张继发出的临床症状。但只要针对病因治疗，明确是肌肉痉挛和肌紧张者，应用针刀治疗通常症状能立即获得缓解。

（九）手术损伤后遗症

做切开手术如在四肢施行，特别是在关节附近容易造成腱鞘狭窄，筋膜、肌肉韧带、关节囊挛缩，瘢痕粘连，导致功能障碍。针刀对此施行闭合性松解术具有一定的疗效。

（十）病理性损伤后遗症

病理性损伤是指由于某种疾病导致软组织变性挛缩、结疤、粘连这一类疾病，如骨髓炎愈合后，类风湿关节炎导致的关节伸屈受限，软组织变性挛缩、瘢痕、粘连，针刀也有很好的疗效；特别是对类风湿关节炎中期、晚期导致的肢体畸形也有一定疗效。

（十一）骨干骨折畸形愈合

骨干骨折畸形愈合影响功能或有肿胀不消，肌肉萎缩、麻木、疼痛无法解除者，必须在愈合处折断，再行复位并重新固定，纠正畸形，一般需要做切开手术，创伤较大，软组织损伤重，容易造成肢体无力等后遗症。传统中医治法用三角木垫于畸形愈合处，手法将其强行折断，再复位治疗，同样亦易损伤软组织，更易将健骨折断，不易在需要折断的部位截断而造成新的骨折创伤。

应用针刀闭合性折骨，可避免上述两种方法的不足，准确地在需要折断的地方折断，又不损伤周围的软组织，保证这些软组织形态的完整性，有利于功能的恢复。

（十二）关节内骨折

针刀治疗关节内骨折具有特殊的疗效，可以避免关节功能障碍等后遗症。

（十三）整形外科

针刀治疗用于整形外科疗效也较为满意，如矫正部分五官不正、消除皱纹、矫正小儿O形腿、K形腿、X形腿及成人肢体畸形等。

（十四）急性软组织损伤

针刀对急性软组织损伤的治疗也取得了良好的疗效。

二、针刀治疗的禁忌证

（一）一般禁忌证

1. 全身发热者或处在严重疾患的发作期。
2. 血友病、血小板减少症等凝血功能不全者。
3. 糖尿病血糖未控制在正常范围内者。
4. 诊断不清或病变部位暂不能确定者。
5. 施术部位有红、肿、热、痛或者深部脓肿坏死者。
6. 年龄在80岁以上，或体质状况极差者、空腹者。
7. 精神过度紧张或有明显精神障碍者。
8. 定性、定位不明确者。

（二）特定禁忌证

1. 脑源性疾患所致的运动系统症状。
2. 神经源性疾病者。
3. 因内部脏器器质性病变，反射到体表的牵涉或放射性疼痛，不宜针刀疗法。
4. 急性局部软组织损伤有出血可能者。
5. 风湿性肌炎、关节炎，以及类风湿关节炎的化验显示为阳性结果的活动期。
6. 有结核病或疑有结核病史者，或有可能造成损伤者，消化性溃疡病、严重的肝肾功能不全及传染病者。
7. 针刀施术部位有重要的神经、血管或主要的脏器，进刀时无法避开，有可能造成损伤者。
8. 椎管内骨性狭窄、椎体滑脱超过Ⅱ度、椎间盘突出压迫脊髓，出现软化灶者，或突出压迫神经，造成大、小便明显障碍者。
9. 严重的全身骨质疏松，出现了广泛的疼痛，多处有压缩性骨折者。
10. 急性软组织损伤时的血管破裂出血，或虽未破裂，但由于神经反射引起血管壁渗透功能增强，血管由外组织渗出平衡失调，产生大量组织液集聚在组织间隙内的瘀肿期，以及达到慢性损伤期之前的阶段。

第四节 针刀操作技术

针刀在临床上的应用有它独特的使用方法和操作技巧，在施行操作时，术者须严格掌握适应证，遵照进针四步规程操作，选择正确手术入路，并能熟练运用手法进行操作，还要注意严格执行无菌操作，针刀要高压或煮沸消毒，进针部位的皮肤要先用碘酒涂擦，然后再用酒精脱碘，再铺上消毒小洞巾，只有这样才能保证疗效和避免感染。

一、进针四步规程

进针四步规程即是针刀手术在刺入时，必须遵循的四个操作步骤。每一步骤均不能省略，需严格按照进针四步规程进行操作。

（一）定点

在确定病变部位和明确该处的解剖结构后，在进针部位用记号笔做一个记号，局部碘酒消毒再用酒精脱碘，覆盖上无菌小洞巾。

（二）定向

使刀口线和大血管、神经及肌肉纤维走向平行，将刀口压在进针点上。

（三）加压分离

在完成第二步后，右手拇指、食指捏住针柄，其余三指托住针体，稍加压力不使刺破皮肤，使进针点处形成一个长形凹陷，刀口线和主要血管神经及肌肉纤维走向平行。这样，神经、血管就会被分离在刀刃两侧。

（四）刺入

当继续加压，感到一种坚硬感时，说明刀口下皮肤已被挤到接近骨质，稍微一加压，即可刺破皮肤，此时进针点凹陷基本消失，神经血管即膨起在针体两侧。此时可根据需要施行手术方法进行治疗（图 3-4-1）。

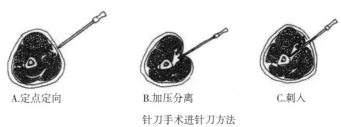

A.定点定向   B.加压分离   C.刺入

针刀手术进针刀方法

图 3-4-1　针刀手术进刀方法示意图

（引自朱汉章．小针刀疗法 [M]．北京：中国中医药出版社，1992.）

二、针刀手术方法

针刀在临床上的应用操作较为复杂，经过不断临床实践，在骨科疾病治疗中总结有以下 19 种针刀手术方法。

（一）纵行疏通剥离法

粘连结疤发生于肌腱韧带附着点时，将刀口线和肌肉韧带走行方向平行刺入患处，当刀口接触骨面时，按刀口线方向疏剥；或按附着点的宽窄，分几条线疏剥，不可横行剥离（图 3-4-2）。

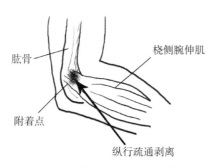

图 3-4-2　纵行疏通剥离法示意图

（引自徐汝德，王纪伟，徐建秀，等 . 常见病针刀疗法 [M]. 北京：金盾出版社，2012.）

（二）横行剥离法

当肌肉与韧带和骨发生粘连，刀口线和肌肉或韧带走行方向平行刺入患处，当刀口接触骨面时，做和肌肉或韧带走行方向垂直铲剥，将肌肉或韧带从骨面上铲起，当觉得针下有松动感时，即可出针（图 3-4-3）。

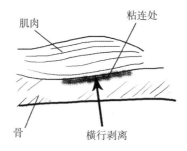

图 3-4-3　横行剥离法示意图

（引自徐汝德，王纪伟，徐建秀，等 . 常见病针刀疗法 [M]. 北京：金盾出版社，2012.）

（三）切开剥离法

当几种软组织互相粘连结疤，如肌肉与韧带，韧带与韧带互相粘连时，刀口线和肌肉或韧带走行方向平行刺入患处，将互相间粘连或瘢痕切开（图 3-4-4）。

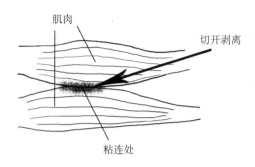

图 3-4-4　切开剥离法示意图

（引自徐汝德，王纪伟，徐建秀，等 . 常见病针刀疗法 [M]. 北京：金盾出版社，2012.）

（四）铲磨削平法

当骨刺长于关节边缘或骨干，并且骨刺较大，将刀口线和骨刺竖轴垂直刺入，刀口接触骨刺后，将骨刺尖部或锐边削去磨平（图 3-4-5）。

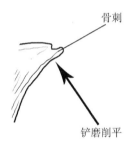

图 3-4-5　铲磨削平法示意图

（引自徐汝德，王纪伟，徐建秀，等 . 常见病针刀疗法 [M]. 北京：金盾出版社，2012.）

（五）瘢痕刮除法

瘢痕如在腱鞘壁或肌肉的附着点处和肌腹处，可以小针刀将其刮除。先沿软组织的纵轴切开数条口，然后在切开处反复疏剥 2、3 次，刀下有柔韧感，说明瘢痕已碎，出针（图 3-4-6）。

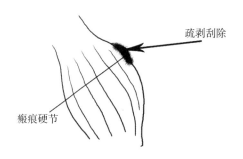

图 3-4-6　瘢痕刮除法示意图

（六）骨痂凿开法

当骨干骨折畸形愈合，影响功能，可用小针刀穿凿数孔，将其手法折断再行复位。较小骨痂可从小针刀刀口线和患骨纵轴垂直处刺入骨痂，在骨折间隙或两骨间隙穿凿 2、3 针即可分离；较大骨痂同法穿凿 7、8 针后，再行手法折断，并且不会在手法折断时再将正常骨骼折断，只会在骨痂需要折断的位置折断（图 3-4-7）。

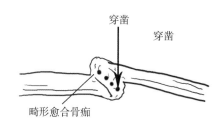

图 3-4-7　骨痂凿开法示意图

（引自徐汝德，王纪伟，徐建秀，等 . 常见病针刀疗法 [M]. 北京：金盾出版社，2012.）

（七）通透剥离法

当某处有范围较大的粘连板结，无法进行逐点剥离，在板结处可取数点进针，进针点都选在肌肉和肌肉，或其他组织相邻的间隙处，当针接触骨面时，除软组织在骨面的附着点之外，都将软组织从骨面铲起，并尽可能将软组织互相之间的粘连疏剥开来，并将结疤切开（图 3-4-8）。

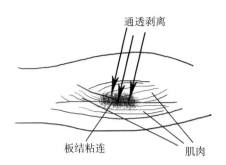

图 3-4-8　通透剥离法示意图

（引自徐汝德，王纪伟，徐建秀，等 . 常见病针刀疗法 [M]. 北京：金盾出版社，2012.）

（八）切开肌纤维法

当某处因为部分肌肉纤维紧张或挛缩，引起顽固性疼痛、功能障碍时，将刀口线和肌肉纤维垂直刺入，切断少量的紧张或痉挛的肌纤维，往往可使症状立即缓解。此法可以广泛用于四肢腰背痛疾病的治疗（图 3-4-9）。

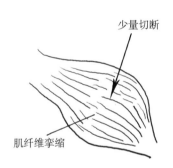

图 3-4-9　切开肌纤维法示意图

（引自徐汝德，王纪伟，徐建秀，等 . 常见病针刀疗法 [M]. 北京：金盾出版社，2012.）

（九）关节内骨折复位法

当关节内发生骨折，骨折片脱离骨折线或者游离于关节周围和关节腔内时，用Ⅰ型针刀经皮穿刺达骨折片的背面，用骨锤轻敲针刀柄顶端，使刀锋进入骨折片，这时针刀和骨折片就连在一起，并且比较稳定。此时术者持针刀可将骨折片任意移动，将骨折片准确地对到骨折线上（在 C 型臂 X 线透视监视下），达到解剖对位时，用骨锤轻敲针柄顶端，让刀锋穿过骨折线，将骨折片固定于断端，另外按照进针的常规经皮再打入一根Ⅰ型针刀，并穿过骨折线，使之与以上针刀相交叉，这样骨折片就被牢固地固定于断端，然后用无菌纱布块将针孔处针刀包扎紧，用胶布固定（图 3-4-10）。

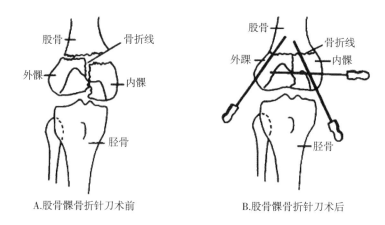

A.股骨髁骨折针刀术前   B.股骨髁骨折针刀术后

图 3-4-10　关节内骨折复位法示意图

（引自徐汝德，王纪伟，徐建秀，等 . 常见病针刀疗法 [M]. 北京：金盾出版社，2012.）

（十）剪断松解剥离法

适用于体内一些紧张肌纤维和紧张筋膜的剪断松解治疗及体内小瘤体的剥离。用 X 型剪刀刃针刀，将剪刀刃收紧闭合，经皮刺入人体，刀锋到达需剪断或剥离的部位，再将剪刀刃轻轻张开，慢慢剪断需要剪断的组织，直至达到治疗目的。然后将剪刀刃收紧、闭合，拔出针刀，无菌纱布覆盖针孔，胶布包扎（图 3-4-11）。

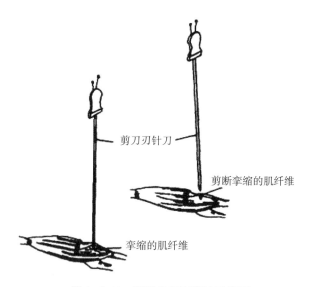

剪刀刃针刀

剪断挛缩的肌纤维

挛缩的肌纤维

图 3-4-11　剪断松解剥离法示意图

（引自徐汝德，王纪伟，徐建秀，等 . 常见病针刀疗法 [M]. 北京：金盾出版社，2012.）

（十一）平面松解剥离法

适用于两个相邻组织平面分离的治疗。用IX型鸟嘴刃针刀，刺入浅层平面组织的深面，令刀刃和病变组织平面平行，摆动针柄，使刀刃在浅层平面组织的深面运动，也可将刀面旋转180°和平面平行，使刀刃在平面浅层组织的深面向相反方向运动，直至两个相邻平面组织的病变部位全面分离为止（图3-4-12）。

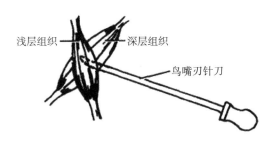

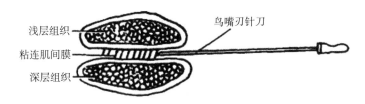

图3-4-12 平面松解剥离法示意图

（引自徐汝德，王纪伟，徐建秀，等.常见病针刀疗法[M].北京：金盾出版社，2012.）

（十二）注射松解剥离法

适用于较大面积需要松解治疗的疾病。用VIII型注射针刀刺入需治疗的部位进行小面积松解剥离，然后接上备有30～50mL 0.9%氯化钠溶液的注射器，用注射器将0.9%氯化钠溶液加压注入病变部位后，拔出针刀，用无菌纱布覆盖针孔。此时治疗部位有一个球形的隆起，立即用手法按揉之，利用液体的高压状态使病变部位得到充分的松解（图3-4-13）。

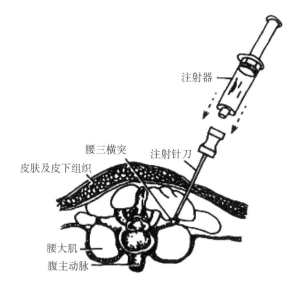

图 3-4-13　注射松解剥离法示意图

（引自徐汝德，王纪伟，徐建秀，等 . 常见病针刀疗法 [M]. 北京：金盾出版社，2012.）

另外此法也可用于针刀松解后局部症状需要注射少量药物者。

（十三）切痕松解法

适用于较大病变组织不需切断松解治疗的疾病。用Ⅶ型剑锋针刀经皮穿刺达病变组织后，在病变组织上切开数点，即可拔出针刀。或体表皮肤挛缩紧张时，用Ⅶ型剑锋针刀在紧张的皮肤上横行切开数点即可（图 3-4-14）。

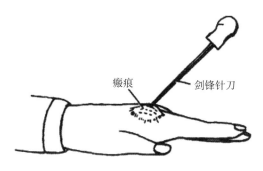

图 3-4-14　切痕松解法示意图

（引自徐汝德，王纪伟，徐建秀，等 . 常见病针刀疗法 [M]. 北京：金盾出版社，2012.）

（十四）周围松解剥离法

适用于条索状细小组织病变而又不能将其全部切断时的治疗。用Ⅵ型凹刃针刀经皮刺达病变组织后，刀口线和病变组织垂直切开，但不可将病变组织完全切断，这样治疗结果就是将条索状病变的细小组织周围切开，而中心部位仍然保留完好（图 3-4-15）。

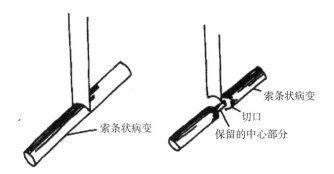

图 3-4-15　周围松解剥离法示意图

（引自徐汝德，王纪伟，徐建秀，等 . 常见病针刀疗法 [M]. 北京：金盾出版社，2012.）

（十五）打孔疏通法

适用于人体内局部组织严重缺血、微循环障碍造成的疾病。用Ⅴ型圆刃针刀，经皮刺入达病变部位，让刀口线尽量和纤维组织平行，在不同部位垂直刺入病变组织几针或十几针，每一针都沿纤维方向小幅度平行摆动（图 3-4-16）。

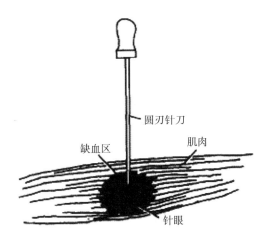

图 3-4-16　打孔疏通法示意图

（引自徐汝德，王纪伟，徐建秀，等 . 常见病针刀疗法 [M]. 北京：金盾出版社，2012.）

（十六）电生理线路接通法

适用于因电生理线路紊乱或短路引起的各种疾病。用Ⅺ型芒针刀两支从病变的电生理线路的两端经皮刺入，让两支芒针刀的刀刃反复接触（务使两针刀在同一条直线上），一般选择 2 ～ 3 条；这样的直线进行上述操作，操作完毕出针（图 3-4-17）。

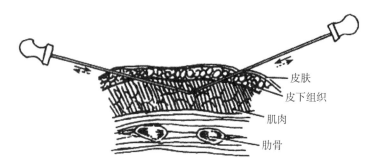

图 3-4-17　电生理线路接通法示意图

（引自徐汝德，王纪伟，徐建秀，等.常见病针刀疗法 [M].北京：金盾出版社，2012.）

（十七）点弹神经法

适用于某一神经控制区域的大面积病变和长距离病变以及一些内脏病的治疗。用圆刃针刀在某一神经上从刀口线和神经的纵轴平行方向刺入，直达神经表面，然后调转刀口线，使之和此神经纵轴呈 90°角，用刀刃在神经上频频点弹，但不可损伤神经，此时患者会有电流沿神经流动的感觉（图 3-4-18）。

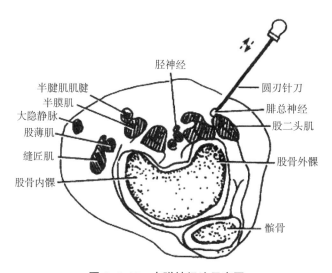

图 3-4-18　点弹神经法示意图

（引自徐汝德，王纪伟，徐建秀，等.常见病针刀疗法 [M].北京：金盾出版社，2012.）

（十八）减弱电流量法

当电生理线路的电流量过强时，针刀刺入电生理线路上一点或数点（此点最好是在针灸穴位上），使刀刃和电生理线路垂直，快速、有力地摆动刀刃数次或数十次即可出针（此手法是将电生理线路上部分金属元素链铰断），电生理线路上电流就会减弱而恢复到正常状态，疾病也就会被治愈（图 3-4-19）。

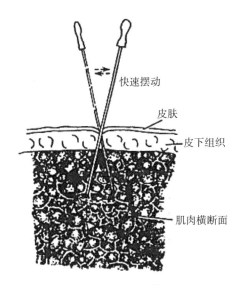

图 3-4-19　减弱电流量法示意图

（引自徐汝德，王纪伟，徐建秀，等 . 常见病针刀疗法 [M]. 北京：金盾出版社，2012.）

（十九）增强电流量法

当电生理线路上的电流量减弱时，针刀刺入电生理线路上一点或数点（此点最好是在针灸穴位上），使刀刃和电生理线路平行，缓慢地摆动刀刃，数次或数十次即可出针（此法是将电生理线路上部分离断的金属元素链又重新连接起来），电生理线路上电流量就会增强，而恢复到正常状态，疾病也就会被治愈（图 3-4-20）。

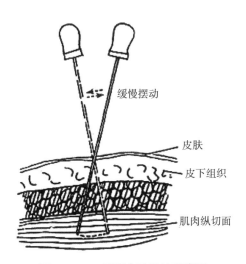

图 3-4-20　增强电流量法示意图

（引自徐汝德，王纪伟，徐建秀，等 . 常见病针刀疗法 [M]. 北京：金盾出版社，2012.）

以上 19 种方法是目前针刀医学应用到骨科临床上常用的操作方法，相信随着时间的推移，针刀治疗的领域不断扩大，将会出现更多新的操作方法。

三、针刀手术入路

针刀手术入路是一种闭合性手术入路，要想保证手术的安全有效，没有一套精确科学的手术入路方法是不能达到目的的。闭合性手术入路的难度相对来讲比较大，它是建立在对疾病病变部位的精确定位的基础上，这种定位不仅需要平面定位，而且要立体定位。闭合性手术入路，有治疗多种疾病的一般手术入路，也有用于特殊疾病的特殊手术入路。

（一）一般手术入路

主要是用于慢性软组织损伤疾患治疗的手术入路。

1. 腱鞘炎的手术入路方法　按进针四步规程刺入皮肤，刺穿腱鞘的外侧壁（离骨远侧的腱鞘壁），再穿过肌腱（因刀口线和肌肉纤维走向平行，故不会损伤肌纤维）到达腱鞘内侧壁（与骨相邻的腱鞘壁），然后再进行手术。如纵行剥离粘连，切开硬结（即瘢痕组织）等（图 3-4-21）。

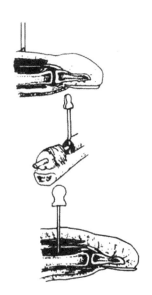

图 3-4-21　治疗腱鞘炎手术入路示意图

（引自朱汉章 . 小针刀疗法 [M]. 北京：中国中医药出版社，1992.）

2. 深层组织体表投影的手术入路方法　治疗深层组织首先要找准深层组织的体表投影，然后找准病变位置，并搞清覆盖于病变各种组织（包括神经、血管、肌肉、韧带等）的解剖层次，以浅层组织为依据，按进针四步规程的方法刺入，到达病变部位以后，掉转刀锋，使刀口线和病变部位的神经血管或肌肉纤维走向平行，然后再进行各种治疗手术（图 3-4-22）。

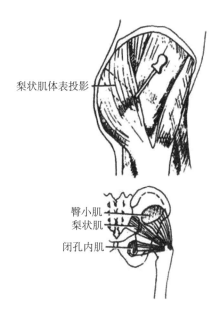

图 3-4-22　治疗深层组织按体表投影手术入路示意图

（引自朱汉章 . 小针刀疗法 [M]. 北京：中国中医药出版社，1992.）

3. 按骨突标志的手术入路　骨突标志是在人体体表都可以精确触知的骨性突起，如喙突、桡骨茎突、关节突、上下肢的内外髁、足部的内外踝等。依据这些骨性突起，除了可以给部分病变组织定位外，也是手术入路的重要参考。骨突一般都是肌肉和韧带的起止点，也是慢性软组织损伤的好发部位。如是骨突处附着的软组织病变，按进针四步规程的方法刺入后，直达骨面，然后再进行手术。如果是腱鞘病变，按腱鞘的手术入路方法。如骨突周围的滑囊病变，根据滑囊的立体定位，先按进针四步规程的方法刺入，穿过滑囊，刀锋到达滑囊对侧的内侧壁就是靠近骨的一侧滑囊的内壁进行十字形型切开（图 3-4-23）。

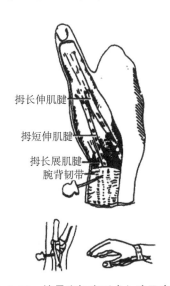

图 3-4-23　按骨突标志手术入路示意图

（引自朱汉章 . 小针刀疗法 [M]. 北京：中国中医药出版社，1992.）

4. 按肋骨标志手术入路　在治疗胸背部疾病的时候，肋骨虽潜藏于肌肉之内，但在针刀刺入浅层以后即达到肋骨平面，此时以肋骨为依据。当胸部的慢性软组织损伤疾病不在肋骨表面以上而在肋骨之上下缘时，让刀锋先刺到病变部位最靠近肋骨上或肋骨边缘，然后再移动刀锋到病变部位，使术者心中有数，能很好掌握进针深度，也不会使刀锋失控而刺入胸腔（图 3-4-24）。

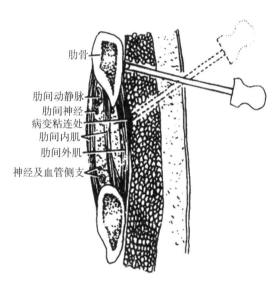

图 3-4-24　按肋骨标志手术入路示意图

（引自朱汉章 . 小针刀疗法 [M]. 北京：中国中医药出版社，1992.）

5. 以横突为依据的手术入路　在治疗脊柱两侧、颈、胸、腰部慢性软组织损伤疾患时，以横突骨性组织为依据，先按进针四步规程的方法刺入，当刀锋到达横突以后，然后再移动刀锋到病变组织部位进行治疗。这样可以做到心中有数，易掌握住深度，而不会使刀锋刺入胸腔、腹腔，也不会损伤颈椎横突前方的重要组织。注意脊柱附近的软组织损伤疾病的手术入路，都从背侧进入，切不可从前方入路（图 3-4-25）。

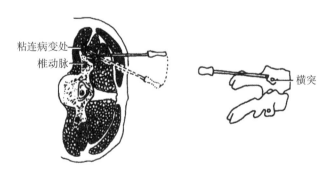

图 3-4-25　按横突标志手术入路示意图

（引自朱汉章 . 小针刀疗法 [M]. 北京：中国中医药出版社，1992.）

6. 按组织层次手术入路　病灶在多种组织层次之间时，应分清组织层次，不断掉转刀口线，使刀口线和各层的神经血管、肌纤维平行，逐层深入，直到到达病变部位。注意勿使刀锋穿过病变组织，否则手术不能施行到病变组织，轻则无效，重则后果严重（图 3-4-26）。

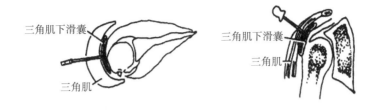

三角肌下滑囊

三角肌

三角肌下滑囊

三角肌

图 3-4-26　按组织层次手术入路示意图

（引自朱汉章 . 小针刀疗法 [M]. 北京：中国中医药出版社，1992.）

（二）特殊手术入路

特殊手术入路是治疗特殊疾病的手术入路方法，不适用多数疾病治疗的手术入路。

1. 治疗腕管综合征的手术入路　腕管有九条肌腱以及神经和动静脉通过，掌面有腕横韧带覆盖，且腕横韧带厚而坚韧。要想把腕横韧带松开，而不减弱腕横韧带的强度，保持它对屈肌腱的支持功能，同时做到手术安全，这就要采取特殊的手术入路方法。

患者用力握拳屈腕，腕部有三条肌腱隆起，桡侧的一条就是桡侧腕屈肌腱，尺侧的一条是尺侧屈腕肌腱，这两条肌腱的内侧缘和远侧腕横纹的两个交点，正是腕横韧带近侧边缘的两端。沿着桡侧和尺侧腕屈肌腱内侧缘和远侧腕横纹的两个交点向远端移2.5cm 左右，正是腕横韧带远侧边缘两端的内侧，这四个点即是在腕横韧带上的施术部位，又是深面没有重要神经、血管的位置，这样刺入皮肤就达腕横韧带两侧两端的施术部位，进行切开松解手术（图 3-4-27）。

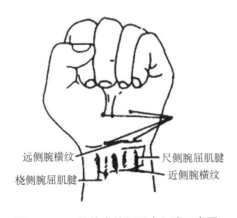

远侧腕横纹

桡侧腕屈肌腱

尺侧腕屈肌腱

近侧腕横纹

图 3-4-27　按体表特征手术入路示意图

（引自朱汉章 . 小针刀疗法 [M]. 北京：中国中医药出版社，1992.）

2. 手法推开浅层组织，直接进入深层的手术入路　用于治疗肱桡关节滑囊炎。因肱桡关节滑囊位于肱桡肌上端的深面，且深层尚有诸多神经、血管，为了能够安全手术，用手法将肱桡肌扳开，用左手拇指下压，将深层的神经、血管分开，推挤到两侧，刀锋紧贴左手拇指甲刺入（刀口线和指甲面平行），这样，刀锋可以穿过皮肤到肱二头肌止腱，穿过肱二头肌止腱即达桡肱关节滑囊，进行手术治疗（图 3-4-28）。

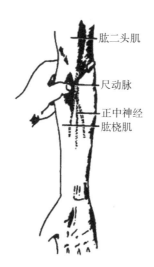

图 3-4-28　推开浅层组织进入深层的手术入路示意图

（引自朱汉章 . 小针刀疗法 [M]. 北京：中国中医药出版社，1992.）

3. 闭合性截骨的手术入路　治疗陈旧性骨折的畸形愈合，也有特殊的手术入路方法。从皮肤到达骨面，按进针四步规程的方法刺入，到达骨面以后，采取一点三孔的手术入路方法，即在皮肤上就只有一个点，在骨质内穿三道孔，甚至四五道孔，根据骨直径大小而定。此方法可避免损伤软组织结构，最大限度地保证软组织结构组织形态的完整，对保证重新复位后的功能恢复具有重要的意义（图 3-4-29）。

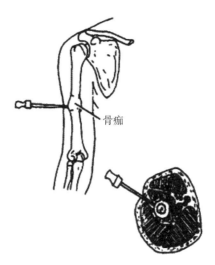

图 3-4-29　闭合性截骨手术入路示意图

（引自朱汉章 . 小针刀疗法 [M]. 北京：中国中医药出版社，1992.）

以上是常用的 9 种手术入路方法，是针刀操作技术中最重要、最基本的手术入路方法，均涉及两个角度问题：一是刀口线和神经、血管、肌纤维、肢体纵轴之间的夹角；二是针体和施术部位体表或骨平面的夹角。这两个方面，在具体施术时一定要明确，在施术过程中，刀口线和针体变换角度时需要明确方位，否则将导致手术失败。

第五节　针刀技术的并发症

针刀治疗操作是一种特殊类型的手术，必然具有一般手术的并发症。手术操作的刺激会引起心血管等系统的一系列变化，如心率加快、代谢增加、某些器官的功能处于抑制状态；然后进入紊乱期，最后才进入恢复期，逐渐恢复到原来正常功能状态。针刀闭合型手术后也完全符合术后恢复的一般规律，但针刀手术由于切口微小，对正常组织侵袭轻微，对病变组织的切割剥离也很小，因而对患者全身的干扰很小，因此绝大多数患者的术后反应很小，只有那些剥离范围较大、对刺激极为敏感的部位才会有较大的反应，表现比较明显的是膝关节与手足部位，以及心理素质较差、对针刀手术有恐惧心理的患者也会有一些不适反应。

一、常见并发症

（一）疼痛的处理及预防

1. 轻微疼痛

（1）疼痛程度：绝大多数的针刀术后的病人，只有针刀口轻微的疼痛，对活动无影响。因为治疗点少，松解、剥离面较小，组织敏感性低，故疼痛极轻微。

（2）疼痛部位：疼痛多产生于本来对疼痛不大敏感的部位，如项部、腰背部等处；痛处无红、热的表现，无炎症表现。

（3）处理：一般不超过三天，三天后则应基本恢复正常，不需要特殊处理。

2. 较重的疼痛　少数人对疼痛比较敏感，针刀手术的某些部位对刺激反应较大，或者手术剥离面大，损伤组织较多，因而疼痛反应强烈。

（1）临床表现：此种疼痛多发生于对疼痛较敏感的部位，如膝关节、手足等部位。这种疼痛从局麻药物作用消失起，一般可达 3～5 天，甚至有的达到 7 天。检查局部无红、肿、热等表现。

（2）处理：对于四肢部位针刀手术后的病人可给予一般止痛药，片剂、注射剂均可，不需要应用麻醉药品。疼痛应在 3 天后逐渐减轻。如有增重现象，则应考虑有其他并发症。

3. 炎症性疼痛　多由于无菌观念不强、不按无菌要求操作、消毒不严格、操作有污染，或不遵守无菌技术等原因所致的细菌感染。

（1）临床表现：疼痛一般在术后 2～3 天以后发生和逐渐加重，而无缓解趋向，且局部可有红、肿、热等征象。体温相应升高，血象也应有所反应。

（2）处理：具体见感染的处理及预防内容。

4. 预防

（1）定点数目要适当，不可一次定点过多，操作点多，反应可能就大些。

（2）操作要轻柔，对切开、剥离的操作要以达到目的的最少操作为标准。初学者往往总觉得剥离得不够。总而言之，时刻要注意针刀手术以微侵袭为原则。

（3）针刀操作中应注意所有的疏通、剥离操作都应在骨膜外进行。如果伤及骨膜则易引发疼痛。

（4）作好患者的思想工作，让病人了解针刀松解的优越性，增强病人的治疗信心。这样可以减少病人的思想负担，也可以减轻病人的疼痛。

（二）感染的处理及预防

1. 感染的原因　针刀术后感染的出现，常常是由于以下原因造成。

（1）适应证选择不当，病人全身状态不佳，对疾病抵抗力及抗感染能力低下，如体质衰弱，患有糖尿病、贫血等疾病，切口有污染时则可造成感染。

（2）病人已有深部或浅部感染灶，如深部原有炎症，或浅部有毛囊炎或窦道等未被发现或未予重视。

（3）在手术操作过程中，无菌操作过程中，无菌操作不严格，有污染的可能。

（4）备皮不够，特别是头部有毛发处没有处理好，皮肤消毒不严格。碘酊、酒精、器械浸泡液等浓度不够。

（5）手术器械、手套、敷料、棉球、泡镊桶、镊子等物灭菌未达到要求。

（6）消毒面积较小，在操作中超出消毒面积而引起感染。

2. 临床表现

（1）切口疼痛：术后 3～4 天后切口疼痛不减轻反而增重，或者切口疼痛一度减轻后又加重。

（2）体温升高：术后有微热已经下降，而后体温又有上升者。

（3）切口部反应：有组织发硬、水肿紧胀感，有压痛，逐渐增重，或切口部皮肤已有红肿。

（4）组织深部反应：筋膜以下的感染有特殊性，即切口表面只有轻度发红，或根本无发红，但局部肿胀压痛和自觉疼痛则明显；如果体温持续不降或温度再度升高，切口肿胀表现有增无减，而体温却不再升高甚至反有下降者，可能脓肿已经形成。

3. 感染的处理　针刀手术后切口一旦感染，一般是较深层组织的感染，因此处理起来比较困难。

（1）全身处理：给予敏感的抗生素，用量要足够，时间也要足够。

（2）必要时做脓肿试穿，有脓者予以及时切开引流；凡切开引流者，引流口一定要足够大，达到充分引流的目的。

4. 感染的预防　切口感染最重要的措施是预防感染。针刀手术切口小，几乎不见裂痕，不易发生感染，但针刀闭合型手术后确有感染病例的发生，所以对感染问题必须认真对待。

（1）必须提高医护人员对无菌技术操作的认识，牢固树立无菌观念。

（2）必须严格按无菌技术要求操作，无论器械、敷料、手套、棉球、钳镊、器械液等，必须按规定消毒、灭菌和更换。

（3）术者、助手、配合的护士等人员的技术操作都必须严格执行无菌技术规范，坚决杜绝不符合无菌操作规范的情况发生。

（三）眩晕、乏力的处理及预防

1. 原因　针刀手术时，也有像针刺治疗时的晕针现象，主要有两种原因：一是患者怕针，情绪紧张；二是由于饥饿或体弱。

2. 临床表现　患者出现头晕、心慌、面色苍白、欲吐、心率加快、血压下降等表现。

3. 处理

（1）立即让患者平卧，注意保暖，一般2～3分钟后血压即回升，面色转正常，头晕减轻，不再呕吐，15分钟左右即恢复正常。

（2）极个别经上述方法处理无效时，医生立即掐人中穴，双内关、外关穴，一般很快恢复。

（3）经上述处理无效者，立即按照休克积极进行急救处理。

4. 预防

（1）做好患者的思想工作，消除对针刀手术的恐惧心理，打消对施术疼痛的顾虑，减轻思想负担。

（2）局麻药物的浓度和剂量要适当，应当以达到麻醉效果的最低浓度、最少药量为最佳组合。

（3）绝对不可将局麻药注入血管内，在注射麻药时要不时回吸，保证麻醉正确无误。

（四）局部出血、血肿的处理及预防

针刀闭合型手术的创口出血很少。Ⅰ型针刀操作，一般无出血，有出血也只有数滴而已，经压迫止血即可，无须在术前、术中或术后给予止血药，但有时也有发生针刀手术后血肿的情况，故不能认为针刀的刀刃小，而忽略了切割血管而发生出血、血肿的问题。

1. 原因　部分血友病病人和未确诊的血友病患者；凝血功能异常者；血小板异常者；女性经期进行针刀治疗均有可能出现局部出血、血肿。此外，对针刀手术部位较大血管解剖不熟悉，针刀切破较大血管；较大范围的针刀松解术，特别是瘢痕大、粘连多、涉及面广的关节松解术（使用Ⅱ、Ⅲ型针刀者）；针刀操作粗暴切割、剥离过多，损伤了某组织的小血管；操作不到位特别是在肌腹中的操作较大、较多也可引起出血、血肿。

2. 临床表现

（1）由刀口向外渗血，但绝不是动脉性的喷射式的出血，一般都是渗数滴血，这是正常现象。

（2）渗血较多，如从针刀切口向外渗出在 30mL 以上。

（3）针刀松解术部位有肿胀或包块。其肿胀的程度、包块的大小视内出血的多少不等。肿胀部位较硬韧，肢体可增粗，腹背腰部可扪及包块，并有压痛。

（4）注意血压、脉搏、血红蛋白检查，一般应无大变化，但大量出血者，可影响生命体征。

（5）1～2 天后，如出血为浅表部位，可表现为皮下瘀斑；有的还可顺肌间隙向下流注，相邻部位出现瘀斑。

3. 处理

（1）浅表血管出血，用消毒棉球压迫止血。对手足及头部等小血管较为丰富的部位，常常需要按压针孔 1～2 分钟。若有少量出血致皮下青紫者，不必特殊处理，数日后可自行消失。

（2）较深部位的出血，局部肿胀、疼痛明显，或血肿有继续加重趋势者，可先局部冷敷止血。待 24 小时后，进行局部热敷理疗，或用活血化瘀药物，以促进血肿的消散吸收。

4. 预防

（1）治疗前详细询问患者病情，了解患者出血、凝血情况，必要时可做血常规及凝血功能常规检查。

（2）严格按照原则定点、加压分离后再刺入的进针规程操作，术中注意患者反应，认真体会针感，避免损伤较大血管。

（3）对关节强直针刀松解术后的病人要做好关节的屈曲固定。如果关节松解比较充分，固定的角度足够，只要度过几个小时的时间，出血肢体肿胀将大大减轻，促进肢体功能的恢复。在固定时，一定要注意不能环形缠绕肢体，保证肢体的血供和神经功能不受影响。应特别注意肢体远端的毛细血管恢复时间、疼痛程度，有无麻木感觉、足背屈、足趾活动障碍等症状的观察，如有改变要及时处理。

（4）重大针刀松解术的术后，医护人员一定要密切观察伤口渗血、肿胀及有无异常感觉等情况。术后医嘱应明示各项观察项目，按时测量血压、脉搏等生命特征，以免发生意外。对确有较多渗（出）血、血肿的病人则应及时给予止血、补充液体及输血等处理。

（5）事先考虑有出血可能者，术前可给予止血药，术后继续给予。需要注意的是，止血药物的效果有限，不能单靠止血药物来止血。

（6）防止和减少出血的最重要办法是针刀操作要轻柔，应做到对正常组织损伤最小，不损伤较大血管，出血、血肿即可避免。必须对针刀手术部位的血管走行、体表投影等有深入的了解，对针刀入路作合理的设计，避免损伤血管，造成出血。

（7）不可在肌腹，特别是在肌肉处做针刀的无效剥离操作。

（五）神经损伤的处理及预防

1. 原因

（1）针刀入路选择不当：由于对针刀治疗处的解剖不够熟悉，不清楚治疗部位的神经、血管投影情况就盲目定点，或者将压痛点一律视为针刀手术的治疗点，不加区别地一律"以痛为俞"，把本是神经本身的压痛点也作为治疗点，容易造成神经损伤；或者由于误把针刀当作"带刃的针"而做针刺治疗，往往没有考虑治疗点处有神经通过而造成神经损伤。

（2）未能掌握控刀技术：在做颈椎后路小关节手术时，没有按规范沿椎板的上缘只切开关节囊的要求而切入过深，造成神经根损伤。

（3）误刺颈神经根：在神经根处治疗，因施术方法不当而误刺伤神经根。

2. 临床表现

（1）刀锋刚压在神经根上，还没有切到神经根的实质时，患者会感到程度不同的窜麻感，患者的手或上肢可能有轻微的反应；腰椎间孔外口操作中，可能出现下肢至足趾的轻微窜麻感；术后3天内可能仍有轻微的麻窜感，一般可以自愈。

（2）刀锋切到了神经根的实质，但很轻微，对神经的切伤很小，可感觉到又痛又麻，比较强烈，同时患者的上肢或下肢会有明显的抽动。敏感的病人，可将手臂缩回或下肢抽动，甚至全身都有活动。术后可能痛麻1～2周，有的无须特殊处理即可痊愈，有的则要给予止痛药物或脱水剂治疗。

（3）刀锋切在神经根上，对神经已经形成切割伤。患者手术当时的反应可能是极其强烈的窜麻和剧烈的疼痛，有的患者可能会立刻抽回手臂或下肢，甚至从床上跳起来，疼痛十分严重，其症状可能持续数周、数月或一年。

（4）针刀确实切割在神经干上，损伤了神经的功能。如果这种损伤出现在腓总神经干上，其后果比较严重，有时会造成麻痹性垂足，神经完全损伤的预后不良。

3. 处理

（1）神经刺激一般无须处理。

（2）对神经轻微损伤的处理

1）向患者讲清道理，给予患者必要的安慰。

2）给予安定、止痛药，减轻患者疼痛，使患者得到适当的休息。

3）可适当给予脱水剂治疗：20% 甘露醇 250mL，静脉快速输入（30分钟内输完），1～2次/天，连续3天，视病情再予以处理。

4）适当给予神经营养药物，有利于神经的恢复。

（3）神经部分损伤：除上述处理外，要加强肢体的功能训练，争取肢体功能得到良好的康复。

（4）神经完全损伤：处理困难，预后不良。这种失误主要是积极预防，针刀本来就不是"毫针"，更不能当成"针灸针"来使用。

4. 预防

（1）熟悉相关施术部位解剖知识，对针刀操作部位的解剖要了如指掌，尤其是要熟悉神经根、神经干的所在部位和走行的投影等。

（2）掌握针刀的基本理论，理解针刀的实质，而不是简单地从字面上去理解、去解释。

（3）掌握针刀操作技术的基本功，包括疾病的诊断、针刀入路点的设计，以及针刀操作的技法等基本功。针刀操作中有许多技术要求很高，要求有较高超的操作技能。

（4）对患者要有认真负责的高尚医德，不做自己做不到的事。

（六）气胸的处理及预防

1. 原因　气胸是许多治疗操作时易于产生的并发症。针刀是金属器械，有锋利的刀刃；而针刀所做的操作又往往是一些与胸壁、肺脏相关联之处，如冈上、冈下，肩胛间区、腋下等处，都与胸膜腔相邻近，如将刀锋刺入过深，则可造成气胸。

2. 临床表现及处理

（1）轻度气胸：患者无明显的气急、发绀，针刺后只有伤侧轻度胸部不适，活动后气短，来诊时间已过 24 小时以上，经 X 线诊断肺萎缩在 10% ～ 15% 以内者，而肺部无肺气肿等病变者，又没有妨碍气胸自然吸收的原发病，一般卧床休息 5 ～ 7 天，根据病情给予镇咳、止痛剂。一般气体常可自行吸收而愈，但需随时注意观察，以防症状突然加重。如有条件者，可给予患者持续低流量吸氧或面罩高浓度吸氧。

（2）中度气胸：肺萎缩超过 15% 但小于 30%，或伴有肺气肿等病症者，应即令患者卧床休息，保持安静。可在上述部位用 50mL 消毒空注射器抽气；或用一般穿刺针头在针尾部缚一指套，消毒后将针头刺入胸腔，然后在指套顶端剪一 2 ～ 3mm 大的小口，以排出气体。

（3）重症气胸：对胸片示肺被压缩 40% 以上，且病人症状明显，应立即转胸外科治疗。

3. 预防　气胸并发症是比较严重的并发症，应认真加以预防。

（1）必须了解胸壁解剖，肺在体表的投影，尤其是肺尖（肺裸区）在体表的投影。不仅要了解正常的肺胸壁解剖，还应该了解异常状态下的解剖，如患者在精神紧张的状态下屏住呼吸时，肺泡会膨胀，有如肺气肿一样，肺的投影将比正常时要扩大许多。

（2）在做针刀闭合型手术操作时，定点要准确。定一个点基本上须有 4 次检查确定：即体格检查时要触到；治疗前定点时要触到；麻醉时要进一步确定；针刀操作前要最后一次确认其定点是正确的。如果每一次都是认真、无误地确定了操作点，又是按照规范操作，基本可以杜绝失误。

（3）在针刀操作规范中，绝大多数的定点都在某一骨面上，是一个非常严格的规范。如果在胸廓周围作针刀操作，其定点必须在肋骨面上、肩胛骨面上、胸骨、锁骨骨面上。如不在骨面上，容易出现失误，即在胸廓上如果不能确定针刀下是骨面，也就不允许进刀。当然，出现失误时要快速正确处理，按气胸的各种情况进行果断处理。

以上所述 6 种并发症为临床较常见的并发症，至于有时会出现颅内压降低、硬脊膜外血肿等较严重的并发症，则属于极为少见之列。为了降低并发症的发生率，一定要加强业务学习，严格无菌操作，把握正确适应证，才能极大地降低并发症的发生率。

二、针刀操作技术的注意事项

（一）手法操作准确

由于小针刀疗法是在非直视下进行操作治疗，如果对人体解剖特别是局部解剖不熟悉，手法不当，容易造成损伤，因此必须做到熟悉欲刺激穴位深部的解剖知识，以提高操作的准确性和提高疗效。

（二）选穴准确

选择阿是穴作为治疗点，一定要找准痛点的中心进针，进针时保持垂直（非痛点取穴可以灵活选择进针方式），如偏斜进针易在深部错离病变部位，易损伤非病变组织。

（三）严格无菌操作

特别是做深部治疗，重要关节如膝、髋、肘、颈等部位的关节深处切割时尤当注意。必要时可在局部盖无菌洞巾，或在无菌手术室内进行。

（四）小针刀进针法要速而捷

可减轻进针所带来的疼痛。在深部进行铲剥、横剥、纵剥等法剥离操作时，手法宜轻，否则会加重疼痛，甚至损伤周围的组织；在关节处做纵向切剥时，注意不要损伤或切断韧带、肌腱等。

（五）术后处理要妥当

术后对创伤不太重的治疗点可以做局部按摩，以促进血液循环和防止术后出血粘连。

（六）重视术后随访

对于部分病例短期疗效很好，1～2 个月后或更长时间随访可发现疼痛复发，又恢复到原来疾病状态，尤其是负荷较大的部位如膝关节、肩肘关节、腰部等。可能与以下因素有关：患者的习惯性生活、走路姿式、工作姿式等造成复发；手术解除了局部粘连，但术后创面因缺乏局部运动而造成新的粘连；局部再次遭受风、寒、湿邪的侵袭所致。因此，生活起居对于预防疾病复发尤其重要。

>> **复习思考题**

1. 何谓针刀，何谓针刀疗法？

2. 简述针刀治疗疾病的作用原理。

3. 针刀治疗的适用范围是什么？

4. 针刀操作技术要点是什么？

5. 针刀治疗的并发症有哪些？

第四章　经皮撬拨复位技术 ▷▷▷

第一节　经皮撬拨复位技术概述

经皮撬拨复位技术是四肢创伤性骨折治疗中常用的微创复位方法，是指对于采用传统手法不易整复的撕脱骨折、关节内及关节邻近骨折或长管状骨骨折等，可用专用工具穿过皮肤对移位的骨折块进行撬拨，配合牵引或手法整复达到骨折复位的一种微创复位技术。在撬拨复位的过程中常使用 C 型臂 X 线机透视监视下复位，可有效减少组织损伤，使操作更加精确，术中得心应手，在复位后可应用外固定与内固定相结合而达到事半功倍的效果。

在我国古代，绝大多数骨折的治疗采用手法整复。公元 4 世纪晋·葛洪的《肘后救急方》，公元 7 世纪隋·巢元方的《诸病源候论》，公元 8 世纪的《外台秘要》以及 9 世纪唐代蔺道人的《仙授理伤续断秘方》等著作，对骨折脱位的处理均有明确记载。无论对闭合性骨折还是开放性骨折，能手法牵引复位的就"拔伸捺正"，如"拔伸不入"（徒手复位失败而影响骨折愈合）则"缝连"（即手术切开复位）。到公元 10 世纪的时候，《医宗金鉴·正骨心法要旨》中指出："制器以正之，用辅手法之所不逮，以冀分者复合，欹复正高者就其平，陷者升其位"，明确提出了"用器械"整复、固定骨折的学术思想。

经皮撬拨复位并非是一种新的方法，"金针拨骨"古代早已有之，但记录此法较少，治疗骨折的种类及范围也比较少，而国外直到 19 世纪中叶才提出器械复位和穿针固定的方法。20 世纪 40 年代初期，国外相继出现了 Kuntscher、Linsmager、Wittmoser 等人进行经皮内固定的临床应用研究；1961 年我国学者孙本修在此方面进行了深入的研究和探索，采用闭合复位、钢针内固定治疗四肢长管状骨骨折，取得创伤小、痛苦轻、对位好、固定牢、练功早等良好的疗效；1972 年上海马元璋采用钢针经皮撬拨复位内固定治疗关节内骨折，取得了成功，并通过不断探索和实践，总结出一套经皮撬拨复位治疗关节内骨折的系统方法；1979 年湖北李同生报道采用金针拨骨法整复掌指关节脱位和腕掌关节脱位取得成功。同期国外学者也在此方面进行着不懈的探索，1974 年 Decoulx 报道用钢针撬拨复位治疗胫骨平台骨折，1976 年 Aaron 报道用钢针撬拨复位并内固定治疗跟骨骨折等。

20 世纪 80 年代中期经过不断探索和改进复位方法，使经皮撬拨复位技术趋于完善。李庆新运用力学原理总结出撬拨复位技术的几个作用力，即推挤力、撬拨力、撬抬力和杠杆力，阐述了这些作用力的机制及来源，同时根据其原理设计出相应的器械，使经皮撬拨复位技术的理论更加系统，特点更突出，技术更完善。近年来经皮撬拨复位技术已经初步形成独特的理论基础和技术方法，使骨折复位变得更加简单与准确。随着 C 型臂 X 线机的不断普及，经皮撬拨内固定材料和器械的不断完善和改进，经皮撬拨复位技术治疗骨折已在临床普遍开展，且治疗方法日趋成熟，准确性更高，操作更简便。虽然应用经皮撬拨复位技术治疗骨折已经有了长足的进步，但需注意仍有部分关节损伤或复杂骨折不能完全解决，如膝关节骨折合并半月板损伤、十字韧带损伤等；对脊柱粉碎性骨折，特别是压迫神经和脊髓者仍需开放手术治疗。总之，应对不同的骨折部位、伤情和类型，选择最为合适的治疗方法。

第二节　经皮撬拨复位技术的原理

经皮撬拨复位技术是一种复位方法，这种复位方法是经皮的、器械的，同时这种方法并不单纯、机械地去操作，必须根据骨折的具体情况而定，还要结合各种角度、各种作用力去合理使用，同时还需要结合传统的手法整复。在临床运用过程中，只有多种方法结合，合理利用骨折类型及骨折移位机制，灵活采取单针撬拨、多针撬拨、单角度撬拨、多角度撬拨、手法与器械相结合、器械与器械相结合等方法，方能取得良好的复位效果。

经皮撬拨复位技术是利用杠杆力学原理，在对抗牵引和无菌操作下，通常用一枚或者多枚撬拨针经皮肤刺入两骨折断端之间，以一骨折端为支点，另一骨折端为力点，撬拨针为力臂，利用杠杆原理，向骨折移位的反方向进行撬拨迫使骨折复位。撬拨复位技术在具体运用时，对不同的骨折类型其复位原理不同。

一、撕脱性骨折

对于牵拉暴力引起的撕脱性骨折产生的分离移位，由于骨折块较小，此时撬拨复位技术的使用并不是将撬拨针刺入骨折端利用杠杆力进行，而是直接将适当直径的骨圆针直接打入撕脱骨块内，通过撬拨针的各种撬拨力量对抗肌肉的牵拉力而使撕脱骨块达到复位（图 4-2-1），此时撬拨技术运用的力更多的是推顶力、撬抬力，撬拨同时于复位满意后采用适当的固定手段进行固定，可直接将撬拨针穿过骨折线进行固定。

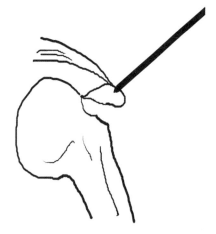

图 4-2-1　撬拨对抗肌肉牵拉力示意图

二、重叠移位骨折

对于重叠移位的骨折类型，此时撬拨针要经皮肤刺入骨折断端之间，以一侧骨折端为支点，利用杠杆力量，将另一骨折端予以撬拨复位，主要利用的是杠杆力，解决的是短缩移位（图4-2-2）。撬拨复位满意后再根据骨折稳定程度等情况采用经皮穿针固定或骨穿针外固定器外固定。

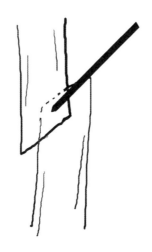

图 4-2-2　撬拨纠正骨折重叠移位示意图

三、骨折端间软组织嵌夹

对于软组织嵌夹于骨折端的情况，撬拨时主要是将撬拨针通过安全通道（避开神经、血管走向）经皮肤刺入骨折断端，根据骨折的具体类型，判断嵌入的软组织性质（肌腱、骨膜、肌肉等）并决定撬拨方向，然后用撬拨针将嵌入的软组织往其解剖位置的方向拨开予以解脱（图4-2-3），此时利用的力量是撬抬力，主要目的是为了排除骨折复位的障碍，骨折复位满意后再根据具体情况对骨折端选择合适的固定方式进行固定。撬拨时力量要适中，以防将骨折端骨质撬劈裂；对关节附近的骨折可先将骨圆针钉入骨折块内，利用骨圆针的撬拨提拉使其复位后，再顺势将骨圆针穿过骨折线进行固定。

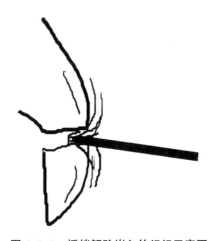

图 4-2-3　撬拨解除嵌入软组织示意图

第三节　经皮撬拨复位技术的适用范围

经皮撬拨复位技术操作简便，方法灵活，创伤小，可适用于多种骨折的治疗，其适用范围较为广泛。

1. 骨折片位于关节面或关节附近，如胫骨嵴撕脱骨折、胫骨平台塌陷骨折、跟骨上部骨折、胫骨下端关节面骨折。

2. 骨折片位置较表浅，手指可触及，但手法不易复位。如桡骨颈骨折、跟骨内外两侧骨突骨折、骨折片嵌入结节部松质骨内。

3. 骨折片位置较深，因无韧带和较坚强的关节囊附着，手法间接牵拉对骨片常无作用。如肱骨小头冠状突骨折等。

4. 骨折块的一侧位于关节面中部而另一侧位于关节周围部，手法间接牵引骨折块不易整复旋转移位，过度牵引骨折块周围软组织则会加重旋转移位，如肱骨髁间骨折。

5. 关节脱位呈交锁状。如腕部经舟骨月骨周围脱位、月骨前脱位、腕掌关节脱位等。

6. 骨折片受肌肉或韧带附着牵拉，不易保持复位，或骨膜等软组织嵌入骨折间隙，阻碍手法复位，如髌骨骨折、尺骨鹰嘴骨折、股骨内髁韧带附着处撕脱骨折、内踝骨折等。

7. 骨折近端近关节部位呈漂浮状态，复位后固定时不能维持在解剖位置上，如股骨颈骨折，亦可采用撬拨复位技术。

8. 患者全身情况较差，不宜做复杂的切开复位内固定手术。

9. 局部皮肤挫伤或发生水疱，不宜做手术切开，但部分皮肤完好，可供进针做撬拨复位。

第四节　经皮撬拨复位的操作技术

骨折撬拨复位技术为有创侵入性操作技术，操作全程应按无菌手术的原则进行准备。

一、器械准备

常用器械有骨圆针、骨牵引弓、手术锤、手摇钻和尖形手术刀等，特殊骨折撬拨复位器械如扁铲、骨锥、分离器、复位器等。撬拨过程常需在 C 型臂 X 线机透视监视下进行，可使手术更便捷准确，减少进针的盲目性，最大限度减小组织损伤。完成复位后，可直接应用撬拨的骨圆针穿过骨折线完成固定，也可视骨折情况应用各种内固定或骨穿针外固定器进行固定，如固定方法不稳定尚可采用小夹板或石膏作为辅助外固定。

二、操作原则

1. 制订撬拨方案 根据病史、临床和 X 线检查，分析损伤机制和骨折类型，对需要撬拨的骨折片位置、进针部位、方向和深度等应预先有充分估计。同时，术者要熟悉局部的解剖知识，避免损伤血管、神经等重要组织结构。

2. 某些操作步骤需手法配合，如肱骨髁间骨折，应在手法或者牵引配合下行撬拨复位；跟骨丘部骨折用撬拨器撬起丘部塌陷骨折片后，再用手法整复外侧壁劈裂和外向移位。

3. 进针位置应远离重要神经和血管，皮肤穿刺点尽可能离骨折间隙较远，以避免术后血肿引流、渗血较多，增加局部感染的可能性。

4. 在 X 线机透视监视下调整进针方向和深度，对准骨折片，才能准确进行撬拨复位，减少组织损伤。

5. 完成复位后，拔除撬拨针或继续用该撬拨针穿过骨折线做内固定，或另用固定针、螺丝钉等内固定物经皮内固定，再拔除撬拨复位器，皮肤表面仅有针孔，不需缝合，但需用无菌敷料包扎，如固定不稳定时另加石膏托外固定制动。

三、撬拨力的选择

1. 推挤力（或推顶力） 适用于关节劈裂骨折、撕脱骨折或长骨游离较大骨片等有分离移位的骨折。

2. 撬抬力 适用于关节面的塌陷骨折，撬拨器经皮插入骨组织或骨折间隙，一直到塌陷骨折片的软骨下皮质骨下方，利用撬抬力，将骨折片撬回原位。如胫骨平台中部塌陷骨折。

3. 杠杆力 适用于关节脱位呈交锁状或旋转移位的关节内骨折片，前者使撬拨器介入交锁的两骨之间，用杠杆力解除交锁，并配合手法完成复位，如腕部经舟骨月骨周围脱位；后者系在使用推挤力无效时，可将撬拨器插入骨折片，利用杠杆力整复旋转移位，如股骨髁间骨折。

4. 拨出力 适用于骨折间隙存在碎骨片或骨膜等软组织嵌入，阻碍手法复位。利用撬拨针撬开碎骨片或拨出骨膜等软组织，再配合手法复位，如内踝骨折。

四、具体操作步骤

1. 麻醉 上肢骨折一般采用臂丛神经阻滞麻醉，下肢骨折一般采用椎管内麻醉。

2. 严格无菌操作 按照开放性手术要求常规消毒铺巾，对于有水疱和皮肤损坏的部位应给予软组织保护措施。

3. 试行手法整复 采用传统的正骨手法，根据骨折的部位、类型及骨折移位的方向及严重程度，采用手摸心会、拨伸牵引、折顶成角、拉按端提等闭合手法整复技术，初步纠正骨折端各种移位，恢复骨折的大致对位。

4. 经皮撬拨复位 根据闭合手法整复后所形成的残余移位，或者通过手法整复后仍然不能达到复位要求的骨折移位空间结构，分析骨折的移位方向，确定需要采用的撬拨方法、撬拨针数（单针、双针、多针）、撬拨针进针点、进针方向、撬拨角度、撬拨力度及安全通道等撬拨方案，在助手协助复位并维持闭合复位位置的前提下，术者根据撬拨前所制订的撬拨方案，用撬拨工具对骨折端进行撬拨并使之达到骨折预期复位的位置，经 C 型臂 X 线机透视确认骨折端对位对线良好后，继续维持对位。

5. 根据骨折类型及部位选择合适的内固定物，并通过安全通道植入固定骨折端。

6. 再次经 C 型臂 X 线机透视确认骨折端对位良好，以及内固定物位置良好后，予以处理针尾，剪除多余部分。

7. 处理针口，无菌敷料覆盖。

五、常见骨折的经皮撬拨复位技术

（一）肱骨大结节骨折

肱骨大结节位于肱骨近端的外上方，与小结节对应，与肱骨头依解剖颈相连，为冈上肌、冈下肌和小圆肌的附着点，在结节间沟内有肱二头肌的长头腱经过。

1. 骨折类型

（1）无移位的单纯肱骨大结节骨折：多为直接暴力撞击于肱骨大结节，即当跌倒时肩部外侧着地引起骨折，骨折块很少有移位或无移位。

（2）合并肩关节前脱位的肱骨大结节骨折：系肩关节前脱位时大结节撞击于肩胛盂前下缘所致，因大结节与肱骨的骨膜未断裂，当肩关节前脱位整复后，肱骨大结节亦即自行复位。

（3）有移位的单纯撕脱骨折：多为间接暴力引起，即当跌倒时上肢外展外旋着地，冈上、下肌，小圆肌及肩袖突然猛力收缩牵拉肱骨大结节造成撕脱骨折，骨折块可缩至肱骨头的关节面以上。

（4）合并肱骨外科颈骨折的大结节骨折：多为间接暴力引起，如跌倒时手或肘部着地，暴力沿上肢向肩部冲击，可引起肱骨外科颈及大结节骨折。

2. 经皮撬拨复位技术的适应证　适用于无粉碎、有移位的肱骨大结节撕脱骨折。

3. 经皮撬拨复位技术的操作方法

（1）局麻后，患者取坐位或侧卧位。

（2）助手将患肩固定于外展 90°、外旋 60°、前屈 40° 位，使冈上肌松弛。

（3）术者在肩部外上方，用一枚骨圆针穿过皮肤和三角肌，直至针尖触及骨面。在 C 形臂 X 线机监视下，调整针尖位置，使抵住大结节骨折片的上 1/3 点，将骨折块推向肱骨大结节骨折处复位（图 4-4-1）。

（4）X 线透视证实复位后，将撬拨用的骨圆针沿肱骨干纵轴方向击入直至对侧骨皮质；另将第二枚骨圆针从大结节骨折块的下 1/3 点尾端向下与第一枚针呈 20°～ 30° 方向击入直至对侧骨皮质（图 4-4-2）。

（5）距皮肤 2cm 处剪断骨圆针，弯曲 90°，消毒敷料包扎。

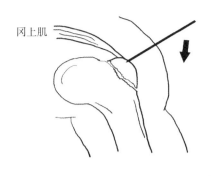

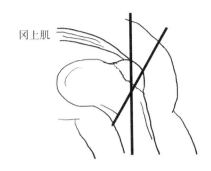

图 4-4-1　撬拨复位肱骨大结节骨折示意图　　图 4-4-2　撬拨固定肱骨大结节骨折示意图

4. 术后处理

（1）术后 3 天开始握拳、屈肘活动锻炼，3 周后解除颈腕吊带，开始行肩关节功能锻炼。

（2）术后 6 周复查 X 线片，证实骨折愈合后拔出骨圆针。

5. 注意事项

（1）骨折块向上移位者，可用骨圆针抵住大结节骨折片作向下撬拨推挤复位。

（2）两枚骨圆针的进针点以在骨折块三等分的 1/3 和 2/3 点上为好。

（3）两枚骨圆针的交叉角度以 20°～ 30° 为宜。

（4）骨圆针进入骨的深度，以抵在对侧骨皮质上为宜。

（二）肱骨外科颈骨折

肱骨外科颈位于解剖颈下 2 ～ 3cm，相当于大、小结节下缘与肱骨干的交界处。紧靠肱骨外科颈内侧有腋神经向后进入三角肌内，臂丛神经、腋动脉通过腋窝，骨折严重移位时可合并神经、血管损伤。肱骨外科颈为胸大肌止点以上的骨折，骨折移位与解剖有密切关系：①由于冈上肌和冈下肌的牵拉，使骨折近端呈外展及外旋位。②由于胸大肌、背阔肌及大圆肌的牵拉，使骨折远端多向内、向前移位。③由于肱二头肌、三角肌的牵拉，使骨折远端向上移位。

肱骨外科颈骨折是接近关节的骨折，周围肌肉比较发达，肩关节的关节囊和韧带较松弛，骨折后容易发生软组织粘连，或结节间沟不平滑；中年以上患者，易并发肱二头肌长头肌腱炎、冈上肌肌腱炎或肩关节周围炎。

1. 骨折类型

（1）裂纹骨折：肩部外侧受到暴力，造成大结节骨裂与外科颈骨折，骨裂多系骨膜下，故骨折多无移位。

（2）嵌插骨折：受传达暴力所致，断端相互嵌插。

（3）外展型骨折：受外展传达暴力所致。断端外侧嵌插而内侧分离，多向前。内侧突起成角。有时远端向内侧移位，常伴有大结节撕脱骨折。跌倒时手掌或肘部先着地，上臂在外展位。

（4）内收型骨折：受内收传达暴力所致。断端外侧分离而内侧嵌插，向外侧突起成角。跌倒时手掌或肘部先着地，上臂在内收位。

（5）肱骨外科颈骨折合并肩关节脱位：受外展外旋传达暴力所致。若暴力继续作用于肱骨头，可引起前下方脱位，有时肱骨头受喙突、肩盂或关节囊的阻滞得不到整复，关节面向内下、骨折面向外上，位于远端的内侧。临床较少见，若处理不当，常容易造成患肢严重的功能障碍。

2. 经皮撬拨复位技术的适应证　除无移位的裂纹骨折和嵌插骨折，可用三角巾悬吊或小夹板固定治疗外，外展型和内收型骨折均可采用本法。

3. 经皮撬拨复位技术的操作方法

（1）颈丛神经阻滞麻醉后，患者取仰卧位，患侧肩部垫高 30°。

（2）助手握持患者前臂，术者左手拇指抵于肩峰端皮肤，右手持骨锥沿肩峰端外侧 0.5cm 处，戳入皮肤至肱骨头，并在骨质上戳一孔道，然后将骨圆针戳入孔道，与肱骨干纵轴成 20°～ 30°徐徐击入直至骨折处（图 4-4-3）。

（3）撬拨复位：一助手用布带绕过腋窝向头顶方向提拉，另一助手握其肘部，沿肱骨纵轴方向反向牵拉，纠正短缩移位，然后根据不同类型骨折，采用不同的整复方法。

①外展型骨折：术者以骨圆针为手柄向外撬拨近端骨折块，同时手指抱骨折远端的内侧向外捺正，助手同时在牵拉下内收其上臂即可复位。

②内收型骨折：术者以骨圆针为手柄向内撬拨近端骨折块，助手同时在牵引下将上臂外展即可复位。

③对合并肩关节脱位者，可先整复骨折，然后用手法推送肱骨头，亦可先持续牵引，使肩盂间隙加大，纳入肱骨头，然后整复骨折。

（4）复位后于 C 型臂 X 线机监视下将撬拨用的骨圆针继续锤击，进入骨折远端骨髓腔。骨圆针穿入骨折远端时，应将针体适当压成弧形，使针尖进入髓腔中心，便于针体顺利沿髓腔进行（图 4-4-4）；如仍不稳定可在骨折远端经皮向上再穿入一至数枚骨圆针固定于肱骨头内。

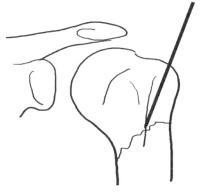

图 4-4-3　撬拨复位肱骨外科颈骨折示意图

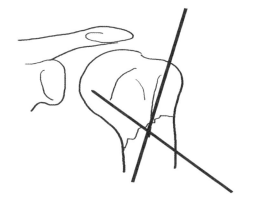

图 4-4-4　撬拨固定肱骨外科颈骨折示意图

（5）留针尾于皮外 2cm，弯曲成 90°弯钩，以免骨圆针下沉，外加敷料包扎。

（6）外用超肩关节小夹板固定，用托板悬吊患肢于屈肘 90°功能位。

4. 术后处理

（1）术后 3 天开始让患者握拳、屈伸肘关节活动以舒缩肌肉；3 周后练习肩关节各方向活动，活动范围应循序渐进。

（2）术后 4 周解除外固定，6～8 周 X 线片证实骨折愈合后拔除骨圆针，加强肩关节功能锻炼，练功活动对老年患者尤为重要。

5. 注意事项

（1）术前应详细检查患肢有无血管、神经损伤。

（2）针的长度以穿过骨折断端 8～12cm 为宜，避免针尖穿出骨皮质外。

（三）肱骨外髁骨折

肱骨外髁骨折是儿童肘部常见损伤，多发生在 6～10 岁，占小儿肘部骨折的 13%～18%，此种骨折属于 Salter-Harris Ⅳ 型骨骺损伤。肱骨外髁包括肱骨外上髁和肱骨小头，因肱骨外上髁在关节外，肱骨小头在关节内，肱骨外髁骨折既有关节内骨折，又有关节外骨折。

肱骨外髁骨折多系间接暴力所致，如跌倒手掌撑地时，桡骨头与肱骨外髁（肱骨头）相互撞击及前臂伸肌的猛烈收缩和牵拉造成肱骨外髁骨折和移位，实际上撞击不仅是桡骨头，尺骨冠状突也遭受撞击，故骨折块是肱骨外髁包含部分滑车。由于肘关节在致伤瞬间所处的位置不同，骨折块移位的方向和程度有明显不同。移位的严重程度与外力和肌肉牵拉作用的关系也十分密切。

1. 骨折类型　根据骨折后骨折块移位程度，分为四度。

Ⅰ度：外髁骨骺骨折，无移位。

Ⅱ度：外髁骨骺骨折，骨折块向外后侧移位，但不旋转。

Ⅲ度：外髁骨折块向外侧同时向后下翻转移位，严重者可向后及向外各翻转 90°，甚至 180°。

Ⅳ度：肱骨外髁骨骺骨折伴尺、桡骨近端向后、外侧脱位，但骨折块保留在桡骨头上面不旋转。

2. 经皮撬拨复位技术的适应　肱骨外髁的 Ⅱ、Ⅲ、Ⅳ 度骨折。

3. 经皮撬拨复位技术的操作方法

（1）臂丛神经阻滞麻醉后，患者仰卧于整复床上，患肢外展位。

（2）复位：肱骨外髁骨折无论翻转与否，其骨折线多为从前内斜向后外，加之前臂伸肌的不断牵拉，所以外髁骨折块很不稳定，可用克氏针撬拨复位、交叉穿针固定。如单纯向外移位者，屈肘、前臂旋后，将骨折块向内推挤，使骨折块进入关节腔而复位；有翻转移位者，先用拇指指腹轻柔按摩骨折部，仔细摸认骨折块的滑车端和骨折面，辨清移位的方向及翻转程度，然后术者左手握患腕部，置肘关节于屈曲 45°前臂旋后位，加大肘内翻使关节腔外侧间隙增宽，腕背伸以使伸肌群松弛，用 1 枚克氏针从桡骨头外上方进针穿入外髁骨折块，术者持针前后旋转并向内推上提，可使骨折块严密对位（图4-4-5）。

（3）C型臂X线机监视下骨折复位满意后，助手继续扶持患肢前臂，术者用锤击入克氏针，直至对侧骨皮质上，第1枚克氏针与关节面水平夹角30°进入，第2枚克氏针与关节面水平夹角45°进入（图4-4-6）。

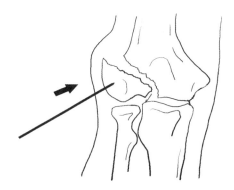

图4-4-5　撬拨复位肱骨外髁骨折示意图　　**图4-4-6　撬拨固定肱骨外髁骨折示意图**

（4）距皮外2cm处剪断克氏针，弯曲90°，消毒敷料包扎。

（5）外用上肢石膏后托固定患肢于肘关节屈曲90°、前臂旋后位。

4. 术后处理

（1）术后3周拆除石膏托，行肘关节屈伸功能锻炼。

（2）术后4～8周复查X线片，证实骨折愈合后拔除克氏针。

5. 注意事项

（1）肱骨外髁骨折，在整复时不宜牵引，以防伸指总肌腱强烈收缩，牵引骨折块使之翻转移位或加重翻转移位的程度。

（2）前臂置旋后位、腕背伸位下复位，以利伸指总肌肌腱松弛，便于手法复位。

（四）桡骨头和桡骨颈骨折

桡骨头骨折以青少年较多见，桡骨颈骨折以儿童较多见，属骨骺骨折，约占儿童肘部骨折的4.5%。

桡骨近端包括桡骨头、颈和桡骨结节。桡骨头关节面呈浅凹形，与肱骨头构成肱桡关节，桡骨头尺侧边缘与尺骨的桡切迹相接触，构成尺桡上关节。从成人尸体的桡骨头关节面向下3cm处，可见桡神经由桡骨上端的前面向下逐渐位于桡骨的前外侧。因此，在桡骨头关节面的外面或后外面，向下3cm的范围内进行操作，不会损伤桡神经。

桡骨头和桡骨颈骨折常由间接暴力造成，跌倒时手掌先着地，同时肘关节呈伸直和前臂旋前位，暴力呈纵向和向上传导引起肘部过度外翻，使桡骨外头外侧部受肱骨头撞击，产生桡骨头或桡骨颈骨折。

1. 骨折类型

Ⅰ型：无移位或轻度移位骨折。

Ⅱ型：劈裂骨折以桡骨头外侧部较多。骨折片含有不同大小的关节面，呈向外或向外向下移位。

Ⅲ型：颈部骨折，两骨断端可呈相互嵌插，或桡骨头骨折片向外向下旋转位，可伴有桡骨的远侧断端向尺侧移位。严重暴力可使两骨折断端分离移位。

Ⅳ型：粉碎骨折。

Ⅴ型：骨折脱位，桡骨头骨折可伴有肱骨内上髁骨折、尺骨上端或鹰嘴等骨折，或内侧副韧带撕裂。

2. 经皮撬拨复位的适应证 桡骨头、桡骨颈骨折的Ⅱ、Ⅲ、Ⅴ型。

3. 经皮撬拨复位的操作方法

（1）臂丛神经阻滞麻醉后，患者仰卧患肢外展位，或坐位患肢外展屈肘位。

（2）复位：整复前先用手指在桡骨头外侧进行按摩，准确摸出移位的桡骨头，复位时肘呈微屈位或伸直位，在上臂和手部做反方向的对抗牵引，肘部保持内收位，使肱桡关节间隙增宽；再在桡骨头骨折片外后下方，向上向内推挤骨折片复位。在肘外下方用一枚克氏针从外后侧穿过皮肤，在C型臂X线机监视下，使针尖抵住骨折片，撬回原位（图4-4-7）；若骨折片嵌插较紧时，应先将克氏针插入骨折间隙，向上撬顶，使骨折片稍有分离，此时一手拇指用力将骨折片向尺侧推挤，使之复位，再用克氏针行骨折固定（图4-4-8）。（图4-4-9，图4-4-10）

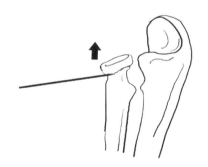

图 4-4-7 撬拨复位桡骨头颈骨折示意图

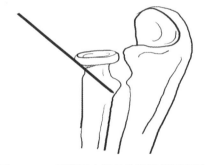

图 4-4-8 撬拨固定桡骨头颈骨折示意图

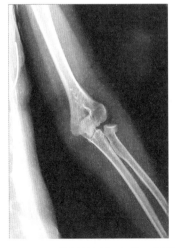

图 4-4-9 桡骨颈骨折术前 X 线片

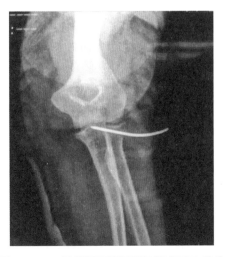

图 4-4-10 撬拨固定桡骨颈骨折术后 X 线片

（3）距皮外 1cm 处剪断克氏针，消毒敷料包扎，外用上肢石膏后托固定肘关节于伸肘 150°位。

4. 术后处理

（1）术后 3 周拆除石膏托，开始行肘关节屈伸功能锻炼。

（2）术后 6～8 周复查 X 线片，证实骨折愈合后拔除克氏针。

5. 注意事项

（1）桡骨头骨折后常向外下方旋转移位，但环状韧带完好，撬拨复位时针尖不要反复在环状韧带上刺、拨，以免造成环状韧带损伤或断裂。

（2）桡骨头骨折后，近侧断端中部多呈塌陷缺损区，远侧断端的外侧皮质常嵌入其中而影响复位，此时应将桡骨头撬起后，再向内推挤即可复位。

（3）撬拨时克氏针位置要准确，用力要适当，切忌粗暴、盲目、反复乱戳，致骨折片碎裂。

（4）桡神经深支从桡骨头和颈部前内侧下行，撬拨和固定时从桡骨头的外侧或后外侧进针，即可避免桡神经损伤。

（五）腕部经舟骨、月骨周围脱位

腕骨集合成两排，远排腕骨有大、小多角骨，头状骨和钩骨，近排腕骨有舟骨、月骨、三角骨和豌豆骨。腕部最重要的骨性标志为桡骨茎突、Lister 结节和尺骨小头及其茎突。尺骨小头及其茎突在腕旋前位则向背侧突起，在腕旋后位则向掌侧突起，大多角骨骨嵴和舟状骨结节呈椭圆形骨性突起，位于大鱼际肌肉的基底部，其表现为桡侧屈腕肌腱和远侧腕横纹沟交接处。在腕横纹沟内侧深部有舟骨远侧部、头状骨头部、三角骨体部，浅部有豌豆骨。在腕部尺侧与掌侧，豌豆骨为最明显的骨性突起，位于尺侧腕屈肌腱和远侧腕横纹沟交界处。钩骨钩部的位置略深，位于豌豆骨的远侧和桡侧。鼻烟壶位于桡骨茎突远侧，此处可触及舟骨腰部。在 Lister 结节远侧，可触及舟、月两骨连接处，在腕掌屈位时有较明显的突起。在尺骨小头远侧和尺骨茎突桡侧为月骨、三角骨连接处和三角骨、钩骨关节。

1. 损伤机制　手掌着地跌倒时腕部约成 45°背屈位，外力作用于掌骨和远排腕骨，常在掌侧桡腕韧带薄弱区，即头状骨与月骨之间发生韧带和关节囊撕裂，而桡月前韧带构造较坚强，使月骨保持原位。

2. 骨折类型

（1）后脱位型：月骨和舟骨近侧骨折片保持原位，舟骨远侧骨折片和其他腕骨向背侧上方脱位。

（2）前脱位型：月骨和舟骨近侧骨折片保持原位，舟骨远侧骨折片和其他腕骨向掌侧上方移位。

（3）分歧型：上述两种脱位伴有舟月韧带撕裂，使舟骨近侧骨折片发生移位。

3.X 线检查　X 线正位片显示月骨与头状骨丧失正常对位，月骨仍呈正常四方形，可发现舟骨中部骨折，舟骨近侧骨折片，月骨和桡骨下关节面仍保持正常接触；舟骨远骨折片和其他腕骨，与舟骨近侧骨折片和月骨显示重叠影，偶见伴有桡骨茎突或尺骨茎突骨折。

此外，正常舟月骨关节的间隙小于 2mm，凡舟骨近侧骨折片与月骨的关节间隙超过 2mm 者，表示舟月韧带撕裂，其间可能存在分歧型脱位。侧位片显示月骨仍与桡骨下关节面保持正常接触。在后脱位者可见头状骨位于月骨背侧，前脱位者可见头状骨位于月骨掌侧。

4. 经皮撬拨复位技术

（1）适应证：适用于前脱位、后脱位和分歧型脱位。

（2）经舟骨月骨周围后脱位经皮撬拨复位技术：在臂丛神经阻滞麻醉后，仰卧位，患肢水平旋后位；或坐位，患肢外展旋后位。

①术者左手摸清楚头状骨近端，右手持克氏针在腕部背面的中部戳入皮肤，避开伸指总肌腱，至腕骨背侧面。在 C 型臂 X 线机监视下，使克氏针尖部位于月骨背侧缘和头状骨之间。

②配合手法对抗牵引，将腕关节逐渐向掌侧屈曲，使克氏针起杠杆作用，解除月骨与头状骨之间的交锁，以整复骨折脱位（图 4-4-11）。

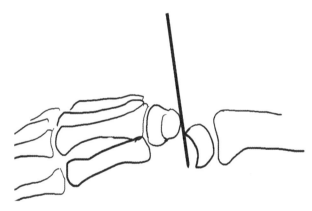

图 4-4-11　撬拨复位经舟骨月骨周围脱位示意图

③对手法整复脱位而舟骨骨折复位不良时，可在手法牵引下，在桡骨茎突掌面略内侧的下方，注意避开桡动脉，用克氏针穿过皮肤，插入舟骨骨折间隙或直接戳住舟骨近侧骨折片做撬拨复位。

④针道消毒敷料包扎，在腕屈曲 45° 体位下，石膏托外固定。

⑤术后处理：3 周后拆除外固定物，行腕关节自主功能锻炼。

⑥注意事项：撬拨的克氏针不宜进入过深，以避免损伤正中神经。

（3）经舟骨、月骨周围前脱位经皮撬拨复位技术：使腕部呈微屈位，在腕部背面的中部用一克氏针穿过皮肤和筋膜组织。C 型臂 X 线机监视下，调整进针的位置和方向，沿头状骨近端关节面继续将克氏针插入，直至位于头状骨和月骨之间，并使针前端略超出到月骨背侧缘的略前面，使用杠杆力，将月骨撬回原位。在撬拨复位过程中，腕部保持在中立位做手法对抗牵引，将克氏针的皮外端远侧推动。并配合将腕部逐渐向掌侧屈曲。完成复位后腕部仍呈微屈位，用小夹板或石膏托固定 3 周。

（六）股骨颈骨折

股骨颈骨折多见于老年人，目前认为系骨质疏松性骨折，青壮年发生此骨折则多系强大暴力所致。

股骨颈、头和髋臼构成髋关节。股骨颈前面全部在关节囊内，后面仅有 2/3 在关节囊内。股骨颈与股骨干纵轴所形成的颈干角，正常值在 110°～140° 之间。股骨头、颈的血液供应来自：①旋股内动脉主干之终末支外骺动脉（上支持带动脉）；②旋股外动脉发出的下骺动脉（下支持带动脉）；③圆韧带动脉（内骺动脉）；④来自股骨上端之骨髓内动脉。

1. 损伤机制　老年人容易发生股骨颈骨折，主要有以下几个原因：①神经肌肉功能减退；②骨质疏松；③肌力减退。青壮年（20～40 岁）股骨颈骨折往往由于严重损伤如车祸或高处坠落致伤，偶有因过度过久负重劳动或行走，逐渐发生的疲劳骨折。

2. 骨折类型　按骨折线部位、骨折移位程度分型。

（1）按骨折线部位分类

①股骨头下部骨折；

②股骨颈中部骨折；

③股骨颈基底部骨折。

（2）按骨折移位程度分类（即 Garden's 分类法）

Ⅰ型：股骨没有穿过整个股骨颈，股骨颈有部分骨质连接，骨折无移位，近折端保持一定血运，这种骨折容易愈合。

Ⅱ型：完全骨折无移位，股骨颈虽然完全断裂，但对位良好，如系股骨头下骨折，仍有可能愈合，但股骨头坏死变形常有发生。如为股骨颈中部或基底骨折，骨折容易愈合，股骨头血运良好。

Ⅲ型：为部分移位骨折，股骨颈完全骨折，并有部分移位，多属远折端向上移位或远折端的下角嵌插在近折端的断面内，形成股骨头向内旋转移位，颈干角变小。

Ⅳ型：股骨颈骨折完全移位，两侧的骨折端完全分离，近折端可以产生旋转，远折端多向后上移位，关节囊及滑膜有严重损伤，因此经关节囊和滑膜供给股骨头的血管也容易损伤，造成股骨头缺血坏死。

3. 经皮撬拨复位技术

（1）适应证

①新鲜股骨颈的头颈、颈中、基底型骨折。

②年老体弱不能耐受复杂手术的股骨颈骨折患者。

（2）经皮撬拨复位操作方法

1）腰麻或硬膜外麻醉后，患者仰卧于手术复位床上。

2）复位：助手 1 从双侧腋窝部向上牵拉；助手 2 双手握住踝部，维持患肢内旋外展位，助手 3 立于健侧固定骨盆。

①拔伸牵引法（即 Whitman 法）：适用于股骨颈骨折，前倾角基本正常者。牵引患肢，同时在大腿根部加反牵引，待肢体原长度恢复后，行内旋外展复位。

②屈髋屈膝法（即 Leadbetter 法）：适用于股骨颈骨折前倾角变小及股骨头旋转者。患者仰卧，助手固定骨盆，术者握其腘窝，并使膝、髋均屈曲 90°，向上牵引，纠正短缩畸形，然后伸髋内旋外展以纠正成角畸形，并使骨面紧密接触。

对于手法复位仍难以纠正的移位（如股骨颈头下型骨折、股骨头的旋转和头颈型骨折向前成角），可以经皮沿股骨颈前方插入骨圆针固定于股骨头（注意避免损伤股动静脉及股神经），再以骨圆针撬拨股骨头配合远端肢体手法内旋纠正成角旋转畸形。

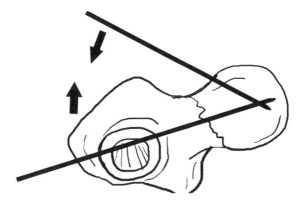

图 4-4-12　撬拨复位股骨颈骨折示意图

3）术者左手持握已用空心稳定器固定好的导针，右手持骨锤将导针分别锤入股骨颈（或用手摇钻钻入），至少打入两枚导针。

4）C 型臂 X 线机监视下，导针位置满意后，在导针经皮处各切一个 1cm 的小切口，分别顺导针套空心骨皮质钻，扩大骨皮质孔，然后再套上空心螺钉，顺导针方向缓缓拧入，通过骨折线，到达股骨头软骨下 0.5cm 处，牢固固定骨折（图 4-4-12）。

5）拔除导针，针道各缝 1 针，消毒敷料包扎。

（3）术后处理

①患肢保持外展 30°、屈膝 30°位，足中立位，卧床休息。

②尽早开始行下肢肌肉收缩练习。

③术后 2 周可行半坐卧活动。

④术后 3 周可扶双拐下地，患肢不负重活动。

⑤术后 6 个月开始患肢渐负重活动。

⑥术后 8 ～ 12 个月，根据 X 线检查情况，待骨折愈合后可去除固定钉。

（4）注意事项

①整复前要求认真阅读 X 线片，明确骨折类型与移位程度。整复时要求手法娴熟，配合默契，力求一次复位成功，减免反复多次复位，加重骨折部的损伤。

②施术过程中，助手一定要保持好患肢外展、内旋 15°（消除前倾角）体位。

③术后为减轻骨折断面的剪力，防止患肢外旋，可穿"丁"字鞋（横板限位鞋）或

行皮牵引 3 ～ 4 周。

④半年内禁止盘腿坐、侧卧、患肢过早负重，否则有骨折不愈合、股骨头缺血性坏死的可能。

⑤骨质疏松症患者，依 X 线表现牵引时间应长，下地时间应晚一些。

（七）胫骨髁部骨折

胫骨髁部骨折较为常见，在全身骨折中约占 0.38％。其中外髁骨折较内髁骨折多见，好发于青壮年。为关节内骨折，易于引起膝关节活动障碍。胫骨上端向后倾斜 20°且向两侧膨大形成胫骨内、外侧髁，与股骨下端内外侧髁相适应，以增加膝关节的稳定。

1. 损伤机制　根据暴力作用的方向，胫骨髁部骨折的原因如下：

（1）外展（外翻）力：膝关节受暴力引起强烈外展或腿部外侧受直接撞击，使平台外侧部分产生劈裂骨折。

（2）内收（内翻）力：可由膝关节强烈内收或腿内侧受撞击，引起内侧平台骨折，此骨折较外侧平台骨折为少见。

（3）垂直压缩力：常由高处跌下，膝关节伸直位着地，股骨内外两髁向下撞击，引起内外两侧平台骨折。两骨折片可呈相互分离，并向下或旋转移位。骨折端间可含较小的粉碎性骨折片。

上述三种暴力所引起的平台骨折常并发半月板损伤，平台劈裂骨折以半月板边缘撕裂者较多见，半月板前角或后角撕裂者较少见。

胫骨髁部骨折给膝关节功能造成的损害：①单侧髁骨折下陷，致膝关节向该侧倾斜，为外翻或内翻畸形。②髁部骨折劈裂下陷，使胫骨平台关节面不光滑，继而可发生创伤性关节炎。③伴有侧副韧带或交叉韧带损伤，以及髁下陷后，该侧副韧带亦相对松弛，造成膝关节不稳定。④关节内出血，如再加以外固定，出血与髌下脂肪垫粘连，使膝关节伸及屈曲功能发生障碍。不用外固定，早期活动关节可防止或减轻粘连。

2. 骨折类型　按照不同暴力方向、骨折位置及其特征，可分为下列类型：

（1）外侧平台骨折：较多见，常由外展力或合并垂直压缩力所造成。

①劈裂骨折：骨折片包含部分或全部外侧平台，常向外或向外、向下移位。

②中部塌陷骨折：骨折片位于平台关节面中部，呈向下移位，压碎平台下松质骨，可伴有旋转移位，平台周围部仍完整。

③劈裂塌陷骨折．较多见，常为平台中部塌陷和周围部劈裂移位。

（2）内侧平台骨折：较少见，常由内收力或伴有垂直压缩力所造成。按照骨折线与内侧副韧带在胫骨附着点的关系，可分为 2 种。

①韧带上骨折：骨折线呈横形，自平台面至平台内缘的下方皮质骨，位于内侧副韧带附着点上方，骨折片常向下塌陷，周围部塌陷较中部严重，形成向下、向内旋转或塌陷。

②韧带下骨折：骨折片可含有部分或全部内侧平台，呈向内或向内下移位，凡骨折

片含有内侧平台和胫骨髁间棘时，仍有内侧副韧带和膝交叉韧带附着，常无移位，可伴有腓骨头或颈骨折，外侧平台发生向外上方半脱位。

（3）内、外两侧平台骨折：较内侧平台骨折为多见，主要由垂直压缩力所造成，可能伴有外展力或内收力，使一侧平台损伤较另一侧严重。

①劈裂骨折：骨折线呈倒置 T 形、V 形或 Y 形，内外两侧平台骨折片可相互分离，伴有平台下骨折嵌插移位。

②外展骨折：可为内侧平台劈裂骨折和外侧平台劈裂塌陷骨折，外侧平台损伤常较内侧严重。

③内收骨折：可为内侧平台整块劈裂或塌陷骨折和外侧平台劈裂骨折，内侧平台损伤常较外侧严重。

3. 经皮撬拨复位技术

（1）适应证

①平台中部塌陷骨折。

②平台中部塌陷骨折及其周围部劈裂骨折。

③韧带上部的内侧平台塌陷骨折。

④手法复位不够完善的劈裂骨折。

（2）经皮撬拨复位技术操作方法

①外侧平台的中部塌陷骨折：将膝关节保持内翻位，在外侧平台的前外侧略下方，离关节面 3cm 处，用一直径 3.5～4mm 的粗骨圆针穿过皮肤，注意避开腓总神经，用针尖探测胫骨皮质骨裂隙，若皮质骨无裂隙，锤击骨圆针后端，形成针孔。拔出骨圆针，改用其后部的钝端，沿原针孔插入，对准塌陷骨折片下面进针，常有疏松感觉，至骨圆针抵住平台软骨下皮质骨时，有坚硬阻力感觉。在 C 型臂 X 线机透视下，调整骨圆针位置，使针端抵住塌陷骨折片，撬拨整复移位（图 4-4-13）。对伴有周围部劈裂的平台骨折，仍需作侧向挤压手法，整复劈裂骨折片的向外移位。

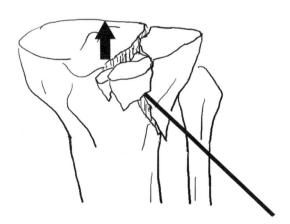

图 4-4-13 撬拨复位胫骨平台骨折示意图

②内侧平台塌陷骨折：将膝关节保持外翻位，在胫骨上端内侧，离关节面向下约3cm处，先用骨圆针穿过皮肤，再改用此针后部的钝端由原孔插入，直接抵住骨折片内侧，撬回原位。用骨圆针撬拨劈裂骨折片的旋转移位时，针尖直接戳住骨折片，则容易纠正旋转移位，再配合侧向挤压手法，整复侧向移位。

③骨圆针经皮内固定：完成经皮撬拨复位后，为防止再移位，常需用骨圆针做经皮内固定。应选择适当长度的骨圆针，由一侧平台下周围皮质骨穿出对侧皮质骨，使之具有较强的内固定力量。对平台中部塌陷骨折的进针位置应靠近平台软骨下皮质骨，阻止骨折片再移位，内外两侧平台骨折需用骨圆针固定两侧的骨折片，则较为稳定，亦容易整复平台下骨折，并能保持良好复位。

（3）术后处理：术后外用石膏托固定患肢于屈膝15°位，3～4周之后行关节功能锻炼，2个月后复查X线片，证实骨折愈合后可拔出骨圆针，渐行患肢负重活动。

（4）注意事项：撬拨复位的钢针方向力求在矢状面与关节面平行，在额状面从胫骨中间通过，或视骨折线的情况，可选从侧后方向对侧前方进针，但禁从侧前方向侧后方进导针，避免损伤腘动、静脉。

（八）胫骨结节骨折

胫骨结节骨折相当少见，常发生在14～16岁的男性少年。成人的损伤常较严重，可伴有胫骨上端骨折。胫骨结节为髌韧带附着点，股四头肌收缩力量必须通过髌韧带才能使膝关节伸直。

此骨折常由间接暴力所造成，以儿童和少年较多见。膝关节受突然屈曲暴力，同时股四头肌强烈对抗的收缩，可引起结节撕脱骨折。

1.骨折类型　分隆突型、舌形部型和前骨骺型。

（1）隆突型：骨折线自前骨骺向后上方延伸，经过骨骺的舌形部和胫骨上端，直到隆突基底附近。骨折片可呈粉碎型或伴有移位。

（2）舌形部型：骨折片含有前骨骺和胫骨上端的舌形部，可发生向上移位或其远端向前向上旋转移位。

（3）前骨骺型：骨折位于前骨骺部或为骨骺撕脱骨折，骨折片可向前向上移位，但多数无严重移位。

2.经皮撬拨复位技术

（1）适应证：各型骨折。

（2）经皮撬拨复位技术操作方法

①腰麻或硬膜外麻醉后，患者仰卧于复位床上。

②患肢伸直，术者双手抱住膝部，双手拇指抵住胫骨结节向下、向后推挤复位。

③自胫骨结节前上方经皮戳入一骨圆针，向下30°进入，抵在骨折片上，推挤骨圆针使骨折块复位（图4-4-14），用手摇钻将此骨圆针穿过骨折片和穿入胫骨上端做

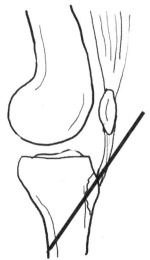

**图4-4-14　撬拨固定胫骨
结节骨折示意图**

内固定，或用另一骨圆针交叉固定。

④距皮外 1cm 处剪断骨圆针，将针尾折弯，消毒敷料包扎，石膏托外固定。

（3）术后处理

①术后 4 周拆除石膏，行膝关节功能锻炼。

②术后 6 周复查 X 线片，证实骨折愈合后拔除骨圆针，加强膝关节功能锻炼。

（4）注意事项：骨圆针固定不宜太深，慎防穿过后侧骨皮质，损伤腘动、静脉和胫神经。

（九）跟骨骨折

跟骨是最大的跗骨，其形状颇不规则，关节面位于前上方，跟骨的上面有 3 个关节面。后关节面最大，呈中凸形式；中关节面稍小，为中间凹陷形式，前关节面最小。

1. 损伤机制　因跟骨所受暴力不同，故引起骨折的类型亦不同。

（1）牵拉力：足或踝部在跖屈位时受暴力而突然背屈或躯干突然前倾和用力伸直膝关节，均可引起腓肠肌强烈收缩，由于跟腱牵拉附着的跟骨结节，故产生撕脱骨折。

（2）垂直压缩力：患者自高处坠下和足跟垂直位着地时，身体向下的重力与足跟撞击向上的反冲力对跟骨形成压缩力，可引起跟骨结节纵形骨折，体部的关节外骨折或丘部的横形塌陷骨折。

（3）剪式力：患者自高处坠下和足跟先着地时，足跟常呈不同程度内翻或外翻位，使跟骨遭受剪式暴力作用，尤以足外翻位着地较多见。

①足跟内翻位着地时，载距突受距骨向下压缩力，造成载距突骨折。当载距突和后关节面的内侧部受距骨向下压缩力时，可将跟骨劈裂成为前内侧和后外侧两骨折片。

②足跟外翻位着地时，距骨外侧骨突如锥子向下插入跗窦底部，将跟骨劈裂成为前内侧和后外侧两骨折片，形成原发性骨折线，自跗窦底部垂直向下或略向后面至跖侧皮质骨。

2. 骨折类型

（1）不波及跟距关节的跟骨骨折

①跟骨结节纵形骨折。

②跟骨结节水平（鸟嘴形）骨折。

③跟骨载距突骨折。

④跟骨前端骨折。

⑤接近跟距关节的骨折。

（2）波及跟距关节的跟骨骨折

①外侧跟距关节塌陷骨折。

②全部跟距关节塌陷骨折。

3. 经皮撬拨骨圆针内固定术

（1）适应证：跟骨的丘部骨折和体部的关节内外骨折。

（2）经皮撬拨骨圆针内固定术操作方法

①局麻或腰麻后患者取俯卧位或侧卧位：经皮撬拨丘部骨折片。用一骨圆针在跟骨后外侧穿过皮肤，向前下方和略偏向内侧进针，针尖常可探测到外侧壁裂隙。拨出骨圆针，改用此针的后部钝端由原孔插入，C 型臂 X 线机调整进针方向和深度，使针前端位于丘部骨折片的下方。略超出此骨折片的前端，向上撬起移位的骨折片。对丘部横形塌陷骨折片，应将骨圆针的前端位于塌陷骨折片下面的中部做撬拨。

②手法整复外侧劈裂移位：将两手的掌根部，分别放在跟骨的内外两侧向中部挤压，或者用跟骨夹做挤压复位。完成复位后，检查足跟形态，注意外踝下方的凹陷区恢复情况。在外踝下方放一指，使手指背面与外踝表面呈同一矢状面，表示外侧壁骨折已获得良好复位。

③撬拨整复内外两侧骨突骨折：凡存在内外两侧骨突骨折片向上嵌入结节部时，将撬拨丘部骨折片的骨圆针拔出少许，调整此针方向，向结节部后下方进针，使针前端抵住骨突骨折片，做由内向后、向下方向推挤复位。

④手法整复跟骰关节骨折脱位和距舟关节半脱位：凡存在此骨折脱位时，应将足前部呈内翻位，以整复脱位。

⑤骨圆针经皮内固定：在结节部后外侧略上方，用骨圆针穿过皮肤，穿入跟骨，使针尖沿丘部骨折片下面至附窦底部皮质骨做内固定。有些横形塌陷骨折片的稳定性极差，骨圆针或骨螺钉应穿过此骨折片，到距骨中部，可以石膏外固定或加用跟骨外固定以保持骨折复位（图 4-4-15～图 4-4-18）。

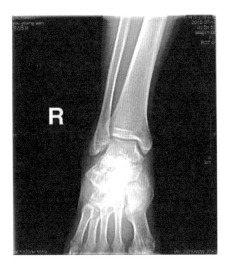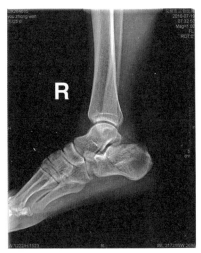

图 4-4-15　跟骨骨折术前 X 线片

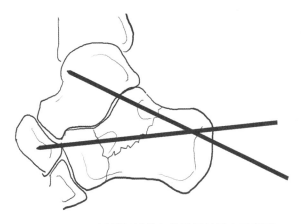

图 4-4-16　跟骨骨折撬拨复位骨圆针固定示意图

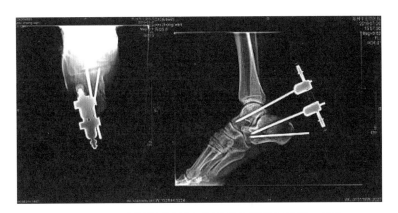

图 4-4-17　跟骨骨折撬拨复位跟骨外固定架术后 X 线片

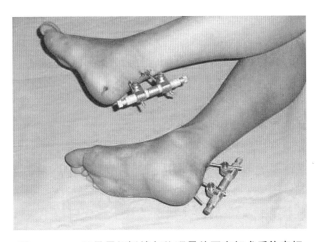

图 4-4-18　跟骨骨折撬拨复位跟骨外固定架术后体表相

（3）术后处理

①石膏固定者，观察患者趾关节末端血运，指导末端趾关节功能活动；跟骨架外固定者，观察患踝与趾关节末端血运，指导患踝与末端关节功能活动。

②术后 6～10 周内复查 X 线片，证实骨折愈合后拔除骨圆针、石膏或跟骨外固定架。石膏拆除后，患足从不负重到负重功能锻炼；跟骨外固定架拆除后，一般即可开始轻负重锻炼。

（4）注意事项

①跟骨为松质骨结构，血运好、愈合快，故损伤后应争取尽早治疗，一般接受治疗时间不宜超过 10 天。

②在 C 型臂 X 线机监视下，使针前端位于舌形或半月形骨折片的前端下方，或塌陷骨折片中部的下方，常容易完成撬拨复位，但应防止针前端过度偏向内侧，抵住载距突或周围部分，尤其仅发生后关节面的外侧部骨折时，更不宜将针前端过度地偏向内侧。

③在石膏固定时，术后宜固定患足于跖屈位，减轻腓肠肌对跟骨结节的牵拉，保证有效的复位。应注意外踝下方及足弓的塑形，以便保持骨折的良好复位，防止足内肌萎缩。跟骨架外固定时，术后观察患踝与趾关节血运，指导患踝与末端关节功能活动，预防针眼感染。

（十）跖跗关节脱位或骨折脱位

跖跗关节脱位或骨折脱位是足部的严重损伤，多数为直接外力所致，如重物砸伤或车轮辗轧伤，故软组织损伤也很严重。跖跗关节脱位或骨折脱位常由直接挤压暴力或间接旋扭暴力造成；旋扭伤力主要由足前部受跖屈、外展或跖屈伴有旋后或旋前外力所造成；背屈或内收暴力引起跖跗关节脱位时，常伴有足旋转暴力。

旋扭暴力所引起的跖跗关节脱位和骨折脱位较有规律，常有一定的损伤类型，有利于了解外力作用的方向，确定处理原则。

1. 脱位类型

（1）第一～五跖骨均向外侧脱位：是最常见的脱位类型。

（2）第一、二跖骨间分离。

（3）第一跖骨向内侧脱位，第二～五跖骨向外侧脱位。

2. 经皮撬拨复位技术

（1）适应证：闭合性脱位和骨折脱位。

（2）经皮撬拨复位技术操作方法

①仰卧位，患肢伸直，患足略垫高。

②复位：助手固定踝关节，术者一手持跖趾关节处，向远端牵拉，一手向内、向下按压跖骨近端，即可复位。

③助手维持复位状态，在 C 型臂 X 线机监视下，先钉第 1 根针，术者左手拇指顶在第五跖骨基底部的外侧，右手持克氏针经皮戳入，抵在骨皮质上，向上 10°～15°，向后 25°～35°的方向将针钻入，直至骰骨上。再钉第 2 根针，在第五跖骨近端的外侧，向上 10°～15°，向后 35°～45°进针，通过第四跖骨基底部，直至第二、三楔骨上（图 4-4-19～图 4-4-21）。

④距皮外 1cm 处剪断针体，针尾留于皮外，消毒敷料包扎，外用短腿石膏托外固定。

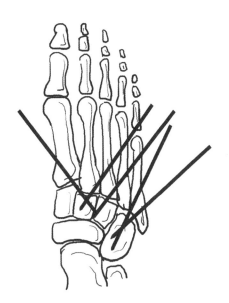

图 4-4-19　撬拨复位固定跖跗关节脱位示意图

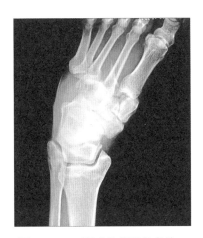

图 4-4-20　跖跗关节脱位术前 X
线片

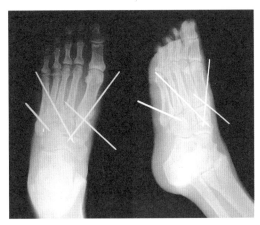

图 4-4-21　撬拨复位固定跖跗关节脱位术后 X
线片

（3）术后处理

①术后 4 周拆除石膏，拄拐下地活动。

②术后 6～8 周待骨折愈合后拔除克氏针。

（4）注意事项

①本法适用于新鲜的跖跗关节脱位或骨折脱位，对病程超过 10 天以上者，由于血肿和肉芽组织的嵌夹，闭合复位常难达到解剖复位。

②由于跖骨、跗骨骨皮质较硬，进针时用手摇钻钻入较容易，用锤击入则较困难。

第五节　经皮撬拨复位技术的并发症

经皮撬拨复位技术虽然损伤小，但操作不当仍有一定的并发症，临床上应积极预防并发症的发生。

一、常见并发症

（一）血管、神经损伤

术前没有熟悉撬拨针通道的解剖，没有选择好安全通道。在操作时过于粗暴，没有注意操作过程中对组织的保护，从而导致术中出现神经、血管的损伤。

（二）骨折块劈裂或碎裂

撬拨针没有从中央进入要撬拨的骨折块内而是明显偏于一侧，或者撬拨针进入骨折端之间，没有考虑用相对完整的一侧作为支点等，从而造成被撬骨折块碎裂或者被做支点一侧的骨折端出现劈裂。

（三）撬拨入口出现针道炎症或感染

原因在于术中及术后没有注意无菌技术操作，从而导致术后感染。

二、预防并发症的措施

1. 按各种骨折的具体情况，撬拨器针尖确切地抵住骨折片，则易完成撬拨复位，但不宜做多次反复的盲目撬拨复位，最好在 C 型臂 X 线透视直视下操作，既准确简单又损伤小，以免加重组织损伤。操作准确轻柔，用力过猛则可引起骨折片碎裂，若在骨折片塌陷区及其周围做多次、各方向盲目撬拨，将加重松质骨的损伤，即便最后能撬起骨折片，但也容易造成再塌陷移位和骨缺损，如胫骨外侧平台骨折中部塌陷和周围部劈裂骨折。

2. 用推挤力和撬拨力复位时，应尽量使用钝头撬拨针操作，防止因针尖部推挤力过大而穿透骨皮质。如在治疗胫骨平台塌陷骨折中，用太尖的撬拨针抵住塌陷骨折片的软骨下皮质骨，施加撬抬力时可能会穿透骨折片并损伤关节面。但如果骨块较结实，又能复位，则可以在撬拨复位后直接将骨圆针进一步加深打入固定在骨体上，剪断针尾，埋于皮下，石膏托外固定，效果也很好。

3. 用杠杆力整复骨折及旋转移位时，使针前端靠近关节面软骨下骨皮质，较易复位，如针前端远离关节面软骨下骨皮质，撬动时则针前端的着力点较差，不易完成复位，且又加重松质骨破坏。

4. 术前制订好安全通道，注意撬拨针入针处的血管、神经走向，避免损伤重要的血管、神经束。

复习思考题

1. 经皮撬拨复位技术有哪些优点？

2. 简述经皮撬拨复位技术的操作方法。

3. 哪些骨伤科疾病适宜于经皮撬拨复位技术治疗？

4. 经皮撬拨复位技术如何选择正确的进针点？

5. 经皮撬拨复位技术的常见并发症有哪些？如何预防？

第五章　经皮内固定技术 ▷▷▷▷

第一节　经皮内固定技术概述

一、骨折治疗的 AO 原则与生物学固定理论

（一）骨折治疗的 AO 原则

1.AO/ASIF——国际内固定研究协会简介　国际内固定研究协会（Arbeitsg-meinschaft fur Osteosynthesesfragen，AO）/（Association for the Study of Internal Fixation，ASIF）成立于 1958 年，下设研究、教育、信息、基金和技术发展五个管理机构。核心任务是协调国际研究、组织临床协作、发展内固定技术、传播 AO/ASIF 教育。

2.AO 治疗骨折的基本理论与原则　AO 的目标是改善骨折治疗的结果，它带来了骨外科理论和技术的一场革命，并使其成为过去 50 多年中在创伤治疗方面最具有影响的学派。骨折均存在骨骼及周围软组织的复合伤，骨折发生后会很快发生局部循环障碍和炎症表现，以及因此而产生的疼痛和反射性制动。循环障碍、炎症和疼痛这三种因素将引起关节、肌肉功能废用，从而造成所谓"骨折病"的发生。骨折病的临床表现为慢性水肿、软组织萎缩和局部骨质疏松，水肿则引起肌肉内部纤维化及肌肉萎缩，使肌肉与骨骼和筋膜之间发生非生理性粘连，出现邻近关节僵硬。这些后遗症即便经过长期的理疗也难以改善，患者极有可能从此部分或全部丧失工作能力。为了避免骨折病的发生，AO/ASIF 推出了"功能性康复"的概念，强调骨折后的功能，其指导思想是"生命在于运动，运动即是生命"。这一骨折治疗观点的基础是认为如果对骨折进行绝对稳定的固定，则可完全消除疼痛，使肢体的早期和全范围活动成为可能。对骨折治疗的"4R"原则，即诊断、复位、固定和功能锻炼也由此改变。术后可立即进行功能锻炼，而不用等到骨折愈合之后。由此，AO/ASIF 归纳了骨折的四项治疗原则：

（1）骨折端的解剖复位：特别是关节内骨折。解剖复位对于所有关节内骨折后功能的完全恢复具有重要意义，同时，对于骨干及干骺端的长度、旋转和轴线也具有重要价值。

（2）坚强内固定：所有手术固定的方法，对于控制长度、轴线和旋转都应提供良好的稳定。治疗的重点是机械稳定性，内固定的目的就是将所有骨折片转变成一个坚固的

整体。

（3）无创外科操作技术：AO/ASJF 更强调手术者的素质，对软组织的处理和操作技术要求较高，以保护骨折端及软组织的血运。

（4）肌肉及骨折部位、邻近关节早期、主动、无痛的活动：术后立即进行活动，已被证实可以明显减少大多数骨折后造成的永久性障碍，同时可以避免久卧于非生理性的仰卧位，而导致长期的心脏、呼吸功能紊乱，预防多器官衰竭。

（二）骨折治疗的生物学固定理论（BO 理念）

50 余年来，骨折治疗无论在理论、原则、方法以及材料上都有了长足的进展，AO 学派的观点与技术起到了重要的推动作用。近 20 年来，其在国内也被广泛应用，使骨折治疗的疗效得到了显著的提高。

1. BO 理论的提出及内涵　由于逐步认识到了 AO 学派单纯强调生物力学观点的不足，逐渐演变为以生物学为主的观点，即生物的合理的接骨术的观点（biological osteosynthesis，BO）。生物学固定的内涵是充分重视局部软组织的血运，固定坚强而无加压。其原则是：

（1）远离骨折部位进行复位，以保证骨折局部软组织的附着。

（2）不以牺牲骨折部的血运来强求粉碎骨折块的解剖复位。如必须复位的较大骨折块，也应尽力保存其供血的软组织蒂部。

（3）使用低弹性模量、生物相容性好的内固定器材。

（4）减少内固定物与所固定骨之间的接触面。

（5）尽可能地减少手术暴露时间。

Palmer 指出："骨折的治疗必须着重于寻求骨折稳固和软组织完整之间的平衡，特别是对于严重粉碎的骨干骨折过分追求骨折解剖学的重建，其结果往往是既不能获得足以传导载荷的固定，又使原已损伤的组织血运遭受进一步的破坏。"这一论点是 BO 概念对骨折治疗的指导思想。临床上骨折复位方法的限制，手术切口的改良、新型内固定物的应用，固定技术的调整等等，都是 BO 观念的具体体现。

2. BO 技术的操作

（1）骨折复位：髓内钉固定及骨外固定器固定均可行闭合复位，避免干扰骨折局部，手法应轻柔、准确，反之仍有可能加重骨折局部的血运破坏；切开复位则应利用间接复位技术先恢复长度和对应关系，再将中间段的骨折块归拢复位，但绝不可以破坏局部血运的手段强求解剖复位；就粉碎骨折而言，复位主要是恢复骨干的长度、轴线和无旋转，应特别保护和利用完整的软组织铰链，不但可以维护尚存的血运，而且还可借助它完成复位并维护复位。

（2）骨折固定：骨折愈合的主要条件并非一期的稳定，而是依靠存有活力的骨块，通过骨痂形成与主骨的迅速连接，钢板对侧骨折端获得支撑，防止固定物的断裂。这是对 AO 原有理论的重要修正。这在 Brunner Weher 架桥式固定（bridge plating technic）应用于临床的若干报告中得到体现，用长跨度的钢板跨越骨干部，而仅以较少的螺钉将骨折块固定，被称为长跨度－低密度钢板固定。其中以 95°长角钢板固定于股骨多见，由于在恒定的弯曲力矩下，钢板愈长，其发生的应变越小，作用于螺钉的应力也越小，从而延长了钢板疲劳失效的时间，使得被保护的骨折局部骨痂得以如期完成并形成支撑，对粉碎骨折或确有缺损者，用桥接式钢板固定主要是维护其长度和对线，不属于坚强固定，但可以充分保存粉碎骨折部位软组织的附着及血供，以期获得二期愈合。桥接式钢板跨越粉碎骨折部，远近两端分别以三枚以上螺钉固定，从临床疗效看，间接复位－生物学固定均比既往的解剖复位－坚强固定优越（包括骨折愈合率、内固定失败率、再手术率、整体失败率的比较）。

任何一种固定方法皆有其不足之处，两种以上创伤较小的简单固定结合使用，相互以长补短，更易达到前述的平衡，其形式可以是内固定＋外固定（石膏夹板），内固定＋骨外固定器或内固定的叠加。

（三）AO 与 BO 的区别

1. 理论依据的区别　20 世纪 60 ～ 70 年代是生物力学日渐深入到骨科学范畴的时期，而 60 年代末兴起的 AO 体系也正是以生物力学作为主要理论依据的。AO 学者认为骨折愈合的主要条件是一期稳定，因此，通过解剖复位、坚强固定，消除骨折局部的微动，以重新获得解剖学的连续性和力学的完整性。在这种条件下的骨干骨折愈合是直接愈合，即一期愈合，而非常见的二期愈合。

BO 概念下的骨折固定则是以生物学为理论依据的，认为骨折愈合的主要条件并非一期稳定，而是有活力的骨块与主骨的迅速连接，因此必须充分保护骨折局部的血运。

2. 治疗原则的区别　AO 的坚强固定是在解剖复位的基础上，以骨折块之间的加压获得的，即折块之间的加压是 AO 技术的核心，至于仅起到夹板作用或支撑作用的其他固定则属于 AO 的辅助方法。由于重新获得了解剖学的连续性和力学的完整性，所以在部分骨折术后不仅可以早期功能锻炼，而且得以早期使用。AO 早期所列的四大原则即为：①解剖复位；②坚强固定；③保护血运；④功能康复。

BO 的理论决定了其原则必须是充分保护骨折局部的血运，因此决不允许牺牲局部血运的方式来强求骨的解剖复位。Palmer 的论点"寻求骨折稳固和局部软组织完整之间的一种平衡"辩证地概括了 BO 的骨折治疗原则，这一原则不仅包括骨折的固定，而且也必然涉及复位，即应该间接复位。

3. 治疗方法的区别　以骨折块之间的加压为核心的 AO 技术包含有四大类方法：①螺钉加压；②钢板加压；③角钢板加压；④张力带缝合。这些操作方法都是为了确保固定的坚强性。

而 BO 概念下的一些方法则是在认识到"坚强固定"所造成的与固定物紧密接触的骨质严重萎缩以及遮挡效应后，改进或创新而来的。有以下几方面：①固定物的改进；②复位方法的改进；③固定方法的改进；④固定方式的改进。

固定物的改变大体有以下三类：①低弹性模量固定物，如塑料、碳纤维、石墨、树脂等均有过实验报道，但迄今尚未获得成功，钛合金材料目前仍是最理想的。②不同构形的固定物：部分接触钢板（LC–DCP）、点状接触钢板（PC–Fix）、不接触钢板（NCP）等，而桥接钢板（Bridging Plate）跨越粉碎骨折部，远近两段分别以三枚以上螺钉固定，主要是维持骨折的长度和对线，不属于坚强固定，但可以充分保存粉碎骨折部位软组织的附着及血供，以期获得二期愈合。其中 Weber 波形钢板是近年应用最为广泛的一种桥接钢板，不仅其刚度更佳，而且其扇形结构也回避了应力集中的缺点。③以生物降解材料制成的钢板（PLA、PGA），或应力松弛钢板（stress relaxation plate，SRP），即在钢板钉孔内加一具有蠕变性能的黏弹性聚乙烯垫圈，使固定装置刚度逐渐下降，而固定的骨折得以较早地承受一定的应力刺激，目前仍处于研究阶段。④钢板以外的固定物：原不被 AO 学派所依赖的髓内钉和骨外固定器，由于其自身的特点及近年的重要改进，使之在原理及应用原则上更加符合 BO 的概念，即将骨折局部医源性的破坏降低到尽可能少的程度。带锁髓内钉固定作用大为增强，控制旋转和成角的能力优于无锁者，其使用原则也有相应的改变，不再强调扩髓是髓内钉固定的必要前提；骨外固定器材料的改进、构型的更新、固定的合理化已基本消除了使用者对骨外固定可靠性的疑虑，现代的骨外固定器不仅同样可以达到骨端的加压，而且多样化的用途也大大提高了其使用价值，使其所具有的保护局部血运的自身特点更为突出。

（1）骨折复位方法：避免干扰骨折局部。切开复位时应利用间接复位技术，以整复器把持上下两骨折段，先恢复长度和对位关系，再将中间段的骨折块拢归原位。但决不可以破坏局部血运的手段强求解剖复位。就粉碎骨折而言，复位主要是恢复骨干的长度、轴线和无旋转，应特别注意保护和利用完整的软组织铰链，不但可以维护尚存的血运，而且还可借助它完成复位并维护复位，称之为软组织复位。髓内钉固定及骨外固定器固定均可行闭合复位，和原 AO 概念不同的是不需强求解剖复位。

（2）固定方法：AO 学派概括了 30 年来在固定方法上的改变，从解剖复位 – 坚强固定到以后的长板少钉、少钉 – 拉力钉、95°角钢板固定股骨上下端的长板少钉等间接复位 – 生物学固定，对于二者总的疗效比较（包括愈合时间、固定失效率、非正常愈合率、再手术率），后者明显优于前者。早在 1981 年 Brunner 和 Weber 即提出了架桥技术（bridge plating technic），但直到近年应用者才日见增多，并体验到了其优越性。

（3）固定方式：骨折固定方法的选择有三种：分别应用——择长弃短，结合应用——取长补短，阶段应用——以长代短。近年在 BO 概念下也已提出了结合固定技术（combined fixation technic，CFT）。任何一种固定方法皆有其不足之处，两种以上创伤小的简单固定结合使用，相互以长补短，更易于满足前述的平衡。其形式可以是内固定＋外固定（如石膏夹板），内固定＋骨外固定器，或内固定的叠加。结合固定的另一方式则是阶段固定，根据骨折不同阶段的不同问题，选择适当的方法加以解决。近年出现的无针骨外固定器即是在骨折早期的某些情况下，作为骨折阶段性固定的一种方法，数周后再更换为终极治疗，例如带锁髓内钉固定。

近年来，外科技术日益倾向于微创化，即将医源性的创伤尽可能减少到最低限度，以期获得更加理想的疗效。BO 概念下的骨折治疗也正是体现了微创化的精神。"微创术式"缩写为 LISS（less invasive surgical system）、MIP（minimally invasive procedure），在骨折治疗上的微创术式有 MIPO（minimally invasive plate osteosynthesis）、UFN（unreamed femoral nailing）、UTN（unreamed tibial nailing）等等。AO 学派的 Gautiertr 和 Ganz 于 1994 年曾将发展中的 BO 概括为四点原则，在复位方面主要要求正确的长度和轴线，无扭转，而不再强求解剖复位；在固定物方面特别强调了"小而理想的固定物"，未再强调坚强的固定。这些与原来的 AO 原则大相径庭。

二、骨折内固定现状及存在的问题

近年来骨折的治疗已取得巨大进展，内固定研究学会（AO/ASIF）在这方面为世界作出了重要贡献，在临床上的应用和推广影响着骨折治疗技术的改进和效果。骨折的生物学固定就是他们近代研究的成果，已经成为当代骨折治疗需要遵循的基本原则。生物学固定的中心是保护骨折端局部的血供，为骨折的愈合维持良好的生物学环境；手术时不再强调骨片间加压和骨折坚强固定，转而力求恢复长骨的长度、轴线排列和旋转对位，提供相对稳定的固定方式。首先是治疗上强调间接复位和桥接固定技术，建立微创的概念和技术；其次是应用适合生物学固定的内植入物。微创手术是当代外科技术发展的趋势，其在创伤骨科领域的研究、应用和普及是近代骨折固定技术发展的集中表现。微创技术要求在实施外科手术时尽可能减少对肢体组织的损伤，以减轻肢体疼痛，术后及早开始康复锻炼，促进功能的恢复，改善手术治疗的效果。手术操作的原则是尽可能不剥离骨折片的软组织附着，用间接复位的方法对骨折进行整复，经皮或肌层下置入用于固定骨折的内植入物。具体实施时，要根据骨折的实际情况选择适当的固定器具，依照内植入物的不同应用相应的技术和手段。

目前，在骨折的内固定方面仍存在许多问题，正确地分析和解决这些问题，将会进一步促进创伤骨科临床实践和科研的进步。

（一）正确理解骨折治疗理念的转变

1. 骨折治疗理念从 AO 到 BO 的演变与发展　自 20 世纪 70 年代起，AO 组织骨折治疗原则（解剖复位、坚强内固定、无创操作技术、早期功能锻炼）在国际得到广泛认可，其技术核心是骨折块间的加压，长骨干骨折在这种坚强固定的作用下获得 I 期愈合。在该原则指导下骨折治疗效果有了巨大提高，但同时也逐渐暴露了 AO 原则的一些问题和缺陷：

（1）因为骨折的解剖复位和坚强内固定需要广泛地剥离骨膜和软组织，使骨折部位的血液供应在损伤时受到破坏的基础上进一步破坏，甚至丧失血供，不仅给骨折愈合带来障碍，还增加感染的机会。

（2）接骨板的应力遮挡使接骨板下的骨骼发生骨质疏松，且骨折愈合质量不高，甚至在内固定取出后发生再骨折。多数学者认为骨折愈合的主要条件并非 I 期的稳定，而是依靠存有活力的骨块，通过骨痂形成与主骨的迅速连接，钢板对侧骨块获得支撑，从而防止内固定物的断裂。骨折的治疗必须着重于寻求骨折稳固和软组织之间的平衡，特别是对于严重粉碎的骨干骨折，过分追求骨折解剖学的重建，其结果往往是既不能获得足以传导负荷的固定，又使原已损伤的血运遭受进一步破坏。

从 20 世纪 90 年代开始，国际上开始倡导以保护血运为主的内固定技术，并逐渐形成了生物接骨术（BO）的概念，强调在骨折治疗中要重视骨的生物学特性，尽量不要破坏骨骼的正常生理环境，通过间接复位保护骨折碎片的活力，避免植入物对骨质的压迫，强调有效而非坚强的合理固定，从追求无骨痂的Ⅰ期愈合，转为弹性固定不断激发原始骨痂反应，以达到快速的骨痂生长，促进骨折顺利愈合。BO 技术的核心是保护骨折端血运，为骨折愈合维持良好的生物学环境，并且 BO 也体现了微创的概念。所以骨折治疗原则从 AO 到 BO 的演变就是从机械固定模式向生物固定模式的演变。

2. 辩证对待 AO 和 BO 原则 AO 理念经过几十年的发展，已成为一个相对成熟的理论体系，并处于持续发展和不断充实之中，而 BO 是正在发展的新概念，所以 AO 是BO 的基础，BO 是 AO 的发展。AO 和 BO 原则两者并不矛盾，且有许多共同之处。

（1）AO 原则的无创操作技术含义与 BO 基本相同，均为保护血供，只是 AO 未提出针对此原则的具体方法和手段。

（2）解剖复位和追求绝对稳定性仍是关节内骨折治疗原则。

（3）BO 原则并不意味良好的复位和稳定的固定不重要，骨折对位仍然至少要满足功能复位的标准，同时稳定的固定也仍然是骨折愈合的首要条件。

所以目前既不能用 BO 完全取代 AO，也不能完全抛弃 AO。

（二）理性认识与运用骨科微创技术

微创就是以最小的手术侵袭和组织干扰达到最佳的治疗效果，是当代外科技术发展的趋势。微创治疗理念的确立与微创治疗技术的应用，极大地推动了临床骨科技术的发展。微创技术作为有创手术和无创手术发展的桥梁，无疑已将骨科带入了一个全新的世界。但随着微创技术在骨科领域的全面启动与进一步发展，人们也逐渐意识到对微创技术认识上的偏颇与应用中存有的误区。

微创外科是一个整体的理念与外科新技术，对微创的认识与运用不能单纯局限在手术上，应全局、系统、综合地考虑与应用，故应合理掌握手术指征。同时，微创技术（包括导航手术）是建立在坚实的外科手术基本功及丰富的外科手术经验之上的一项现代外科新技术，良好的手术基本技能及丰富的手术阅历是微创手术的重要前提与基础。如使用不当会事与愿违，从而将手术短时变长时、简单变复杂、轻创变重创。

1. 临床微创手术存在的主要问题

（1）对微创手术器材的作用原理及应用特征缺乏正确的理解及认识，存在技术操作与治疗上的误区，影响了治疗效果。

（2）手术指征过宽，一味追求微创手术：目前仍存在理性认知微创技术同样有其技术及应用的局限性，使简单手术复杂化、扩大手术适应证的问题。需要指出并非所有手术都适宜采用微创技术进行。

（3）混淆微创技术和小切口的概念：微创技术不仅是手术切口小，其核心内容是在保证外科手术效果的前提下，减少手术对周围组织创伤和生理功能的干扰，达到更小的手术切口、更少的组织损伤、更轻的全身反应、更快的康复周期和更好的心理效应。小切口仅仅是皮肤切口较小，但对手术区组织的损伤并不减少，甚至由于术区暴露不充分而影响手术操作及加重了对手术区的软组织损伤，因此绝不能为了盲目追求小切口而影响手术质量。

（4）四肢微创手术小切口及非直视下的手术操作，增加了重要神经血管损伤的概率；熟悉局部解剖及个性化手术操作是降低或避免损伤发生的措施。

2. 针对以上问题的处理对策

（1）转变观念，要认识到微创技术的先进性主要体现在对微创观念的认识、对微创手术入路、微创手术器械以及相应操作技术的革新，同时要避免产生微创外科意味着手术的危险性降低或手术技巧变得容易的错误观念，有必要针对微创外科手术中的危险因素采取预防措施。

（2）利用循证医学方法对微创技术的应用及其临床价值进行总结和评价。

（3）加强继续教育与手术技术的培训，努力减少由于"学习曲线"而产生的手术并发症。

（4）不断研究新的术式及手术器械，简化操作步骤，缩短手术时间，降低手术费用。

（三）骨折治疗原则与方法的规范化问题

1. 正确处理手术与非手术的关系　国内自开展 AO 技术以来，骨折内固定技术和器材的发展使切开复位内固定的指征不断扩大，并且治疗理念似乎产生一种手术为更先进有效的治疗手段的错误导向，这些原因均导致手术率大增，甚至骨科手术微创化有可能会进一步加重忽视非手术治疗骨折的倾向。针对该问题应注意以下几方面：

（1）非手术和手术治疗骨折各有其适应证，从微创化的角度来看，显然非手术治疗更符合微创的理念。

（2）我国骨折手法复位的技术已发展到很高水平，在手法复位方面继续深入研究的同时，在外固定方面应保留那些切实可行的方法，并逐步探索新材料和新形式。

（3）非手术方法对于一些移位不明显或经简单手法复位即可以达到较好效果的长管状骨稳定性骨折，治疗简单方便，疗效满意，仍不失为一种理想的治疗手段，特别是对儿童骨折的治疗有很高的应用价值。

2. 正确理解与使用骨折不同的固定技术

（1）接骨板固定技术：接骨板固定技术是治疗长管状骨骨折的常用固定方法。随着对 AO 原则缺陷的认识和骨折治疗理念的改变，接骨板从材料、形状和使用方法均得到不断改进和发展。

①常规接骨板固定技术：常规接骨板手术是经典 AO 理论的代表。尽管骨折治疗理念改变，但是各地骨折治疗技术发展仍不均衡，且应用 AO 技术行接骨板内固定术操作简单，临床上仍在普遍使用，并发症时有出现。接骨板内固定失败的原因除与 AO 技术本身缺陷有关外，更多是违反了 AO 技术的原则和方法，如违反了张力侧钢板固定和恢

复钢板对侧骨结构的解剖学稳定原则，造成钢板疲劳断裂；钢板选择过短，钢板固定骨干骨折长度需大于所固定骨干直径的 4 ～ 5 倍，且骨折两端应至少置入 3 ～ 4 枚螺钉，否则力臂短、载荷加重，极易引起内固定失败；钢板与骨质接触不良，钢板与骨的外形不匹配，不能形成良好的钢板 – 骨整体，致使钢板与骨不能产生负荷分载，应力集中在钢板螺钉上，固定作用大为降低；骨孔未钻在钢板孔的中央，使螺钉头不能完全进入钢板孔，不能压紧钢板，且明显高出钢板，增加了对软组织的刺激，故应在导向器的引导下钻孔；有孔无钉，钢板的每一个螺孔都要配之以钉，因为孔是钢板的明显薄弱环节，应力必然在此集中，通过螺钉对钢板孔的固定，能减少钢板的强度损失及分散各螺钉负荷；螺钉在钢板下误入骨折面，不但失去固定作用，并且影响骨折愈合；螺钉太短没有穿透对侧的皮质骨 2 ～ 3mm 或螺钉的方向和角度不符合固定原则；钢板螺钉材质不配，造成术后发生电解腐蚀，出现螺钉松动；骨缺损未处理等。

②微创接骨板固定技术：微创接骨板固定技术（minimally invasive plate osteosynthesis，MIPO）是 20 世纪 90 年代提出的一种微创固定技术，是微创外科和骨折内固定理论发展相结合的生物学固定新技术。该技术的核心是避免直接暴露骨折端，最大限度地保护骨块活力，使用长接骨板进行桥接固定，为骨折愈合提供良好的生物学环境来提高骨折愈合率。其手术方法包括：微创经皮接骨板固定（minimally invasive percutaneous plate osteosynthesis，MIPPO）技术：适用于关节外骨折，间接复位后远离骨折部位做小切口，在骨膜外或肌层下置入接骨板以螺钉固定；经关节入路经皮接骨板固定（transarticular approach and percutaneous plate osteosynthesis，TARPO）技术：适用于累及关节面的干骺端骨折，有限切开关节囊直视下恢复关节面的解剖复位，并坚强内固定，再间接复位关节外骨折，恢复肢体长度和轴线，纠正旋转移位。MIPO 技术代表了骨折治疗新的发展趋势，与传统方法相比，在促进骨折愈合、降低骨不连，防止延迟愈合、骨髓炎、内固定断裂和减少骨移植等方面已显示出显著的优越性。

在新的固定理论和手术方法的指导下，内固定物也不断被改良和更新，如微创稳定系统（less invasive stabilization system，LISS）和锁定加压钢板（locking compression plate，LCP）等，带来了内固定器设计与使用原则的全新概念和深刻变革。LISS 在设计上结合了内固定接骨板和外固定器的理念，可以理解为内置的外固定器，其稳定性来自螺钉与接骨板的锁定装置，避免了接骨板与骨紧密接触，保护了骨膜血运，通过单皮质螺钉角度稳定性，以微小的手术创伤取得了对血液供应侵扰程度和复位稳定程度之间的平衡；LCP 是在 LISS 基础上的进一步发展，结合了动力加压钢板（dynamic compression plate，DCP）接骨板的动力加压单位和 LISS 螺钉的锁定装置，根据骨折情况，可作为锁定接骨板使用锁定螺钉，也可作为加压接骨板使用普通螺钉，扩大了其使用的灵活性。

对于这些先进的微创术式和微创器械应积极地学习应用，但由于缺乏经验，在应用的初始阶段务必保持谨慎的态度：对于应用 MIPO 技术，无论切口的大小、手术操作的难易，微创操作的理念要始终贯穿于手术当中，小切口就是微创的认识是非常错误的，只有严格遵循 MIPO 原则进行手术才能达到真正的微创。MIPO 技术要求间接复位，对于一些相对复杂的骨折而言，要达到满意的复位可能较为困难。在复位时如何正确判断肢体排列情况也比较困难，尽管目前已提出许多测定肢体排列的临床和放射学技术，但这些技术有的无法在术中使用，有的实际操作困难，加上对侧肢体被手术巾覆盖，无法进行两侧肢体的比较，这完全依赖于术者的实践和技能，故要求术者有良好的骨折闭合复位技术。LISS 和 LCP 在解决长骨骨折微创治疗方面提出了新的理念，除对长骨远近端累及关节面的骨折有特殊优势外，还适用于骨干各种类型骨折，这在一定程度上挑战了髓内钉固定，并且两者在骨质疏松骨折表现出良好的特性。此外亦有报道其用于开放性骨折，可见适应证非常广泛。但是需要认识到这还是一项新技术，许多问题需要进一步的长期临床观察。对于这些新技术术后同样会出现与常规接骨板手术相同的并发症，如术后感染、内固定断裂松动，所以详细了解接骨板固定的生物力学原则、术前仔细分析骨折、制订手术及康复计划和术中严格按器械要求操作，对于手术成功非常重要。

（2）髓内钉固定技术：髓内钉固定技术是 20 世纪骨折治疗所取得的最大进展之一，特别是交锁技术使髓内钉的适应证得以扩大，长管状骨的骨折治疗得到很大改善，交锁髓内钉不仅具有较好的固定和生物力学性能，也是一种骨折微创治疗的理想固定器，现已经成为治疗有适应证的长骨骨折的首选方法。

（3）外固定器固定技术：外固定器是一种介于手术和非手术治疗之间的半侵入固定方法。其优点是手术操作简便及术后可调节性，符合微创原则，并且随着材料的改进、构型的更新、固定的合理化已基本消除了使用者对骨外固定可靠性的疑虑。现代的骨外固定器不仅可以达到骨端的加压作用，而且多样化的用途也大大提高了其使用价值。但外固定器也存在针道感染、延迟愈合、成角畸形等并发症，故在临床实践中要正确把握其适用范围。

①开放性骨折：尽管髓内钉和接骨板越来越多用于开放性骨折，但在Ⅲ度开放性骨折和感染性骨不连的治疗中仍然具有不可替代性。

②早期临时固定：待软组织条件改善后再改作内固定，当然也可以用作非负重性长骨，如肱骨及桡骨骨折的最终治疗。

③结合固定：如关节内骨折可采用有限切开复位内固定结合外固定器的方法实现骨折的复位和固定，即最大限度地减少手术创伤对骨折片血液供应的破坏，又达到尽可能解剖复位满足肢体功能恢复的需要，体现微创治疗原则。

（四）骨折分类和功能评定标准的规范化问题

使用骨折国际统一分类和功能评定标准长期以来一直得不到广泛的重视，它的使用对于骨科临床实践和科研均具有重要的指导作用，但至今仍然未能形成公认的骨折国际诊断、治疗、疗效评价的统一标准。重视标准化，使用公认的骨折分类和功能评定标准迫在眉睫，对提高和培养良好的临床科研意识，并且对与国际骨科界的接轨、改善和促进国内外骨科学术交流有重要意义。

三、中西医结合微创治疗骨折的特点和优势

任何科学技术的产生和发展都离不开其社会、文化和科学背景。近年来，微创技术给人们带来的冲击越来越强烈，有人称其为 20 世纪外科技术皇冠上的明珠，但它的理念却与过去某些年代惊人地相似。从狭义理解"微创"是用最小的解剖损伤和生理干扰换取最好的疗效，从广义理解"微创"是用最低的社会负担和生物负担获得最佳的健康生活。

（一）中医"微创"治疗骨折的历史渊源

"微创"并不是外来语，无论在治疗观念和临床技术方面，中医的微创均有其特色和优势。以针刺为例，早在 2000 多年前就有系统的文字记载，《素问·刺要论》载有"病有沉浮，刺有浅深，各至其理，无过其道。"《素问·刺齐论》载有"刺骨者无伤筋，刺筋者无伤肉，刺肉者无伤脉，刺脉者无伤皮，刺皮者无伤肉，刺肉者无伤筋，刺筋者无伤骨……刺骨无伤筋者，针至筋而去，不及骨也。刺筋无伤肉者，至肉而去，不及筋也。刺肉无伤脉者，至脉而去，不及肉也。刺脉无伤皮者，至皮而去，不及脉也。所谓刺皮无伤肉者，病在皮中，针入皮中，无伤肉也。刺肉无伤筋者，过肉中筋也。"即有对清晰的解剖层次的描述；当时还有用于各种治疗目的的九针针具，一直沿用至今，可以称其为早期的微创医疗器械；再以骨折的治疗为例，清代《医宗金鉴》载有"夫手法者，谓以两手安置所伤之筋骨，使仍复于旧也。但伤有重轻，而手法各有所宜。其痊愈可之迟速，及遗留残疾与否，皆关乎手法之所施得宜，或失其宜，或未尽其法也。盖一身之骨体，既非一致，而十二经筋之罗列序属，又各不同，故必素知其体相，识其部位，一理临证，机触于外，巧生于内，手随心转，法从手出。或拽之离而复合，或推之就而复位，或正其斜，或完其阙，则骨之截断、碎断、斜断，筋之弛、纵、卷、挛、翻、转、离、合，虽在肉里，以手扪之，自悉其情，法之所施，使患者不知其苦，方称为手法也"，在解剖学和病理学还不发达的当时，这些观念和方法无疑是非常深刻的，在中华民族的繁衍过程中一直发挥着主流医学的作用，时至今日某些方法仍在临床上广泛使用。

（二）中西医结合"微创"治疗骨折的特色和优势

"微创"技术在东西方两种文化的相互碰撞、互相影响、互相渗透的过程中，在中西医结合的研究工作中产生了深远的影响，从古希腊的希波克拉底誓言到黄帝与岐伯的对话，始终贯穿着"医者仁术"这种不要增加患者额外创伤的理念。20 世纪 60 年代，在毛泽东主席的倡导下，我国的西医开始学习中医，方先之、尚天裕教授等在骨折的治疗上开展中西医结合研究，取得了举世瞩目的开拓性成果，其结合点正是"微创"，他们以辩证唯物主义思想为指导，比较和分析了古今中外医学的联系和区别，各自的长处和缺点，揭示出在骨折治疗中存在着动与静、筋与骨、内与外、人与物四对矛盾，这也正是中医与西医各学派之间长期争论的焦点。根据长期的临床实践及在反复总结资料的

基础上，提出了中西医结合治疗骨折的原则：即动静结合（固定与运动相结合）、筋骨并重（骨折愈合与功能恢复同时并进）、内外兼治（局部治疗与整体治疗兼顾）、医患配合（医疗措施与患者的主观能动性相配合），形成了一套以内因为主导、小夹板固定为特点、手法整复和功能锻炼为主要内容的中西医结合治疗骨折的新疗法，从而打破了治疗骨折的传统概念，使骨折治疗发生了质的飞跃，在学术领域发生了革命性的变化，中西医结合治疗骨折在全国各级医院得到了广泛应用，通过大量病例随访结果显示，骨折愈合快、功能恢复好、患者痛苦少、医疗费用低。并且进一步通过基础医学、生物力学、电子学、机械工程学等基础和应用学科的研究，认为：①骨折是伤不是病，医生的任务就是创造条件，让患者恢复正常生活；②肢体的生理功能是活动，治疗的方法不能违背它的生物学特性；③骨组织有再生、塑形的能力，治疗方法不应对其干扰和破坏；④整复、固定只是骨折愈合的条件，功能活动不仅是治疗的目的，更是治疗的重要措施；⑤骨折端的活动是绝对的，固定是相对的，对骨折愈合有利的动，要鼓励，不利的动，要加以限制；⑥医生只是为骨折愈合创造条件，任何措施都要通过患者才能起作用；⑦间接愈合是骨折愈合的普遍规律，直接愈合只是特定条件下的个别现象；⑧骨折的治疗方法有手术、非手术和有限手术，各有其适应证。医生应该做那些非做不可的手术，而不是做想做或能做的手术。这一成果与当时风靡全球的 AO 学派相比较，形成了具有鲜明中国特色的 CO 学派。而后的 BO 学派则是前两者殊途同归的必然结果。

1976 年唐山地震后，为了治疗大批的骨折伤员，特别是下肢不稳定骨折，孟和等研究了一种既能整复又能固定的装置，即骨折复位固定器，20 世纪 80 年代在总结骨折复位固定器治疗骨折及骨病临床经验、基础研究及理论研究基础上逐渐建立了骨折复位固定器疗法，并形成了较为完整的理论体系，它是以中医古代小夹板技术为基础发展起来的骨科治疗技术，沿用了传统小夹板骨折治疗的弹性固定准则为理论核心，创新性建立了手法 – 器械 – 手法 – 器械的骨折复位方法和内外固定结合的骨折固定方式，创造性地提出骨折治疗三原则：①无（少）损伤的正确复位；②无（少）损伤的立体固定；③早期无痛生理性活动。并在治疗方法上提出了四结合：①复位：手法与器械结合；②固定：穿针（内）与压板（外）相结合；③活动：主动（自身）与被动（按摩）相结合；④用药：内服与外敷相合。从骨折复位、固定、功能锻炼、内外服药等方面形成了骨折复位固定器疗法的规范化治疗体系，不仅用于治疗骨干骨折，对于关节内骨折、开放性骨折、陈旧性骨折、感染骨折、四肢畸形、骨病等骨科疑难疾病疗效确切，创伤小，并发症少，临床上已普遍采用该法治疗骨科疾病，在国内各医疗机构中广泛应用，是具有微创理念的中西医结合疗法，是中西医结合手法复位、小夹板治疗骨折的延续和发展，推动了中西医结合骨科治疗水平的进步。

第二节　经皮骨圆针固定技术

经皮骨圆针固定技术是创伤骨折临床上常用的微创治疗技术，是为了在骨折整复后维持骨折解剖位置、防止骨折再移位，经皮将骨圆针通过特定的入针点、入针角度穿入并留置于骨骼，对骨折进行有效固定的一种经皮内固定技术。

一、经皮骨圆针固定技术概述

经皮骨圆针固定技术与切开复位内固定技术相比优势在于微创，通常无须切开软组织，对软组织及骨骼的损伤较小，因此对局部组织特别是骨骼的血液循环破坏轻微，提高了手术的安全性，减少了传统内固定的并发症，有利于骨折愈合。与闭合复位单纯石膏或夹板外固定相比优势在于通过留置于骨骼内的骨圆针对骨折端直接固定，对骨折的固定更加有效，降低了骨折的再移位率。

（一）经皮骨圆针固定技术发展概况

骨穿针固定技术古代即已有之，但由于当时科学技术的局限性，一直处于试探性阶段，在临床上较少使用。近年来，随着放射、病理、解剖、器械材料学以及生物力学的进步，特别是不锈钢材料的出现，使骨穿针固定技术成为可能，骨穿针固定技术越来越多地被广泛应用于临床。

由于传统骨折治疗周期长，方法单调，常有骨折畸形愈合发生，即使骨折愈合后仍有大量骨质疏松、关节僵硬、肌肉萎缩等"骨折病"的出现，严重影响了骨折的临床疗效。20 世纪 50 年代后，由于现代科学技术的迅猛发展，国内外的学者对骨折的基础及临床治疗方法进行了越来越深入的研究，特别是中西医结合治疗骨折新疗法的出现，改变了传统骨折的治疗观念，大大提高了骨折的临床疗效，也促进了骨穿针固定技术的快速发展，逐渐形成了具有微创理念的经皮骨圆针固定技术；之后，以微创理念为推动力，中西医结合治疗骨折从简单到复杂、从闭合到微创、从骨干到关节、从新鲜到陈旧、从四肢到躯干，不断扩大治疗范围，取得了良好的临床疗效。同时，经皮骨圆针固定技术也被越来越广泛地应用于临床越来越多的骨科医师熟练掌握了这种微创技术，从最早的骨干骨折经皮穿针固定开始，近年来经皮穿针固定技术已经广泛应用于关节内骨折、近关节骨折等复杂骨折的治疗上。

（二）经皮骨圆针固定技术的优势

在通过整复手法获得良好复位的同时，如何维持整复后骨折端良好对位对线的解剖位置直至骨折愈合，是创伤骨科临床工作中及其重要的环节。对稳定性骨折而言，通常给予石膏外固定制动或小夹板外固定即能维持骨折位置直至骨折愈合。但对于不稳定骨折，单纯的石膏或小夹板外固定常难以维持骨折位置，骨折再移位、畸形愈合从而导致功能障碍有较高的发生率；而切开复位内固定依靠直视下的复位和直接的固定，虽然具有较好的固定性能，但由于对软组织的切开及骨骼的广泛剥离，对软组织及骨骼的损伤较大，因此对局部组织特别是骨骼的血液循环破坏较重，感染、骨折延迟愈合、不愈合等严重术后并发症时有发生。

经皮骨圆针固定技术是一种微创的有限内固定技术，其优点是通过贯穿骨折端的骨圆针对骨折进行直接固定，具有较好的固定性能；其技术操作方法简便，对手术条件要求不高，易于临床医生掌握；在达到对骨折端有效固定要求的前提下，尽可能减少对软组织和骨骼的损伤，对局部组织特别是骨骼的血液循环破坏轻微，减少对骨折内环境的干扰和破坏，提高了手术的安全性，减少了传统内固定的并发症，有利于维持骨折端位置直至骨折愈合。

（三）经皮骨圆针固定技术的不足

虽然经皮骨圆针固定技术具有组织损伤小、较好的直接固定性能等优点，但本身仍属于有创类固定方法，仍然对局部组织及骨骼造成一定的损伤和破坏，故一般对于稳定型骨折仍然首选石膏或小夹板外固定。骨圆针系不锈钢表面光滑的圆柱状结构，对骨骼的把持力相对较弱，针径通常较细，因此对骨折端的固定效能有限，难以做到骨折端的牢固固定，通常尚需用石膏、小夹板或支具等外固定手段辅助固定或进行制动，而且弯针、断针、退针、针游走等情况时有发生，可导致固定失败、骨折再移位、关节活动障碍等并发症。由于经皮骨圆针固定技术是一种闭合手术技术，缺乏对手术区域的显露，在骨穿针过程中可能对神经、血管等重要组织造成损伤。因此经皮骨圆针固定技术在严格的术后管理、定期复查及加强护理方面尤为重要。

二、经皮骨圆针固定技术的治疗原则

经皮骨圆针固定技术是通过贯穿骨折端的骨圆针进行固定，使骨折端获得相对稳定的力学环境，为骨折治疗创造良好的愈合环境。骨圆针系一端尖锐、表面光滑的圆柱状结构，对骨骼的把持力相对较弱，因此对骨折端的固定效能有限，难以做到骨折端的牢固固定；骨圆针具有一定的抗弯性能，但对抗绕轴自身轴的旋转能力较差，故单独使用一根骨圆针固定具有较大的局限性，两根或多根骨圆针联合固定可提高抗旋转的能力。

（一）微创固定原则

骨折固定是保持整复后骨折端相对位置不变的治疗措施，是骨科治疗的重要手段，具有极其重要的意义。骨折整复后若没有有效的固定措施维持骨折位置，在漫长的骨折愈合过程中可能因骨折端过度异常活动而引起骨折迟延愈合或不愈合，或因骨折的再移位而发生骨折畸形愈合，从而影响骨折治疗的临床疗效。经皮骨圆针固定技术是将骨圆针的针尖及针体穿入骨骼内，而针尾留于骨骼外或体外，通过贯穿骨折端的骨圆针起到把持和固定骨骼的作用，从而起到固定骨骼断端的目的。

经皮骨圆针固定技术是一种闭合性经皮外科手术技术，以极小的组织损伤换取骨折端稳定的固定效能，由于有贯穿骨折端的骨圆针控制了骨断端的异常活动，较其他外固定方法更为直接、稳定和可靠。在达到骨折固定目的的同时，避免了切开复位内固定骨断端血运破坏、伤口感染的危险性，创伤小，保护了骨折端的血供，是一种典型的骨科微创治疗技术。

经皮骨圆针固定技术是一种基于传统手法整复基础上的微创手术技术，要掌握经皮骨圆针固定技术就必须熟练掌握传统手法整复方法与技巧，手法乃整骨之首务。《医宗金鉴》记载"夫手法者，谓以两手按置所伤之筋骨，使仍复于旧也"，手法有整复移位、消肿散结、舒筋活络的功能。手法整复前要详细进行临床检查和辅助检查，认真阅读 X 线片，形成伤患局部内、外的三维立体图像，明确骨折端移位形态及移位机制，即《医宗金鉴》记载的"知其体相，识其部位，一旦临证，机触于外，巧生于内，手随心转，法从手出"，手法整复应以早期、稳妥、准确、轻巧为原则。

要达到微创治疗目的，以尽可能小的组织损伤换取有效的骨折固定性能，术前应根据骨折部位及类型，充分评估骨折处软组织情况、骨折的移位机制等，选择骨圆针的直径、长度和数量，设计穿针固定方式、皮肤穿入点、进针位置和方向、穿针深度等，以达到最佳的力学稳定性；手术通常需要在 X 线透视监视下进行，可提高闭合穿针的准确率，避免术中反复穿针操作，造成不必要的组织损伤和针道松弛，防止损伤重要神经和血管，降低固定失败的风险，达到微创治疗的目的。

（二）骨圆针的种类

1931 年 Boever 首先采用不锈钢材料的骨圆针，极大地改善了其抗腐蚀性及组织相容性，对减少针道感染具有重要意义。目前骨圆针有粗细长短的很多规格，根据骨圆针的直径，一般将其分为以下二类：

1. 斯氏针（Steinmann 针）　指直径大于及等于 3.0mm 的骨圆针（图 5-2-1），多用于下肢骨折的固定，可用手摇钻或慢速电钻经皮直接钻入，干骺端及松质骨部位也可用骨锤徐徐捶入。

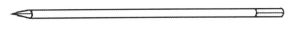

图 5-2-1　斯氏针（Steinmann 针）示意图

2. 克氏针（Kirschner 针）　指直径小于 3.0mm 的骨圆针（图 5-2-2），多用于成人上肢骨折、足部骨折及儿童四肢骨折的固定，常用手摇钻或慢速电钻钻入。

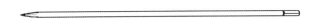

图 5-2-2　克氏针（Kirschner 针）示意图

（三）经皮骨圆针固定方式

经皮骨圆针固定技术是通过贯穿骨骼的骨圆针使骨折端得到一个暂时的、相对稳妥的力学稳定性，从而为骨折端的愈合创造一个良好的环境，通常有两种固定方式，一种是经髓内固定，一种是经骨折端的有限固定。

1. 经皮骨圆针髓内固定　经皮骨圆针髓内固定是指通过选择合适的穿针点，将骨圆针穿入并留置于骨干髓腔并超过骨折端，使骨折通过髓腔内的固定方式获得一定的稳定性。由于针体处于骨折后的骨干髓腔内，能良好地控制折端的成角、侧方等再移位，但这种固定方式是中心性固定，由于骨圆针的特点，并不能有效地维持骨折端的旋转对位和分离移位。为达到稳定的固定性能，在长管状骨髓内固定时，骨圆针应具有足够的长度，一般需要超过骨折线 8 ～ 10cm（图 5-2-3）。

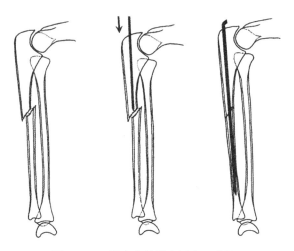

图 5-2-3　经皮穿针髓内固定示意图

2. 骨圆针经骨折端有限固定　骨圆针经骨折端有限固定是指在行经皮，通过选择合适的进针点，采用两枚或两枚以上的骨圆针对骨折端行交叉固定或多维固定，以期使骨折端局部得到一个有效稳妥的固定，又称为经皮交叉克氏针固定。这种固定方式是利用力学局部稳定性的原理，将两枚或两枚以上的骨圆针呈一定的角度穿入骨骼，将骨折端固定在一起，能有效地控制骨折端的旋转移位、分离移位。但这种固定方式从力学原理分析，因其涉及的固定力均集中于骨折端局部区域，难以牢固地控制骨折端的成角移位，通常需加用有效的石膏或小夹板等外固定方式来辅助固定，取得更好的力学稳定性（图 5-2-4）。

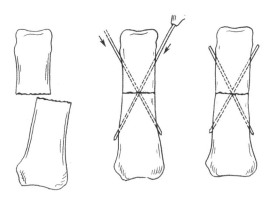

图 5-2-4　经皮穿针骨折端固定示意图

三、经皮骨圆针固定技术的适用范围

经皮穿针骨圆针固定技术主要适用于四肢新鲜的、手法能够复位的骨折脱位，或经撬拨等经皮器械复位方法可以复位的骨折患者。

（一）经皮骨圆针固定技术的适应证

1. 四肢长骨干不稳定性骨折　如锁骨骨折、肱骨干骨折、尺桡骨骨折、掌指骨骨折、股骨干骨折、胫腓骨骨折、跖趾骨骨折等。

2. 关节内或近关节骨折　经皮骨圆针固定技术适用于分离或塌陷性的关节内骨折，如肱骨髁上骨折、尺骨鹰嘴骨折、桡骨远端骨折、胫骨平台骨折、踝关节骨折等。

3. 关节脱位　如肩锁关节损伤、肩关节后脱位、桡腕关节脱位、舟骨周围脱位、踝关节骨折伴脱位等。

4. 全身情况较差，或局部皮肤挫伤、发生水疱等软组织条件较差，不宜行切开复位内固定手术，但尚有部分皮肤完好者。

（二）经皮骨圆针固定技术的禁忌证

1. 陈旧性骨折　陈旧性骨折由于受伤较久，无法通过闭合手法复位或经皮器械复位达到良好对位，没有闭合复位的基础与条件。

2. 严重粉碎性骨折，闭合手法整复不能复位者　由于严重粉碎性骨折骨折端失去了力学稳定条件，即使给予了髓内穿针技术或者有限穿针固定技术，也无法提供稳定的力学环境，可导致折端再移位或内固定物断裂等并发症。

四、经皮骨圆针固定的操作技术

在进行经皮骨圆针固定手术前，术者必须仔细阅读患者的影像学资料，认真分析骨折的受伤机制和移位机制，熟悉穿针区域局部解剖，详细设计穿针位置、入针点、穿针角度及深度等手术方案，务必选择安全通道做为入针点及穿刺路径，否则可能在穿针时出现折端对位不良、重要结构（如血管、神经）损伤、固定失败等并发症。

（一）物品准备

1. 手术器械准备　骨圆针，骨锤，钢丝钳，电钻或手摇钻，稳针器，剪丝钳，撬拨针，钩拉针，C 型臂 X 线透视设备等。

2. 骨圆针的选择　根据骨折部位、骨折类型选择粗细适宜的骨圆针，术前选取一定直径、相同长度的骨圆针 3～4 枚消毒备用。一般髓内固定时根据髓腔直径选择尽可能粗的骨圆针，肱骨干 3.0～4.0mm、尺桡骨 2.5mm、腓骨干 2.0mm、掌指骨及跖趾骨 1.5mm 为宜；撕脱骨折块固定时宜选用直径 2.0～3.0mm 的骨圆针；关节内骨折撬拨复位固定时宜选用直径 1.5～2.0mm 骨圆针。

（二）严格无菌原则

经皮骨圆针固定手术要严格按照无菌技术操作规程进行，术前按骨科手术要求进行皮肤准备，术者戴无菌手套后以碘附（或碘酒、酒精）消毒术区皮肤，铺无菌巾，再更换无菌手套进行穿针等技术操作。严格无菌操作是预防术后针道感染甚至发生骨髓炎等严重合并症的重要措施。

（三）进针点的选择

进针部位及方向除满足骨圆针对骨折有效固定的力学要求外，原则上应选择软组织较少、有骨性突起、标志明确、附近无重要血管、神经走行的部位，有利于术中对进针部位的确定，操作简便、安全，减少软组织反应引起的渗液，降低经皮穿针骨圆针固定技术的合并症。为保证穿针的准确性，术前在体表标记出进针点，穿针时按标记方向进行。经皮穿针骨圆针固定手术在很大程度上取决于穿针的质量，若穿针符合术前设计的标准要求，则可达到骨折固定的目的。

（四）穿针方式

常规消毒铺巾后进行闭合手法整复，采用传统的"正骨八法"，根据骨折的部位、类型及骨折移位的方向及严重程度，采用手摸心会、拔伸牵引、折顶成角、拉按端提等手法，纠正骨折端各种移位，恢复骨折的正常解剖结构；单纯闭合手法整复难以复位的病例，可通过经皮器械复位纠正残余移位，如经皮钳夹技术、经皮推顶技术、经皮分骨钩技术等，并灵活与手法整复技巧相结合，使骨折端达到一个良好的对位，并经X线透视确认骨折端对位对线良好。为保证穿针达到预定要求，由一助手维持整复后的骨折位置，另一助手在肢体的穿针对侧给予适当的对抗把持，以防穿针时引起骨折段的成角和旋转移位，造成骨折再移位或穿针方向性的错误。

不论以何种方式进行骨骼穿针，均绝对禁止以高速电钻钻入。高速电钻钻入时对周围组织（包括骨骼和软组织）的热损伤将导致周围组织坏死，造成术后针道松动、渗液，增加针道感染及固定失败的风险。

骨骼内穿针有以手摇钻钻入、慢速电钻钻入、骨锤击入三种方式，实验研究及临床观察证明，以骨锤击入的骨圆针与骨骼嵌插紧密，不易松动脱出，但可造成沿针道的骨质劈裂，同时骨折部位震动较大，存在骨折再移位的风险；用手摇钻或慢速电钻钻入时通常不致造成沿针道的骨质劈裂，特别是电钻钻入时对骨折端影响较小，不易造成骨折再移位，且穿针方向准确、易于掌握，但钻入骨内的骨圆针易松动脱出。一般认为，在干骺端或松质骨处穿针时，可用手摇钻或慢速电钻钻入，也可用骨锤锤击进针。

通常经皮穿针骨圆针固定手术时皮肤不做切口，用骨圆针直接刺入皮肤，使骨圆针与周围皮肤等软组织紧密无间，形成一种半闭合状态，减少针道污染及感染的机会。但特殊原因致皮肤张力过大时，则应减张切开，并缝合减张部分的皮肤。由于骨圆针在穿刺过程中，常有进针侧皮肤向内陷入的情况，待穿刺完成后，应将骨圆针逆向转动退出至进针处皮肤平整为止。

（五）术后处理

经皮穿针骨圆针固定完成后，需经X线透视再次确认骨折端对位情况及内固定物位置，如有骨折端移位或骨圆针位置不符合固定需要时，还需在X线透视下进行调整，直至满足固定的需要。

1. 骨圆针针尾的处理　经皮穿针骨圆针固定后，剪短过长的骨圆针针尾，留于皮肤外 0.5 ～ 1.0cm，并对留于皮外的针尾进行折弯，以免骨圆针继续进入，并利于骨折愈合后骨圆针的拔除；特殊情况下剪短针尾并折弯，将其埋于皮下。如针尾部皮肤张力过大时，应切开减张并缝合减张部分的皮肤，处理针尾，无菌敷料覆盖，以防止骨圆针对皮肤的压迫性坏死。

2. 辅助外固定　骨圆针内固定所产生的固定力均集中于骨折端局部区域，难以牢固地控制骨折端的成角及旋转移位，单独依靠经皮穿针骨圆针内固定的固定方式不能获得坚强的固定性能，术后如对肢体的活动不加以限制，容易产生固定针的松动、脱出、弯曲甚至断裂等并发症，导致固定失败、骨折再移位。因此，经皮穿针骨圆针内固定术后通常需加用石膏或小夹板等外固定进行辅助固定，限制部分关节活动，使骨折端获得更好的力学稳定性，防止骨折的再移位。

3. 针道管理　针道感染是经皮穿针骨圆针固定技术面临的重要问题，严重的针道感染可导致骨髓炎，必须引起临床医师的高度重视。严格的无菌操作、正确的进针点选择、准确的穿刺技术、针道定期换药是预防针道感染的重要措施。

防止针道感染的有效方法是密切观察针道及其周围的组织反应，如针道疼痛、周围组织红肿、针道分泌物增加甚至有脓性分泌物，应予以及时处理，包括局部清洁换药、保持引流通畅、减少或停止肢体活动，必要时给予抗生素治疗。如针道疼痛呈进行性加重、针道红肿范围持续扩大、分泌物或脓性分泌物逐渐增多，经以上治疗不能控制时，可考虑拔除骨圆针，改用其他固定方式治疗以控制针道感染。

经皮穿针骨圆针固定术后，对针道的清洁换药是防止针道感染的重要方法，一般 3 ～ 4 天更换一次无菌敷料，既可保持针道清洁，又能对局部进行检查，以便及早发现情况和及时处理。

五、经皮骨圆针固定技术的并发症

经皮骨圆针固定技术是一种闭合性微创手术技术，缺乏对术区的显露，所以要求骨科医师具有扎实的解剖知识、良好的临床及手术技能为基础，周密的术前准备、完善的手术设计、准确的手术操作技术、良好的术后管理是保证手术成功的重要条件，围术期及术中的微小疏忽和错误均可能导致手术失败。

（一）血管、神经损伤

术前不熟悉穿针通道的解剖结构，没有选择良好的进针安全通道，在操作时过于粗暴，反复进针，或手法整复时不够轻柔，骨折端的反复错动，没有注意操作过程中对组织的保护，可以导致术中出现血管、神经的损伤，特别是重要血管、神经损伤将会导致严重后果。

（二）骨折再移位

术中没有采取有效措施固定骨折端，或对骨圆针的固定方式选择错误，或没有在穿针固定后联合应用适当的外固定方式，术后不恰当的功能锻炼，均可造成术后骨折端的再移位，导致骨折畸形愈合、肢体功能障碍。

（三）针道感染

针道口出现炎症或感染，常见于无菌操作不严格、骨圆针对软组织形成压迫坏死、针道污染、术后换药不及时等原因，严重者可导致骨髓炎。

（四）骨圆针松动、脱出、弯曲、断裂

单独经皮穿针骨圆针内固定术后未加用石膏或小夹板等外固定进行辅助固定，或对肢体的活动不加以限制，或术中反复穿刺造成骨质破坏过多等因素，容易产生固定针的松动、脱出、弯曲甚至断裂，导致固定失败、骨折再移位。

第三节 闭合（复位）髓内钉技术

髓内钉内固定技术主要适用于治疗长管骨骨干骨折，其固定原理为对称性的中央型内夹板式固定原理。20 世纪 80 年代以后，髓内钉技术在治疗长管骨骨干骨折方面的临床效果得到医学界的肯定，逐渐成为临床医师治疗四肢长管骨骨干骨折的首选治疗方法之一。

一、闭合（复位）髓内钉技术概述

（一）髓内钉内固定技术发展概况

早在 100 多年前，就有医生开始利用动物实验观察髓内固定管状骨骨折的临床效果。1939 年德国 G.KÜntscher 教授首次使用金属髓内钉治疗股骨干骨折取得成功，很快髓内钉以其切口小、损伤少、固定可靠、容许患者早期功能锻炼以及骨折愈合后取出方便等诸多优点赢得了医学界的认可，并得到不断发展和广泛应用。到现在髓内钉技术经历了 3 代发展。

1. 第一代髓内钉 以 KÜntscher 教授设计的不锈钢三叶草结构髓内钉为代表。其通过简单锻压和折弯而成，制造工艺粗糙，材料本身强度性能差，由于不能锁定，依靠骨干本身的支撑稳定维持纵向稳定，旋转稳定性依靠骨折端互相嵌入，抗旋转能力差。第一代髓内钉手术操作技术不成熟，在临床上仅适用于治疗股骨骨折中 2% ～ 5% 的稳定性股骨干中段骨折（图 5-3-1）。

2. 第二代髓内钉 由髓内主钉和绞锁螺钉组成，其特点是具有锁定能力，使髓内钉、骨和锁定螺钉连接成一体，提高了骨折固定的稳定性。第二代髓内钉由于锁定螺钉

的使用，使临床适应证范围扩大，除简单骨折外还可用于骨干粉碎性骨折的治疗（图5-3-2）。

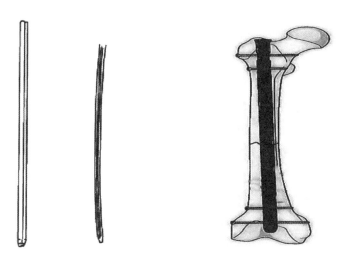

图 5-3-1 第一代三叶草形髓内钉　　　图 5-3-2 第二代交锁髓内钉

3. 第三代髓内钉系统　在材料学、生物力学、制作工艺上均有明显改善，其具有如下特点：①以钛合金材料制作，髓内钉与骨髓腔曲率匹配，截面呈圆形设计，抗旋转应力增强，进行剖面系数修正，避免局部应力提升，具有更佳生物相容性和疲劳寿命。②有多功能系列型号，每一种针可有多个适应证，使用灵活。③应用先进的微创外科技术，精确的进针点定位、精确扩髓。④采用改良的骨折复位技术及稳定维持技术，避免骨折再移位和畸形愈合（图 5-3-3）。

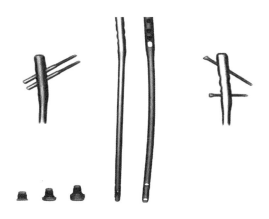

图 5-3-3 第三代股骨髓内钉系统

（二）髓内钉技术的特点

1. 髓内钉技术的优点　髓内钉内固定技术主要适用于治疗四肢长管骨骨干骨折，其固定方式是利用长管状骨管形髓腔和坚强的骨皮质通过髓腔中心内固定，这种方式有如下优点：①可实现理想的骨折稳定性，满足术后早期功能锻炼，甚至部分负重锻炼情况下，仍保持骨折端稳定。对于骨干狭部的横形、楔形、斜形、螺旋形、粉碎性骨折，结合髓内钉主钉和交锁螺钉，均能实现骨折的稳定内固定。②可实现骨折端加压，也可实现分离以维持肢体长度。③符合生物力学特点，髓内钉固定为骨干中心固定，中心性应力传导。可适应不同平面骨折时肌肉牵拉造成的不同畸变趋向力，而且肢体活动时骨干的张力侧与压力侧、旋转力方向往往相互转化，髓内钉可以维持稳定的同时，可以有效、适度地传导应力，促进骨骼重塑。这一点是钢板内固定所不具备的。实验证明，髓内钉与钢板固定骨折相比，前者愈合速度慢于或接近钢板内定后的速度，而一旦获得愈合，其生物力学特性超过或等于钢板。④不固定邻近关节，可早期做屈伸活动度锻炼。提高患者治疗期间的生活质量，有效避免了关节僵硬、肌肉萎缩、骨质疏松等并发症。⑤骨折端闭合复位，保护软组织和骨外膜血运。⑥微创操作。⑦扩髓可实现骨折端植骨，促进骨折端成骨。

2. 髓内钉技术的缺点 髓内钉的使用也有一定的局限性。首先，骨髓腔的大小限制了髓内钉的直径，从而限制了髓内钉的抗弯强度；其次，髓内钉（尤其是非带锁髓内钉）在控制骨折端旋转方面不如钢板；第三，扩髓破坏骨内膜的血运，影响到内侧骨皮质；第四，扩髓导致骨髓成分入血，可致脂肪栓塞（FES），对合并肺部损伤患者的肺功能有不利影响；第五，手术中需要 X 射线辅助。

二、闭合（复位）髓内钉技术的适用范围

（一）髓内钉技术的应用原则

使用髓内钉治疗骨折时，首先应具备骨折手术内固定治疗的适应证，即在非手术疗法不佳，手术治疗的临床效果优于非手术治疗，且手术风险预期可控的情况下，符合髓内钉治疗的适应证的情况下，为患者推荐髓内钉手术治疗。

髓内钉治疗的微创原则：髓内钉技术是一种利用特殊器械，特定手术入路，减少组织创伤的微创手术技术。其手术技术要点为骨折端闭合复位，经皮建立通道插入髓内钉，通道大小仅可通过髓内钉和必要特定器械，具有远离骨折端，不破坏骨折端软组织、不剥离骨膜的特点。髓内钉手术尽可能采用闭合复位，对于闭合复位失败、骨块翻转、嵌入软组织、移位较大的骨折块或怀疑有神经血管损伤时，可采用有限切开辅助复位或探查手术。髓内钉内固定手术中，要点是恢复患肢力线，不强求解剖复位，更不能以牺牲软组织血运换取不必要的解剖复位。

锁定与非锁定的应用原则：髓内钉发展到现在，逐渐由非带锁髓内钉发展为带锁髓内钉，并出现了静力型和动力带锁髓内钉。对于稳定的横断骨折，采用动力型固定可增加轴向压力，这种应力传导刺激骨折断端骨痂生长及塑性，促进骨折愈合，但因其可能导致肢体短缩和旋转畸形，应用骨折端加压静力锁定的方法，锁定螺钉既不遮挡应力传导，又维持骨折多向稳定，因此，当前临床不提倡常规行动力型固定。对于骨折术后骨折延迟愈合者，动力型固定可以作为促进骨折愈合的手段，但多数情况仍需结合骨折端植骨。对于不

稳定的长螺旋骨折、多段骨折、粉碎性骨折、干骺端骨折，交锁锁定螺钉的静力锁定必不可少，既减少不稳定骨折的轴向滑动、短缩、嵌插趋势，还能够有效地控制旋转等移位。不稳定性骨折的交锁螺钉植入时不要求骨折端加压，以维持肢体力线、长度为目的。

扩髓与非扩髓的应用原则：扩髓，是髓内钉发展史上的重大进步。虽然非扩髓髓内钉的优点是手术操作简单，对骨内膜的血液供应破坏较小，但缺点是，对髓内钉直径不能预测量，常常会使髓内钉插入困难，能插入的最大直径髓内钉仍较细，强度不够，抗弯能力差，易松动。Trueta 和 Cavadias 在兔胫骨骨折实验中也发现，扩髓后用髓内钉固定，皮质骨的内 2/3 坏死。尽管扩髓会对骨内膜造成更大的损伤，理论上不利于骨折愈合，但临床研究表明，扩髓对骨折愈合具有促进作用。Anderson 等用压配较松和压配紧密的两种髓内钉治疗骨折，前者愈合较慢且骨痂较多。随着对骨折愈合过程中的生物学和生物力学研究的不断深入，特别是内固定物与骨之间的界面关系对血运的影响认识的深化，认为扩髓的促愈合原因在于：①扩髓所产生的骨碎屑充当了骨移植物；②扩髓增加了所插入髓内钉的直径及其与髓腔的接触面积，提高了内固定的稳定性，患者术后可以早期进行功能锻炼，带来合理的应力刺激；③扩髓刺激了多种因子的分泌，刺激骨膜的成骨作用；④扩髓后髓内血管可沿髓内钉与骨皮质之间的腔隙再生。Reichert 研究表明扩髓后骨干局部的血运超过了扩髓前 6 倍。目前临床手术中多进行扩髓或进行有限扩髓。扩髓的程度，应根据患者体重及全身病情、骨质、骨折类型、预期锻炼目标等决定。扩髓的不利包括增加感染机会，导致骨髓成分入血而增加了脂肪栓塞（FES）的机会，对合并肺部损伤患者的肺功能有不利影响。

不破坏骨骺原则：未成年人骨折治疗应避免骨骺损伤。

髓内钉治疗对无菌条件要求较高，对于开放性骨折应谨慎使用髓内钉治疗，受伤时 Gustilo Ⅱ、Ⅲ度的开放性骨折，髓内钉置入点附近软组织感染、急性全身性感染、手术部位有细菌感染不应一期髓内钉治疗（表 5-3-1）。

表 5-3-1　开放性骨折 Gustilo 分级系统

类型		伤口大小	污染程度	组织损伤程度	骨折严重程度
Ⅰ型：		伤口长度小于 1cm	比较干净的穿刺伤	软组织损伤轻微，无碾挫伤	骨折较简单，为横断或短斜形，无粉碎
Ⅱ型：		伤口超过 1cm	伤口中度污染	软组织损伤较广泛，但无撕脱伤，亦无形成组织瓣，软组织有轻度或中度碾挫伤	中等程度粉碎性骨折
Ⅲ型	ⅢA 型	伤口超过 10cm	严重污染	有广泛的撕脱伤及及组织瓣形成，骨折处有适当的软组织覆盖	复杂性或粉碎性骨折
	ⅢB 型	伤口超过 10cm	严重污染	广泛的软组织损伤和丢失，伴有骨膜剥脱和骨暴露	复杂性或粉碎性骨折
	ⅢC 型	伤口超过 10cm	严重污染	有广泛软组织损伤或丢失，伴有需要修复的动脉损伤	复杂性或粉碎性骨折

髓内钉可以不取出，即使需要取出，仅在锁钉对应处和髓内钉的一端做小切口即可。取出时间一般推荐骨折愈合后 1 ~ 2 年内，也可根据具体病情和特殊治疗目的决定取出时间。髓内钉与受损骨之间具有应力分散作用，避免应力遮挡，取出髓内钉后，再骨折的可能性较钢板内固定取出再骨折的概率低。

（二）髓内钉技术的适用范围

1. 髓内钉技术在股骨骨折治疗中的应用

（1）适应证：成年人的大部分股骨干闭合性骨折可采用髓内钉治疗，第二代、第三代锁定髓内钉已成为治疗股骨干骨折的标准治疗方法，其愈合率为 98% 以上，感染率低于 1%（图 5-3-4）。各种股骨髓内钉设计上有较大的区别，决定了其适应证有较大不同，应根据骨折类型选择不同设计的髓内钉。

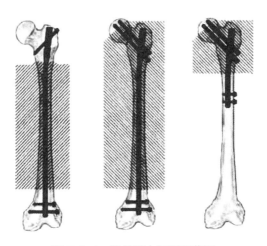

图 5-3-4　股骨髓内钉适用范围

股骨髓内钉的适应证包括：

①闭合性股骨干骨折及 Gustilo Ⅰ度开放股骨干骨折。

②经颈型和基底型股骨颈骨折。

③各型粗隆间骨折及反粗隆间骨折。

④粗隆下骨折。

⑤股骨髁上骨折。

⑥股骨复合骨折，如股骨颈合并股骨干骨折。

⑦部分移位不大的股骨髁间骨折。

⑧股骨陈旧性非感染性骨折不愈合。

⑨股骨病理性骨折。

（2）禁忌证

①粉碎性股骨颈骨折，不能很好固定时。

②老年严重骨质疏松患者，骨端的骨质很差。

③部分皮质缺如，两端锁钉无法达到必须的锁定强度时。

④受伤时 Gustilo Ⅱ、Ⅲ度的开放性骨折。

⑤髓内钉置入点附近软组织感染、急性全身性感染、手术部位有细菌感染。

近来研究表明，骨髓内容物的栓塞将会增加呼吸窘迫综合征（ARDS）的发病率，因此，合并肺部创伤或肺急性炎症反应综合征的患者，应延期手术或改用其他方式。

2. 髓内钉技术在胫骨骨折治疗中的应用

（1）适应证：胫骨髓内钉对于大部分闭合性骨干骨折治疗效果良好，是临床首选治疗方案之一（图5-3-5）。

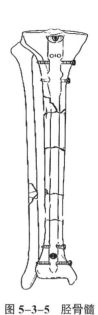

图 5-3-5　胫骨髓内钉适用范围

胫骨髓内钉主要适应证包括：

①胫骨骨干（或合并腓骨）闭合性骨折或 Gustilo Ⅰ度放骨折。

②胫骨干骺端骨折（部分特殊设计髓内钉的适应证）。

③胫骨干陈旧性非感染性骨折不愈合。

④胫骨病理骨折。

⑤维持胫骨长度、骨延长手术，纠正短缩、旋转、成角畸形而行截骨术后的固定。

（2）禁忌证

①胫骨应用髓内钉的禁忌证包括所有目前髓内钉技术不能实现骨折端稳定的骨折，如胫骨平台骨折、近端及远端干骺端骨折、Pilon 骨折、踝关节骨折等。

②老年严重骨质疏松患者，两端锁钉无法达到必需的锁定强度时，是髓内钉的禁忌证。

③ Gustilo Ⅱ、Ⅲ度的开放性骨折。

④髓内钉置入点附近软组织感染，急性全身性感染、手术部位有细菌感染均为胫骨髓内钉手术的禁忌证。

骨折合并肺部创伤或肺急性炎症反应综合征的患者，应延期手术或改用其他方式。

3. 髓内钉技术在肱骨骨折治疗中的应用　肱骨骨干骨折的髓内钉固定效果良好。肩、肘关节活动范围大，活动方式多，力线变化复杂，髓内钉的髓内同心轴固定方式，术后成角畸形几率低，应力遮挡大大减少，应力传导均匀。

（1）适应证

①肱骨骨干闭合性骨折或 Gustilo Ⅰ度开放骨折。

②肱骨外科颈骨折。

③无明显移位的肱骨干骨折或稳定性外科颈骨折影响其他治疗效果时，如合并前臂骨折时。

④肱骨陈旧性非感染性骨折不愈合。

⑤肱骨病理骨折。

⑥纠正短缩、旋转、成角畸形而行截骨术后的固定。

（2）禁忌证

①肱骨应用髓内钉的禁忌证包括所有目前髓内钉技术不能实现骨折端稳定的骨折，如肱骨头骨折、解剖颈骨折、肱骨髁上骨折、肱骨髁间骨折等。

②肱骨骨折合并上臂神经血管损伤或卡压时。

③受伤时 Gustilo Ⅱ、Ⅲ度的开放性骨折。

④髓内钉置入点附近软组织感染、急性全身性感染、手术部位有细菌感染均为此手术的禁忌证。

合并肺部创伤或肺急性炎症反应综合征的患者，应延期手术或改用其他方式治疗。

4. 髓内钉技术在尺、桡骨骨折治疗中的应用　前臂结构及运动复杂精确，可实现180°旋转运动，还参与肘、腕关节活动，之所以可实现是依赖前臂正确的尺桡骨弧度、上下尺桡关节匹配良好，紧张适度、纤维走行合理的骨间膜、前臂肌肉。因此，前臂骨折应按关节内骨折处理，要求解剖复位，坚强固定，实现精确解剖复位常需要切开复位。因此，钢板内固定常用治疗前臂骨折，且效果良好，Anderson 报道应用 AO/ASIF 加压钢板固定后桡骨愈合率为 97.9%，尺骨愈合率为 96.3%。在前臂骨折采用髓内钉治疗相对股骨、胫骨、肱骨为少。

（1）适应证

①桡骨中 1/3 骨折。

②尺骨鹰嘴横断型骨折、冠状突以远至中 1/3 段的骨折。

③部分前臂多段、粉碎性骨折。

④软组织条件差的尺桡骨骨折。

（2）禁忌证

①尺、桡骨骨折应用髓内钉的禁忌证包括所有目前髓内钉技术不能实现骨折端稳定的骨折，如桡骨头骨折、桡骨远端骨折、尺骨头骨折等。

②受伤时 Gustilo Ⅱ、Ⅲ度的开放性骨折。

③髓内钉置入点附近软组织感染、急性全身性感染、手术部位有细菌感染均为此手术的禁忌证。

5. 髓内钉技术在锁骨骨折治疗中的应用　锁骨骨折也可用髓内钉固定，但只适用于骨折部位必须在锁骨中段的骨折，目前临床上大部分需手术治疗的锁骨骨折仍采用钢板内固定治疗。

6. 髓内钉技术在腓骨骨折治疗中的应用　腓骨骨折的髓内钉治疗适应证为腓骨中段及远端多段骨折时，尤其是皮肤条件无法接受切开复位钢板内固定的患者。

三、闭合（复位）髓内钉技术的操作技术

（一）股骨骨折闭合复位髓内钉操作技术

1. 股骨的解剖特点　成人股骨长度约 35～48cm，是人体最长的管状骨，股骨干部外观呈向前向外的弧度，向前的弧度较大、向外的弧度小，而髓腔中心的正侧位投影并不与外观完全相符，正位投影呈直线，侧位投影呈向前弯曲为 5°～ 10°的弧度。髓腔

中轴向近端通过梨状窝，向远端通过髁间凹后交叉韧带起点前方（图 5-3-6）。

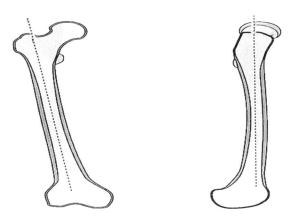

图 5-3-6　股骨的解剖特点

股骨颈长约 5cm，中段细，基底部粗。股骨颈轴与股骨干解剖轴构成的角度叫颈干角，约为 110°～ 140°，亚洲人平均约 127.27°。股骨颈的长轴与股骨的冠状面形成的角度称为前倾角，正常为 12°～ 15°。

股骨的解剖结构决定股骨较其他长骨承受更大的应力，Koch 研究表明，在静态负重时，若股骨头负重 45kg，则在股骨近端内侧皮质（股骨距）产生 540kg/6.45cm^2 的应力。应力顺骨干而下，单位面积应力逐渐减少。因此，骨折复位时能否恢复股骨距的支撑，将影响手术方案和内固定物的选择。

股骨头的血液供给有三个来源：①圆韧带支：圆韧带内小动脉，来自闭孔动脉，供应头内下小部分血运。②骨干滋养动脉升支，对股骨颈血液供给股骨颈基部。③关节囊支：来自旋股内、外侧动脉的分支，是股骨头主要血液供给来源。旋股内侧动脉来自股深动脉，在股骨颈基部关节囊滑膜反折处，分成三组血管进入股骨头，分别由上下方距离股骨头边缘下 0.5cm 处进入股骨头，供应股骨头 4/5 ～ 2/3 区域血运。旋股外侧动脉也来自股深动脉，它的血供量少于旋股内侧动脉。旋股内、外侧动脉的分支在股骨颈基底组成一个动脉环。旋股内侧动脉损伤是导致股骨头缺血性坏死的主要因素。

股骨干骨折多由强大暴力所造成，故骨折断端移位明显，软组织损伤也较严重。骨折发生的部位以股骨干中下 1/3 交界处为最多，上 1/3 或下 1/3 次之。骨折端因受暴力作用的方向，肌群的收缩，下肢本身重力的牵拉和不适当的搬运与手法整复，可能发生各种不同的移位。股骨上 1/3 骨折后，近折端受髂腰肌、臀中肌、臀小肌和髋关节外旋诸肌的牵拉而屈曲、外旋和外展，而远折端则受内收肌的牵拉而向上、向后、向内移位，导致向外成角和缩短畸形。股骨中 1/3 骨折后，其畸形主要是按暴力的撞击方向而成角，远折端又因受内收肌的牵拉而向外成角。股骨下 1/3 骨折段受腓肠肌的牵拉而向后倾倒，远侧骨折端可压迫或刺激腘动脉、腘静脉和坐骨神经。

股骨粗隆间骨折，多为间接外力损伤，好发于 65 岁以上老年人，骨质疏松者，可见髋关节屈曲、外旋畸形、下肢短缩，外旋可达 90°，局部皮下瘀斑较重。

2. 股骨髓内钉类型

（1）梨状窝入路标准股骨交锁髓内钉和重建交锁髓内钉：此类髓内钉设计有前后弧度，近端没有外翻角设计，髓内钉与股骨干中心轴基本同轴，进针点在梨状窝附近。髓内钉近端较干部直径增粗，以增加近端抗应变力能力。近端交锁螺钉的锁定方式有两种：螺钉从大转子到小转子以45°角穿入，即标准股骨交锁髓内钉，适用于股骨干骨折；螺钉经过股骨颈进入股骨头，与杆体成130°角左右，即重建交锁髓内钉，适用于粗隆周围骨折、股骨颈骨折。远端交锁螺钉一般设计有静力锁定模式和动力锁定模式。此类髓内钉的缺点是进针点开口时损伤关节囊及股骨头血运，造成医源性股骨颈骨折，一旦感染可引起髋关节感染，因进针点偏内使手术操作不方便。

（2）大粗隆入路标准股骨交锁髓内钉和重建交锁髓内钉：此类髓内钉设计不仅有前后弧度，近端还设计有4°～6°左右的外翻角设计，进针点在大粗隆顶点附近。近端交锁螺钉的锁定方式同前，即标准和重建交锁。大粗隆入路的髓内钉可避免梨状窝入路髓内钉术中进针困难的缺点（图5-3-7）。

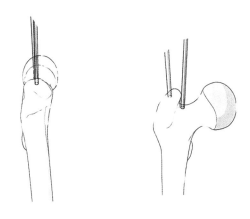

图 5-3-7　不同股骨髓内钉的进钉点

（3）股骨倒打交锁髓内钉：此类髓内钉是 Green、Seligson 和 Henry 三人设计的 GSH 发展而来，GSH 起初是为了治疗股骨髁上骨折而设计的，发展到现在主流股骨倒打交锁髓内钉的适应证扩大到股骨髁上骨折，股骨干中、远段的骨折。此类髓内钉的特点是膝关节入路，骨皮质开口在髁间凹中央、后交叉韧带起点前方，髓内钉远端（膝关节端）设计有较多的锁定螺钉，针对股骨远端髓腔宽大的解剖特点改进，有利于股骨远端的稳定。

（4）膨胀髓内钉：髓内钉的主体部分由合金柱状薄管和四根径向辐条组成，髓内钉曲度与股骨髓腔的形状一致，骨折复位和髓内钉位置正确后，通过压力泵向针体内注射生理盐水使髓内钉膨胀，钉体与骨髓腔内壁紧密接触从而达到坚强内固定效果，无须交锁螺钉，理论上其固定方式均匀分布了负荷应力，手术操作上简化了锁定过程，取钉杆过程也相对简单。但目前临床应用数量有限，体现远期治疗效果的资料较少。

3. 手术步骤

（1）术前测量：术前需拍标准的患肢 X 线片正侧位，测量股骨长度，最窄髓腔直径，可预估合适的髓内钉长度和直径，对于严重狭部粉碎性骨折，患侧 X 影像难以获得精确测量数值，可拍摄健侧股骨正侧位片获得测量数据。测量方法：髓内钉长度需近端与入口皮质平齐，远端位于髌骨上缘和股骨远端骨骺线之间。

（2）麻醉方法：常采用连续硬膜外麻醉或静脉复合全身麻醉。

（3）体位：一般情况采用骨科牵引床仰卧位或侧卧位，以仰卧位为例介绍。

患者取仰卧位，躯干向健侧倾斜 10° 有助于显露大粗隆，健肢伸直外展位或截石位，以不阻挡患肢正侧位 X 线透视为原则。伤肢牵引，髋关节内收 15°。利用 C 型臂 X 线透视检查复位情况，不同的骨折类型闭合复位技术有所不同，根据临床病例决定（图 5-3-8）。

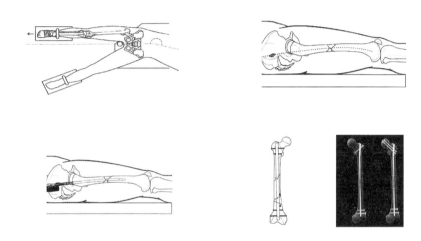

图 5-3-8　股骨干骨折髓内钉内固定手术操作示意图

（4）在距大转子顶部近端约 2～5cm 处，向头端切开一个 2～3cm 的皮肤切口，向深层切开深筋膜，适当分离附着肌，触摸显露大粗隆顶点。

（5）通过入路器插入开口导针确定进钉点，导针应根据设计要求位于梨状窝或大粗隆顶点偏前，方向与股骨轴线平行。选择正确的进钉点非常重要，没有近端外翻角设计的髓内钉，进针点必须是梨状窝，进针点偏外可能造成股骨近端内侧皮质医源性骨折。有近端外翻角设计的髓针钉，进针点应位于大粗隆部。

（6）近端骨皮质开口：沿导针用空心开口钻在股骨近端开口，直至指定深度后除去开口钻和导针。

（7）将圆头导针通过近端皮质开口插入髓腔，通过骨折端，进入远端骨折端髓腔，直至髌骨上缘深度。对于股骨远端骨折，导针远端的位置是十分重要的，其将决定主钉的位置，如果导针靠近内髁，造成外翻畸形。如果导针靠外髁，将出现内翻畸形。

（8）髓腔准备：髓腔的准备取决于手术方案。如果选择扩髓，应从小直径髓腔锉开始，直到锉到骨皮质约 1mm 或超过预置入髓内钉直径 1～1.5mm。如果术前选择非扩髓技术，应保证主钉在骨干中间部分有充足的尺寸填充髓腔。

（9）主针的选择：主针直径的大小是由影像或使用的扩髓软钻的直径决定，一般选择比最大扩髓软钻直径小 1 ~ 1.5mm。主针长度可由测深尺测得，要求主针远端应位于髌骨上缘水平与股骨远端骨骺线之间，近端平入口处皮质。

（10）将主针沿穿入髓腔。C 型壁 X 线透视确定主针直径、长度、位置是否满意，骨折复位达到手术要求。在主针插入完成后，置入交锁螺钉。

（11）采用标准方法清洗、缝合切口。

（12）一般术后即可患肢功能锻炼。如骨折粉碎严重，可根据手术医师的建议制订康复锻炼计划。

（二）胫骨骨折髓内钉操作技术

1. 胫骨的解剖特点　胫腓骨是人体的第二长的管状骨，下肢应力由胫骨承担 2/3，腓骨承担 1/3 左右。胫骨的上、下端膨大，上端形成胫骨平台，与股骨下端的内、外侧髁及髌骨共同构成膝关节，下端与距骨形成胫距关节，与腓骨共同构成内、外踝，胫骨体的前嵴锐利，与内侧面仅由皮肤覆盖，体表面易触及，外侧缘为小腿骨间膜所附着。胫骨干并非完全平直，而是有一个向前外侧形成 10° 左右的生理弧度，但胫骨髓腔中心轴线是一条直线，上下端的髓腔较宽，皮质较薄，而松质骨较坚实，中间髓腔细，骨皮质坚强，松质骨疏松（图 5-3-9）。胫骨上端髓腔冠状径可达 7 ~ 8cm，髓腔最狭部矢状径仅为 1.25cm 左右，下端髓腔冠状径 4.0cm 左右，矢状径 3.5cm 左右。胫骨结节上缘距上关节面距离 2.0 ~ 2.5cm，此处前骨面呈倾斜角度为 21° 左右的斜坡，此处常作为髓内钉紧针点。

胫骨的营养血管从胫骨上、中 1/3 交界处内侧穿入，在致密骨内行一段距离后进入骨髓腔，故胫骨中下段骨折时，由于营养血管损伤，软组织覆盖少，血运差等特点，中、下 1/3 处的骨折愈合或不愈合的发生率较高。小腿的肌筋膜与胫骨、腓骨和胫腓骨间膜一起构成四个筋膜室，由于骨折后骨髓腔出血、肌肉

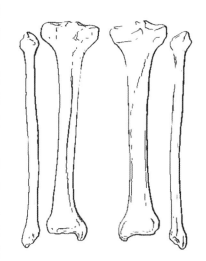

图 5-3-9　胫骨的解剖

损伤出血、血管损伤出血，均可引起骨筋膜室综合征。腓总神经经腓骨颈进入腓骨长、短肌及小腿前方肌群，腓骨颈骨折可能引起腓总神经损伤。

胫骨骨折是最常见的严重骨骼损伤之一，儿童以胫骨干骨折最多，成人以胫腓骨干双骨折多见。骨折的直接暴力常见于车祸伤、重物打击、挤压伤或枪击伤等，多为粉碎或横断骨折，双骨骨折时骨折线通常在同一平面，软组织损伤严重，开放性损伤常见。而间接暴力多为扭转或传达暴力，如跌倒、高处坠落，多为螺旋或斜行骨折，胫骨中下 1/3 是其应力集中区，易于发生骨折，双骨骨折时腓骨骨折线常较高，与胫骨不在同一平面，软组织损伤较轻。影响骨折移位的因素在小腿主要是暴力的方向、肌肉的收缩、小腿和足部的重力。股四头肌和股二头肌、半膜肌、半腱肌分别附着在胫骨上端的前侧和后侧，使骨折近端向前、内侧移位；小腿肌肉分布不均衡产生的应力，引起断端向

内、前成角、外旋移位。胫骨上端骨折后可损伤贴近胫骨下行的胫前、胫后动脉。

2. 胫骨髓内钉类型 胫骨髓内钉的设计严格按照胫骨髓腔解剖形态的特点设计，主钉为圆形截面的直杆，近端向前折弯 8°～12° 以利于手术置入，根据近端前折弯的角度，主钉的置入可分为胫骨斜坡入路和胫骨平台前缘入路，斜坡部位有髌下脂肪垫，为无功能区，不会影响膝关节功能，因主钉部分呈直形，该入点有损伤胫骨后皮质的缺点（图 5-3-10）。胫骨平台前缘入路在胫骨平台前缘的膝横韧带前方，此类髓内钉优点是插入方便，还可以膝关节半伸直体位手术，避免对髌骨的挤压。因胫骨髓腔最狭窄处直径较细，10～11mm，所以胫骨髓内钉的直径常在 8.5～12mm，置入时常需扩髓。

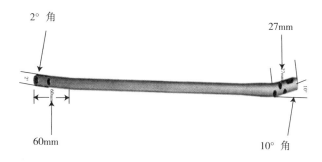

图 5-3-10 META-NAIL 钛合金髓内钉

3. 手术步骤

（1）术前计划：术前需拍患肢正侧位 X 片，测量胫骨长度，最窄髓腔直径，预估髓内钉长度和直径。

（2）患者仰卧，膝关节下垫物，一般情况使髋关节屈曲约 45°，内收 10°，膝关节屈曲 80°～90°，踝关节处中立位。

（3）取膝关节前正中切开，起自髌骨下极中心，止于胫骨结节上 0.5cm，自髌骨韧带的内侧进入，也可将髌韧带中间劈开暴露斜坡骨皮质。

（4）置入开口导针，X 透视正位像导针进针点应在胫骨髓腔中心，并与髓腔中轴平行，一般位于外侧髁间棘内侧的斜坡。侧位像进针点应在胫骨平台与胫骨结节中点稍偏上，或在胫骨平台前缘折角处、膝横韧带前方，不可进入胫骨平台关节面，以免损伤半月板和韧带结构。侧位像上观察导针角度应尽量与胫骨前皮质平行，深度应在 4～6cm 左右。

（5）用近端开口钻开口并钻入 4～6cm 深，确认无误后，移除近端扩髓钻及导针。

（6）将球头导杆置入，球头导杆要求通过骨折端直至远端骺线上 0.5～1cm，远端应位于髓腔中心。

（7）髓腔准备：用从小直径髓腔锉开始扩髓，直到锉到骨皮质约 1mm。

（8）主钉的选择：主钉直径应比最大扩髓软钻直径小 1～1.5mm。主钉长度：远端达到胫骨远端骺线上 0.5cm 左右，近端应埋入前皮质内。

（9）置入髓内钉主钉，确认骨折复位满意，置入锁定螺钉（图 5-3-11）。

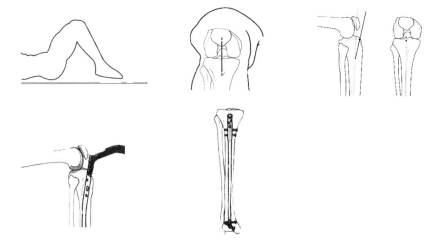

图 5-3-11　胫骨髓内钉手术步骤

（10）采用标准方法清洗、缝合切口。

（11）一般术后即可患肢功能锻炼。如骨折粉碎严重，可根据手术医师的建议制订康复锻炼计划。

（三）肱骨骨折的髓内钉操作技术

1. 肱骨的解剖特点　肱骨干近端起自肱骨外科颈，远端达肱骨髁。近端髓腔为圆柱状，中段为圆锥形，远端则变为前后扁平形状，肱骨头轴线与肱骨干呈 130°～ 135°角。肱骨髓腔轴线通过肱骨头关节面的上边缘。肩关节囊上部止于解剖颈的外部，下部止于肱骨干的骨膜，髓腔延长线进针则位于关节囊内，从大结节进针则位于关节囊边缘。肱骨头血管主要为发自旋肱前动脉的弓形动脉，自肱二头肌外侧上行，于结节间沟结合处进入肱骨头及大结节，另有旋肱后动脉发出的后内侧动脉供给大结节后侧及肱骨头后下方小部分区域，肩袖肌腱附着处也提供少量血供。损伤腋动脉及其上行分支，肱骨头坏死率增加。肩峰前下缘至腋神经的平均距离为 5 ～ 7cm，外科颈骨折时易损伤，桡神经在肱骨中段沿桡神经沟前行，肱骨中段骨折时易损伤或嵌压。

成人肱骨干骨折多由直接暴力和间接暴力所引起，如重物撞击、挤压、打击及扑倒时手或肘部着地，暴力经前臂或肘部传至各部位。肱骨干骨折后，由于骨折部位肌肉附着点不同，暴力作用方向及上肢体位的关系，肱骨干骨折可有不同的移位情况。如骨折于三角肌止点以上者，近侧骨折端受到胸大肌、大圆肌和背阔肌的牵拉作用向内侧移位；远侧骨折端因三角肌的牵拉作用而向外上移位。如骨折于三角肌止点以下者近侧骨折端因受三角肌和喙肱肌的牵拉作用而向外向前移位；远侧骨折端受到肱二头肌和肱三头肌的牵拉作用，而发生向上重叠移位。如骨折于下 1/3 部，由于前臂悬吊，引起远侧骨折端内旋移位。

2. 肱骨髓内钉类型　肱骨交锁髓内钉可分为顺行钉和逆行钉（图 5-3-12）。顺行髓内钉分为近端无弯曲型髓内钉和近端带有曲度的髓内钉两种，前者适用于合并大结节骨折的肱骨近端或肱骨干骨折，入钉点在肱骨头关节面边缘最高点，此入钉点偏内，损伤关节囊并与关节内相通。后者适用于不合并肱骨大结节等骨折的肱骨近端简单骨折和肱骨干骨折，入钉点在大结节顶点稍偏内。顺行髓内钉为较成熟的髓内钉内固定技术。肩关节疼痛及肩关节功能障碍是顺行穿钉法的主要并发症，发生率较高，早年有报道称49%～62%，但疼痛程度多在可接受范围内。逆行带锁髓内钉插入技术其进钉入点位于鹰嘴窝上方，入路局部解剖简单，无重要的血管神经，但入钉点与肱骨轴并不在一条直线，容易造成入针点骨折。逆行髓内钉多用于弹性髓内钉的置入。

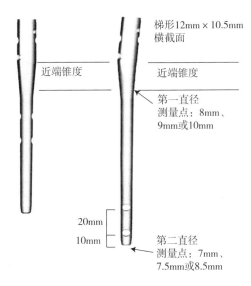

图 5-3-12　肱骨髓内钉

3. 手术步骤

（1）术前计划：术前需拍标准的患肢正侧位 X 片，测量肱骨长度，最窄髓腔直径。

（2）麻醉方法：可采用臂丛神经阻滞麻醉或全麻下手术，建议全麻。

（3）患者体位：患者取仰卧或沙滩椅位。在患肩下方垫高，使肩关节可以后伸。

（4）从肩峰前端向外侧切开皮肤 3cm，经三角肌外侧分离肌纤维，注意不要损伤腋神经。在肩袖联合肌腱沿纤维分离 2cm，显露肱骨头。

（5）将 3.2mm 的螺纹导针插入进针点皮质，使用近端带有曲度的髓内钉，入钉点在大结节顶点稍偏内。而近端无弯曲型髓内钉入钉点偏内，在肱骨头关节面边缘最高点。

（6）用开口钻沿导针在肱骨近端开口，直至开口钻末端正好埋入骨面，确认无误后，移除近端开口钻及导针。

（7）将球头导杆置入，球头导杆要求通过骨折端直至远端鹰嘴窝上 1～2cm 的髓腔中心。通过测深尺测得髓内钉长度。

（8）将扩髓器通过球头导杆进行扩髓。最后扩髓器的直径要超过预置入髓内钉直径 1mm。

（9）主钉的选择：主钉直径一般选择比最大扩髓器直径小 1mm。主钉长度可由测深尺测得。

（10）将髓内钉主钉沿球头导杆插入髓腔，主钉到位后拔出球头导杆。确认骨折复位和髓内钉位置满意后，交锁螺钉锁定（图 5-3-13）。

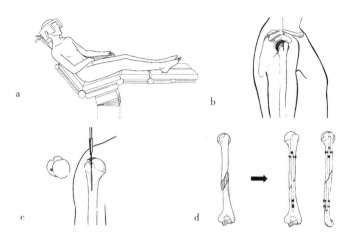

图 5-3-13　肱骨髓内钉手术步骤

（11）修复肩袖软组织。采用标准方法清洗、缝合切口。

（12）一般术后即可进行患肢功能锻炼。如骨折粉碎严重，可根据手术医师的建议制订康复锻炼计划。

四、闭合复位髓内钉内固定技术的并发症

髓内钉技术第 1 代髓内钉由于不能锁定，抗旋转能力差，稳定性依靠骨折端相互嵌入，且操作技术比较困难，加上仅通过简单锻压和折弯而成，制造工艺粗糙，该钉在临床上仅适用于治疗占股骨骨折 2%～5% 的稳定性股骨中段骨折。一些学者对包括严重创伤的所有患者均建议使用扩髓髓内钉，而另一些则担心扩髓髓内钉会对多发创伤患者造成肺部损害，临床研究发现，与扩髓型股骨髓内钉治疗股骨干骨折相比，非扩髓型股骨髓内钉导致骨折不愈合的发生率明显升高。此外，扩髓型股骨髓内钉能使骨折愈合加快，骨折延迟愈合的发生率更低，而对多发创伤患者，尤其是当合并胸部创伤时，扩髓型股骨髓内钉可能是严重影响肺部功能的一个原因，与非扩髓型股骨髓内钉相比，应用扩髓型股骨髓内钉会引起肺动脉压升高、肺部通透性增加，但应用非扩髓型股骨髓内钉只能降低但不能完全去除肺部并发症的风险。除引起肺部并发症外，临床和试验研究还发现髓内钉对凝血系统和全身炎性反应有影响，扩髓型股骨髓内钉会引起凝血因子的明显消耗，多发创伤对凝血系统有类似的影响，D- 二聚体水平增高。目前对股骨干骨折应用髓内钉的普遍认识是：扩髓型股骨髓内钉仍然是治疗单一股骨干骨折的标准治疗方法，非扩髓型股骨髓内钉的优点（术中出血更少，手术时间更短）对多发创伤患者可能更适合。髓内钉内固定技术的常见并发症有：

（一）骨折延迟愈合及不愈合

治疗骨折要在保护软组织血运和恢复机械结构间找到一种平衡，骨折端的血供对骨折愈合相当重要，切开复位、环扎钢丝固定和出现深部感染都会对骨折端血供造成不同程度的破坏，从而影响骨折愈合；使用与髓腔明显不匹配的细小髓内钉，骨折端出现明显不稳，根据 Perren 应变理论，骨折端的严重不稳会造成骨细胞的连接困难，最终造成骨折不愈合。筋膜嵌入以及合并慢性消耗性疾病都可能成为骨折不愈合的重要原因。

（二）断钉

静力性交锁髓内钉固定明显减少了不稳定骨折的轴向滑动趋势，但在骨折延迟愈合或骨痂形成之前就完全负重，负荷全部由锁钉来承担，这时剪力等于正压力，尽管不会造成急性断钉，但每天 5000 ～ 7000 次的行走对锁钉的反复冲击，将引起锁钉的疲劳性断裂，这是导致断钉的重要原因。而稳定性骨折（横断骨折）用静力性交锁髓内钉固定后，负重时由于骨折断端的接触加压，吸收了部分负荷，髓钉与锁钉间的剪力较小，因而断钉几率明显减小。

（三）脂肪栓塞

脂肪栓塞的发生与骨折未进行制动，不断发生错位，或手术时粗暴操作使脂肪栓子释入血液有关。在交锁髓内钉插入长管骨腔的过程中，无论是否扩髓，都会引起髓腔内压力的明显升高，使髓腔内的脂肪入血，从而引发肺功能的变化。而扩髓手术使髓内压力升高远远大于非扩髓手术。因此不扩髓的髓内钉操作发生脂肪栓塞的机会远小于扩髓操作。

（四）隐性失血

最早在 1973 年时，Pattison 等首先报道了全膝关节置换手术术后患者出现失血性贫血与术中可见出血量不一致的现象，而且术后血红蛋白下降和术中及术后可见的失血量相差巨大。这种血红蛋白下降水平与可见失血量不相符的现象被认为是隐性失血所引起的。

围术期不仅是术中出血及术后的引流等可见的失血，相当多的血液积聚于关节腔与组织间隙中，还有溶血作用所引起的血红蛋白的损失，都是隐性失血。隐性失血的主要原因是由于创伤所引起的血红蛋白进入组织间隙及关节腔内所引起的。

（五）其他并发症

1. 围术期并发症　髓内钉内固定技术的围术期并发症有感染、深静脉血栓形成（DVT）和肺栓塞（PE）、骨筋膜室综合征等。

2. 远期并发症　髓内钉内固定技术的远期并发症并无特异性，包括畸形愈合、患肢疼痛、骨关节炎、移位骨化和再骨折等。

3. 技术相关并发症　闭合复位髓内钉内固定治疗长管骨骨折的技术并发症与其置入方式密切相关，包括医源性骨折、锁定失效等。

第四节　经皮螺丝钉内固定技术

经皮螺丝钉内固定技术是一种利用骨科螺丝钉进行骨折治疗的内固定技术，是临床治疗创伤骨折常用的、基础的内固定技术。螺钉凭其螺纹与骨质的密切咬合，可以产生强大的轴向加压作用，从而达到固定骨折的目的。熟练地理解和运用螺丝钉内固定技术，对治疗骨折十分必要。

一、经皮螺丝钉内固定技术概述

人体骨质硬度、韧度兼具，并有十分强大的抗压力应变的能力，可以与螺丝钉螺纹相互咬合，经特殊设计的骨科螺丝钉可以与骨质之间产生强大的拉力，利用这种拉力可以实现骨折端加压，并且这种加压力度和由这种压力产生的骨折端之间的摩擦力足可以满足骨折内固定的需要，对某些骨折甚至可以作为最终的、最好的治疗方法独立运用，如股骨颈骨折、骶髂关节分离等。而且，螺丝钉内固定可以实现经皮置入，是手术切口小、有限剥离骨膜的微创内固定方式。所以经皮螺丝钉内固定技术具有损伤小、操作简单、固定强度较大的特点。

（一）螺丝钉简介

螺丝钉（简称螺钉）是强有力的固定器械。大多数用于骨折固定的螺钉都具备以下设计特点：①中间的螺杆提供螺钉强度；②螺纹可以把旋转运动转变为螺杆轴向的线性运动；③螺钉尖端可以是钝头起方向引导作用，或尖头起钻开骨质通道作用；④螺钉帽用于在骨面或钢板上产生压力；⑤螺钉帽的凹槽用于连接改锥。

螺钉通过螺纹的旋转作用转变为螺钉的线性运动。当螺钉向前拧入时，钉帽先接触骨皮质，继续拧入螺钉会在钉帽和骨皮质间产生压力预负荷，该负荷可以在骨折端产生加压，避免分离，骨折块之间的摩擦力和螺钉与骨之间的摩擦力会对抗剪切力，以免骨折产生移位。应用拉力螺钉可以获得骨折端的绝对稳定。因此，螺丝钉内固定技术属于绝对稳定固定技术。

螺钉可以用于骨折端加压（拉力螺钉），可以将钢板固定于骨骼，也可以用于外固定架固定，还可以用于内固定架（锁定钢板）的固定。拉力螺钉可以经过钢板置入，也可以用在钢板外；锁定钉钉帽带有螺纹，与钢板孔对应的反向螺纹相匹配，当螺钉拧入时，它与钢板相互锁定，这样就产生了角稳定性，因而固定作用并不依赖于钢板 – 螺钉 – 骨之间的压力（图 5-4-1）。

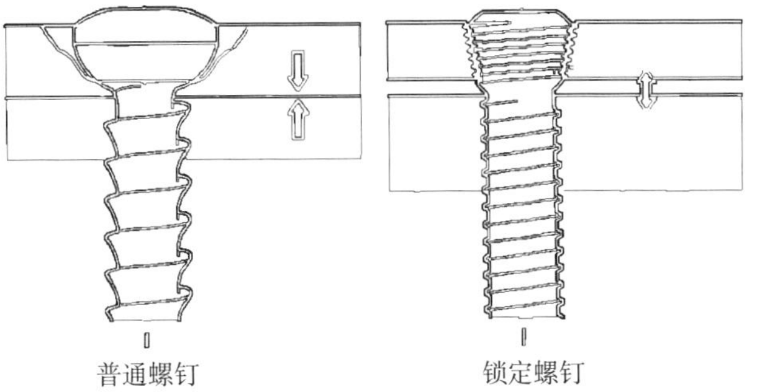

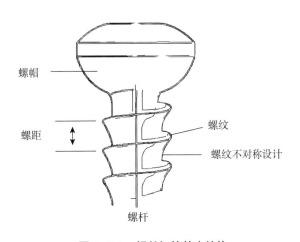

图 5-4-1　普通螺丝钉与锁定螺丝钉的钉帽

自锁定钉问世以来，所有其他类型的螺钉都称为"普通"螺钉，锁定螺钉必须配合锁定钢板使用。

（二）螺丝钉的结构设计特性

螺纹钉的种类很多，按拧入骨的方式可以分为自攻螺钉和非自攻螺钉；按应用部位可以分为骨皮质螺钉、骨松质螺钉；按材料不同可以分为不锈钢螺钉、钛合金螺钉、可吸收螺钉等；另外还有根据特殊部位和应用目的设计的螺钉，如空心加压螺纹钉、Herbert 螺钉。微创螺纹钉主要指可以结合闭合复位或经皮穿刺撬拨复位、对骨折进行内固定所应用的螺纹钉，常用的有空心加压螺纹钉和 Herbert 螺钉等。

螺钉的强度由螺杆决定，同种材质，螺杆越粗，强度越大。

1.螺纹　常见螺丝钉螺纹可分为皮质骨螺钉螺纹和松质骨螺钉螺纹，前者设计是用在骨干骨皮质，后者螺纹较前者更深，螺距更大，外径比皮质骨螺钉大，用在干骺端和骺部的松质骨。一般情况下皮质骨的螺钉把持力大于松质骨螺钉把持力。

根据螺纹的多少和分布螺丝钉可分为半螺纹螺钉与全螺纹螺钉：半螺纹螺钉是指螺丝钉螺杆只有尖端部分有螺纹的螺钉，用于骨折之间的加压固定。全螺纹螺钉是指螺杆全部有螺纹的螺钉，用于维持骨折块之间的相对位置。全螺纹螺钉也可用作拉力螺钉使用，方法是在近侧皮质钻一个滑动孔，直径比螺钉螺纹的外径稍大，远端皮质正常直径钻孔，这样螺钉螺纹并不咬合靠近螺钉帽一侧的骨皮质，仅靠钉帽与骨皮质的接触面加压（图5-4-2）。

2.螺钉尖　螺钉尖有各种不同的设计，这包括光滑圆锥形的螺钉尖、自攻螺钉尖、自钻 / 自攻螺

图 5-4-2　螺丝钉的基本结构

（图中标注：螺帽、螺距、螺杆、螺纹、螺纹不对称设计）

钉尖。

普通光滑圆锥形螺钉尖对螺钉置入方向起引导作用，方向不易偏斜。需配合丝锥使用，置入攻丝后的钉孔。

自攻螺钉尖端设计有攻骨凹槽，电钻钻孔后即可直接置入，有许多优点，包括容易使用、置入速度快。但是，在年轻患者的坚硬骨皮质，使用自攻螺钉仍然需要攻丝，否则拧入较困难。攻丝可能会降低螺钉的抗拔出力，这是由于在攻丝过程中，丝锥不合适地摇晃会使骨孔的直径超过螺钉螺纹的实际直径。使用动力驱动攻丝会减少摇晃，但控制攻丝深度会更困难，而攻丝过深有一定危险。在微创技术中，软组织可能会改变螺钉的方向，使用自攻螺钉会有困难，必须准确地置入并避免摇晃，还应避免软组织缠绕。自攻螺钉具有攻骨凹槽，长时间置入骨骼的自攻螺丝钉凹槽内有骨长入时，会使取出自攻螺钉将变得更加困难。为了避免取出自攻螺钉时出现困难，应该先进一步拧紧螺钉以切割掉长入的骨质，如第一圈应该先顺时针方向拧，然后再逆时针方向拧出螺钉。

自钻螺钉尖端不仅有攻丝槽，还有更锋利的钻头设计，优点是操作更简单，不用预钻孔直接置入，但要求螺钉前面钻头的前进速度与螺纹的前进速度必须匹配且同步，应用不当不能获得很好的把持力，是因为螺纹的螺距要求螺钉的钻头尖端快速前进，而这在骨皮质常常达不到，自钻螺钉的另一个缺点是无法测量所需螺钉的长度。

3. 空心螺钉 又叫空心加压螺纹钉，是一种经过改进的松质骨螺钉，钉的中央设计成为空心，可以套在导针上，方便在导针打入后沿其拧入螺钉固定骨折（图 5-4-3），可以精准地置入所需要的位置，还可以防止螺钉掉入软组织中，在微创手术中应用广泛。

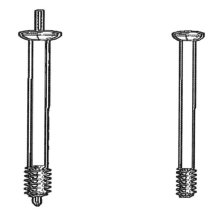

图 5-4-3 空心螺钉与非空心螺钉

目前国内常用直径有 3.5mm、4.0mm、4.5mm、5.0mm、6.5mm、7.0mm、7.5mm、8.0mm 等。直径较细的空心钉主要用于肱骨远端、内踝、后踝、腕舟骨骨折以及肌肉附着点的撕脱骨折；直径较粗的空心钉（通常直径＞7mm，螺柱直径＞45mm），空心可容纳 2mm 导针通过，常用于股骨颈骨折、股骨髁骨折、胫骨平台骨折等。

4. Herbert 螺钉 由 Herbert、Fisher 于 1975 年合作设计（图 5-4-4），1984 年应用 Herbert 螺钉治疗腕舟骨骨折后，Herbert 螺钉在骨科临床得到越来越广泛应用，已成为治疗舟骨骨折主要方法之一。随着内固定技术的发展，微型 Herbert 螺钉的出现，Herbert 螺钉作为无帽、空心加压螺钉的代表，在关节内骨折中发挥很大的作用。对于股骨头骨折，在手术径路的选择及其对预后的影响、骨折片切除或固定的标准、手术方式及内固定材料的选择等方面存在一定的争议，Herbert 螺钉治疗股骨头骨折具有固定牢固、骨折间加压等优点，按 Tompson Epstein 评分方法优良率为 72.7%，疗效较为满意；Herbert 螺钉还用在如肱骨头骨折、桡骨头骨折、踝部和足部的骨折或指（趾）间关节融合等方面，取得了良好的效果。近年来，微创技术的发展、Herbert 螺钉设计上的更新，应用在经皮内固定方面，提高了手术的安全性和疗效。

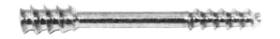

图 5-4-4　Herbert 螺钉

（三）螺丝钉与骨之间的生物力学特点

当将螺钉顺时针方向旋转时，其螺纹沿骨质滑动，就会产生轴向作用力，螺纹的倾斜度越小，即螺距越小，力矩越大，螺钉对骨的把持力和轴向加压力度越大，但螺距又不能太小，保持必要大的螺距，可以加快螺钉的拧入速度，并适应骨质的质地特点。

螺钉拧入骨内时会产生很大的摩擦力，会在钉骨的摩擦面产热，所产生的热量可能会引起骨的热坏死，继发螺钉松动，因此必须要避免。避免拧入直径远大于骨皮质预钻孔直径的螺钉（大于 2 mm）并且避免螺钉拧入过快，可以有效避免骨热坏死的发生。除了螺丝钉拧入过程会产生热量以外，骨的热坏死还可以发生在钻头预钻孔时，尤其是不锋利的钻头。

在力学试验中，经过钢板孔置入的螺钉可以施加的最大扭力，几乎是不经钢板螺钉的 2 倍。原因是不经钢板的螺钉钉帽下与骨皮质的接触面积太小，局部压强太大，容易造成钉帽下的微骨折，从而出现固定失效。如果将螺钉钉帽在骨皮质埋头处理，可以增加钉帽与皮质间的接触面积，这样就降低了接触压强，降低了钉帽下局部微骨折的风险（图 5-4-5）。

螺丝钉的拧紧程度：螺丝钉的扭紧程度应适度，由于螺钉可以产生很强的轴向作用力，因此，将螺钉拧紧到最高限并没有意义，在低扭力水平螺钉就能够产生有效的轴向作用力。如：4.5mm 螺钉可以产生 2000 ～ 3000N 的轴向加压力，远大于固定骨折需要的局部压力。而且，如果预负荷已经完全达到了螺钉或骨质的最高应力，螺钉或骨质就不能再承受额外的功能性负荷，术后负荷稍有增加就会使固定失效。

螺丝钉在有生命骨骼上的压力，一开始时施加的加压力在数月后可能会慢慢降低，但加压力持续的时间比骨单位桥接通过骨折间隙的时间要长。如果在活体内正确放置的螺钉发生松动，多是由螺纹和骨界面之间的微动引起的，而不是由活骨适应性生长导致的压力降低引起。

失效的方式：螺钉失效原因有轴向拔出力、折弯力、扭转力，或上述作用力的组合。螺钉抵抗轴向拔出力很有效，抵抗弯曲力和扭转力较差。骨折热灼伤和螺钉拧入力度过大是螺丝钉轴向抗拔出失效的主要原因。折弯失效的主要原因是螺丝钉直径较小，螺杆直径增加 30% 会使其抗弯折力增加 3 倍，因此不要使用过细的螺钉。一枚螺钉内固定时，所产生抗围绕螺钉的旋转应力主要依靠骨折块之间的摩擦力，单独一枚螺钉加压固定常不能有效地对抗骨折块围绕螺钉的旋转应力，这时就需要第二枚螺钉固定。第二枚螺钉要远离第一枚螺钉，如果可能，置于不同的方向，这时的固定力矩等于 2 枚螺钉之间的距离加上 2 倍单枚螺钉的力矩。

二、经皮螺丝钉内固定技术的适用范围

螺丝钉内固定技术单独应用或作为辅助固定部分治疗骨折几乎可以应用于全身骨骼骨折的治疗。可以用于骨折端加压，可以将钢板固定于骨骼，可以用于外固定器固定，还可以用于内固定架（锁定钢板）的固定。经皮螺丝钉内固定的微创技术应用主要有以下情况：

1. 通过螺丝钉加压固定即可获得力学稳定、临床效果满意的骨折。

2. 骨折移位不大，或可以闭合复位的骨折。

3. 骨折块较小，且骨折部位承受一定的应力，骨折块不能通过外固定维持复位，也不方便应用钢板螺丝钉等其他内固定技术进行固定。

4. 为保护软组织，减少负损伤。

5. 某些开放骨折进行有限内固定。

三、经皮螺丝钉内固定的操作技术

（一）基本操作技术

螺丝钉在骨折治疗中的应用目的是维持骨折块位置或使骨折端加压。维持骨折块位置为主要目的的内固定一般选用全螺纹螺钉，使固定的骨折块与螺钉之间均有足够的螺纹咬合，避免螺杆轴向的相对移位。骨折端加压为主要目的的内固定常选择拉力螺钉，如半螺纹螺钉，1/3 螺纹螺钉等，固定方法是使螺钉尖端螺纹全部进入对侧骨折块，近端骨折依靠钉帽加压并可在无螺纹的螺杆上滑动，即可实现骨折块之间的加压。为使拉力螺钉发挥最大的作用，应使螺杆的方向与骨折线保持垂直（图5-4-5）。置入螺钉要选择配套的钻头直径，锋利的钻头缓慢钻出螺钉通道，防止骨的热灼伤发生，自攻螺钉可以直接拧入，非自攻螺丝钉需要攻丝后拧入螺钉，拧入时尽量减少螺钉的晃动，埋头处理可以减低钉帽处骨皮质的局部应力。但拉力螺钉这个名称不是描述螺钉的形状，而是反映了其功能是产生两个骨折块间的加压的功能；应用全螺纹螺钉也可实现骨折块的加压作用，

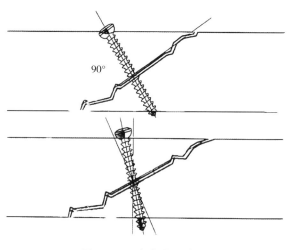

图 5-4-5　螺钉置入方向

方法是对近端骨皮质扩孔，使螺钉在近端可以滑动（图5-4-6）。

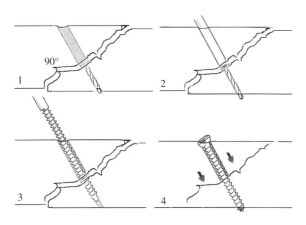

图 5-4-6　全螺纹螺钉的加压原理

（二）经皮螺丝钉内固定术的临床应用

1. 空心螺钉治疗股骨颈骨折　股骨颈骨折常发生于骨质疏松的老年人，跌倒后可发生患肢疼痛伴功能障碍，查体可见轻度屈髋屈膝及外旋畸形；而青壮年股骨颈骨折往往由于严重损伤如车祸或高处跌落致伤。有些无移位的骨折在伤后立即拍摄的X线片上可以看不见骨折线，可行CT、磁共振检查，故凡在临床上怀疑股骨颈骨折的，虽X线片上暂时未见骨折线，仍应按嵌插骨折处理，2～3周后再拍片复查。

股骨颈骨折容易发生骨折不愈合和股骨头缺血坏死两个主要难题。早期无创伤复位，经皮空心螺钉内固定治疗股骨颈骨折符合股骨颈的生物力学，也可以最大限度地保护血运，是目前临床治疗股骨颈骨折的主要方法之一，早期复位并有效内固定治疗后总体可获得80%～90%的愈合率。而对于65岁以上的Garden Ⅲ、Ⅳ型骨折患者，建议一期行人工关节置换治疗。

手术方法：麻醉后患者仰卧骨科牵引床上，患肢牵引、髋关节保持约外展10°、内旋20°进行复位，要求达到解剖复位。复位后常规消毒铺巾后，在透视下沿股骨颈方向经皮插入3枚导针，针尖自股骨近端外侧皮质通过骨折线经股骨颈至股骨头下，最佳位置是三枚导针保持平行，呈"品"字形分布于股骨颈内（图5-4-7），用刀以针为中心切开股骨粗隆外皮肤及髂胫束1.5cm，通过导筒，用空心导钻顺导针钻孔，导钻尖部达股骨头软骨下约5mm即可，拔出导钻，测量钉长，攻丝后，即选用合适长度的空心钉置入，并适当力度加压，加压时三枚螺钉均匀

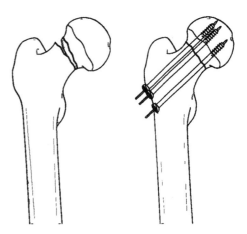

图 5-4-7　空心螺钉治疗股骨颈骨折

循环加压，最后拔出导针。检查固定可靠，则将切口缝合后，加压包扎固定。

患者术后即可疼痛减轻，24 小时即可床上轻度活动，术后 2 周扶双拐下床患肢不负重活动，术后 10 周摄片，可部分负重行走锻炼直到骨折达到骨性愈合后，方可弃拐完全负重。

2. 螺丝钉在骨干骨折中的应用 在骨干骨折中，单独应用螺丝钉可以用于固定骨干部位斜形骨折和长螺旋骨折，也可用于固定蝶形骨片。固定两个骨折端时，螺丝钉方向要么垂直于骨折线，要么在骨折线的垂线和骨骼长轴的垂线中间，这两个方向的抉择取决于沿骨骼的长轴方向上要承受的应力。骨干应力大而集中，所以仍然很少单独使用螺丝钉内固定治疗骨干骨折，常结合钢板或外固定器固定。

3. 螺丝钉在干骺端骨折中的应用 在固定累及关节的楔形骨折块时，骨折达到解剖复位后，应用松质骨拉力螺钉固定是主要的固定方法之一，螺丝钉方向要垂直于骨折线，并避免穿入关节，因为干骺端骨皮质薄，为了防止钉帽沉入骨内，常常要用垫片（图 5-4-8）。

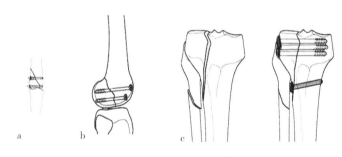

图 5-4-8 螺丝钉固定关节内骨折

a. 螺钉治疗指骨关节内骨折；b. 空心螺钉治疗股骨髁骨折；c. 螺钉治疗胫骨平台骨折

4. 拉力螺钉治疗肩锁关节脱位 将肩锁关节复位后用克氏针临时固定，用 3.2mm钻头在锁骨骨干中央向喙突钻孔；锁骨的两层皮质钻孔后扩大，用带垫圈的 6.5mm 松质骨螺钉固定锁骨和喙突。螺钉与锁骨的接触面积必须足够大，这样可以允许肩胛带有一定程度的活动度。固定好螺钉后拔除临时固定的克氏针。对于Ⅲ型肩锁关节脱位喙锁韧带的断端如果可行的话，应进行断端缝合（图 5-4-9）。

5. 经皮空心螺钉治疗肱骨大结节骨折 无明显移位的肱骨大结节骨折，可经皮用 2 枚或 1 枚空心钉对骨折进行加压内固定，可以获得维持复位的稳定力度。如果移位明显常需要切开复位，骨质疏松患者也可应用钢丝张力带固定术来获得更稳定的固定，争取早期肩关节活动。（图 5-4-10）。

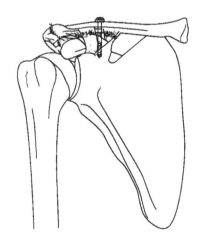

图 5-4-9 拉力螺钉治疗肩锁关节脱位

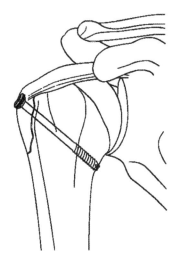

图 5-4-10　空心螺钉治疗肱骨大结节骨折

6. 螺丝钉治疗踝关节骨折　简单的踝关节内踝骨折、后踝骨折，可以复位后应用经皮拉力螺钉对骨折块进行加压固定，螺钉方向应与骨折线垂直。下胫腓关节分离时，螺丝钉应位于下胫腓韧带上 1cm 左右，水平并斜向前 30°置入螺钉（图 5-4-11）。

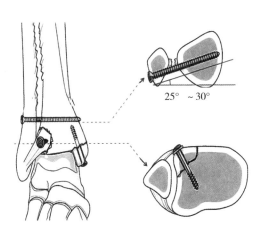

图 5-4-11　螺丝钉治疗踝关节骨折

7. 螺丝钉治疗距骨骨折　典型距骨颈骨折的部位是在外侧突的前方，闭合复位后经皮拉力螺钉从前向后固定并做埋头处理；不典型距骨体骨折的部位是在外侧突的后方，复位之后，螺钉在外侧突经皮由前向后打入，可以获得良好的把持力。对于这两种骨折至少需两枚螺丝钉固定，螺钉的置入方向也可由后向前固定（图 5-4-12）。

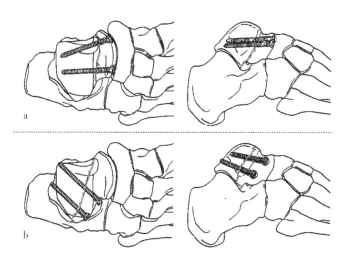

图 5-4-12　空心螺钉治疗距骨骨折

8. 螺丝钉在骨盆骨折中的临床应用　与身体其他部位的骨折相比，骨盆环损伤较为少见，约占全身骨折的 3%，其发生率为每年每 100 000 人中 19～37 人，但在交通伤中骨盆骨折的发生率则高达 42%。骨盆骨折患者中，A 型损伤（骨盆环力学稳定）占 50%～70%，B 型骨折（骨盆环旋转不稳定，但水平、垂直方向稳定）占 20%～30%，C 型骨折（骨盆环在旋转、水平、垂直方向均不稳）占 10%～20%。

微创治疗骨盆以及髋臼骨折具有明显优势，尤其是经皮螺钉固定手术，具有手术切口小、术中出血少、手术效果可靠，以及降低切口相关并发症发生率等优点。人体四肢骨骨折应用螺丝钉内固定技术时，因解剖结构相对简单、线性，螺丝钉内固定应用也简单。而骨盆应用螺丝钉内固定的技术与四肢骨明显不同，骨盆三维结构复杂，由于骨盆解剖结构复杂以及骨折形式多样，骨盆和髋臼手术难度较大，螺钉位置错误易引发致命性医源性血管、神经、关节面损伤，为避免误置，骨科医生必须熟悉骨盆术中透视影像的特点，必须掌握正常以及变异后的骨盆结构，神经血管的位置、走行方向，各种损伤的特点。目前三维计算机导航的应用减少了手术难度，但是二维透视图像依旧是骨科医生置入螺钉的基本辅助方法。

经皮螺丝钉内固定术治疗骨盆骨折，一般采用空心螺钉进行内固定，该技术可以预置导针，增加螺钉置入的准确性。经皮螺丝钉内固定术适用于治疗骶髂关节脱位、骶骨骨折、髂骨骨折、没有明显移位的部分髋臼骨折、耻骨骨折等。

（1）正常骨盆的解剖特点和安全置钉通道：骨盆是以坚强的骨韧带结构组成的环，同时带有骶髂关节和耻骨联合结构，从而在生理负荷下可进行有限的活动。绝大部分的负荷经由后方的骨盆环结构传导，因此，在对骨盆环稳定性进行评估时后环结构是否完整具有重要意义。由于骨盆的骨骼本身并不具有稳定性，而是依靠韧带，因此，韧带结构的完整性对于维持骨盆环的稳定性起着至关重要的作用。盆腔器官及软组织对于骨盆损伤的急性（如出血）和晚期（如神经损伤及泌尿系统损伤）预后具有重要意义。复杂骨盆损伤存在危及生命的大出血并因此出现血流动力学不稳定，死亡率高，这类患者早期治疗重点在于维持骨盆稳定，控制出血，维持生命体征平稳。

医生应根据骨盆的前后位 X 线片作出急诊诊断，可对 90% 的病例作出可靠的诊断，在骨盆不稳定的情况下应尽量避免反复检查，以防诱发进一步的失血。早期形成的血凝块对于止血非常重要，因此，应尽量避免过多活动而破坏血凝块。而详细的骨折分型要在其他投照位置了解，一般需拍摄骨盆正位、侧位、出口位、入口位、髂骨斜位、闭孔斜位的 X 线片，对骨盆骨折情况进行评估。正位片有助了解骨折的总体情况；入口位片用于评估骨盆环，以及骶骨的损伤；出口位片用于观察骨盆一侧的垂直移位或旋转移位、骶骨以及骶孔的情况。

骨盆正侧位像必须标准，平卧位时，入口位片拍摄时球管向头端倾斜 45°，出口位片拍摄时球管向尾端倾斜 45°（图 5-4-13）。右侧髂骨斜位的拍摄时患者向右侧倾斜 45°，右侧闭孔斜位时患者向左侧倾斜 45°（图 5-4-14）。但不同人的骨盆倾斜角度有很大不同，需根据具体患者和手术需要调整 X 线照射角度。术前侧位像和矢状位 CT 可以帮助确定最佳入口位像和出口位像的角度，方法是与骶 1 椎体骨前缘皮质平行的投射角度为入口位像最佳角度，与第二椎体前缘皮质垂直的投射角度为出口位像最佳角度。骨盆 CT 在现在骨盆骨折诊疗过程中不可或缺，可以更详细地了解骨折情况和骨盆是否存在发育变异。

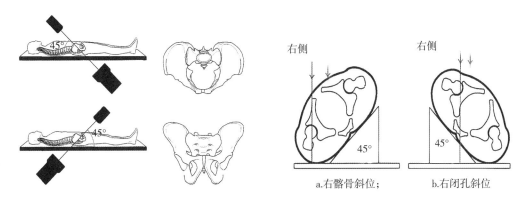

图 5-4-13　骨盆的入口位和出口位

图 5-4-14　骨盆的髂骨斜位和闭孔斜位

a.右髂骨斜位；　　　b.右闭孔斜位

空心钉治疗骨盆骨折时，空心钉是直行，骨盆虽然形状不规则，但存在一些可以置入空心钉的髓腔通道，称之为"安全置钉通道"。常用安全置钉通道包括：髂骨峰、髂前下棘至髂后上棘、坐骨结节至髋臼后柱、耻骨联合处经耻骨上支至髋臼前上缘、自髂骨外板经骶髂关节至骶 1 椎体或骶 2 椎体（图 5-4-15）。

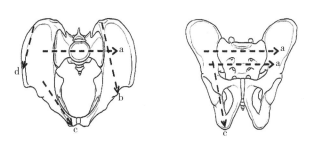

图 5-4-15　骨盆的常用安全置钉通道

a 骶髂通道；b.髂前下棘至髂后上棘通道；c.髋臼前柱通道；d.髂骨峰通道

髂骨翼的边缘髂骨嵴厚，中间髂骨板薄，髂骨嵴可以容纳直径 7.0mm 的空心钉，可以用于治疗髂骨骨折，而中间髂骨板甚至不能容纳任何螺钉。

髂前下棘至髂后上棘是一条比较直、髓腔比较宽的安全置钉通道，而且此处髓腔质密，螺钉抗拔出、抗松动能力强。通过髂前下棘置钉并结合外固定架可以用于骨盆骨折的早期固定，也可以置入螺钉作为治疗髂骨骨折的最终固定方法。髂后上棘向前置钉可以治疗髂骨后部骨折，还可用于腰 - 骶骨 - 骨盆联合固定的手术。

从坐骨结节至髋臼后柱置入螺钉简称坐骨钉，可以用于治疗无明显移位的髋臼横形骨折或后柱骨折。

从耻骨联合处经耻骨上支至髋臼前上缘的螺钉简称耻骨螺钉，可以治疗耻骨高位上支骨折、累及髋臼的耻骨骨折、髋臼前柱骨折或横形骨折。

骶髂螺钉是治疗无明显骨折移位、无神经压迫的骶骨骨折的金标方法，也可用于治疗骶髂关节分离。骶髂螺钉一般自髂骨外板，经骶髂关节至骶 1 椎体或骶 2 椎体。

（2）经皮空心钉骨盆内固定手术技术：术前根据 CT 和 X 线平片了解骨盆的解剖、骨折类型和变异情况，术中必须能够获得骨盆的高质量影像，要求方便的患者体位，以及可透视手术床、C 型臂 X 线机，患者术前必须充分灌肠。

1）骶髂螺钉内固定术：术中需要患者保持不动，建议全麻。要求术中 C 型臂可以透视骨盆正侧位、入口位、出口位像。骨盆侧位像上可清晰显示骶骨前后缘、骶管前后缘、骶骨翼前缘斜坡皮质、骶 1 骶孔。骨盆入口位可显示骶 1 椎体前缘皮质，出口位可显示骶孔和椎体上下板。

患者术中平卧位或俯卧位。先以骶 1 椎体为透视中心侧位透视，使两侧骶骨翼前缘斜坡皮质重叠成一线，此线与骶 1 椎体后缘、第 1 骶孔围成的中间区域即为安全区，透视下以空心钉导针尖端定位于此安全区内，抵住髂骨外侧皮质，并使克氏针与射线方向平行（透视下成一点）。将导针进针约 3 ～ 4cm，穿过三层骨皮质（髂骨外侧皮质、髂骨的耳状关节面、骶骨的骶髂关节面），此过程始终维持克氏针方向不偏移。再以骶 1 椎体为中心透视骨盆出口位、入口位相，以确认导针进针方向不会伤及第 1 骶孔、椎体前缘、骶管，以免伤及骶神经、腰 5 神经、髂内血管、马尾神经。确认无误后继续进针，针尖可达到骶 1 椎体或对侧骶孔水平。空心钻钻空置入空心钉。一般达到中线的空心钉长度为 8cm 左右。

因骶骨发育异常导致骶 1 螺钉置入受到限制时，可选择骶 2 椎体的骶髂螺钉内固定术。

骶 2 椎体的骶髂螺钉内固定术的术前准备、体位、C 型臂透视方法同上。侧位时可见骶 2 椎体的前后缘与上下骶孔的中心点区域为安全区。以空心钉导针尖端定位于此安全区内，抵住髂骨外侧皮质，并使克氏针与射线方向平行（透视下成一点）。将导针进针约 3 ～ 4cm，穿过三层骨皮质（髂骨外侧皮质、髂骨的耳状关节面、骶骨的骶髂关节面），此过程始终维持导针方向不偏移。再以骶 2 椎体为中心透视骨盆出口位、入口位相，以确认导针进针方向不会伤及上下骶孔、椎体前缘、骶管。继续进针，针尖可达到对侧骶孔。空心钻钻空置入空心钉。一般达到中线的空心钉长度为 7.5cm 左右。

注意：如术前 CT 提示骶 2 椎体前突明显，术中侧位像观察时注意区分骶 2 椎体前缘皮质影像还是骶骨翼前缘影像，根据情况安全区进针点应适当后移（图 5-4-16）。

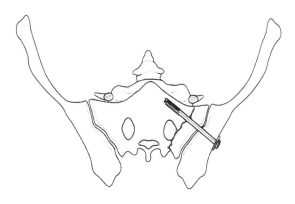

图 5-4-16　骶 2 椎体的骶髂螺钉内固定

2）耻骨空心螺钉内固定术（前柱）：患者仰卧，骨盆稍垫高，患侧髋关节微屈，使股血管神经放松。利用耻骨联合前切口，暴露耻骨结节，以空心钉导针尖端抵住耻骨结节处进针。因耻骨髓腔狭小，骨皮质薄，进针前务必通过骨盆闭孔位、入口、出口位透视确认导针进针方向准确。闭孔位片用于确认螺钉不会穿出耻骨上支上缘皮质伤及股血管，不会穿出耻骨上支下缘皮质伤及闭孔神经血管，同时确认未穿入髋关节。骨盆入口位片确认导针不会穿透耻骨上支内侧骨质，以免伤及死亡冠血管和骨盆内脏器。确认无误后可缓慢进针，进针深度可达髂骨外侧皮质。确认无误后，空心钻钻孔，置入适当长度空心螺钉。

对于耻骨上支Ⅲ型骨折，可将克氏针从髂骨外侧皮质穿出，顺行拧入空心螺钉。

3）骨盆坐骨空心螺钉内固定术（后柱）：骨盆坐骨空心钉内固定即为髋关节后柱的固定。手术方法：患者俯卧或患侧在上侧卧，适当垫高骨盆，患侧下肢髋、膝关节微屈，从而松弛坐骨神经。C 型臂可采用髂骨斜位以及闭孔位透视，也可采用正侧位透视，较清楚地显示后柱。用空心钉导针尖抵住坐骨结节中心向后柱方向进针，一般针尖矢状面上头倾 45°～ 50°左右，冠状面上外倾 5°～ 10°左右，透视确认进针方向应避免向内侧进入真骨盆，向外侧、后侧伤及坐骨神经，向前伤及髋臼。确认无误后缓慢进针，进针深度为针尖抵住髂骨内侧面骨皮质（真假骨盆界线外侧 1 ～ 2cm 处）。空心钻钻孔后置入适当长度空心螺钉。

也可采用骨盆坐骨顺行空心螺钉内固定，顺行螺钉置入利用髂腹股沟的一窗切口，骨膜下剥离附着于髂骨内侧面的髂肌。在透视引导下，导针在真假骨盆界线外侧 1 ～ 2cm 处向髋关节后缘方向进针，直至坐骨结节的骨皮质下。

4）髂前下棘至髂后上棘螺钉治疗髂骨骨折：髂前下棘至髂后上棘螺钉又称为髋臼上螺钉。手术方法：患者仰卧，骨盆稍垫高，在闭孔出口位透视图像上，钢针周围的骨质呈泪滴状。当泪滴的下缘恰好位于髋臼顶和坐骨大切迹时，即为标准的闭孔出口位片。在闭孔出口位置将空心钉导针针尖抵住泪滴的中央，距离髋臼关节面 2cm 左右，以避免误入关节腔。导针在骨内插入约 4cm 时应行髂斜位透视，以观察导针置入的深度以及其与坐骨大切迹上方的相对位置，距离坐骨大切迹应在 1 ～ 2cm 之间。导针最长可达到髂后上棘。确认导针位置满意后，空心钻钻孔，置入适当长度空心螺钉。

通过髂前下棘置钉并结合外固定架可以用于骨盆骨折的早期固定，也可以置入螺钉作为治疗髂骨骨折的最终固定方法。

（3）术后处理：术后患者可在床上免负重情况下活动，下地活动前应进行影像学检查，以明确是否存在后期骨折端移位。B 型损伤的患者部分负重需持续至少 6 周，C 型损伤的患者则需持续至少 8 ～ 10 周。若手术固定了骨盆中的关节（耻骨联合和骶髂关节），则内固定物通常建议在术后 6 ～ 12 个月后取出，但并非必须取出。

四、经皮螺丝钉内固定技术的并发症

经皮螺丝钉内固定技术是一种微创治疗骨折的手术技术，常见并发症包括：

（一）血管、神经损伤

四肢骨折手术时，不熟悉穿针通道的神经血管走行，可以导致术中出现血管、神经的损伤。骨盆解剖结构复杂以及损伤形式多样，骨盆和髋臼手术难度较大，经皮螺丝钉骨盆内固定技术螺钉误置可以引发严重医源性神经、血管、盆腹腔脏器损伤，误入关节内导致创伤后关节炎的发生。

髂前下棘至髂后上棘的螺钉进针点靠下时易损伤髋关节囊，自坐骨大切边迹穿出易损伤臀上动脉血管和坐骨神经，向内侧易穿入腹腔。

坐骨螺钉穿入闭孔损伤闭孔血管、神经，穿入骨盆可损伤盆腔脏器、髂血管等，伤及髋臼造成创伤性关节炎。

耻骨螺钉置入时向内易损伤髂血管，向前会伤及股动静脉、股神经，向闭孔可能伤及闭孔神经血管。

骶髂螺钉置钉时向前可进入腹腔伤及髂血管、腰 5 神经根、盆腔脏器，向后可伤及骶管、骶神经，向上下可伤及上下骶孔及神经根。

为避免误置，医师必须掌握正常以及变异后的骨盆结构、神经血管的位置、各种损伤的特点。必须熟悉术中透视影像的特点，应用三维透视技术和术中 CT 扫描，在减少射线暴露的同时，有助于增加螺钉置入的安全性。

（二）骨折再移位

螺丝钉内固定技术是可提供强大的骨折内固定的技术，使用方法不正确是骨折固定失效的主要原因，术后患者不恰当的功能锻炼，也可造成术后骨折端的再移位，导致内固定失效、骨折畸形愈合、肢体功能障碍。

（三）针道感染

感染在螺丝钉内固定术中并不常见，手术中无菌操作不严格、术前患者存在开放性

损伤为感染的主要原因。

第五节　微创钢板内固定技术

微创经皮钢板固定（minimal invasive percutaneous plate osteosynthesis，MIPPO）技术是一个带锁髓内钉技术的优势与生物学接骨板技术相结合形成的一个新的微创内固定系统，已成为目前生物学固定的重要方法。在提供适当的骨折端固定强度的同时，减少了骨折周围软组织的破坏，最大限度地保留了骨折愈合的血运，这些对于骨折的治疗十分必要。

MIPPO 技术包括利用骨折间接复位技术，经远离骨折端的两侧小切口，采用肌肉下插入接骨板，横跨骨折端予以桥接，螺钉固定骨折远近两端以获得骨折有效固定。

一、微创钢板内固定技术概述

MIPPO 技术的典范是 LISS 微创内固定系统（less invasive stabilization system）。LISS 接骨板在配套的瞄准装置的辅助下，以通过微创小切口置入，钢板不需要与骨面接触，放置钢板时无须剥离骨膜，不破坏骨膜的供血系统，从而避免对骨膜血供产生破坏，大大减少了骨折固定过程中对软组织的二次损伤问题，明显提高了创伤骨折的愈合率，减少了并发症的发生率。

（一）微创钢板内固定技术发展概况

1. 微创经皮钢板接骨技术的提出与发展　20 世纪 70 年代 AO 组织提出骨折治疗的原则，该原则基于解剖重建和骨折块加压固定，要求骨折绝对稳定后允许患肢早期无痛活动。但术后发现接骨板下骨质疏松且骨折愈合质量不高，甚至在内固定取出后发生再骨折。传统的观点把骨质疏松归于置入物的影响，认为是经骨传导应力减少（应力遮挡）的结果，可以通过钛质材料来减少应力遮挡效应。近来研究发现，增加材料的弹性对于力学影响的差异很小；低弹性模量钛材料与锈钢力学测试比较并没有优势；动物实验表明，应力遮挡及置入物材料对术后的皮质骨疏松没有显著影响。同时，为了取得骨折的解剖复位和加压固定，往往对微循环保护不够，术后骨折愈合延迟、感染概率高，粉碎性骨折者骨缺损严重。

90 年代初开始，作为骨折愈合前提条件的血液循环保护逐渐得到重视，在复位技术和内置物发生变化，AO 学者 Gerber、Palmar 等相继提出了生物学固定（biological osteosynthesis，BO 生物接骨术）的新概念，即生物的、合理的接骨术的概念。主要包括以下几个方面：①远离骨折部位进行复位，以保护骨折局部软组织的附着（indirect reduction methods）；②不以牺牲骨折部的血运来强求粉碎骨折块的解剖复位（limited exposure），如必须复位的较大骨折块，也应该尽力保存供血的软组织蒂部，不强求骨折的解剖复位，关节内骨折仍要求解剖复位；③使用低弹性模量、生物相容性好的内固定物（low elastic modulus，biocompatible materials）；④减少内固定物与骨皮质之间的接触面积（髓内及皮质外）等（limited contact between bone and implant）；⑤尽可能减少手术暴露时间。

　　从其概念可以看出，BO 的外延较广泛，而内涵则不确定，概而言之，凡能保护骨折血供的骨折治疗手段和技术，均可看作 BO 范畴。因此，从这一点上讲，BO 并非是一种理论体系，而只是一种"策略"。BO 概念下，骨折愈合从追求无骨痂的 I 期愈合，转为弹性固定不断激发原始骨痂反应（PCR），以达到快速的骨痂愈合，这表明骨的愈合方式并不重要，最短的愈合时间和最好的功能恢复才是目的。大量研究证实了生物学治疗骨折在微血管保护、X 线表现和生物力学方面的明显优势。根据以往 AO 原则固定后大部分的骨折愈合缺乏骨痂，而生物学固定后大部分骨折骨痂愈合，骨痂形成早，骨折愈合质量高。微创外科手术有利于保护患者内生态的稳定从而促进术后的恢复。随着 BO 原则的确立，微创钢板内固定（MIPPO）技术得到了发展。1989 年 Mast 首先介绍通过利用间接复位技术进行骨折复位固定，Ch.Krettek 于 1997 年提出微创外科技术及桥接接骨板技术的概念，即 MIPPO 技术（minimally invasive percutaneous plate osteosynthesis）。MIPPO 技术是微创外科和骨折内固定理论发展相结合的产物。

　　2. 微创钢板的设计和发展历程　　AO 在 1960 年首次推出圆孔形钢板和加压装置，使在骨的纵轴得到加压固定成为可能。在世界上首次使用系统化的钢板、螺钉及标准化的相关器械进行骨折内固定的治疗。1969 年首次推出动力加压孔设计，并成功地应用于动力加压钢板，成为骨折钢板内固定历史上的一次革命。1981 年研究、发展了动力加压单位（dynamic cornpression unit，DCU）。一方面，动力加压单位允许进行更大角度的螺钉固定，尤其有利于骨折部位的固定；另一方面，对称的加压孔设计更符合医师对加压方向的要求。基于 DCU 而设计出有限接触动力加压钢板（limited corltact-dynamic cornpression plate，LC–DCP）。1987 年 AO 提出点接触钢板固定系统，进一步促进了对具有稳定成角固定作用的单皮质螺钉固定系统的临床研究。在生物学固定（BO）原则及微创经皮钢板技术（MIPPO）大行其道的背景下，基于加压钢板的多年临床成功应用的经验，外固定支架"体内化"的思路即所谓"内固定支架"理念的指引，以微创稳固系统（LISS）为首的新型锁定钢板螺钉固定系统应运而生。由于使用体外螺钉孔瞄准器，使手术对软组织的损伤降低到最低程度；具有成角固定作用的自钻螺钉可以提供更可靠的固定。微创固定系统（LISS）适合于股骨远端和胫骨近端粉碎性骨折的固定，尤其对骨质疏松患者和假体周围骨折的固定更有其独特的优势。但 LISS 最初只是设计用来固定股骨远端骨折（LISS–DF），随后才出现了孪生兄弟胫骨近端骨折微创稳固系统（LISS–PLT），并且整个 LISS 是针对膝关节周围骨折累及关节面、软组织厚、肌肉力量强等特点而优化的，对于胫骨远端、肱骨等部位没有必要也不适合应用 LISS；此外 LISS 只能应用锁定螺钉（LHS）而不能使用传统的加压螺钉，临床应用的灵活性受到限制。LISS 获得的巨大成功和缺点促使学者们将锁定螺钉桥接钢板的优势与传统加压钢板的益处相融合，终于产生集新旧两代钢板螺钉系统优点于一体的"混血儿"——锁定加压钢板（locking compression plate，LCP）于 2001 年经 AO 推出。LCP 使医师在手术中有更多的自由来决定是选择 AO 标准螺钉、AO 锁定螺钉还是两者的组合应用。

（二）微创钢板内固定技术的优势

对于不稳定骨折，单纯的石膏或小夹板外固定常难以维持骨折位置，骨折再移位、畸形愈合从而导致功能障碍有较高的发生率；切开复位内固定依靠直视下的复位和直接的固定，具有较好的固定性能，以往根据 AO 学说强调尽早复位，使骨折恢复解剖学上的连续性和力学上的完整性，手术要求尽可能达到解剖复位和坚强的内固定，这种观点几十年来被全世界广泛接受，成为骨折治疗的 AO 标准学说。但在长期实践在证实 AO 原则疗效的同时，也逐渐暴露了 AO 技术的一些严重缺点和问题：首先，有些骨折即使按照 AO 的原则进行了"坚强固定"，实际上也难以达到目的，肢体不仅无法早期使用，甚至连早期功能锻炼都需要极其慎重。其次，临床上不断出现使用加压钢板固定的骨干骨折愈合去除钢板后发生再骨折的病例。由此提出应力遮挡的观点和钢板下皮质骨血供破坏而出现哈佛系统加速重塑的观点。此外，为获得解剖复位和坚强内固定常需要广泛切开直视下手术操作，导致了骨血流灌注减少，骨折块血运降低和易发感染。针对上述情况，AO 学者对其固定原则的科学性进行反思后认为，AO 技术的弊端主要是过分追求固定系统力学上的稳定性而未重视骨的生物学特性。

微创钢板内固定（MIPPO）技术是一种微创的有限内固定技术，其优点是行内固定时避免直接暴骨折端，保护了生物学环境的完整性，最大限度地保留骨折处血供，保留骨折碎片活力，弹性固定刺激骨痂形成，有利于早期形成骨性连接，促进骨折愈合。由于间接复位，切口小，避免了骨膜剥离，减少对骨穿支动脉和滋养动脉的破坏，良好的血供能增加抗感染能力，减少感染机会，也减少了手术造成的骨缺失并且保留成骨因子，维持骨折稳定性同时降低植骨需求，加速康复进程。最后当骨折愈合后，能减少拆除钢板后出现再骨折的发生，因此在骨折治疗中有广阔的应用前景。

（三）微创钢板内固定技术的不足

不稳定骨折行闭合间接复位时往往较为困难，因此术中维持对线并不简单，需要术者有较高复位技巧及经验，若骨折不能达到较好的功能复位，往往产生畸形愈合，影响功能。另外由于微创钢板内固定为闭合复位，一些分离较多的骨折碎块往往会造成假关节现象。简单骨折时，因为微创钢板内固定是弹性固定，则容易引起骨折迟延愈合。微创钢板内固定技术是一种闭合手术技术，缺乏对手术区的显露，在置入钢板过程中可能对神经、血管等重要组织造成损伤。

二、微创钢板内固定技术的治疗原则

微创钢板内固定技术是通过小切口经皮下贯穿骨折端并置入钢板进行固定，使骨折端获得相对稳定的力学环境，为骨折治疗创造良好的愈合环境。其理念的原则包括：①保护骨愈合的生物学环境，特别是骨折端周围的血运；②运用"内支架"概念进行骨折固定，对骨折行桥接固定；③利用肌腱复位作用及间接复位技术进行骨折复位。

（一）微创置入接骨板原则

微创经皮钢板接骨术（MIPPO）包括利用骨折间接复位技术，经骨折端两侧小切口，采用皮下或肌肉下插入接骨板，横跨骨折端予以桥接，螺钉固定骨折远近两端以获得骨折有效固定。从保护骨折处血液循环考虑，一个良好的生物学环境是骨折愈合的先决条件之一。应把微创理念贯彻于手术的具体操作中：①在远离骨折处做2个纵行小切口，于皮下深筋膜与骨膜之间做钝性分离建立皮下隧道，此层组织疏松，分离很容易。由于不做髓腔的扩髓，也未涉及骨膜的剥离，钢板放置在骨膜表面，故骨折处的血运干扰很少。②采用间接复位技术，在钢板推入同时，通过手法牵引，使轴线与长度恢复，主要骨折块得到复位。因为间接复位对骨折处血运的破坏小，因而骨折愈合快。③经皮撬拨复位，对于关节内有移位的骨折，则可在透视或关节镜监视下行撬拨复位，必要时可有限切开复位。

（二）间接复位原则

间接复位的目标是在不打开骨折端的情况下将骨折块复位到正确的位置，因此可以降低对骨骼血运的进一步破坏。间接复位的力学原则就是牵引，该原则同时适用于骨干骨折和干骺端骨折。覆盖长骨骨干或干骺端的肌肉韧带组织为间接复位提供了力学环境，因为对附着在骨折块上的肌肉、韧带和骨膜进行牵引会使骨块复位，这一现象最常见于骨折的非手术治疗，被称为"韧带整复"。通过牵引获得正确长度（人工、手术台、牵引器），轴线复位需要在术中两个方向上透视或拍摄X线片而控制；旋转移位主要由临床控制。间接复位闭合内固定技术比开放手术更需技巧。因此，术前需要制订精确的计划方案，选择合适的置入物大小和长度、钢板外形，插入螺钉的数目、位置和插入顺序（标准或锁定）。

（三）微创稳定固定系统（LISS）的种类

LISS之初是针对膝关节周围骨折及关节置换假体周围骨折的特点设计的，所以目前临床LISS主要分为两类：一类是相对较早出现的应用股骨远端骨折的LISS-DF（distal femoral）（图5-5-1）；另一类是应用于胫骨近端骨折的LISS-PLT（proximal lateral tibia）或简称为LISS-PT（图5-5-2）。二者大体设计理念相同，具体操作步骤也大同，只是在钢板的外形、解剖塑型及干骺端螺钉的成角角度规定上有所差别。

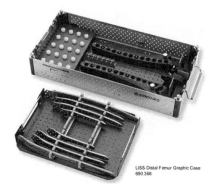

图 5-5-1　LISS-DF

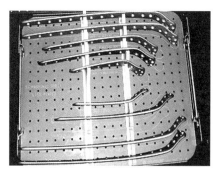

图 5-5-2　LISS-PLT

三、微创钢板内固定技术的原理及适用范围

（一）微创稳定固定系统（LISS）技术的设计原理及特点

微创稳定固定系统（LISS）技术具有以下特点：

1. 锁定螺钉与螺纹孔洞钢板的良好结合　LISS 具有 "内支架（internal-external fixation）" 的特性，从大体上看，LISS 仍是钢板螺钉组成的系统，但是其螺钉是锁定螺丝钉（locking head screws，LHS），钉头的螺纹与钢板孔洞的螺纹可以匹配，螺钉拧入后通过螺纹与钢板更紧密地联合成一个整体（图 5-5-3、图 5-5-4）。如果螺钉视为外固定支架的固定针，而钢板则为外固定支架的力臂，则 LISS 好似在骨表面与皮下软组织之间安装了一个内部的 "外固支架"。正是这种特别的 "内支架" 整体结构提供了超常的稳固性，使得单皮质螺钉固定成为可能，有效降低了因局部骨质疏松引起螺钉松动而导内固失败的风险，也为关节置换后假体周围骨折的积极有效固定带来新的希望。

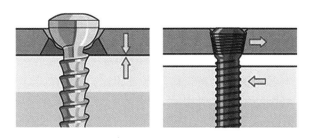

图 5-5-3　LISS 接骨板与普通接骨板螺钉固定的区别示意图

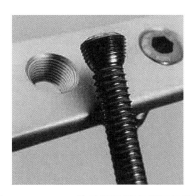

图 5-5-4　LISS 接骨板及锁定螺钉结构图

2. 特殊的角度设计　LISS 系统在干骺端部位应用了新的设计——成角螺钉。传统钢板的螺钉大多与钢板垂直以求达到最大的机械稳定性，实际上如果对于骨质疏松的患者而言，平行螺钉有出现多枚螺钉松动脱出的可能，而这种情况在松质骨为主的干骺端出现的风险更高。而 LISS 系统干骺部的螺钉并不完全与骨干长轴线垂直，螺钉之间亦非平行而是呈一种交错角度的排列方式组成 "锁扣" 系统，使外界应力作用时螺钉与骨

块之间的稳定性有了进一步的提高（图5-5-5）。

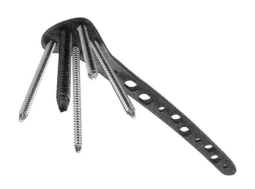

图5-5-5　LISS接骨板螺钉之间成交错角度

3. 可穿透射线的插入导向手柄　LISS设计的应用部位是股骨远端和胫骨近端，而且放置部位均为外侧，如果采用经典的MIPPO技术插入钢板后肌肉层的阻隔对钢板的走向、定位以及后续螺钉经皮拧入都会造成不小的困难。为了解决这个问题AO学者将插入导向手柄引入了LISS，手柄允许X线穿透，不影响术中透视，设计目的类似于交锁髓内钉的体外定位装置，术中透视即可根据体表手柄判断体内钢板的实际方向和位置，为钢板到位后经皮穿刺拧入螺钉提供了精确的参考，对更进一步降低软组织损伤的风险有着重要意义，与经典的钢板螺钉固定系统相比，LIS在设计上更趋人性化和操作简单化，也更体现出微创的精髓（图5-5-6）。

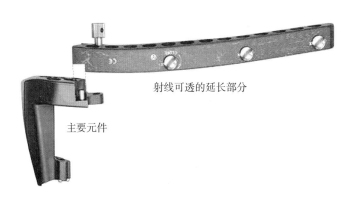

射线可透的延长部分

主要元件

图5-5-6　导向手柄

4. 多种螺钉类型　LISS的另一特点是同一系统中包含了多种螺钉，如可自攻－自钻－自锁螺钉（SD/STLHS）（图5-5-7）、让骨块拉向钢板的提拉装置（pulling device）（图5-5-8）、用于填塞钢板空洞的螺钉帽（screwhold insert），还有其他用于假体周围骨折的特殊工具：4.3mm直径的钻头和钻头导向器；长度为14mm和18mm的5.0mm假体周围骨折锁定钉。这些不同的设计特性螺钉使其在骨折固定中可以根据需要发挥各自的长处。

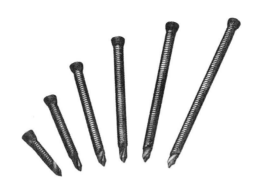

图 5-5-7　自钻－自攻－自锁螺钉

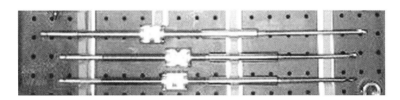

图 5-5-8　LISS 系统的提拉装置（来自原参考资料）

（二）微创钢板内固定技术的适应证

LISS 适用于可以间接复位的骨折及严重的粉碎性骨折、内固定折断翻修手术、髓内钉相对禁忌的骨折（如骨髓腔狭窄、青少年骨折）等复杂的骨折情况。伴有骨质疏松的骨折，因 LISS 及 LCP 更好地对抗弯曲力和扭转力，能减少接骨板螺钉，也是微创钢板的适应证。关节置换后的假体周围骨折是目前骨创伤领域面临的新挑战，因为 LISS 单皮质螺钉角稳定性的显著特点使其成为一个不错的选择。

LISS-DF 适合于：①股骨远端干部骨折；②股骨髁上骨折；③股骨远端关节内骨折的治疗。

LISS-PLT 的临床指征包括：①胫骨近端干部、干骺端骨折；②胫骨近端关节内骨折。

（三）微创钢板内固定技术的禁忌证

1. 陈旧性骨折　陈旧性骨折由于受伤较久，无法通过闭合手法复位或经皮器械复位达到良好对位，没有闭合复位的基础与条件。

2. 皮肤条件差，感染或可能感染的骨折　全身情况较差，三度以上开放感染伤口，或局部皮肤挫伤严重、发生水疱等软组织条件较差，有感染可能，不宜行钢板内固定手术。

四、微创钢板内固定的操作技术

在进行微创钢板内固定手术前，术者必须仔细阅读患者的影像学资料，认真分析骨折的受伤机制和移位机制，熟悉手术区域局部解剖，并详细设计钢板位置、插入点、插入角度及深度等手术方案，务必选择安全通道作为钢板插入点及路径，否则可能在手术中出现折端对位不良、重要结构（如血管、神经）损伤、固定失败等并发症。

（一）术前准备

1.手术器械及影像学准备　LISS 钢板、导向把手及相关置入工具，电钻或手摇钻，C 型臂 X 线透视设备等。术前必须摄高质量的正、侧、斜位 X 线片。对于多平面的复杂骨折，有条件者可行额状面和矢状面的三维 CT 重建。

2.钢板的选择　使用国际内固定研究学会 AO/ASIF 术前计划模板来决定 LISS 接骨板的长度和螺钉的位置。注意所有的模板图像均按平均放射摄像成像率放大 10%。当然，图像可以根据需要有所改变，术前必须对拉力螺钉的放置有所计划（图 5-5-9）。

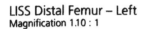
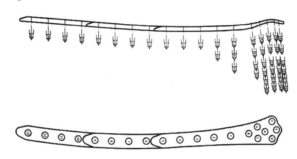

图 5-5-9　选择钢板长度的模板

（二）手术体位

患者仰卧于透 X 线的手术台，臀下垫高，患肢必须可以自由移动。对侧肢体可以固定于手术床的腿支架上。膝关节略微屈，置于手术床铰链的远端，股骨下端骨折时这样能在手术中屈曲膝关节，防止断端向后成角（图 5-5-10、图 5-5-11）。

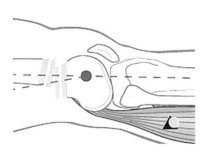
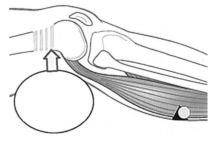

图 5-5-10　伸直位下腓肠肌牵拉引起断端向后成角

图 5-5-11　通过三种方式纠正断端的向后成角

1.使患者肌肉松弛；2.断端垫圆枕；3.屈曲膝关节

(三) 手术入路

1. 股骨远端微创稳固系统（LISS–DF） 一般使用前外侧入路，以 Gerdy 结节为标记，向近端做长约 8～10cm 的直切口（图 5-5-12）。

2. 胫骨近端微创稳固系统（LISS–PLT） 从 Gerdy 结节向远侧做一弧形（曲棍球杆状）或直皮肤切口约 4～6cm（图 5-5-13）。大约距胫骨嵴半厘米位置，自骨膜剥离胫前肌。牵开胫前肌，在骨膜和肌肉之间插入 LISS 接骨板。

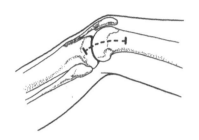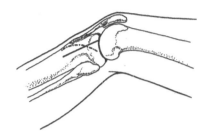

图 5-5-12　LISS–DF 手术入路　　图 5-5-13　LISS–PLT 手术入路

(四) 骨折复位及微创钢板置入固定

1. 骨折整复 常规消毒铺巾后进行闭合手法整复，采用传统的"正骨八法"，根据骨折的部位、类型及骨折移位的方向及严重程度，采用手摸心会、拔伸牵引、折顶成角、拉按端提等手法，纠正骨折端各种移位，恢复骨折的正常解剖结构。

关节内骨折单纯闭合手法整复难以复位的病例，可通过经器械纠正移位，包括：利用 Schanz 钉、大点状复位钳或者骨盆复位钳将髁间及平台骨折复位固定；利用克氏针暂时固定直到螺钉固定完毕；小的骨折碎片也可以使用拉力螺钉固定，并灵活与手法整复技巧相结合。在关节内骨折复位后，开始利用 LISS 复位干骺端和骨干的骨折使骨折达到一个良好的对位，并经 X 线透视确认。

2. LISS 接骨板的插入及位置确定 使用装配好的插入导向手柄在骨膜和外侧肌肉之间向近端或远端插入 LISS 接骨板，并应确保接骨板近侧端与骨始终接触。接骨板可以向近侧和远侧移动来调整位置，直至接骨板能够很好地贴伏于骨面（图 5-5-14）。有时插入导向手柄的把手端及软组织可能会影响接骨板的插入，这时可以取下透光手柄的把手部分。

3. 自钻－自攻－自锁螺丝钉的拧入 螺丝钉的安置需要根据骨折的类型而定，可以根据内固定的生物力学原则来选择螺丝钉的位置。螺丝钉可以靠

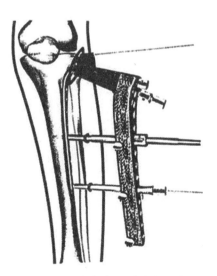

图 5-5-14　钢板与骨壁的良好贴附

近和远离主要骨折块的骨折间隙，在每一骨折端至少使用 3 ～ 4 枚螺丝钉。使用电动或气动工具拧入螺钉，为了获得螺丝钉和骨之间最佳的固定界面及防止骨向内侧的移位，应使用不具有高轴向扭力（3 ～ 5kg）的动力工具。为了防止骨热坏死，非常重要的是在钻孔时通过钻套注入生理盐水进行冷却。插入套筒有一个小的侧孔用于冷却灌注，可以接管子或针筒来灌注生理盐水。

　　一旦每个主要骨折块被一枚螺丝钉固定后，它的长度和旋转便无法改变。前屈和后屈畸形还可以通过手法进行相对的调整，而内翻或外翻畸形矫正将更加困难，因此推荐先在远端骨折块拧入螺丝钉。但在远侧螺钉拧入及锁定之前应再次通过 X 线透视评价是否存在过度后伸或外翻畸形。在确定无畸形后可以置入远侧锁钉，利用持续牵引和近端导针维持恰当的位置，此时还可以通过手法加压来调整骨折的位置，在确定位置后拧入近侧锁钉，然后完成附加螺钉的放置（图 5-5-15）。

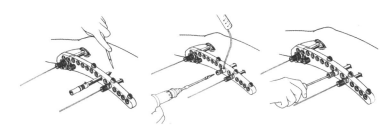

图 5-5-15　钢板锁定螺钉的微创置入

4. 去除外侧定位器　评估骨折复位和稳定性。充分活动膝关节，以确定固定是否可靠。应用正、斜位 X 线片评价骨折复位和固定情况（图 5-5-16、图 5-5-17）。

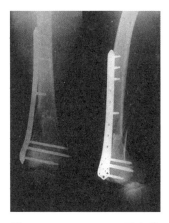

图 5-5-16　LISS-DF 固定术后

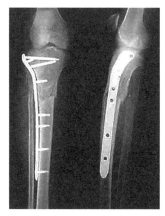

图 5-5-17　LISS-PLT 固定术后

5. 闭合切口　所有切口均冲洗，关节囊使用可吸收 1 号缝线缝合，皮肤和皮下常规方法缝合。

（五）术后处理

LISS 是符合 MIPPO 技术要求的典型内固定方法，螺钉钢板锁定为整体，加之对骨表面压迫少，较好地保留了骨折局部的血供，与同骨折部位应用传统钢板螺钉的病例相比，术后出现感染、螺钉松动脱出导致内固定失败以及延迟愈合、骨不连等并发症的发生率确实明显降低。术后无须长期的石膏外固定，可根据临床实际情况予以石膏托短期保护。术后治疗应遵循传统内固定手术的原则，基本功能性治疗为膝关节的自由活动和部分负重训练。物理康复治疗应在手术后立即开始，包括关节活动训练。对特殊的患者应有适当的限制。

五、微创钢板内固定技术的并发症

微创钢板内固定技术是一种闭合性微创手术技术，缺乏对术区的显露，所以要求骨科医师具有扎实的解剖知识、良好的临床及手术技能，周密的术前准备、完善的手术设计、准确的手术操作技术、良好的术后管理是保证手术成功的重要条件，围术期及术中的微小疏忽和错误均可能导致手术失败。

（一）技术失误

1. 微创钢板内固定技术需要有良好的手术操作技能，钢板的选择、折弯及放置的位置，置入螺钉类型、长度、方向及螺钉数量若出现错误，均能引起内固定失效。

2. 间接闭合复位技术比较困难，不恰当的复位会导致对线不良，掌握技术需要一个长期学习的过程。

3. 小切口的 MIPO 技术操作困难而且有可能造成血管、神经损伤。如置入 LISS-PLT 时损伤腓浅神经及血管。

（二）康复过程中的并发症

1. 微创钢板内固定只能提供很小的初始稳定性，因骨折没有精确复位，如果骨折区过早负荷，可以引起内固定永久变形，因此康复过程中在开始及逐渐增加负重之前必须看到骨痂形成。

2. 内固定物取出后再骨折　间接骨折愈合因为有骨痂形成，内固定拆除后很少发生再骨折。使用单皮质螺钉固定并减少螺钉数量有助于降低再骨折的发生率。

3. 感染　使用微创钢板内固定术很少发生感染，即使发生感染，也不像常规接骨板那么严重。因此若在 MIPO 手术后内植物附近有感染，可考虑待骨折愈合后才取出内固定，除非已出现松动迹象。

第六节　锚固技术

锚固技术是运动创伤及骨折临床上常用的治疗技术，锚钉是一种非常小的内植物，用于将缝线固定于骨中，通过缝线将软组织及骨重新连接，是对韧带止点撕脱、肌腱修复而进行有效固定的一种经皮内固定技术。

一、锚固技术概述

韧带、肌腱或其他软组织从其附着的骨骼完全或部分地分离是比较常见的损伤，部分的分离常常可通过夹板制动等非手术治疗获得满意的效果，而完全的分离需要通过手术治疗来完成软组织对骨的重新附着。其中使用到的缝合锚钉是一种外科手术中用于连接肌腱、韧带等软组织和骨的微型装置。

（一）锚固技术发展概况

缝合锚钉出现以前，肌腱或韧带与骨的连接通过先在骨上钻一隧道，然后由缝线或钢丝穿过隧道固定，操作复杂，只适用于开放手术。缝合锚钉最初是为了适应关节镜下微创手术需要而研制的，第一代带线骨锚称作 Statak 骨锚，由 Marlowe Goble 设计并于 1985 年首先应用于临床。缝合锚钉的出现对于关节镜下肩部肱盂关节手术具有革命性的意义，它使传统的开放手术转化为镜下的微创手术，金属材质的缝合锚钉被首先报道并广泛应用于肩关节镜手术，代替了经骨隧道缝合固定的技术，而且两者在生物力学研究上的拔出力十分类似，作为一种将韧带或肌腱固定于骨的行之有效的方法，缝合骨锚钉迅速得到广泛应用。

（二）锚固技术的优点

当韧带、肌腱从其附着的骨骼分离时，使用小夹板、石膏或绷带外固定法、钢丝缝合法、缝线缝合法、骨开洞后腱性组织置入固定法等传统的修复方法有如下缺点：①固定不牢固，肌腱、韧带容易再次断裂分离；②固定制动时间长，容易出现关节粘连、僵硬，关节功能恢复效果欠佳；③创伤部位若行非手术治疗，因撕脱骨折块残留而出现疼痛；④若行钢丝缝合，则需要二次手术取出。

锚固技术的优点：①手术适应证广，不受骨折块大小的限制；②能简单完成韧带/肌腱与骨的固定缝合，一般无须透视以调整锚钉方向，手术简单，创伤小；③可完全恢复韧带/肌腱与附着点的解剖关系，骨面及韧带的锚定力量强大，固定可靠，抗牵拉强度高，外固定时间短，早期康复，避免关节功能的丧失；④避免了对骨骼的过多操作致局部骨折的可能；⑤锚钉较小，钛合金成分组织相容性好，埋入骨质，无需二次手术取出。

（三）锚固技术的不足

虽然锚固技术具有组织损伤小、较好的韧带/肌腱与骨直接固定性能等优点，但因为常在关节镜下微创操作，对于术者的技术要求相对较高。若锚钉置入位置预判（骨质是否疏松）、置入角度及深度出现错误，常常出现锚钉拔出而固定失败。另外缝线打结也需要熟练的手术技巧，常会出现线结不滑动和缝线断裂等失败。

二、锚固技术的治疗原理

（一）锚固技术的原理

锚钉修复骨与软组织损伤的工作原理来源于美国南德克萨斯州农场的地下"沉坠物"支持篱桩的理论，埋入地下的岩石通过钢丝与篱桩呈 45°的"沉坠角"相连，从而牢固地稳定篱桩。缝合锚钉的设计即参考了这个理论，锚体的螺旋或者倒翼与骨牢固结合的同时，减少了缝线的张力，其自带缝线可将软组织和骨重新连接，因而可用于任何需要将软组织与骨进行重新连接的地方。目前临床上选择置入缝合锚钉的角度取 45°。

（二）锚固钉的构成及种类

缝合锚钉的构成：①锚：植入骨中，为金属材料或可吸收材料；②孔眼：缝线穿过的孔或环，连接锚和缝线；③缝线：分为可吸收和不可吸收材料。

缝合锚钉从其材料可分为金属和可吸收锚钉两种。金属多为钛、钛合金、钴铬合金和不锈钢，金属锚钉的优点在于具有较好的把持力、易于植入和容易通过 X 线评估，如果锚钉发生移位或进行翻修手术时，外科医生很容易在透视下进行定位并取出。由于涉及植入物松动、移位和软骨损害，近来有更倾向于发展可吸收锚钉的趋势，新型的可吸收锚钉具备与金属锚钉类似的把持力，而且易于植入。

可吸收锚钉具有以下优点：锚钉扣孔对缝线的损害更小，易于翻修，完全吸收，可用于 MRI 检查，失真更少。目前生物降解的商业锚钉材料来源大多是聚乳酸（PLA），其中较为常用的材料是聚消旋乳酸（PDLLA）和聚左旋乳酸（PLLA）。PLLA 结晶度较大，强度大，但降解速度较慢，所以 PLLA 锚钉能维持更长时间的固定强度；由于 PDLLA 是非结晶共聚物，所以比 PLLA 更容易降解，PLA 锚钉植入后降解产物乳酸参加三羧酸循环，生成水和二氧化碳排出体外，一般 2 年左右被机体完全降解吸收，不会有异物残留及发生无菌性炎症（图 5-6-1）。

缝合锚钉从其植入方法来说大致可分为以下 4 种：

1. 锁定式锚钉　一般多为可降解材料制成，带有线孔。此类锚钉外形相差较大，因公司及锚钉种类不同而异。植入时用特制钻头在植入骨面处行预钻孔，使用特制设备置入锚钉后按其具体使用说明操作，使锚钉卡入预钻孔内而达到锁定目的。

2. 预钻式锚钉　此种锚钉有金属钛和可降解材料 2 种。金属锚钉钉身四周带有金属翼、倒钩或其他特制绞锁装置，部分锚钉尾

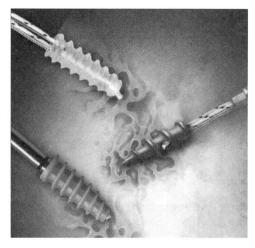

图 5-6-1　左侧为可吸收锚钉，右侧为金属锚钉

部有线孔，有的锚钉缝线则通过钉身内部。其具体外形及结构因公司及锚钉种类而异。使用前需进行预钻孔，然后使用特制的植入器植入锚钉至预钻孔底部。此系列的可降解锚钉大部分均带有螺纹或凹槽，一般在尾部或钉身带有线孔。使用前也需进行预钻孔，有的还需要进行攻丝。一般预钻孔的直径要小于锚钉钉芯直径，这样可以增大拔出强度。最后使用各种专用器械植入预钻孔。

3. 非预钻加压锚钉　此种商业锚钉大部分为金属钛制成，其周围有螺纹，钉尾有线孔。不需要进行预钻孔或攻丝，使用专用器械直接拧入即可。一般来说锚钉上的螺纹直径与螺芯直径比值越大，拔出强度则越大。由于在拧入骨质的过程中骨质随之被压紧，从而提高了锚钉的拔出强度。

4. 伞状软组织锚钉　又称为平头钉，尾部较大，不带缝线，尾部多为可降解材料制成，前面钉身为金属或可降解材料制成并带螺纹。植入后依靠其宽大的尾部固定软组织。

前 3 种锚钉均带有缝线，而伞状软组织锚钉用尾部直接固定软组织，不带缝线，大大简化了手术操作过程。伞状软组织锚钉和普通双股带线缝合锚钉相比，在固定的软组织产生 10mm 裂隙时平头锚钉的循环负载次数要明显低于后者，由于不能提供牢固的固定强度，可能会导致术后远期固定及软组织修复失败。

锚钉缝线一般可分为单股、编织缝线和吸收、不吸收缝线。不易磨损对于带线缝合锚钉而言，理想的缝线是强度足够满足应用所需，在组织修复时蠕变很小，使用简易，打结顺滑，不切割组织，所以目前带线缝合锚钉所使用的缝线大多为不可吸收编织缝线，成分为超高分子量聚乙烯（UHMWPE）材料。传统的带线缝合锚钉一般只带 1 根缝线，可能无法提供足够的初始固定强度，容易打结不牢，并出现松动，因此现在大部分锚钉均带 2 根缝线，这样不但保证了足够的固定强度而且还能起到"双保险"的作用，即防止 1 根缝线断裂后导致缝合的失败。此外，由于多了 1 根缝线，手术时给软组织提供了一个附加的固定点，进一步加强了缝合的安全性（图 5-6-2）。

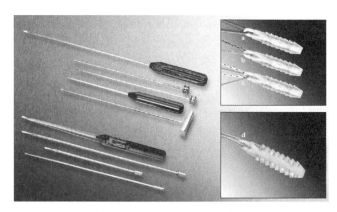

图 5-6-2　锚钉及手术工具

三、锚固技术的适用范围

锚钉主要用于治疗肌腱、韧带本身的损伤及其止点的撕脱骨折，肌腱、韧带损伤引起的关节脱位，常见的疾病如肩袖损伤，膝关节交叉韧带、侧副韧带断裂，跟腱断裂，踝关节侧副韧带断裂，肱骨大结节骨折，肱骨内外髁骨折，髂前上下棘骨折，胫骨髁间隆突骨折，踝部骨折，肩锁关节脱位，胸锁关节脱位等。

置入区软组织条件不好，如骨质疏松等，则慎用锚钉技术。

四、锚固技术的操作技术

使用锚固技术其操作中主要需要注意的是锚钉的置入技术、骨的密度、置入的角度及深度。

锚钉的置入：缝线穿过软组织主要有三种技术。

1. 锚钉第一的方法　锚钉先置入骨内，然后缝线穿过软组织。

2. 缝线第一的方法　缝线穿过软组织，然后锚钉置入骨内。

3. 组织跨越技术　穿线的锚钉穿过软组织直接置入骨内。

最常用的是锚钉第一的方法，它可以使用旋入式或非旋入式锚钉（图 5-6-3）。

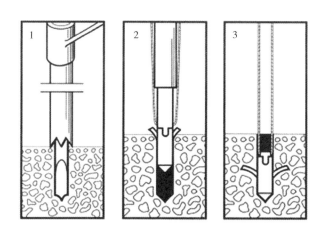

图 5-6-3　锚钉置入方法

1. 预钻孔；2. 置入锚钉；3. 拉紧

骨的密度是锚钉置入时需要考虑的另一个问题，通过骨矿密度的分析可以对所有类型的锚钉的初始力量，对最终开裂口和拔出力进行预判，因为骨质疏松的原因，锚钉的失败在年长者的骨中比年轻人更早更常见。

锚钉置入的角度也很关键。Burkhart 首先提出缝合锚钉的锚定桩理论，认为"锚定桩角度"（deadman's angle）≤ 45°能够提高拔出力。然而，近期在体内和体外的研究显示，相对于拔出，现在的旋入式缝合锚钉的失败更多在于缝线 – 韧带界面。Strauss 等在肩旋转袖的模型试验中，发现缝线锚钉的锚定桩角度为 90°时，相对于 45°，能够提高肱骨大结节和肱骨头关节面的软组织固定。

锚钉置入的深度：理想的置入深度是恰好位于皮质骨以下，增加锚钉的置入深度并不能提高生物力学的稳定，恰恰相反，由于缝线对皮质骨的切割和锚钉向皮质骨的移位，往往导致锚钉在孔眼处的失败。

（一）微型锚钉治疗锤状指

1. 术前准备　通常采用微型锚钉来进行固定（图 5-6-4），产品包括一个微小锥形锚体，大小为 5.4mm × 1.8mm，骨锚钉头部带有 2 个倒钩，尾部连有带有双针的 #0 Ethibond 肌腱缝合线，该缝合线不可吸收，可承受 100N 的拉力，同时配有与骨锚匹配的钻头和骨锚植入的手动操作器，以利于锚钉的置入。

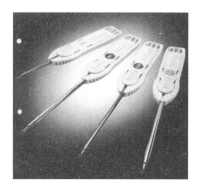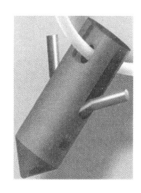

图 5-6-4　用于指骨的微型锚钉

2. 操作方法　切口及固定：取远侧指间关节背侧 S 形切口，开放性伤口可沿伤口适当延长，显露伸肌腱断端和远节指骨基底背侧止点处，先用 1 枚直径 1mm 克氏针从指端侧方斜行钻入，将远侧指间关节固定于过伸 10°～ 15°位，使用专用钻头于远节指骨基底背侧伸肌腱附着处中央斜向掌侧 45°钻孔，将锚钉置入器顶部微型锚钉置入孔口，锚体部的 2 个尖突在骨皮质深面展开，牵拉附着在锚钉上的缝线，确认锚钉安全固定于钻孔内。用锚尾部双针缝线将伸指肌腱以水平褥式缝合法重建伸肌腱止点（图 5-6-5）。

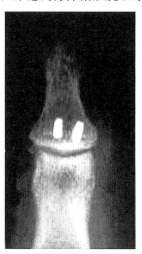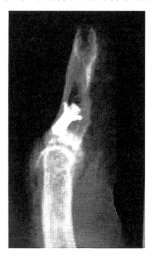

图 5-6-5　微型锚钉治疗锤状指

（二）锚钉固定修复膝关节韧带／肌腱附着点损伤

以修复内侧副韧带损伤为例阐述。

采用椎管内麻醉，常规行关节镜探查排除关节内损伤后，切口以关节间隙为中心，自内收肌结节上 2cm 向下沿胫骨前内侧向远端延伸至关节线下 5cm 处，逐层切开暴露内侧副韧带，内侧副韧带股骨或胫骨止点淤血的部位提示为韧带断裂部位，直视下行侧方应力试验证实，并修齐韧带残端待用。将韧带止点骨面用骨凿或微型磨钻打磨成粗糙面见有新鲜渗血，将缝线锚钉垂直骨面完全拧入骨质内，锚钉尾部埋入骨下约 2mm，牵拉锚钉缝线，确定锚钉固定牢固，用锚钉缝线与侧副韧带断端改良 Kessler 缝合或褥式缝合并收紧后，与另 1 根锚钉缝线打结固定，使韧带与骨面紧密结合。再次行侧方应力试验，检查韧带修补后的牢固程度，冲洗后逐层关闭切口（图 5-6-6）。

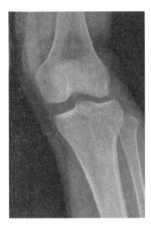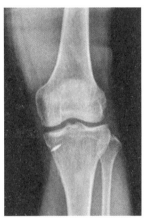

图 5-6-6　术前及术后膝关节外翻应力位 X 线片

（三）锚钉修复足踝部损伤

1. 内外踝韧带损伤　所有患者伤后局部立即用冰块冷敷，夹板制动，待确诊后在伤后 7 天内完成手术。手术在椎管内麻醉下进行。若合并踝骨骨折脱位，则首先处理足踝部的骨折和脱位，在骨折脱位稳定内固定后，修复韧带。

对于外踝韧带损伤者采用外踝前下方弧形切口，切开皮肤后清除血肿，显露损伤的韧带，将其分离清楚，切除挫灭失活韧带纤维，使踝保持 90° 背伸轻度外翻位，然后将缝合锚钉拧入腓骨远端，锚钉线与断裂的韧带编织缝合。

对于内侧三角韧带损伤患者，采用椎管内麻醉，取仰卧位，先做踝关节内侧弧形切口，逐层分离，暴露三角韧带浅层，可见三角韧带浅层断裂以前中组为主，一般从前丘起点撕脱或从体部断裂，断端呈马尾状，并有部分卷入关节间隙。切开胫后肌腱鞘，将胫后肌腱拉向后方，外翻踝关节彻底清理内翻嵌入关节内的血肿，拨开嵌入的肌腱，松解嵌入关节间隙内的韧带，消除韧带的扭转。探查三角韧带深层，根据三角韧带深层撕裂的部位，在内踝或距骨处钻孔拧入 2 枚锚钉，用尾部预置缝线编织缝合断端，重建起点，然后适当内翻踝关节，拉紧缝合三角韧带深层的锚钉缝线后打结。用可吸收缝线缝合三角韧带浅层。冲洗后关闭伤口（图 5-6-7）。

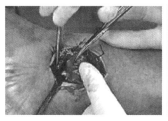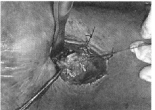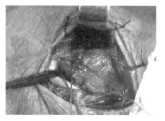

图 5-6-7　（1）探查三角韧带；（2）内踝置入锚钉；（3）缝合韧带

（引自苏琰，等.锚钉治疗踝关节骨折合并三角韧带损伤［J］.中国组织工程研究，2013，17（39）：7015 − 7020.）

2. 修复跟腱近止点断裂　在椎管内麻醉或神经阻滞麻醉下，患者采用俯卧位，均在止血带下操作。取跟腱后内侧纵行切口长约 6cm，锐性切开至跟腱外膜，暴露跟腱及撕脱的骨块，清除周围的血凝块，将锚钉钻入跟骨撕脱部至整个锚钉完全进入跟骨内，然后采用锚钉尾部的超强缝线，采用 Kessler 或 Krackow 法编织缝合跟腱的两侧断端，编织缝合的跟腱长度为 3cm，以可吸收缝线加强缝合可重叠的跟腱纤维。术后予踝关节跖屈 30°，屈膝 30°，以长腿石膏托固定 4 周，此间可行足趾活动；4 周后改踝关节跖屈 30°短腿管型石膏固定，进行膝关节功能及股四头肌力量训练；6 周后拆除石膏，进行踝关节功能及小腿肌力训练并穿高跟鞋逐步负重，8 周后可完全负重，半年内避免剧烈运动（图 5-6-8）。

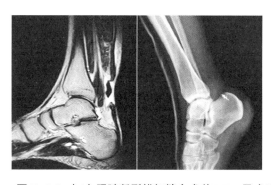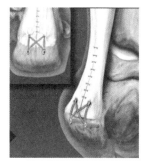

图 5-6-8　（1）跟腱断裂锚钉缝合术前 MRI 及术后 X 光片；（2）跟腱锚钉双排缝合法

（引自梁文清，等.缝合锚钉 Krackow 缝合法治疗新鲜闭合性跟腱断裂［J］.中国骨与关节损伤杂志，2015，30（4）：434-435.）

（四）锚钉修复肩关节周围韧带损伤

1. 肩袖损伤的手术修复与处理　肩袖撕裂通常都发生在冈上肌的止点，断端会短缩至肩锁关节下方的隐窝中，大多数撕裂不仅有横行的，同时还有纵向的破裂部分，使得撕裂处呈卵圆形或三角形。在 2 ～ 3cm 以上的撕裂中，冈下肌腱亦同时受累，一旦确定肩袖缺损及其大小，修复就成为重点。通常需行一定程度的肩关节松解，松解的目的是获得具有足够强度的组织，让肩袖在解剖位置修复而不损伤其神经支配，不损害三角肌的功能，并肩峰下减压，以防止修复后的肩袖发生机械撞击。一旦达到这些目的，就可开始真正的肩袖修复术。行肩袖修复术时先用刨刀将撕裂肩袖新鲜化，必要时充分松解肌腱上、下表面粘连。锚钉固定时，用磨钻磨去肩袖肱骨止点薄层骨皮质至出现均匀渗血后，将缝合锚钉拧入骨床，将缝线穿过肌腱断端，打结固定修复肩袖（图5-6-9）。

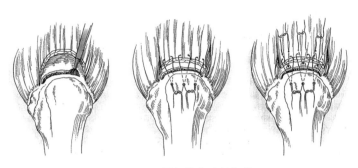

图 5-6-9　锚钉修复肩袖损伤

2. 术后处理　标准修复术后，可使用外展枕、低位枕吊带或肩关节制动器6周。然后去除制动，开始肩关节的保护下屈曲、外旋练习，以免出现粘连、失用性萎缩和肩袖修复处的破裂。修复处于术后3周时最为薄弱，肌腱的强度在术后前3个月要小于其修复当时的力量。指导患者在术后6周进行肩关节外旋的等长收缩练习，术后12周允许主动活动。应告诫患者在术后6～12个月过度使用患肢，会导致修复处的破裂。

五、锚固技术的并发症及注意事项

锚钉是修复腱骨连接部位损伤的一种有效方法，具有手术切口小、创伤小、固定可靠等优点，属于现代骨科重要的微创技术之一。锚钉并发症主要是锚钉植入人体后，由于手术操作或术后功能锻炼不当等原因可能会发生锚钉固定失败，其结果大致可分为锚钉脱出、缝线断裂、锚钉毁损三种。而缝线在锚钉线孔处的断裂、锚钉线孔的毁损及缝线的强度则是公认的弱点所在。

（一）微型锚钉治疗锤状指

近年来，随着骨锚钉在肌腱韧带重建中的应用越来越广泛，用微型锚钉重建指伸肌腱止点的方法逐渐被认同，并在临床治疗中发挥十分重要的作用，但其仍有一定并发症，主要为线结反应、关节僵硬、术后失效、甲根损伤、感染等，原因考虑和手术适应证把握不严、手术操作不规范、术后功能锻炼不当等有关。手指背组织菲薄，锚钉重建止点后其缝线线结即位于皮下，缝线线结打结过多、线结恰好位于切口下均容易导致线结异物反应发生；对开放性挤压伤病例，软组织条件差，容易导致关节僵硬及伸肌腱粘连，严重开放伤更是感染的直接原因；另外术后功能锻炼不及时也是关节僵硬的一个原因；手术中将皮肤切开全层游离，影响皮肤血运，引起皮肤坏死，需要较长时间愈合，并且因瘢痕孪缩影响手指屈伸功能。

（二）锚钉固定修复膝关节韧带、肌腱附着点损伤

体育运动或机动车事故是膝关节韧带、肌腱附着点损伤的常见原因，机械暴力可致韧带、肌腱组织呈撕脱性，断面呈马尾状，严重者可致骨面撕脱性骨折，韧带、肌腱损伤的严重程度取决于作用力的大小和消散的情况。

对膝关节韧带止点部位断裂的手术修复，由于韧带止点残留远断端不能满足缝线的锚定和把持，勉强缝合后由于缝线的牵拉力完全负载于远断端腱性组织，而断端腱性组织没有达到骨腱愈合，修复区力学强度较弱，易致康复过程中韧带再次发生断裂。传统修复方法包括止点深埋法、经骨道解剖重建、带齿垫螺钉固定和采用肌腱移位修复等，这些方法均需制备骨隧道，创伤较大，可因骨碎裂导致固定失效，植入位置不佳可影响膝关节屈伸运动过程中韧带的前后移动，同时出现术后难以早期进行康复锻炼、关节僵硬、局部残留疼痛、原有功能难以完全恢复等，且并发症较高，患者整体满意度较低。

手术中需注意以下几点：①锚钉拧入骨质，必须要有足够的骨量和骨强度，以确保锚钉能够牢固固定，所以严重骨质疏松及韧带止点位有较大骨折块时，置入的锚钉有拔出的危险，严重骨质疏松和止点合并骨折患者不适合应用缝线锚钉重建膝关节内侧副韧带止点。②应用 1 根锚线的两针分别缝合韧带断端后，与另 1 根缝线的两线尾分别打结固定，可以使韧带在重建后的止点位平整，防止缝线收紧固定后韧带纠集和韧带与骨面成角畸形，能更好地分散应力，也扩大了韧带断端与骨的接触面积，有利于韧带 - 骨愈合。③要对膝关节侧副韧带止点位的骨面处理，去除骨面上的软组织，并将骨面处理成粗糙面，以利于韧带与骨之间的愈合及膝关节的后期稳定性。④拧入锚钉要达骨面下与骨之间牢靠锚定，既可防止术后锚钉脱出和膝关节的松弛，也使内置物对周围软组织的刺激达到最低限度。⑤韧带残端切除后，根据残端的长度确定锚钉置入部位，使止点重建后的韧带达到等长重建。⑥韧带止点重建后进行膝关节伸屈活动和重新应力试验，检查重建后韧带的张力和牢固程度。

（三）锚钉修复足踝部损伤

1. 修复内外踝韧带损伤　踝关节的稳定是由骨性的踝穴及其周围韧带、关节囊等软组织的完整性所决定的。骨性平衡的重建是显而易见的，非骨性平衡的重建容易被忽视，踝关节软组织包括外侧副韧带、三角韧带及关节囊，外侧副韧带虽然有三束，但较分散，影响了整体强度。踝关节内侧损伤时，内踝骨折远比三角韧带损伤常见，外侧韧带损失在临床上比三角韧带损伤多见。对于踝关节韧带损伤，传统方法多以钢丝和丝线固定，但固定往往不牢靠，术后需加用石膏固定 4 ~ 6 周，等石膏去除后踝关节的功能都有所丢失。带线锚钉固定牢靠已被公认。

修复踝部韧带手术操作注意事项：①根据"沉坠物"支持篱柱原理，锚钉应与骨轴线成角约为 45°，此时锚钉抗拔出力最强；②锚钉尾部埋入骨面下 2 ~ 3mm 为宜，避免尾部过长造成的局部软组织干扰并发症；③置入锚钉勿穿透外踝，避免医源性并发症

发生；④应在透视机下观察锚钉位置满意后，方可拔除专用带刻度线手柄，避免二次置入锚钉。

2. 修复跟腱近止点断裂　随着体育运动的广泛开展，跟腱断裂的发生率明显上升。而在临床治疗过程中，部分跟腱断裂的部位发生在跟腱远端近止点处（<2cm），甚至直接从跟骨结节止点处撕脱。由于腱性组织至骨面止点逐渐移行为菲薄的结缔组织，血运较差，且损伤后的修复属于腱–骨面修复，使修复难度加大。单纯肌腱缝合法操作简便，容易掌握，但由于跟腱远侧断端残余少，缝合不可靠，术后再断裂几率较高，甚至有患者在术中再次断裂。比较经典的手术固定方法是钢丝 Bunnell 缝合法，钢丝自足底穿出，用钮扣固定于皮外，虽然肌腱修复较为可靠，但操作较困难，且钢丝有切割肌腱的可能，术后钮扣压迫足底皮肤，可形成压疮、感染等并发症，增加患者手术后痛苦。近年来，采用锚钉修复跟腱近止点断裂取得较为理想的效果。

利用锚钉治疗跟腱断裂需注意以下几点：①跟腱断裂一经确诊，应尽早手术治疗，尽量在 1 周内完成手术。研究证实跟腱断裂时间 >1 周，撕裂的肌腱纤维间被纤维肉芽组织填充，导致强度下降，修复后疗效不佳，易发生二次断裂。②手术操作中各层间切勿剥离，勿用电刀切割组织和止血，尽量避免过多损伤肌周组织血管网而导致的伤口并发症和跟腱愈合不良再次断裂。③钻入锚钉时无须显露跟腱止点，锚钉自跟腱止点内侧偏后处置入（此处骨质相对坚硬，锚钉把持力强），根据"沉坠物"支持篱柱原理，锚钉应与跟腱夹角约为 135°。④锚钉置入后，经透视位置满意后方可修复跟腱断端，避免锚钉钉尾过长或位置不佳造成的局部并发症。⑤切勿在跟腱断端附近用粗线反复缝合，应用 3-0 可吸收线连续锁边缝合散在撕裂纤维组织，尽量避免缝线影响跟腱局部血供，不利于断端愈合。

（四）锚钉修复肩关节周围韧带损伤

肩袖损伤的修复　肩袖损伤临床较常见，严重影响患者的生活质量。肩袖具有独特的生物力学特征，是肩关节的重要组成部分，构成了肩关节的立体结构，同时对肩关节的活动起到决定作用，对维持肩关节的力学平衡至关重要。因此，肩袖损伤的治疗效果对肩关节的功能恢复影响很大，外伤学说和退变以及肩峰撞击学说是其病因主要的两种学说。取得满意疗效的基本条件是正确诊断、及时处理、术后系统的康复锻炼；反之，合理有效的治疗未尽早采用，最终会出现关节不稳定或继发性关节挛缩症，导致关节功能减退的肩袖性关节病。肩袖关节镜下微创锚钉修补术能有效地缓解疼痛症状，改善肩关节功能。

另外肩袖修复术中为有效地控制出血、保证镜下视野清晰，术中需控制好血压，适当使用射频汽化仪；术中可交替使用后侧及外侧入路进行观察和操作，至找到病变部位，正确识别撕裂形状，决定相应的缝合方式。针对不同撕裂松弛度、止点面积、止点长度，以及肱骨的骨质情况，可分别采取单排、多排锚钉或穿骨质缝线等方法加以处理，增加肩袖缝合后与骨的接触面积，提高愈合率。

随着手术例数的增多及随访时间的延长，锚钉所引起的一系列问题已开始出现。金属锚钉会永久停留在患者骨质内，由于是异物，会引起锚钉周围骨融解、锚钉外露，导致关节软骨损伤、滑膜炎，甚至曾经有金属钛锚钉从手术部位迁移到重要脏器、大血管内的灾难性并发症的报道。并且由于植入金属锚钉后会导致局部骨缺损，不利于远期翻修手术的进行。对于可降解锚钉目前存在争议的是究竟其降解过程中会不会对锚钉的固定强度产生影响，并且如果锚钉降解是否会导致其松动移位。

相比之下，同种异体骨锚钉似乎是个很不错的选择。同种异体骨锚钉是近年来报道的另一种锚钉，使用同种异体皮质骨加工制成，可提供牢固的初始固定强度，术后逐渐与宿主骨质结合。但目前对同种异体骨锚钉的基础及临床研究相对偏少，锚钉种类有限，还未广泛用于临床，以上问题均有待解决。

复习思考题

1. 如何理解骨折治疗的 AO 和 BO 原则？

2. 简述经皮骨圆针固定技术的固定方式。

3. 经皮髓内钉技术有哪些优点？

4. 经皮螺丝钉内固定技术常见并发症有哪些？

5. 哪些骨科疾病适宜于微创钢板技术治疗？

6. 锚固技术的优点有哪些？

第六章　内（腔）镜技术　▷▷▷▷

第一节　关节镜技术

一、关节镜概论

随着科学技术的发展，疾病诊治手段也不断更新，微创手术治疗某些疾病便应运而生，逐渐成为各手术科室的发展方向之一，而关节镜技术作为微创技术的一个组成部分在骨科和运动医学领域得到迅速发展。

（一）关节镜发展简史

现代关节镜是从膀胱镜技术发展而来的。早期受设备技术制约并未引起重视，关节镜技术发展缓慢。直到 20 世纪 60 年代，在日本 Takagi 和继承者 Watanabe 的努力下，关节镜技术得以迅速发展，并引起医疗界同仁的关注；北美 O'connor，Jackson 和欧洲 Dandy 等前往日本学习，返回后潜心研究，研究水平及临床应用后来居上。国际关节镜学会 1974 年成立后，学术交流频繁，促进了关节镜技术的迅速发展，并被广泛应用。

最初关节镜仅应用于膝关节，以后逐步应用于肩关节、踝关节等，再后到肘、腕、掌、指、髋等关节。在关节镜下手术创伤小、准确率高，因此关节镜手术在临床得到广泛应用。随着关节镜设备和相关器材的不断改进，手术难度也不断提高，范围越来越广，临床疗效也越来越好。关节镜可同时进行关节疾病的诊断与手术治疗，而且不广泛切开关节，效果优于常规开放手术，近年来获得快速发展，目前在部分医疗机构已有关节镜外科的独立临床科室。

（二）关节镜的构成

一套完整的关节镜系统，基本由光学系统、成像系统、动力系统、手动器械和射频汽化系统、镜视图像记录系统组成，其中关节镜的镜头是整个系统中的核心部件（图6-1-1）。

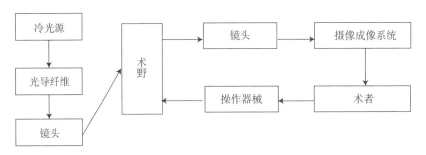

图 6-1-1　关节镜系统工作示意图

（三）关节镜的原理和类型

1. 镜体及镜头　关节镜是一种光学仪器，其坚硬的关节镜内有三个基本光学系统：①传统的薄透镜系统；② Hopkins 设计的杆形透镜系统；③分度指数透镜系统。

在传统薄透镜系统中，光线和影像经一组中继透镜系统传送到目镜，然后再将图像传送到观察者的眼睛。这种关节镜只有术者能够看到术区，极易造成污染。

玻璃纤维的出现催生了光导纤维关节镜。它是由多束光导玻璃纤维围绕的一个杆状透镜系统组成，包括光学照明系统和成像系统两部分，两者被封闭在一个特殊处理的硬金属鞘中（图 6-1-2）。

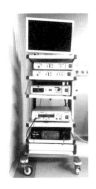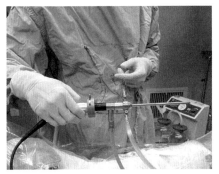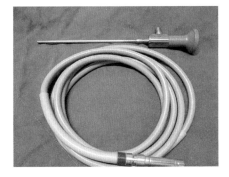

图 6-1-2　关节镜主机、镜体及光导纤维

关节镜的某些特征决定了关节镜本身的光学性能，最重要的是直径、倾斜角度（视角）和视野。首先了解一个概念即视向，视向代表关节镜的观察方向，是指关节镜轴心线与关节镜镜头斜面的垂直线之间所形成的夹角，在显示屏上通过一个三角箭头来表示，箭头所指的方向就是当前关节镜所观察的方向。

（1）倾斜角（视角）：是指镜头前端斜面的角度，介于 0°～ 120°之间。依据镜面角度的不同，把关节镜分为 0°镜（直视镜）、10°镜、30°镜、70°镜等，后几种又称为斜视镜。由于直视镜在观察范围上存在限制，现在已经很少采用，目前常用的是 30°角的关节镜。使用 30°镜几乎可以对关节内的所有结构进行观察，并完成手术操作（图 6-1-3）；70°镜虽然视野更大，但中心有盲区，观察不到镜头正前方的结构，因此多在观察特殊部位时使用，譬如后交叉韧带胫骨止点。

斜视镜具有可在同一位置获得比直视镜更大观察范围的优点，在现代关节镜手术中被广泛采用。同时，斜视镜是从被观察结构呈一定角度的方向观察手术部位，因此不容易对镜视下操作的手术器械产生妨碍。

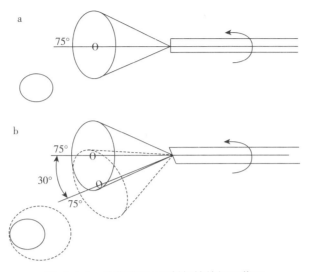

图 6-1-3　直视镜和 30°斜视镜的视野范围

a. 旋转直视镜所得到的视野范围如实线圆所示；b. 固定 30°斜视镜所得到的视野范围如实线圆所示，旋转 30°斜视镜所得到的视野范围如虚线圆所示

（2）视野：是指透镜所包括的视角（可观察的范围），且随关节镜的类型而变化。直视镜下 1.9mm 镜有 65°视野；2.7mm 镜为 90°视野；4.0mm 镜视野是 115°。较大的视角使观察者易于定位。

（3）关节镜的直径：从 1.7～7mm 不等，4mm 是最常用的。小尺寸 1.9mm 和 2.7mm 的关节镜通常分别用于小且紧的关节，如腕和踝关节。

由于光导纤维非常纤细，为了获取较宽广的镜视下视野，现代关节镜的镜头都采用球面像差较大的透镜（鱼眼透镜），但是它会使镜视下的结构产生失真现象。镜视下物体的失真程度还与镜头和观察结构之间的距离有关，以最为常用的 30°斜视镜观察为例，镜头和观察物之间的距离为 1mm 时，会产生 10 倍的放大效应；两者之间的距离为 10mm 时，会产生 2 倍的放大效应；距离为 20mm 时镜视下结构与真实结构等大，当两者之间的距离超过 20mm 时镜视下的影像会小于真实的尺寸。

根据用途关节镜可分为两种，即观察诊断型关节镜和手术型关节镜。现代的关节镜集诊断与治疗于一体。

2. 光源　要观察到镜头前方的结构必须有良好的照明。起初的光源采用 150 瓦的白炽灯泡，后出现了 300～350 瓦的钨灯、卤灯和氙灯，现代关节镜采用光导纤维光缆将光源的光传到镜头。光导纤维光缆是由一束包在保护性套管中的特制的玻璃纤维组成，光缆的一端连在远离手术区的光源上，通常有高或低强度的输出能力，另一端连在关节镜上。

玻璃纤维非常纤细，很易碎，应小心操作光缆。弯曲、缠紧或放在重物下均可造成纤维破损和降低光传导的强度及质量。光缆的长度也对光的传导有影响，光缆每英尺长减少光传导 8%。最新设计的系统，增加了导光能力，并且液体性光导（甘油）克服了纤维光缆易撕裂的问题。

3. 摄像系统 早期的关节镜是术者通过目镜对术野进行观察，其他人员无法观察也无法参与操作，而且容易造成污染。现代关节镜将图像呈现在一个显示器上，电视摄像的优点包括术者操作体位较为舒适、避免术者面部对术野的污染及手术小组的其他人参与手术。专用录像监视系统可以省去目镜，直接把摄像机连接到关节镜的透镜；摄像系统的改进包括彩色系统和灵敏度的改善，使颜色和分辨度得以改进。尚有在研制阶段的无缆关节镜，它含有自身小型光源并把关节镜发出的电视信号送到监视器，使用三晶镜头可以产生更好的颜色分辨度，电视信号的数字化也促进了高质量图像的发展。

4. 关节腔灌注充盈系统 关节镜手术必须在良好的视野下进行而且有一定操作空间，这就取决于对关节腔进行有效灌注、充盈。关节腔灌注包括传统的物理（重力）灌注法和泵灌注法。物理灌注法目前在国内仍被广泛采用，即2个3升袋灌装生理盐水灌注液，悬挂高度差超过手术台平面1.0～1.5m，通过一个三通管使2个3升袋并联，产生对关节腔内加倍的灌注压力，这样既可以保证对关节腔的充分扩充和手术时的视野清晰，临床使用效果足以满足要求，并且即使在局麻下手术也不会因关节内压力的原因增加任何不适。泵灌注法虽然可以保证恒定的压力，但如果使用不当可以造成肢体水肿，更为严重的是可以出现筋膜室综合征，目前临床上已不常使用。

5. 辅助器械 基本器械套装包括关节镜（30°和70°角）、探针、剪刀、篮钳、抓取钳、关节镜刀、电动刨削器械、电刀、激光和射频器械及其他器械。

（四）关节镜对关节疾病的诊断

应用关节镜对关节疾病的诊断具有重要价值，但这并不能够否定术前影像学资料的重要性。术前恰当的影像学检查，有助于我们对关节疾病做出正确的诊断，使术中关节镜的操作更有针对性，同时提供必要的诊断依据，以便进行针对性的术前准备，保证关节镜手术的顺利进行；此外借助影像学资料的帮助，还能避免非必要的关节镜应用。目前常用的术前辅助检查手段以X线平片、CT断层、MRI成像最为常见（表6-1-1）。

表 6-1-1　膝关节检查各种常规影像诊断方法的适用性

	关节软骨	半月板	韧带	滑膜	关节外软组织	位置关系
常规 X 线摄影	×	×	△	×	×	○
断层摄影	×	×	×	×	×	○
CT	×	×	×	×	△	○
MRI	△	○	○	○	○	△
关节腔造影	△	○	△	△	△	△
核医学检查	×	×	×	×	○	×
关节镜	○	○	○	○	×	△

○非常有用，△比较常用，×用途较小

二、关节镜操作技术的注意事项

（一）关节镜技术培训

关节镜手术是一门技巧性非常强的手术操作。镜下操作和日常开放手术的直视下操作有着本质的区别，必须通过严格的训练才能掌握。临床上经常可以看到相同的手术方式，因医师的操作不同而患者得到了不同的疗效。

关节镜技术学习包括基础知识、基本理论、基本技能三方面。基础知识指相关的解剖知识、影像学知识和关节镜器械常识；基本理论指正确认识组织修复、重建和替代的治疗原则、熟悉关节康复理论；基本技能主要指三角技术的训练和掌握。三角技术是指使用一种或多种器械由不同的入路进入关节镜视野，器械的顶部和关节镜形成一个三角的顶，是关节镜手术的基础，通过学习和训练建立镜下三维空间的概念，养成多看、多想和多练的学习步骤，通过刻苦训练逐步建立起镜下操作的手感和空间感。

（二）关节镜使用中注意事项

1. 关节镜的光导纤维较为脆弱，容易损坏，因此在使用中要按照操作规程进行操作，轻拿轻放，不可折屈。

2. 为了保证术中真实显示关节内结构的色调，在关节镜手术前都要进行白平衡调节，提高观察到的关节内结构色调的真实性。

3. 由于光学特性的影响，使得关节镜下所见与肉眼所见是有差异的，为了较翔实地反映关节镜下所见，手术操作者应当不断调整镜面与观察结构之间的距离，并通过旋转镜头改变观察方向来进行关节镜观察。

三、关节镜技术操作及临床应用

膝关节镜在临床上应用最早，也是最为成熟的关节镜技术，是关节镜技术的代表。本节主要以膝关节镜为重点介绍关节镜技术的相关操作。

（一）膝关节镜手术

膝关节镜手术是关节镜微创外科的重要组成部分，技术较为成熟，适应证广。不论从检查、诊断、治疗各方面对比，膝关节镜手术效果明显优于开放手术，充分体现了关节镜微创外科的优势。

1. 膝关节镜技术相关局部解剖　膝关节是由股骨远端内外侧髁、胫骨近端和髌骨三块骨骼构成的关节，关节内有前后交叉韧带和位于股骨与胫骨之间的半月板等结构，周围由关节囊包裹在一个密闭的腔中，后方有血管、神经等重要组织结构（图6-1-4）。

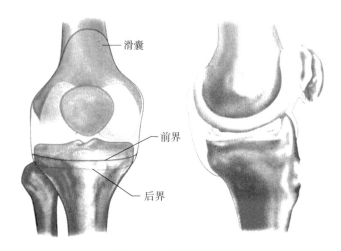

滑囊

前界

后界

图 6-1-4　膝关节关节囊

2. 膝关节镜技术的适应证

（1）传统手术：关节游离体取出术；半月板修整、切除；关节内粘连松解；骨性关节炎关节清理术；类风湿关节炎关节滑膜切除术。

（2）全关节镜下 R-ACL、R-PCL 术。

（3）半月板镜下缝合术。

（4）自体关节软骨移植术。

（5）早期骨性关节炎患者的半开放处理。

（6）半月板和交叉韧带的同种异体材料移植手术。

（7）关节镜下辅助膝关节内骨折复位内固定术等。

3. 膝关节镜技术的禁忌证　膝关节周围有感染病灶；关节强直等。

4. 膝关节镜技术的操作要点

（1）膝关节镜的常用手术入路：正确的关节镜手术入路对于顺利完成关节镜手术的操作非常重要。

膝关节镜手术入路很多，其中髌下外侧入路（AL）、髌下内侧入路（AM）、髌骨外上入路（SL）最为常用，通过这三个手术入路，可以完成大多数的关节镜手术。此外后外侧入路（PL）、后内侧入路（PM）、髌腱正中入路（MP）也是较为常用的辅助手术入路。常用手术入路的确定方法：

1）髌骨外下入路：屈膝 30°时，髌韧带外缘、胫骨外髁关节面与股骨外髁之间所包围的中间部位。

2）髌骨内下入路：屈膝 30°时，髌韧带内缘、胫骨内髁关节面与股骨内髁之间所包围的中间部位。

3）髌骨外上入路：伸膝状态下，距髌股关节间隙与髌骨顶端一横指处的部位。

4）髌下正中入路：位于髌骨下极下方 1cm 髌腱中央部位。

（2）膝关节镜手术麻醉、体位与铺单

1）膝关节镜手术麻醉，一般采用椎管内麻醉，也可以使用全麻。

2）体位与铺单：膝关节镜手术大多采用仰卧位，也有人采用仰卧加小腿下垂体位。即在手术前将手术台的后半部分摇下或卸下，使小腿自然下垂，膝关节屈曲90°，这种体位的优点是操作方便，减少手术台的污染。也有术者采用患者仰卧位，在手术中根据需要再将患侧腿下垂于手术床边或平放于手术床上。两种体位并没有明显优劣，仰卧－小腿下垂体位唯一不足在于需要将腿伸直时，始终需要助手的帮助；同时在前后交叉韧带重建术、需要膝关节屈曲大于90°时，下摇的手术台下半截对膝关节的屈曲造成阻挡，而单纯仰卧位可以避免上述问题。

关节镜手术的铺单和其他手术的铺单相同，一个重要特点是在常规铺的无菌手术单上面再覆盖一层防水塑料单（图6-1-5）。

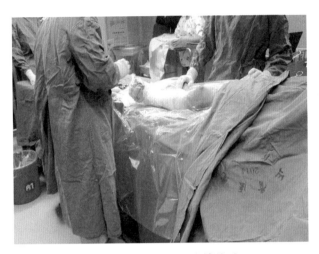

图 6-1-5　关节镜手术铺单后

（3）止血带的应用：要保证良好的术野，术中常规使用充气止血带。

（4）关节镜操作方法：首先准备关节镜及相关设备器械，从髌上囊穿刺注入适量生理盐水，使关节腔充盈，然后选择髌内下或髌外下入路；切开皮肤长约0.5～1cm，穿刺入关节腔后置入套管，插入关节镜进行观察，明确病变部位，关节镜观察需按照一定顺序进行，以防遗漏，然后再建立操作通道进行相应的操作（图6-1-6）。

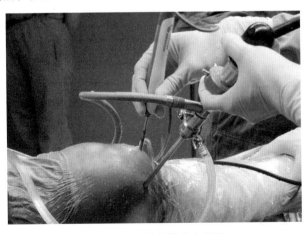

图 6-1-6　关节镜术中操作

　　使用关节镜对膝关节各部位观察应遵循一定的顺序。一般采用髌上囊（膝关节伸直位）、髌股关节面、内侧沟、内侧半月板（屈膝90°外翻位）、内侧半月板后角（膝关节屈曲15°～30°位）、股骨内髁、胫骨内侧平台负重区软骨、髁间窝（包括前后交叉韧带）、股骨外髁、胫骨外侧平台负重区软骨、外侧半月板（膝关节"4"字位）、髌上囊（膝关节屈曲15°～30°）、外侧沟的顺序进行。

　　术中需注意在切开髌下内侧或下外侧切口时，应该将膝关节处于30°或90°屈曲位，这样会使穿刺锥通过髌下脂肪垫的距离为最短，对髌下脂肪垫的损伤最小，从而有效避免髌下脂肪垫的损伤，降低术后髌前疼痛的发生率。

5. 膝关节镜手术后的处理

　　（1）引流管：关节镜手术后是否需要放置关节内引流管应根据病情决定，引流管可以及时排出关节内出血，可以有效防止术后关节肿胀，减少吸收热的发生，尽早恢复关节功能锻炼，但是有引起感染的可能。目前临床上一般不放置引流管。

　　（2）弹力绷带包扎：关节镜术后使用弹力绷带或棉垫包绕整个下肢，具有预防下肢深静脉血栓形成、降低关节肿胀的作用。弹力绷带的应用还可以有效地降低患者术后疼痛，对于尽早开始术后功能锻炼、更好地使患膝关节功能得到恢复具有重要作用。

　　（3）术后冰敷：术后返回病房即刻开始对关节施行冰敷是一种非常有效的镇痛消肿方法，同时还可以减少局部出血。

6. 膝关节镜技术常见并发症及处理　据文献报道，在关节镜手术操作过程中及术后并发症的发生率在1%～15%不等，发生率的高低与手术操作水平和手术复杂程度有很大关系。关节镜术中的并发症常见的为手术中关节内正常组织的损伤、关节周围的血管神经损伤，以及较少见的关节液外渗、器械断裂等，多发生在关节镜开展的早期，由于操作技术生疏、解剖不熟悉，或者术中关节内结构显露不清，术前未仔细检查磨损老化的器械所致。术后主要为关节内血肿、感染及深静脉血栓及肺栓塞等。如注意手术后护理并及时纠正，可以减少并发症发生。

　　（1）关节内器械断裂：在关节镜手术中极少发生器械断裂事件，多为关节镜手术开展早期，技术生疏所致。

　　（2）关节内正常组织损伤：因操作不当致关节内正常组织损伤是关节镜手术中最常见也是最严重的并发症之一。主要为关节软骨损伤和交叉韧带损伤。必须注意视野清楚，器械头端远离其他组织，看清再开动器械。解决的经验是术中最大限度地撑开关节间隙，内侧半月板可采取屈膝15°～45°外翻位，外侧半月板手术时可使用"4"字征并随时改变屈膝角度，助手可在膝内侧加压使膝关节内翻。根据病变关节及部位选择与之相适应的器械。必要时可更换操作孔和入镜口，注意动作轻柔。

　　（3）关节周围血管、神经损伤：膝关节镜手术中血管损伤低于1%。由于膝关节周围有较多重要的血管神经，一旦损伤将造成程度不一的后果。最为严重的为腘动脉损伤，严重者甚至需要截肢，一般见于后交叉韧带重建手术。损伤类型包括血管完全或部分断裂、动静脉瘘及假性动脉瘤。由于术中使用止血带以及术后患肢加压包扎早期难以发现，因此术后应严密观察。

（4）灌注液外渗：关节灌注液外渗的现象多发生于使用灌注泵进行手术的病例，术中时刻注意下肢肿胀情况，切忌用手堵住皮肤切口，致使冲洗液沿皮下外渗。

（5）关节内血肿、感染的预防：关节内血肿是关节镜手术常见并发症之一，血肿的患者均发生在开展关节镜手术的早期，由于镜检时间过长，早期没有射频止血，且未放置引流所致，术后一旦发现关节内血肿，及时穿刺引流。术后感染则是非常少见但严重的并发症，主要是消毒不够严格、冲洗液污染、术中器械污染等因素引起，应引起高度重视。此外感染和手术难度以及多次手术相关。

对于关节镜手术感染的预防：术前膝关节上下 15cm 进行备皮；严格的皮肤消毒；对于交叉韧带手术，常规使用 2 块大贴膜贴盖术侧下肢，术者穿戴定制的塑料防护裙。

（6）深静脉血栓及肺栓塞的预防：由于关节镜手术创伤小，且多为年轻患者，术后可以早期活动，较多术者忽略了术后深静脉血栓的预防，对于关节镜手术，和下肢其他手术一样需要警惕下肢深静脉血发生。预防措施包括术前健康教育、减少止血带使用时间、术后及早活动、对于需要制动的患者早期踝泵收缩活动、气压泵及内生电刺激等，也有学者建议使用低分子肝素来预防血栓发生。一旦明确为深静脉血栓需制动、延迟下地，并给予正规抗凝与溶栓等专科治疗。

7. 常用的膝关节镜手术要点

（1）半月板关节镜技术

1）半月板撕裂的分类：在诊断性膝关节镜检查中，探查半月板撕裂并进行分类是决定下一步如何进行关节镜切除或修复的关键。半月板损伤有许多不同的分类方法，如 Johnson、Smillie 分类，Rosenberg–Kolowich 分类等。但临床上以 O'Connor 分类法较为实用，O'Connor 将半月板撕裂分为 5 类：①纵行撕裂；②水平撕裂；③斜行撕裂；④放射状撕裂；⑤变异型撕裂（包括瓣状撕裂、复合撕裂和退变半月板的撕裂）。见图 6-1-7。

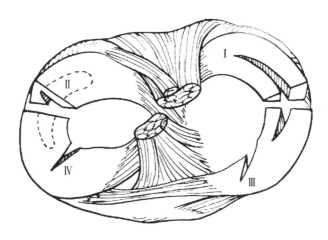

图 6-1-7　半月板损伤分型

（4 个基本类型：Ⅰ. 纵行；Ⅱ. 水平；Ⅲ. 斜行；Ⅳ. 放射状）

2）半月板损伤的手术：半月板手术的一般原则：半月板部分切除术优于半月板次全或全切除术；术中需保留完整而平衡的半月板周缘。

没有标准的手术方法可以用于每个病例，需根据病变情况选择个体化的手术方法。半月板切除术的适应证是具有临床症状、异常活动而且不能修复缝合者。

半月板缝合术：半月板损伤并非都可以进行缝合手术，通常半月板滑膜交界处3mm 以内的有血供区的撕裂，半月板的大体形状正常、撕裂长度大于 7mm 的患者适合修补；小于 5mm 的放射性撕裂难以愈合。现在主要仍是采用 inside-out 褥式缝合修复方法。通常，半月板白区因为缺乏血液供应，被认为是撕裂半月板修复术的禁区，但有报道显示，半月板白区撕裂经过缝合修复仍然有愈合的可能。

半月板移植修复术：对于损伤严重，半月板不得不全切的情况，以及已经接受半月板切除的患者，则应该设法重建半月板，以维持膝关节的稳定性。目前对半月板的重建方法有：半月板假体、自身组织移植再生半月板、同种异体半月板移植、异种异体半月板移植、生物组织工程半月板移植等方法。

3）盘状半月板手术：盘状半月板又称盘状软骨，是指半月板的形态异常，较正常的半月板大而厚，尤其是在体部呈盘状因而得名，在人群中发生率约为 3%～5%。多出现在外侧，发病原因至今不明。常用分类方法是 Watanabe 的分类系统，将外侧盘状半月板分为完全、不完全和 Wrisberg 型。完全型和不完全型更为常见，呈盘状并有半月板的后部附着；Wrisberg 型无后部附着。

通常采用中央部分切除方法治疗，关节镜下盘状半月板部分切除成形的方法，多数认为应保留 6～8mm 稳定的边缘部分，并用等离子刀修整成类似正常半月板的斜坡状。总之，要在尽量保留正常半月板组织的前提下将半月板修整至具有前角、体部和后角，外形和厚度接近正常且边缘稳定的形状。

（2）交叉韧带重建：交叉韧带是位于膝关节中心的连接于股骨和胫骨之间的韧带组织，包括前、后交叉韧带，是维持膝关节稳定、保持膝关节正常功能的最重要结构。其中前交叉韧带（anterior cruciate ligament，ACL）的作用是维持膝关节的前向稳定，ACL 损伤后，膝关节的前向稳定性减弱，股胫关节之间的异常轴向移位增加，继而发生关节软骨和半月板的损害，目前认为明确损伤后要尽快恢复膝关节的稳定性，避免进一步损害；后交叉韧带（posterior cruciate ligament，PCL）和 ACL 一样是膝关节稳定的主要结构，主要作用是限制胫骨后移，保证膝关节后向稳定，并在膝关节的运动中发挥着运动轴心的作用，PCL 损伤后，膝关节失去以 PCL 为轴的旋转作用，导致膝关节后向稳定丧失，并发生膝关节的旋转不稳定。

1）前交叉韧带（ACL）损伤：是常见的膝关节损伤。对采用何种方法重建 ACL，尤其是在移植物、单双束重建、隧道、内固定物等方面的选择仍有争议。目前临床常用的移植物有：①自体组织腱：骨 - 髌腱 - 骨（bone-patella tendon-bone，BTB）移植物重建 ACL 以往是 ACL 重建的金标准，现在最常采用自体多股腘绳肌腱移植物。②同种异体组织腱。③LARS 人工韧带于 1985 年法国 laboureau 设计，材料是高韧性的聚酯纤维。三种移植物比较见表 6-1-2。

表 6-1-2　不同移植物的比较

移植物	来源	优点	缺点
自体组织腱	骨–髌腱–骨（BTB）	移植物具有足够的强度和刚度；移植物骨端与骨隧道间骨与骨愈合快而可靠	供区并发症；无法进行 ACL 的解剖重建
	自体半腱肌和股薄肌肌腱	减少取材部位病变；膝周病变发生率低；膝前疼痛较少；术后康复快；强度高于髌韧带	目前尚未发现
同种异体组织腱	同种异体的韧带组织	对自体的损伤小；避免了自体取材的并发症	移植物在体内结合、重塑的速度慢；易发生骨隧道扩大；稳定性较自体移植物差；异体排斥
LARS 人工韧带	高韧性的聚酯纤维	来源不受限制；避免了自体取材的并发症；简化了手术操作过程；术后早期即获得稳定	韧带两端与骨界面的结合问题；韧带的关节内部分其表面与滑膜的结合程度；人工韧带是否会磨损而影响远期疗效；人工韧带移植后患膝本体感觉的重建问题

手术步骤包括：移植物的采取与制备；髁间窝成形；胫骨侧骨隧道的制备；股骨侧骨隧道的制备；肌腱拉入隧道；股骨及胫骨侧肌腱的固定等环节。有以下几个常见的问题：①内植物的固定技术：移植物的固定是 ACL 重建中最重要的环节，良好的固定近期可以满足术后早期运动、肌肉锻炼与负重的要求，远期有助于移植物与骨的愈合。固定方法可分为直接固定和间接固定。直接固定是将移植物直接固定于骨的方法，其代表技术有界面螺钉固定、横穿针固定、门形钉固定、垫圈固定等方法；间接固定代表有纽扣钢板固定和缝线栓桩固定。根据固定位置把固定方法分为骨道内固定和非骨道内固定（远端固定），骨道内固定以界面螺钉固定为代表，非骨道内固定有纽扣钢板固定、门形钉固定等。②等长点重建问题：ACL 重建的主要目的是恢复膝关节的稳定性，过于松弛则起不到作用，过于紧张则易于断裂。

随着计算机导航技术日趋成熟，术中使用导航辅助技术能够使 ACL 重建术效果更好。其具有提高手术精确度、虚拟手术避免并发症、减少放射线接触等特点，确保手术获得最好的结果。

2）后交叉韧带重建：后交叉韧带（TCL）的解剖结构和生物学特征十分复杂，在整个膝关节活动中起运动轴心作用，可限制胫骨后移和过伸，限制小腿内旋、内收和外展，还参与构成膝关节本体感觉。PCL 功能的完全恢复不仅依赖于解剖结构恢复，本体感觉功能恢复同样重要。

手术步骤与前交叉韧带重建基本一致，但胫骨侧止点的显露对防止医源性损伤更为重要。

3）术后康复训练：术后伸直位支具固定，恢复知觉和活动能力后开始进行踝关节屈伸活动。术后第 1 天行股四头肌等长收缩训练，达到一定力量后行患肢带支具直腿抬高锻炼和终末伸膝锻炼，术后第 4～5 天在医师指导下循序渐进行 CPM 功能锻炼，第

4 周开始带支具行走，第 10 周去支具；24 周后指导患者行日常活动锻炼，如平衡板训练、直腿抬高训练、单腿弹跳训练等，共 9 个月。康复训练应注意循序渐进，防止韧带损伤，后期在于增强肌力、耐力和膝关节稳定性，各种锻炼可交叉进行或选择几种特定的方法。

（3）关节镜下滑膜切除术：全身关节中膝关节滑膜最多，滑膜疾病临床常见。可通过关节镜手术治疗的常见滑膜疾病包括滑膜皱襞综合征、创伤性滑膜炎、类风湿关节炎、色素沉着性绒毛结节样滑膜炎、痛风、滑膜软骨瘤病、化脓性关节炎、结核性关节炎、低毒感染性关节炎等。

1）手术方法：手术选择标准膝前内外入路，关节镜下依次探查髌上囊、内外侧间沟、髁间窝、髌股关节及内外侧后室。根据手术需要可另行外上、内后、外后入路，用刨刀切除病变滑膜，等离子刀消融和止血，保留正常滑膜（表 6-1-3）。常规进行病变滑膜组织病理学检查。

表 6-1-3　手术入路和滑膜切除范围

关节镜入路	电动刨刀入路	滑膜切除范围
下外侧	上外侧	髌上囊，外侧沟部
下外侧	下内侧	股胫关节，内侧沟部，髌上囊
下内侧	上内侧	髌上囊，内侧沟部
下内侧	下外侧	股胫关节，外侧沟部，髌上囊
下内侧	内后侧	关节后方

2）关节镜下滑膜切除的注意事项

①术前通过关节镜充分掌握关节病变的情况，并通过 70°镜对后方滑膜炎程度进行确认。

②确保无血视野下手术。

③足够的生理盐水进行关节内灌洗。

④力求细心且彻底的滑膜切除术。

⑤避免损伤关节软骨、韧带。

⑥尽可能地保留半月板。

⑦追求后内侧入路进行后方滑膜切除。

3）术后处理：术后膝关节弹性绷带加压包扎，局部冰袋冰敷 24 小时，保持膝关节伸直，行股四头肌等长收缩及踝关节屈伸锻炼。第 2 天行膝关节屈伸和直腿抬高锻炼。术后 7 天可下床行走，3 周恢复正常活动。术前使用抗生素预防感染。

4）关节镜下滑膜切除术中的常见问题

①没有充分清理滑膜。

②电动刨刀的吸引力过强，导致出血和空气进入，视野不清楚。

③不充分的灌流影响视野。

④滑膜切除不彻底。

⑤技术不熟练，篮钳或刨刀损伤软骨韧带。

（4）膝关节游离体摘除：关节镜手术特别适用于膝关节游离体摘除。单个游离体可能是独立病变，多个游离体则可能伴有更复杂的病理过程，应该全面检查。游离体可分为下面几种类型：①骨软骨性：由骨和软骨组成，X 线检查可以发现。最常见的是剥脱性骨软骨炎、骨软骨骨折、骨赘和滑膜软骨瘤病。②软骨性：X 线检查不显影，常源于髌骨、股骨或股骨髁关节面。③纤维性：X 线检查不显影，来自继发外伤或更常见慢性炎性状态下滑膜绒毛增厚、纤维化而形成蒂，脱落形成游离体。结核等慢性炎症可产生多个"米粒状"的纤维性游离体。④其他：关节内肿瘤，例如脂肪瘤和局限性结节样滑膜炎可形成蒂，触之感觉像游离体，极少会掉进关节内。

关节镜下取出膝关节游离体已经是相当公认的技术操作。经关节镜手术治疗膝关节游离体，不仅能方便地清除游离体，而且可准确分析及判断原发病，处理游离体的继发病变，具有创伤小、恢复快、疗效确切等特点，对所见的游离体产生部位同时进行处理，如骨赘咬除打磨、滑膜软骨瘤病滑膜切除以及半月板修整等，但对于较大的游离体则需要开放取出。

（二）肩关节镜手术

肩关节镜技术是仅次于膝关节镜技术在临床上应用较为广泛的关节镜技术，肩关节镜技术包括诊断性关节镜检查和治疗性关节镜手术。

1. 适应证

（1）肩关节紊乱症：怀疑盂唇损伤者。

（2）顽固性肩峰下疼痛或功能障碍：怀疑冈上肌腱上表面部分撕裂或肩峰下滑囊病变者。

（3）非典型性肩关节疼痛：怀疑软骨损伤或软骨性游离体。

（4）对肱二头肌腱长头腱的损伤，关节镜能做出准确的判断。

（5）既往肩关节手术失败者，MRI 检查常有异常信号，判断肩关节病损非常困难，常有假阳性表现，可以用肩关节镜全面判断肩关节情况。

2. 禁忌证 切口周围有感染或全身状况不许可。

3. 麻醉、体位与铺巾 肩关节镜手术一般采用臂丛神经阻滞或全身麻醉，沙滩椅体位或健侧卧位，常规铺巾并铺一层防水塑料。

4. 肩关节镜手术范围 目前包括游离体取出术、盂唇修整术、滑膜切除术、二头肌腱止点固定术、关节镜下肩峰成形术、镜下 Bankart 手术、肩袖修补术、关节囊挛缩术、关节囊折缝术、肩袖间隙闭合术、肩关节松解术，镜下部分肿瘤切除术等。很多手术取得了与切开手术同等甚至更满意的临床效果，其中最常用是盂唇的镜下固定、肩峰成形术及肩袖缝合术。而镜下固定手术，离不开镜下打结技术，目前打结技术基本上共有 4 种：滑结、非滑结、可锁滑结、锁滑结技术。

5. 手术入路 分为后入路、前上入路、前外入路三个手术入路。

6. 手术操作步骤

（1）术前标记骨突及切口：肩峰、肩锁关节、喙突。常规后入路穿刺进入盂肱关节对盂肱关节检查，根据不同手术采用不同的入路进入，进行操作。

（2）滑膜切除：便于对肩袖组织观察。切除时注意几点：一是刨刀面背离镜面，避免碰上镜头；二是刨刀面向肩峰，以免伤及肩袖组织；三是内侧滑囊少切，此处血运丰富，以免引起过多出血。

（3）肩峰成形：从前到后，从外到内，用磨钻肩峰成形术的关键是肩峰前缘及前外缘切除足够的量，使其成为Ⅰ型肩峰。术前出口位 X 片，对确定切除量很重要。

（4）对于肩袖撕裂要注意缝合床准备：用刨刀及磨钻新鲜化创面及骨面（使出血即可），不要去掉过多皮质，使缝合铆固定牢靠，先行侧侧吻合。

7. 术后处理　三角巾悬吊 24 ～ 48 小时，止疼，消肿；术后 2 ～ 3 天起进行摆动练习，以防粘连；如果同时行肩袖缝合，可稍缓进行，但不超过 5 天。7 ～ 10 天正规体疗开始，小心被动关节活动；14 天开始主动助力活动；3 ～ 4 周开始主动活动。完全恢复时间平均为 6 个月。

（三）关节镜的关节外应用

关节镜下弹响髋的松解、网球肘的松解等微创手术正在不断拓展，随着科技的进步和发展，设备的不断推新，关节镜将会越来越多地应用在关节内、关节外疾病的治疗。

复习思考题

1. 关节镜的基本构成有哪些部分？

2. 何为关节镜的倾斜角和视野？

3. 何为关节镜手术的三角技术？掌握该技术有何意义？

4. 膝关节镜的适应证和禁忌证有哪些？

5. 膝关节镜技术常见并发症有哪些？如何预防？

第二节　椎间盘镜技术

一、椎间盘镜技术概述

椎间盘镜技术是运用现代内镜等先进技术设备，将传统开放椎间盘手术微创化、数字化的手术技术，通过镜头放大镜下术野，能更清晰、更有针对性地治疗病灶而不破坏其他结构。

（一）椎间盘镜技术的发展概况

1934 年哈佛大学医学院 Mixter 和 Barr 首先通过开放手术治愈了腰椎间盘突出压迫

引起坐骨神经痛的患者，自此腰椎间盘手术在世界各地广泛开展。由于开放式手术存在暴露范围大、术后并发症多等问题，世界各地医学工作者们针对手术方式和入路的选择展开了深入的研究与探索。1975年日本Hijikata首先介绍了经皮穿刺髓核摘除手术，开创了腰椎间盘疾病微创的先河。同年Caspar医生率先将显微镜用于腰椎间盘切除，该术式称为小切口显微腰椎间盘切除术，但此术式由于暴露不彻底及镜头角度等问题可造成术中忽略侧方型腰椎间盘突出和侧隐窝狭窄等问题。

随着内镜技术的兴起，1982年瑞士医生Schreiber最早将内镜技术应用于椎间盘疾病，此时椎间盘镜是与器械交替进行操作的，主要起到探查作用，并未实现视野和手术操作分离。因此术中的止血尤为困难，很难保持术野的清晰。并且术中易致神经根损伤、血管损伤，术后易出现腰背肌肉血肿、椎间盘炎等并发症。

Foley和Smith于1995年介绍了MED（micro endoscopic discectomy，MED）即内镜监视下进行脊柱手术的构想，该构想于1996年被美国SOFAMOR DANEK采用并研制出了第一代后路显微椎间盘镜髓核摘除系统，即MED系统。同年，第一次在MED系统下完成了第一例颈椎手术，标志着MED系统走进了手术室。1997年Foley和Smith报道了MED系统用于腰间盘突出症的治疗，并介绍了MED系统的技术操作。1999年SOFAMOR DANEK公司又推出了第二代MED系统，从此MED系统下微创椎间盘手术逐渐开展。

MED与以往的经皮穿刺切吸术等本质的区别在于它通过应用椎间盘内镜使得术野清晰，又保证了开放术式的入路手术效果，将传统开放式手术、内镜技术、显微技术三者有机地结合起来。MED系统的应用将切口缩小至16mm，术中只需少量咬除病变间隙椎板上下缘，从而保留脊柱中后柱正常的生物力学稳定性。内镜将镜下图像放大数倍后清晰地展现在监视器上，真正意义上实现了可视化手术。术者可在直视下分辨解剖结构如神经根、硬膜、黄韧带等。其适应证也从后纵韧带完整的腰椎间盘突出扩展到可以解决各种类型的间盘突出。将该手术系统应用于腰椎可解决L5/S1节段髂骨遮挡问题，同时还可处理小关节突内聚、骨赘生成、黄韧带肥厚、椎间孔狭窄、侧隐窝狭窄等问题。

MED技术1997年传入我国，但由于缺乏经验加之技术难度大，无论在操作时间和适应证的选择方面，较开放式手术及微小切口显微椎间盘切除术等都不占优势，因此未能得到广泛的开展和普及。随着MED系统自身的不断更新完善，临床技能和经验不断地积累，使该技术逐渐走向成熟。至今MED已成为脊柱微创领域不可或缺的技术手段，现已成为几乎可以替代大部分传统脊柱手术的重要微创脊柱外科技术。

（二）椎间盘镜技术的优势

脊柱内镜最早用于腰椎间盘突出的治疗，随着内镜系统的不断更替，其适应证范围不断扩展到全脊柱皆可行。目前开展的后路椎间盘镜手术具有与开放手术相近的适应证范围，并且具有切口小、组织创伤小、出血少、费用低以及术后卧床时间短、恢复快、疗效好等特点。

（三）椎间盘镜技术的不足

椎间盘镜手术操作对术者要求高，具有陡峭的学习曲线，学习过程中术者应逐渐将开放手术中的眼 – 手配合模式转换为在二维视图下眼 – 手立体模式。椎间盘镜相关并发症有定位错误、置管不顺利、血管神经损伤、硬脊膜损伤等。目前椎间盘镜手术适应证和禁忌证的范围界定不严格，未有规范的椎间盘镜技术操作论著，且各地的手术设备不尽相同，阻碍椎间盘镜的规范化进程。

二、椎间盘镜技术的原理

椎间盘镜的应用将"术区"和"术野"叠加，达到了充分的暴露，改变了传统术式的操作流程。将"术野"通过一个直达病灶的通道缩小到"术区"大小，从而极大程度减小传统术式的暴露损害。通过内镜设备将镜下"术野"放大数倍后显示在监视器上，使真正需要操作的"术区"的视野更加清晰广阔，进一步提高了手术的安全性，术者通过观察监示器的术野即可完成手术。

（一）手术适应证

1. 以根性痛为主的椎间盘突出诊断明确，保守治疗不能缓解。
2. 极外侧型腰椎间盘突出。
3. 侧隐窝狭窄。
4. 神经根管狭窄。
5. 椎管狭窄。
6. 减压后需要做椎间融合和经皮内固定。

（二）手术禁忌证

1. 初次发作或症状较轻对生活工作影响不大，经保守治疗症状缓解。
2. 影像学诊断不明确。
3. 临床查体和影像学检查与患者自述症状不符。
4. 患者有精神异常或出现错觉、幻觉不能配合。
5. 椎管内肿瘤。
6. 严重心、脑、肝、肾功能不全，血管、呼吸系统疾病。
7. 凝血功能异常的患者。

（三）一般原则

1. 术者正规的训练　椎间盘镜的手术操作需在特定狭小的通道管内完成的，因此术者必须改变传统的手术习惯，将传统的直视下手术转变为眼、脑、手"分离"的椎间盘镜手术。操作可通过暗箱等方法进行训练。

2. 严格掌握手术的适应证和禁忌证　以腰椎为例，在技术成熟度不高的情况下，严重的腰椎管狭窄、腰椎滑脱等，应列为腰椎间盘镜手术的禁忌证。

3. 正确选择术式和入路　结合患者病史及影像学资料，了解病变间隙、病变结构及椎间隙和椎板间隙的对应位置，以确定椎间盘镜的入路和术式。

4. 准确定位　后路椎间盘镜的操作通道仅为 1.6 ～ 1.8cm，病变间隙的定位需根据间盘突出位置及双侧神经根受累情况。

5. 术中突发情况的预防和处理

（1）术中未暴露椎板间隙：多因定位错误或定位完成后患者体位变化造成。退变性椎管狭窄患者多有关节突内聚，椎板间隙狭小，术中若出现此情况可沿椎板向内下方移动工作通道直至发现椎板间隙。

（2）出血：由于术野小，少量的出血就会导致术野不清而影响手术的进行。常见的出血原因：术前存在凝血异常，术中出血包括椎管外创面出血和椎管内血管出血。

1）椎管外出血：软组织出血可使用双极电凝止血，软组织出血找不到准确的出血点需缓慢退出通道，边退边寻找出血点，双极电凝止血完毕后再重新安放通道。清理通道内软组织时需防止软组织再次进入通道内影响术野；对于椎板咬除的破损面出血可使用双极电凝，单次电凝时间一般控制在 5 ～ 7 秒，创面烧焦为止，如双极电凝不能止血，可待咬除完毕后用骨蜡止血。

2）椎管内出血：包括椎管内静脉破裂出血和椎间隙出血。在探查椎间盘和神经根时需注意操作轻柔，切勿损伤增生或变粗的静脉。若静脉破裂出血，可先用明胶海绵压迫止血再用双极电凝或等离子射频刀烧灼断端；若摘取髓核后椎间隙出血，应以等离子射频刀伸入椎间隙内止血，如出血难以控制则可转为开放式手术。

（3）神经根损伤：多因手术操作不熟练造成。术前应充分熟悉脊柱的解剖结构，坚持见到神经根才下刀的原则。若因镜头出现视野不清等问题，可请专业器械管理人员调试或更换以确保术野清晰。若损伤神经根，应立即转开放手术行神经根吻合术。

（4）硬脊膜撕裂：术中出现硬脊膜撕裂、脑脊液漏。这些情况多是由于操作时金属通道置入过深进入椎管内造成硬脊膜损伤或锐利的金属器械在咬除黄韧带时损伤硬脊膜导致。钙化组织剥离过程中也存在划伤硬脊膜的风险。术中操作需辨清组织且动作要轻柔，切忌盲目。

三、椎间盘镜技术类型

（一）椎间盘镜在颈椎疾病治疗的应用

椎间盘镜下颈椎间盘切除术是将椎间盘镜用于治疗颈椎间盘突出的一种微侵袭手术方式，目前应用范围不如腰椎的广，该手术多选择颈前路手术入路。

1. 手术适应证

（1）颈椎间盘突出症表现：颈、肩、手臂疼痛保守治疗不能缓解，持续 1 年以上。

（2）影像学表现：颈椎间盘髓核突出挤压后纵韧带及颈神经根。

2. 手术禁忌证

（1）颈椎严重失稳。

（2）严重的神经病变。

（3）急性锥体束症状。

（4）进行性脊髓病变。

3. 手术器械和设备　可应用固定臂固定的工作通道；与工作通道配套的椎间盘镜；直角和斜角的椎板咬骨钳；直角和斜角的髓核钳子；通道扩张器；环锯；纤维环切除刀；吸引器；神经剥离子；用于止血、组织紧缩、切除突出间盘的双极电凝，必要时可备用双极射频或激光刀；如需植骨融合则要配备骨凿和锤子。

4. 麻醉　局麻或全麻。

5. 术前准备　术前使用适量抗生素和镇静药物，手术室经过严格消毒，患者手术区进行局麻。患者取仰卧体位（图6-2-1），颈部轻度后伸，头带固定头部，双侧肩下和颈部垫薄枕，确保双侧等高，双侧上臂及肩部用条带向下轻度牵引，C型臂置于头侧，依体表标志进行病变部位的皮肤画线标记。

6. 注意事项　术前应充分学习病患的影像学资料，结合症状、体征进行神经定位。确定病变部位后，术前设计皮肤穿入点、进针位置和方向、穿针深度等，避免损伤重要神经、血管、食道及其他重要软组织。手术通常在C型臂X线机透视监视下进行，可提高穿刺的准确率，避免间隙错误及降低穿刺

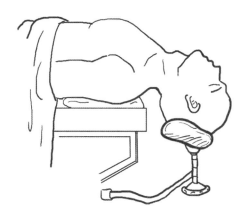

图6-2-1　仰卧位示意图

失败的风险，达到微创治疗的目的。若术中脊髓受压加重则转为开放手术。采用局麻较全麻降低了麻醉意外的发生。

（二）椎间盘镜在腰椎疾病治疗的应用

椎间盘镜技术常用于腰椎手术中，由于腰椎解剖特点及周围组织环境的不同，椎间盘镜技术在腰椎较颈椎和胸椎相对适应证更广。

1. 手术入路　椎间盘镜治疗腰椎疾病的手术入路分三种。分别是：旁正中入路、后正中入路和经椎旁肌入路。入路根据手术的适应证进行选择。

（1）*旁正中入路*：即沿棘突旁侧进入的入路。

1）体位：患者俯卧位（图6-2-2），胸肋部以门形垫、耻骨联合部以横垫垫高使腹部悬空，腰部呈屈曲位加大椎板间隙，避免过多去除椎板；降低椎管内静脉丛的压力减少术中出血。

2）定位：用2只骨圆针或克氏针横向摆放于病变阶段的上下棘突背侧，在C型臂X线机透视下，确定间隙选择无误后以标记笔沿骨圆针画线，腰背部正中线旁开

0.5～1cm左右画一纵向线。

3）切口：两条横向线之间，沿纵向线切开皮肤，长约2cm。

4）操作：穿刺导针自切口位置穿入并垂直深入直至椎板间隙，C型臂透视确定位置后扩张管逐级扩张，套入工作通道，固定臂固定。

（2）后正中入路：即沿棘突间侧进入的入路。

1）体位：患者俯卧位，胸肋部以门型垫、耻骨联合部以横垫垫高使腹部悬空，腰部呈屈曲位来增大椎板间隙以避免过多的去除椎板；降低椎管内静脉丛的压力减少术中出血。

2）定位：用骨圆针或克氏针横向摆放于病变阶段的上下棘突间隙背侧，在C型臂X线机透视下，确定间隙选择无误后以标记笔沿骨圆针画线，腰背部正中线以画线为中心分别向头尾端延伸1cm画线。

3）切口：沿后正中画线纵向切开皮肤，长约2cm。

4）操作：沿切口方向分离皮肤及皮下组织，纵向劈开后纵韧带，咬骨钳咬除部分棘突和棘突间韧带，穿刺导针自切口位置穿入并垂直深入直至黄韧带背侧，C型臂透视确定位置后扩张管逐级扩张，套入工作通道，固定臂固定。

（3）经椎旁肌入路

1）体位：患者俯卧位，胸肋部以门形垫、耻骨联合部以横垫垫高使腹部悬空，腰部呈屈曲位加大椎板间隙，避免过多去除椎板；降低椎管内静脉丛的压力减少术中出血。

2）定位：用2只骨圆针或克氏针横向摆放于病变阶段的上下棘突背侧，在C型臂X线机透视下，确定间隙选择无误后以标记笔沿骨圆针画线，腰背部正中线旁开6～8cm左右画一纵向线。

3）切口：两条横向线之间，沿纵向线切开皮肤，长约2cm。

4）操作：穿刺导针自切口位置与背部呈45°斜向内侧插入定位针，在C型臂X线机透视下到达病变间隙关节突外侧，C型臂X线机透视确定位置后扩张管逐级扩张，套入工作通道，固定臂固定。

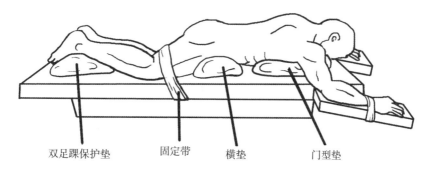

双足踝保护垫　　固定带　　横垫　　门型垫

图6-2-2　俯卧位示意图

2. 椎间盘镜治疗腰椎间盘突出症

（1）旁正中入路

1）临床表现：旁正中入路分为单侧旁正中入路和双侧旁正中入路。一般偏中央型腰椎间盘突出临床表现多为单侧的下体疼痛，伴或不伴有单侧下肢感觉障碍，若伴有单侧鞍区感觉障碍，临床可表现为大小便功能轻度障碍，即轻度马尾综合征，以上症状表现的患者可行患侧的单侧旁正中入路；中央型腰椎间盘突出临床表现多为双下肢疼痛，伴或不伴有双侧感觉障碍（包括鞍区感觉）、肌力减退，即马尾综合征和不完全瘫患者，以上症状表现患者可行双侧旁正中手术入路。

2）手术适应证

①腰椎间盘突出症诊断明确，经保守治疗不缓解，严重影响工作生活。

②腰椎间盘突出急性发作，伴有纤维环破裂、髓核突出。

③腰椎间盘突出伴有相应节段感觉运动功能减退，尤其伴有马尾综合征。

④单侧的单间隙或多间隙的突出伴或不伴有同侧骨赘生成。

3）手术禁忌证

①合并腰椎滑脱症。

②严重的腰椎中央管狭窄。

③腰椎后缘钙化范围伴有大量骨赘形成。

4）术前准备：结合症状、体征及影像学资料，熟悉患者的病变位置、程度及结构改变，以便于在术中针对性处理。

5）手术器械和设备：可应用固定臂固定的工作通道；与工作通道配套的椎间盘镜；直角和斜角的椎板咬骨钳；直角和斜角的髓核钳子；通道扩张器；环锯；纤维环切除刀；吸引器；神经剥离子；用于止血、组织紧缩、切除突出间盘的双极电凝，必要时可备用双极射频。

6）麻醉：局麻或硬膜外麻醉。

7）注意事项：术前应根据病患的影像学资料、症状体征行神经定位；确定病变部位后，术前设计皮肤穿入点、进针位置和方向、穿针深度等，避免损伤重要神经、血管；手术通常需在 X 线透视监视下进行，可提高穿刺的准确率，避免间隙错误，降低穿刺失败风险。单侧旁正中手术入路时应注意在去除患侧突出髓核后，需向椎管中线甚至对侧探查，确定已清除彻底，防止髓核残留；双侧旁正中入路是在病变节段棘突左右两侧插入定位针，操作程序同单侧旁正中入路。

（2）后正中入路

1）手术适应证

①病变节段骨性椎管狭窄。

②病变节段双侧神经根受压，双侧侧隐窝狭窄。

③双侧椎间孔内腰椎间盘突出。

2）手术禁忌证

①合并腰椎滑脱症。

②严重的腰椎中央管狭窄。

③腰椎后缘钙化范围伴有大量骨赘形成。

3）术前准备：结合症状、体征及影像学资料，熟悉患者的病变位置、程度及结构改变，以便于在术中针对性处理。

4）手术器械和设备：可应用固定臂固定的工作通道；与工作通道配套的椎间盘镜；直角和斜角的椎板咬骨钳；直角和斜角的髓核钳子；通道扩张器；棘突剪、咬骨钳、骨膜起子、环锯；纤维环切除刀；吸引器；神经剥离子；用于止血、组织紧缩、切除突出间盘的双极电凝，必要时可备用双极射频。

5）麻醉：局麻或硬膜外麻醉。

6）注意事项：术前应根据病患的影像学资料、症状体征行神经定位；确定病变部位后，设计皮肤穿入点、进针位置和方向、穿针深度等，避免损伤重要神经、血管；术前根据影像学资料及棘突和椎间隙的关系来评估术中定位和去除棘突的多少；手术通常需要在X线透视监视下进行，可提高穿刺的准确率，避免间隙错误、降低穿刺失败的风险。术中根据情况调节间盘镜的角度，以便建立合适通路，彻底清除突出压迫；术中分离的棘上韧带需要及时重建。

（3）经椎旁肌入路

1）手术适应证

①单纯极外侧型腰椎间盘突出。

②单纯椎间孔型腰椎间盘突出。

③椎间孔狭窄致神经根受压。

2）手术禁忌证

①合并腰椎滑脱症。

②严重的腰椎中央管狭窄。

③腰椎后缘钙化范围伴有大量骨赘形成。

3）术前准备：结合症状、体征及影像学资料，熟悉患者的病变位置、程度、结构改变，以便于在术中针对性处理。

4）手术器械和设备：可应用固定臂固定的工作通道；与工作通道配套的椎间盘镜；直角和斜角的椎板咬骨钳；直角和斜角的髓核钳子；通道扩张器；棘突剪、咬骨钳、骨膜起子、环锯；纤维环切除刀；吸引器；神经剥离子；用于止血、组织紧缩、切除突出间盘的双极电凝，必要时可备用双极射频。

5）麻醉：局麻或硬膜外麻醉。

6）注意事项：术前应根据病患的影像学资料、症状、体征行神经定位。术前设计皮肤穿入点、进针位置和方向、穿针深度等，避免损伤重要神经、血管；术前根据影像学资料及手术患者的关节突和椎间隙的关系来评估术中去除关节突的多少；手术通常需在X线机透视下进行，定位时确保导针到达上关节突。暴露神经根时需用枪钳咬去部分上关节突外侧缘；暴露横突时应找到上位神经根后内、外侧支并保护起来。术中应注意枪钳的角度和深度，避免误入腹腔引起腹腔结构损伤。髓核摘除后应再次探查神经根松紧度，确保减压有效；值得注意的是本术式的适应证相对狭窄，主要适用于单纯的极外侧腰椎间盘突出且不伴有椎管内其他致压因素。

3. 椎间盘镜治疗腰椎管狭窄症　腰椎管狭窄包括腰椎间盘突出继发的椎管狭窄、原发性椎管狭窄以及脊柱结构退变引起的退变性腰椎管狭窄。腰椎管狭窄症的椎间盘镜手术方案选择是根据患者不同的椎管内致病因素而定的。治疗腰椎管狭窄症的手术入路可分为：单侧旁正中入路（单侧入路单侧减压；单侧入路双侧减压）、双侧旁正中入路、后正中入路，每个入路可穿刺到多部位多间隙，以解决相应的狭窄问题。

（1）单侧旁正中入路（单侧入路单侧减压）

1）手术适应证

①单侧腰间盘突出导致的腰椎管狭窄症患者。

②单侧黄韧带肥厚导致的腰椎管狭窄患者。

③单侧上下椎板增生肥大导致的腰椎管狭窄患者。

④单侧上下关节突内侧缘增生内聚导致的椎管狭窄患者。

2）手术禁忌证

①严重心、脑、肝、肾功能不全，血管、呼吸系统疾病不适宜做手术者。

②凝血功能异常者。

③椎管内占位侵犯硬膜囊者。

④精神异常不能配合者。

⑤伴有腰椎滑脱症，椎体失稳者。

⑥椎体后缘大块骨赘、间盘组织及纤维环广泛钙化者。

⑦严重的中央管狭窄伴有马尾综合征或已导致截瘫者。

（2）单侧旁正中入路（单侧入路双侧减压）

1）手术适应证

①中央型腰间盘突出导致的腰椎管狭窄患者。

②双侧黄韧带肥厚导致的腰椎管狭窄患者。

③双侧上下椎板增生肥大导致的腰椎管狭窄患者。

④单侧上下关节突内侧缘增生内聚导致的椎管狭窄患者。

2）手术禁忌证

①严重心、脑、肝、肾功能不全，血管、呼吸系统疾病不适宜做手术者。

②凝血功能异常。

③椎管内占位侵犯硬膜囊。

④精神异常不能配合者。

⑤伴有腰椎滑脱症，椎体失稳。

⑥椎体后缘大块骨赘、间盘组织及纤维环广泛钙化。

⑦严重的中央管狭窄伴有马尾综合征或已导致截瘫。

3）术前准备：术前根据患者的病史、临床查体及影像学资料，确定患者的主要狭窄节段、致病部位及患侧，予以记录，并依病情不同选择单侧减压或双侧减压。

4）手术器械和设备：可应用固定臂固定的工作通道；与工作通道配套的椎间盘镜；直角和斜角的椎板咬骨钳；直角和斜角的髓核钳子；通道扩张器；环锯；纤维环切除刀；吸引器；神经剥离子；用于止血、组织紧缩、切除突出间盘的双极电凝，必要时可备用双极射频。

5）麻醉：局麻或硬膜外麻醉

6）注意事项：从定位到逐层插入扩张管应尽量靠近棘突，安置通道时使通道的弧形斜面对准棘突基底部，避免软组织进入工作通道影像手术视野；发现受压严重神经根，切勿强行牵拉，以免导致神经根断裂。应在扩大神经根出口后，轻柔地牵动神经根，判断是否彻底松解；如器械配备不同角度的椎板咬骨钳，可以对中央管乃至对侧的黄韧带等增生组织进行咬除。该操作是在标准的单侧入路单侧减压的基础上，向同平面的对侧做减压，一般可到达对侧侧隐窝，称为单侧入路双侧减压。

（3）双侧旁正中入路

1）手术适应证

①中央型腰间盘突出导致的双侧多平面的腰椎管狭窄患者。

②黄韧带肥厚导致的双侧多平面的腰椎管狭窄患者。

③双侧上下椎板增生肥大导致的双侧多平面的腰椎管狭窄患者。

④双侧上下关节突内侧缘增生内聚等导致的双侧多平面的椎管狭窄患者。

2）手术禁忌证

①严重心、脑、肝、肾功能不全，血管、呼吸系统疾病不适宜做手术者。

②凝血功能异常。

③椎管内占位侵犯硬膜囊。

④精神异常不能配合。

⑤伴有腰椎滑脱症，椎体失稳。

⑥椎体后缘大块骨赘、间盘组织及纤维环广泛钙化。

3）术前准备：根据临床查体和患者的影像学资料确认患者病变节段及致病部位，并作好标记。

4）手术器械和设备：可应用固定臂固定的工作通道；与工作通道配套的椎间盘镜；直角和斜角的椎板咬骨钳；直角和斜角的髓核钳子；通道扩张器；环锯；纤维环切除刀；吸引器；神经剥离子；用于止血、组织紧缩、切除突出间盘的双极电凝，必要时可备用双极射频。

5）麻醉：连续硬膜外麻醉。

（4）后正中手术入路

1）手术适应证

①局限性中央管骨性狭窄的患者。

②双侧侧隐窝狭窄的伴有根性症状的腰椎管狭窄患者。

③中央型、双侧哑铃形突出导致的腰椎管狭窄患者。

2）手术禁忌证

①严重心、脑、肝、肾功能不全，血管、呼吸系统疾病不适宜做手术者。

②凝血功能异常者。

③椎管内占位侵犯硬膜囊者。

④精神异常不能配合者。

⑤伴有腰椎滑脱症，椎体失稳者。

⑥椎体后缘大块骨赘、间盘组织及纤维环广泛钙化者。

⑦伴有中央型间盘突出并钙化者。

3）术前准备：通过症状、体征和影像学资料确认患者的病变位置、病变程度，以便于在术中针对性处理。

4）手术器械和设备：可应用固定臂固定的工作通道；与工作通道配套的椎间盘镜；直角和斜角的椎板咬骨钳；直角和斜角的髓核钳子；通道扩张器；棘突剪、咬骨钳、骨膜起子、环锯；纤维环切除刀；吸引器；神经剥离子；用于止血、组织紧缩、切除突出间盘的双极电凝，必要时可备用双极射频。

5）麻醉：全麻或连续硬膜外麻醉。

6）注意事项：椎管减压完成后做棘上韧带重建；术后卧床时间较旁正中手术入路时间延长。

四、椎间盘镜操作技术

（一）椎间盘镜下颈椎间盘切除术的手术技术（图6-2-3、图6-2-4）

1. 插入导针　麻醉满意后，术者用食中指将气管、食管和喉推向一侧，触摸胸锁乳突肌与气管之间向下压迫直到颈椎前部，使气管和喉管向内侧聚集，颈血管鞘外侧聚集，穿刺点在气管食管鞘和血管鞘之间，在C型臂透视下经穿刺点向间盘再插入约5mm。在椎间盘的后部注入0.5mL造影剂，插入导丝后拔出导针，然后在进针点的皮肤上做一不小于15mm的切口。

2. 工作通道置入　以导针为中心横向切开皮肤、浅筋膜，沿着导丝层层置入导管逐层扩张，套入工作通道并整体向中央推移至最大值，固定臂固定，用C型臂X光机透视无误后，依据椎体间隙的高度，可在3.5～5.5mm之间选取合适的工作通道。

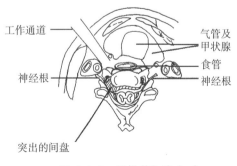

图6-2-3　颈椎前入路（a）

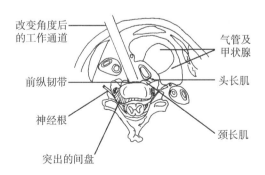

图6-2-4　颈椎前入路（b）

3. 椎间盘切除　颈椎间盘切除术可在 C 型臂 X 线机的监视下进行，环钻将纤维环开窗，以神经剥离子、探针等器械松解游离突出的髓核并用髓核钳将其取出，直至看到松解的后纵韧带，开窗区域植入髂骨块；另一术式为以环钻在纤维环前方开窗，摘取椎间盘后方的髓核组织，尽量保留前方未破坏的结构，以防止术后后凸畸形的发生。手术过程要避免损伤脊髓，完整摘取中部髓核，外侧的髓核可根据病变的位置确定是否需要切除。切除椎管内髓核时需仔细探查。

4. 注意事项　术者在置入导针和套管时需要用手感觉手下颈动脉的波动，插入时应避开颈动脉；术者的指尖应始终都触及椎体的前缘以避免刺穿气管或者食管；通过 C 型臂 X 线机适当角度透视来明确导针和套管的位置，防止损伤椎动脉；置入过程中可分阶段通过 C 型臂 X 线机来观察导针、环钻、咬骨钳、激光纤维等器械的位置，位置尽量保持在距离椎体后缘 2mm 以上，避免损伤脊髓。

（二）椎间盘镜下腰椎间盘切除术的手术技术

1. 椎间盘镜治疗腰椎间盘突出症的手术技术

（1）旁正中入路的手术技术（图 6-2-5）

1）工作通道置入与固定：将导针自标记处垂直插入以手下有突破感为度。导针置入后沿着导针逐层插入套管，直径由小到大的 5 个套管扩张器进行通道的初步建立，在置入第二套管后可拔出导针，到第 5 套管扩张器抵达椎板下缘后则可去除扩张器，置入工作通道并将其通过自由臂和固定杆与手术床相连，此时通道位置已固定完毕。

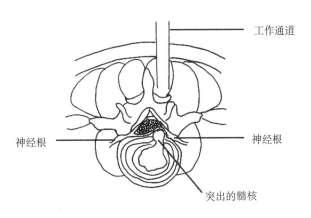

图 6-2-5　旁正中入路

2）手术操作

a、去除骨性组织：在椎间盘镜下将通道内的软组织去除，暴露椎板下缘与下关节突内缘，可用枪钳或气动钻去除部分该三角区的椎板下缘与下关节突内缘。

b、切除黄韧带：以刮匙将黄韧带起点剥离。应用平角探针轻轻分离，并用剥离子松解黄韧带与硬膜囊的粘连，分离完毕后可用枪钳将剥离好的黄韧带咬除。

c、暴露神经根和突出的髓核：双手持剥离子在开口边缘仔细探查至神经根，并用神经剥离器将其拉向椎管中心，暴露突出的髓核和间盘组织，如遇到大的静脉可用双极电凝或双极射频刀予以毁损，避免大量出血。

d、摘除髓核：以探针或神经根拉钩保护好神经根和硬膜，用尖刀自突出处斜行切开后纵韧带和纤维环，用髓核钳摘除突出、碎裂的间盘组织，切除后恢复神经根和硬膜囊的位置，观察压迫是否彻底解除。

e、探查：平角探针探查椎管内有无硬性的致压，神经剥离子探查神经根是否可自由横向移动超过 5mm，平角探针探查神经根管处及出口处是否卡压，必要时行神经根管扩大术。

（2）后正中入路的手术技术（图 6-2-6）

1）工作通道的置入：将定位标记好的病变间隙上位棘突作为中点，沿后正中线上下各延长 1cm。切开皮肤皮下，暴露棘上韧带，将棘上韧带纵向劈开并向两侧游离，从骨膜下剥离两侧骶棘肌，咬骨钳咬除部分棘突和棘突间韧带至椎板连接处，穿刺导针自切口位置穿入并深入直至黄韧带背侧，扩张管逐级扩张，套入工作通道，调节手术通道到黄韧带与上位椎板间隙处，固定臂固定。

2）手术操作

a、切除黄韧带和骨性组织：以刮匙将黄韧带自起点剥离。应用平角探针轻轻分离探查，并剥离黄韧带与硬膜囊的粘连，用枪钳将剥离好的黄韧带咬除。以枪钳或磨钻去除部分椎板边缘和关节突内缘，切除椎板时可依据病情及手术需要调整。

b、暴露神经根和突出的髓核：双手持剥离子在开口边缘仔细探查到神经根，并用神经剥离器将其拉向椎管中心，暴露出突出的髓核和间盘组织，牵拉神经时切不可越过中线，避免神经受损，如遇到大的静脉可用双极电凝或双极射频刀予以毁损，避免大量出血。

c、摘除髓核：以探针或神经根拉钩保护好神经根和硬膜，用尖刀自突出处斜行切开后纵韧带和纤维环，用髓核钳摘除突出和碎裂的间盘组织，切除后恢复神经根和硬膜囊的位置，观察压迫是否彻底解除。

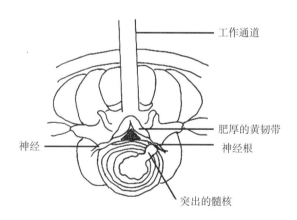

图 6-2-6　后正中入路

d、探查：摘除病变髓核后需继续探查神经根通道，对于合并病变节段骨性狭窄者可切除上位椎板下缘，必要时向下调整手术通道管内口去除下位椎体上缘。对于合并侧隐窝狭窄和双侧神经根受压的患者，可调节工作通道的角度使其偏向一侧，用枪钳或气动钻分别行双侧的侧隐窝扩大，清除增生内聚的关节突、肥厚的黄韧带和小关节突的关节囊。对于髓核破裂脱垂到椎管内的患者，在取出大块的髓核后仍需探查神经根管内有无游离的髓核组织。

（3）经椎旁肌手术入路的手术技术（图6-2-7）

1）工作通道的置入：穿刺导针自切口位置与背部呈45°斜向内侧插入定位针，在C型臂X线机透视下到达病变间隙关节突外侧，C型臂X线机透视确定位置后扩张管逐级扩张，剥开周围的竖脊肌将工作通道插入直抵上关节突外侧，固定臂固定。

2）手术操作

a、清理视野下的阻挡：应用枪钳或磨钻去除部分上关节突外缘，用带齿的髓核钳清除横突间肌及周围组织，注意腰横动脉分支经椎旁肌肉进入椎间孔，此时应用双极电凝彻底止血，确保术野清晰。

b、暴露神经根和突出的髓核：清除后即可暴露神经根，以神经根拉钩向安全的方向牵开神经根即可暴露突出的间盘组织。

c、摘除髓核：以探针或神经根拉钩保护好神经根，用尖刀自突出处斜行切开突出髓核被膜，用髓核钳摘除突出和碎裂的间盘组织，切除后恢复神经根的位置。

d、探查：观察压迫是否彻底解除，并尽量向椎管中线方向探查，确保无游离髓核残留。

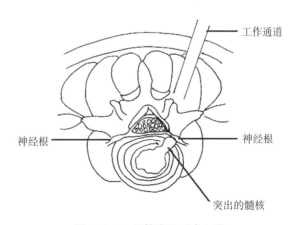

图6-2-7 经椎旁肌手术入路

2. 椎间盘镜治疗腰椎管狭窄症的手术技术

（1）单侧旁正中入路的手术技术（单侧入路单侧减压）（图6-2-8）

1）工作通道的置入与固定：由于小关节增生、内聚，椎板间隙距中线的距离更为短缩，紧贴棘突外缘植入工作通道可以较好地套在关节突内缘及椎板间隙上，切口及进针点一般控制在距离中线0.5～1cm。通道置入应正对椎板间隙，同时根据术中需要调整通道使其适当地头倾、外展。若椎板间隙狭窄或呈叠瓦状难以定位单椎板间隙，必要时可行再次术中定位，以确定病变间隙。

2）手术操作

a、清理通道：将通道内的软组织去除并暴露患侧椎板下缘与下关节突下缘。

b、开窗：用枪钳或磨钻去除部分上位椎板下缘与下位椎板上缘，以椎板咬骨钳去除椎板的增生和关节突的内聚并进行开窗，并去除肥厚的黄韧带。

c、松解神经通道：调节工作通道对同侧的侧隐窝和神经根管进行潜式减压，摘除突出的间盘髓核。

d、探查：探查硬脊膜和神经根压迫是否解除，神经根横向移动大于0.3～0.5cm。

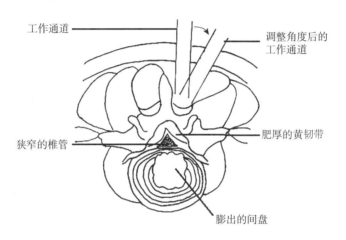

图6-2-8　单侧旁正中入路

（2）双侧旁正中入路的手术技术（图6-2-9）

1）工作通道的置入与固定：切口及进针点一般控制在距离中线1～1.5cm。将导针自切口处垂直插入抵达椎板下缘。C型臂X线机确认导针置入位置后沿着导针逐层插入扩张管，套入工作通道，置入应正对椎板间隙，同时根据术中需要调整通道，固定臂固定。

2）手术操作

a、清理通道：将通道内的软组织去除并暴露患侧椎板下缘与下关节突下缘。

b、开窗：用枪钳或磨钻去除部分上位椎板下缘与下位椎板上缘，以椎板咬骨钳去除椎板的增生和关节突的内聚并进行开窗，并去除肥厚的黄韧带。

c、松解神经通道：调节工作通道，对同侧的侧隐窝和神经根管进行潜式减压，摘除突出的间盘髓核。

d、探查：探查硬脊膜和神经根压迫是否解除，神经根横向移动大于0.3～0.5cm。对侧处理：同样方法将对侧操作一遍。

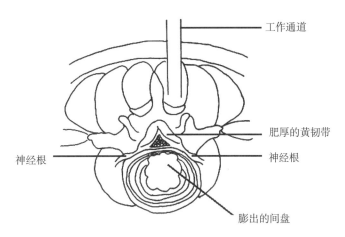

图 6-2-9　双侧旁正中入路（单次操作）

（3）后正中入路的手术技术（图 6-2-10）

1）工作通道的置入与固定：将定位标记好的病变间隙上位棘突作为中点，沿后正中线上下各延长 1cm。切开皮肤皮下，暴露棘上韧带，将棘上韧带纵向劈开并向两侧游离，从骨膜下剥离两侧骶棘肌，咬骨钳咬除部分棘突和棘突间韧带至椎板连接处，穿刺导针自切口位置穿入并深入直至黄韧带背侧，扩张管逐级扩张，套入工作通道，调节手术通道到黄韧带与上位椎板间隙处，固定臂固定。

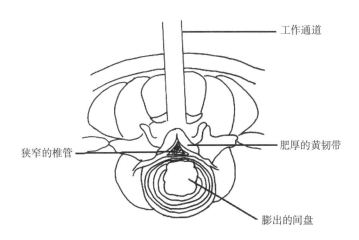

图 6-2-10　后正中入路

2）手术操作

①去除骨性组织：用电刀清除椎板表面软组织，应用电凝充分止血。确认无活动出血点后用椎板咬骨钳咬除上位椎板下缘，部分小关节突内侧缘及部分下位椎板上缘，行后正中椎板开窗。

②去除黄韧带：以刮匙将黄韧带自起点剥离。应用平角探针轻轻分离并剥离黄韧带与硬膜囊的粘连，用枪钳将剥离好的黄韧带咬除。

③松解神经根：向两侧倾斜工作通道分别探查双侧神经根通道并对侧隐窝和神经根

管进行减压，可切除增生内聚的上关节突。可根据椎间盘突出的情况自单侧或双侧行椎间盘摘除，对于破裂游离的髓核应仔细探查，避免游离的髓核组织再卡压神经根通道。

④探查：术后认真探查神经根通道，神经根背侧无骨性组织覆盖，硬膜囊腹侧无硬性致压，硬膜囊搏动恢复正常。

（4）黄韧带肥厚的椎管狭窄

1）工作通道置入与固定：单间隙狭窄可在椎旁 1cm 建立单孔工作通道，于定位处纵行切 2cm，将导针自标记处垂直插入抵达椎板下缘。C 型臂 X 线机确认导针置入位置后，沿着导针逐层插入套管并拔去导针，逐级扩张并安放工作通道。将工作通道的倾斜面对准棘突根部，将工作通道通过自由臂与手术床固定在一起，安装纤维摄像系统并调节至清晰。

2）手术操作

①清理通道：将通道内的软组织去除并暴露患侧椎板下缘与下关节突下缘。

②开窗：用枪钳或磨钻去除部分上位椎板下缘与下位椎板上缘，以椎板咬骨钳去除椎板的增生和关节突的内聚并进行开窗，并去除肥厚的黄韧带。

③松解神经通道：调节工作通道，对同侧的侧隐窝和神经根管进行潜式减压，摘除突出的间盘髓核。

④探查：探查硬脊膜和神经根压迫是否解除，神经根横向移动大于 0.3 ～ 0.5cm。

⑤切除对侧的黄韧带：将工作通道向外侧旋转，调整工作通道的角度，使通道开口对向棘突根部，椎板咬骨钳咬除根部的黄韧带和少量棘突间韧带，暴露对侧的硬膜囊和黄韧带，神经剥离子松解硬膜囊与黄韧带的粘连，椎板咬骨钳咬除对侧的黄韧带，进一步扩大椎管。

（5）关节突内聚的骨性椎管狭窄

1）工作通道置入与固定：椎旁 1cm 建立单孔工作通道，于定位处纵行切 2cm 的切口，将导针自标记处垂直插入抵达椎板下缘。C 型臂 X 线机确认导针置入位置后，沿着导针逐层插入套管并拔去导针，逐级扩张并安放工作通道。将工作通道的倾斜面对准棘突根部，自由臂固定工作通道。

2）手术操作

①清理通道：将通道内的软组织去除并暴露患侧椎板下缘与下关节突下缘。

②去除骨性增生：以磨钻去除部分上位椎板下缘与下位椎板上缘关节突的内侧缘，对术侧侧隐窝和神经根管减压，将工作通道向外侧旋转，调整工作通道的角度，使通道开口对向棘突根部，椎板咬骨钳咬除根部的黄韧带和少量棘突间韧带，暴露对侧的椎板和黄韧带，磨钻去除部分上位椎板下缘与下位椎板上缘、关节突的内侧缘。

③去除黄韧带：以神经剥离子掀开黄韧带，并松解其与硬膜囊的粘连，椎板咬骨钳或髓核钳去除黄韧带。

④探查：探查硬脊膜和神经根压迫是否解除，神经根横向移动大于 0.3 ～ 0.5cm。

复习思考题

1. 椎间盘镜技术的优势有哪些？

2. 椎间盘镜技术的原理是什么？

3. 椎间盘镜的大体操作步骤有哪些？

4. 椎间盘镜各入路如何选择？

5. 椎间盘技术的常见并发症有哪些？

第三节　椎间孔镜技术

经皮椎间孔镜技术（percutaneous transforaminal endoscopic discectomy，PTED）是一种治疗脊柱间盘病变的前沿性微创干预治疗技术，可应用于从颈椎到腰 5/ 骶 1 所有节段的椎间盘突出或脱出、椎间孔成型和纤维环修复等方面，并且具有创伤小、见效快、治疗针对性强、手术安全性高等优点，是一项在微创外科领域中占主导地位的手术技术。

一、椎间孔镜技术概述

（一）椎间孔镜技术发展概况

椎间孔镜技术是内镜技术成熟到一定阶段的产物，是微创领域中较新的技术之一。手术设备、器械的更新，与手术通道入路的改良，是椎间孔镜技术发展的主要体现。椎间孔镜技术以成熟的解剖研究和现代科学作为坚实的基础，发展成为极具影响力的、值得普及的微创手术技术之一（图 6-3-1）。

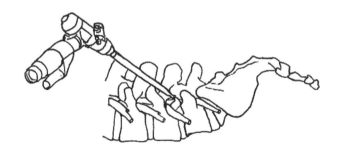

图 6-3-1　椎间孔镜示意图

20 世纪 40 ～ 50 年代，Vails 和 Craig 等利用工作穿刺套管对深部组织进行操作和探索，成为了后外侧脊柱微创手术发展的基础。随后，Smith 等提出后外侧入路经皮化学融核的方法和技术。1975 年日本医师 Hijikata（土方贞久）首先报道了经皮穿刺置入套管针后，在非视野条件下，用垂体钳摘取髓核治疗腰椎间盘突出症获得满意疗效，为椎间盘摘除的微创技术开辟了先河。经过系统的解剖学研究，l983 年 Kambin 经后外侧入路在关节镜下施行椎间盘摘除术，称为关节镜下椎间盘摘除术（arthroscopic micro discectoniv，AMD）。1985 年 Onik G 等学者介绍了经皮穿刺椎间盘切吸术（peycutaneous lumbar discectomy，PLD）。1986 年，PLD 在我国应用并有相关报道，PLD 是一种通过物理方法对椎间盘进行切除的技术，该方法采用小关节外侧入路，通过安全三角即神经根、上关节突、椎体上缘之间的区域到达椎间盘后外侧，再通过纤维环开窗和抽取部分髓核从而达到椎间盘减压、突出物回纳的作用，由此开创了经安全三角入路治疗椎间盘疾病的先河。随着光纤内镜及手术器械的进一步发展，手术过程逐渐从"盲视"条件下操作转变为内镜"可视"下操作，1996 年 Ditsworth 研制出经椎间孔入路的脊柱内镜（transforaminal spinal endoscopy，TFSE），可允许器械在工作管道内灵活操作。基于之前解剖基础的研究和手术器械的发展，1997 年美国医生 Yeung 创新研制出新一代同轴脊柱内镜（yeung endoscopy spine system，YESS），并经皮后外侧入路经安全三角区进入椎间盘进行手术，同时发明了可屈式高频射频电波刀，两者配合应用，极大地提高了椎间孔镜下椎间盘摘除的精确程度。YESS 技术强调先进行椎间盘内部减压，建立一个盘内工作空间，然后再处理突出于椎管或椎管外的髓核，是一种由内而外进行椎间盘摘除的技术。2003 年德国的 Thomas Hoogland 教授等在 YESS 技术的基础上研发出了一套脊柱内镜系统（thomas hoogland endoscopy spine systems，THESSYS/transforaminal endoscopic spine system，TESSYS），此类技术倡导的入路与 YESS 技术相似，不同点在于 TESSYS 技术的进针点离后正中线的距离比 YESS 技术更远，与冠状面的夹角也更小，采用椎间孔入路内镜结合椎间孔成型技术，直视下直接到达椎管内突出的椎间盘，理论上可以摘除任何部位的间盘突出，并且能处理侧隐窝狭窄、椎管狭窄，对神经根直视下直接减压。随着对 TESSYS 技术的普遍认可，其器械设备也随之创新改良，德国率先针对 TESSYS 技术研制出一整套独特设计的椎间孔镜和相应的配套手术器械，并且提倡在髓核摘除后，配合使用同样独特设计的双频射频设备消融残余组织、止血，并利用局部热收缩的原理封闭、修复破损的纤维环。2007 年，该设备被引入到中国后，周跃、白一冰等专家在此基础上进行人性化的设计，尤其是 Beis 技术的便捷操作方式，推动了椎间孔镜技术在国内的普及发展，并取得了卓越的成果。随着设备与技术的越发成熟，椎间孔镜技术已广泛应用于临床的椎间盘突出性疾病。

（二）椎间孔镜技术的优势和尚存的问题

随着医学科技的发展，脊柱间盘疾病的有效治疗手段纷繁众多，在难以通过保守治疗改善症状的情况下，更小的创伤、更安全的术式、更早更好的康复是医患双方共同追求的目标。

椎间孔镜技术相比于其他椎间盘摘除术，具备了以下突出优势：

1. 麻醉方式　采用局部麻醉一方面降低了麻醉的难度和时间，另一方面使患者处于清醒状态，术中可进行沟通，避免了麻醉状态下对神经根的损害。

2. 出血少　脊柱旁的动脉在椎间孔向外后内发出分支，在椎间孔外区，血管呈树杈状将神经包绕。经皮穿刺椎管入路中，扩张管扩张椎间孔外的血管属于钝性分离，不会对血管造成严重破坏，通常不需要处理，视野的前端就是椎间盘的部位，术中总出血量一般在 2 ～ 10mL。

3. 组织结构破坏小　与传统开放手术相比，其降低了对脊柱椎体结构的破坏，较小影响脊柱的稳定性，无须广泛剥离肌肉等软组织，减少了对椎管内结构的干扰，术后无明显的瘢痕粘连形成，降低了术后发生脊柱手术失败综合征的发生率，大大地减少了术中、术后并发症的发生。

4. 安全性高　手术的危险因素主要在于对神经根和硬膜囊造成损伤，而术中医生都是在内镜的直视下引导操作的，并且利用工作套管，对神经根和硬膜囊进行保护，保障患者的安全。另外，局麻下的患者对神经根的刺激反应存在感知，通过医患的术中沟通交流，可以有效地提醒手术医生，防止对其造成损伤，增加了手术的安全性。

5. 恢复时间短　精确的髓核摘除、充分的神经根释放，使患者疼痛、麻木等症状得到缓解，术后患者通过 1 天左右的留院观察即可下地活动。

6. 适用范围广　适用于绝大部分类型的椎间盘突出、脱出，椎间盘组织水平游离，椎间孔扩大成形，以及经皮椎间融合、经皮细胞移植等。并且随着医学水平的发展，适用范围仍在不断扩大。

目前经皮椎间孔镜技术具有多方面优势，但尚存在一些难以避免的问题。主要体现在其对手术器械、术者的技术操作要求高。不论器械的强度还是精细度，均需达到较高的水准，当器械的质量满足不了手术需要时，必定会对手术造成不同程度的影响，甚至会发生器械的断折、脱落，从而引发医源性医疗事故。另外，经皮椎间孔内镜技术学习曲线陡直，穿刺定位要求精确度高，增加了放射线对术者和患者的辐射量。由于定位穿刺技术是经皮椎间孔镜技术的核心步骤，要求手术医生必须熟练掌握椎间孔镜入路的解剖结构，通过多角度的二维平面投影在头脑中准确建立三维立体影像，具备较强的手眼协调能力和操作的方向感。同时，经皮穿刺定位技术操作还需长期的临床手术经验总结，才能准确地穿刺到预定部位，即使临床手术经验丰富的脊柱外科医生也很难一次穿刺成功。

（三）椎间孔镜技术的适应证与禁忌证

1. 椎间孔镜技术的适应证　目前，随着手术医生操作技术的熟练以及光纤内镜手术器械的发展，经皮穿刺椎间孔镜已适用于治疗绝大多数脊柱病变，经皮椎间孔镜技术的主要适应证包括：

（1）通过正规保守治疗无效的单纯椎间盘突出症。

（2）椎管内及椎间孔周围不同程度的椎间盘突出。

（3）反复发作的椎间盘突出。

（4）全身情况不允许开放手术的椎间盘突出症。

（5）部分类型的椎间盘纤维环修复和椎间孔成形术。

（6）椎间孔周围组织肥厚增生的神经根减压术。

2. 椎间孔镜技术的禁忌证　对于以下情况应谨慎选择椎间孔镜技术进行治疗。

（1）椎间盘脱出向远处游离。

（2）前期外科手术致硬膜囊、神经根粘连较重的患者。

（3）严重的椎管和椎间孔骨性狭窄、钙化型椎间盘突出。

（4）对疼痛非常敏感无法耐受局麻的手术患者。

（5）术中无法正确与医护人员进行交流的患者。

（6）既往有心、脑、肺等重要脏器功能不全的患者。

椎间孔镜技术的适应证与禁忌证具有相对性，技术设备的更新、个体差异，使得两者之间相对变化。另外，椎间孔镜技术存在多种技术类型，不同技术的最佳适应证也有差异（详见"椎间孔镜技术的类型"部分）。

（四）椎间孔镜技术的并发症预防及其处理

经皮椎间孔镜技术治疗椎间盘疾病手术的并发症发生率较小，文献报道总体并发症发生率在1%~3.5%左右，常见并发症有：

1. 神经根损伤和背根神经节损伤　一过性神经根轻微损伤是椎间孔镜的常见并发症，表现为术后神经皮节分布区麻木、疼痛和支配肌力下降，多在短期内迅速恢复。持续性疼痛和永久性神经损伤罕见。术前应根据患者神经根位置和分布选择合适的入路，应当注意过于水平的远外侧穿刺可能损伤解剖位置偏后而紧贴上关节突的出行神经根。手术应严格在安全三角区内进行，同时通过患者的疼痛反馈和内镜的直视监测进行手术，避免在出现明显根性症状情况下进行盲视操作。

2. 椎间盘突出残留和减压不彻底　内镜的视野存在局限性，会对彻底减压病变的椎间盘节段造成影响。术中应强调靶向穿刺和通道置入技术，尽量将通道置入于椎间盘突出的减压部位。综合使用各种器械和设备，如各种髓核钳、镜下环锯、镜下磨钻系统、射频电极等，有效完成直视下神经减压、探查。术毕应检查神经根松弛度，并确认影像学髓核突出压迫的区域包括在减压范围以内。

3. 伤口感染和椎间盘炎　感染是一切外科手术的危险并发症之一，严重的感染可能比病变本身更难控制。经皮椎间孔镜技术采用盐水灌注系统下完成手术，要求更加严格的无菌操作技术，并预防性静脉应用抗生素等，多种预防措施联合应用降低感染风险。

4. 皮下或深部血肿　椎间孔镜技术虽然对人体的创伤小，但仍属于侵入性的干预技术，小范围的血肿可能发生。处理方法包括：术前1周内避免使用抗凝药物；术前常规检查患者凝血功能；手术结束时对手术部位及切口加压至少5分钟，术后用冰袋压迫等措施均可以减少皮下和深部血肿的发生；术后应卧床4~6小时，避免过早活动。

5. 重要血管损伤、肠道等重要脏器损伤　椎间孔镜技术的入路不会进入背侧腹膜，损伤重要血管和脏器的几率极低。值得注意的是，穿刺操作过程应在正侧位双平面透视监视下进行，始终保持侧位透视下穿刺针尖端不跨越安全线（图6-3-2），严格把握通道末端的位置，可以避免损伤重要血管及腹腔的重要脏器等。

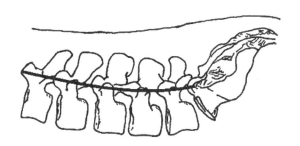

图 6-3-2 安全线—腰椎关节突中点连线

6. 脑脊液漏或硬膜损伤 器械的使用不当会造成硬膜囊的损伤，尤其是椎间孔扩大成形时环锯的过度深入，故使用环锯时应注意。另外还必须熟悉术中镜下解剖结构，避免视野不清晰时盲目操作。如果硬膜轻度受损，一般不需要特殊处理，因为切口长而狭小，易于封闭硬膜撕裂口避免脑脊液漏，也可应用自体血注入等治疗方法，辅助硬膜破裂口的闭合。

（五）椎间孔镜技术展望

医学技术与医学设备的飞速发展，让微创技术在脊柱外科领域中大放异彩。近二十余年中，仅对于脊柱疾病而言，微创手术技术已逐步远超传统开放手术的应用比率，这表明着脊柱疾病治疗领域的发展趋势。经皮椎间孔内镜技术作为一种新型的脊柱微创技术，具有创伤小、出血少、视野清晰、并发症少等传统手术无法比拟的优势性，越来越多的脊柱外科医生正在逐步接受脊柱微创手术的理念，经皮椎间孔镜技术也将得到广阔的发展。

二、椎间孔镜技术的原理

（一）手术入路设计原理

椎间孔镜手术入路的设计原理基于解剖学研究。对于颈部而言，人体颈椎周围存在较多的重要解剖结构，其前方有气管、食管、软骨和颈交感干，侧方有膈神经、颈动脉、椎动脉、胸导管及胸膜顶部（图 6-3-3），且钩椎关节的存在使侧方和侧后方的颈部椎间隙狭小，这些都对颈部的椎间孔镜入路造成了约束。目前，颈部椎间孔镜的手术入路存在前侧方经间盘入路和后方椎板间孔入路两种。对于腰椎而言，人体腰椎的背侧由丰厚的肌肉、筋膜组织覆盖包绕，无繁杂的血管、神经走行。背侧主要有竖脊肌、腰方肌、背阔肌和下后锯肌（图 6-3-4），这样的解剖结构为经皮椎间孔镜的入路提供了有利的条件。目前，腰部椎间孔镜的手术入路有水平侧方入路，后侧方入路和后方椎板间孔入路三种，与人体冠状面所成角度在 0°～90°之间。另外，对于腰部椎间孔镜入路的设计上还考虑了人体一些正常存在的骨性遮挡，如第四腰椎以下的椎间盘被髂骨阻碍、经椎间孔进入椎间盘的入路被部分上关节突阻挡。总之，根据病变位置局部的具体解剖结构特点，手术入路的选取也不同。无论何种手术入路，所经路径上存在危险的区域是椎间孔周围的神经根和椎管内的硬膜囊，在建立手术通道的过程中，对其进行躲避和保护是一切入路成立的根本原则。在正常人体解剖结构的基础上，以更安全、更快捷、更有利于椎间孔镜手术的顺利实施为目的，是设计、选择椎间孔镜手术入路的原理和标准。

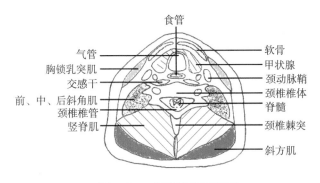

图 6-3-3　颈部水平横断面

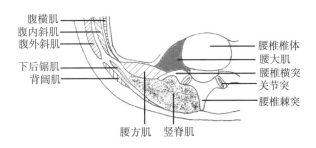

图 6-3-4　腰部水平横断面

（二）手术治疗原理

椎间孔镜手术的治疗原理是从病因学的角度出发的，利用椎间孔镜技术最直观地解除症状的刺激因素，是其治疗结果有效的保证。对于椎间盘突出或脱出的疾患，椎间孔镜技术的原理是在内镜直视下，直接作用于目标椎间盘，摘除突出或脱出的椎间盘组织，清除局部的组织增生与粘连，解除其对相应水平的硬脊膜和神经根的压迫和刺激，从而以一种直接减压松解的方式达到治疗目的。

三、椎间孔镜技术的类型

随着经皮椎间孔镜技术的不断发展，优良技术类型被沿用和普及的过程中，各种创新与突破也相继产生，并具有各自的操作特点和最佳适应范围。目前，世界范围内经皮椎间孔镜技术主要有两大主流类型：YESS 技术和 TESSYS 技术，这两种技术均为经后外侧入路行椎间盘切除，但在手术理念、穿刺方法和手术工作套管的位置等方面有所不同。

（一）YESS 技术

1.产生和特点　创始人代表是美国医生 Anthony Yeung（美国微创学主席），在原有腰椎侧后路经皮椎间孔镜的基础上，设计了一套硬杆状、组合式、多管道、广角的经皮椎间孔镜系统。在设备的创新方面，工作套管末端设计为不同角度的斜面，使得镜下获得广角的手术视野，从而能够经单通道完成直视下的椎间盘切除和神经根减压，并且在同一视野下可以观察到硬膜外间隙、纤维环外环和椎间盘内间隙。在具体手术操作技巧方面，首先采用经椎间孔内 Kambin 安全三角区进入椎间盘的方法（图 6-3-5），以由内向外的顺序，逐步切除椎间盘组织，并通过高速磨钻和侧孔激光的辅助配合，使椎间孔扩大成形

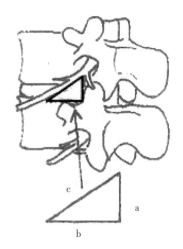

图 6-3-5　Kambin 三角（安全三角区）

术更容易。YESS 技术的产生，提高了椎间孔镜手术的效率和安全性，使多的人关注及使用椎间孔镜技术，被认为是现代经皮椎间孔镜技术的先河。

2.代表性手术设备　YESS 技术的标志性手术设备是具有多孔道的广角视野椎间孔镜（图 6-3-6、图 6-3-7）和可屈式高频射频电波刀。多孔道的套管包括一个冲洗通道、一个负压引流通道、一个工作通道、一个视频镜头传感器。一对冲洗、引流通道的设计，使得整个术中操作在持续的冲洗引流环境中进行，一方面能够有效地冲洗炎性物质，降低术区感染的风险；另一方面，可以及时引流出术中剥离的组织碎屑，提供清晰良好的术中视野。具有倾斜角度的视频镜头设置，术中借助设备杆的旋转，可以获得一个更为广角的视野范围（图 6-3-8），方便了术中对局部结构的观察，为更加高效地进行髓核组织的摘除和椎间盘的修复提供了有利条件。同时，高频射频电波刀的发明对椎间盘纤维环的修复与成形术的发展起到了至关重要的作用，配合髓核摘除术的使用，可使手术获得满意的疗效。

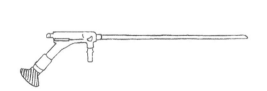

图 6-3-6　椎间孔镜整体观

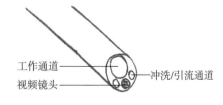

工作通道
视频镜头
冲洗/引流通道

图 6-3-7　多孔道的广角视野椎间孔镜（末端为斜面）

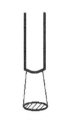
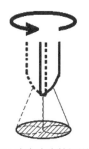

传统内窥镜视野范围　　　　　　YESS广角内窥镜视野

图6-3-8　倾斜角的镜头通过旋转扩大了视野

3. 最佳适用范围与局限性　根据YESS技术的入路通道的设计特点，包容性椎间盘突出、后纵韧带下型椎间盘突出、椎间孔内和椎间孔外的极外侧型椎间盘突出症成为其最佳适应证。而对髂嵴较高和椎间孔狭窄的L_5/S_1椎间盘突出的患者，使用YESS技术存在操作困难，并且难以针对椎管内中央型间盘突出进行有效的清除。

（二）TESSYS技术

1. 产生和特点　创始人代表是德国教授Thomas Hoogland，针对YESS技术存在的不足进行了改良，设计了一套不同直径的椎间孔环锯，能够逐级切除部分上关节突头端外侧和腹侧的骨质，从而扩大椎间孔。TESSYS技术经扩大后的椎间孔将手术工作套管直接插入椎管内，利用椎间孔镜，在直视下经硬膜前间隙，以由外向内的顺序，取出突出或脱出的椎间盘组织，同时还可以探查硬膜外间隙、侧隐窝、椎间孔出口神经根和椎管内行走神经根。与YESS技术相比，TESSYS技术的入路不必局限于范围狭小的Kambin三角，从而避免了穿刺与置入通道过程中对出行神经根造成损伤。THESSYS技术弥补了YESS技术存在的局限性，扩大了椎间孔镜的适用范围。

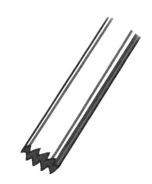

图6-3-9　环钻（含不同口径）

2. 代表性手术设备　TESSYS技术最具标志性的是辅助扩大椎间孔成形的骨钻设备，包括具有不同直径的特制环形骨钻（图6-3-9）和侧方骨钻（图6-3-10）。利用这样的骨钻设备，可以在建立手术通道的过程中逐级磨切阻碍入路的部分骨性物质，对椎间孔进行扩大成形，从而获得更大范围的安全区域，使手术通道可深入接近椎间盘的中央位置，处理各种类型的椎间盘突出或脱出组织。另外，一组设计有多种样式的工作套管（如图6-3-11），能够在各种情况下对神经根起到良好的保护作用，以满足手术医生不同的需要。

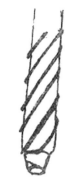

图6-3-10　侧方骨钻

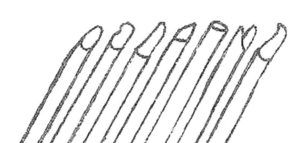

图 6-3-11　不同顶端构造的套管

3. 最佳适用范围和局限性　由于解除了建立通道过程中局部骨性结构的束缚，并结合不同的手术入路和套管放置的方法，因此 TESSYS 技术在理论上技术可以适用于从颈椎到 L_5/S_1 所有节段间盘摘除术，甚至采用镜下磨钻系统，已经能处理过去认为不能完成的钙化型椎间盘突出、骨性侧隐窝狭窄和椎管狭窄等特殊情况。但在应用环钻扩大椎间孔时，应配合术区的正、侧位透视进行，严格掌控环锯的前端不可超过椎弓根内侧缘连线这一原则，从而防止损伤神经根、硬脊膜、马尾神经。但在 TESSYS 技术发展之初，仍然存在着一些问题，例如对手术医生技能操作的高要求，为求术中定位而增加了射线辐射量，一些类型的髓核摘除不彻底、神经根松解欠充分等缺陷。

近年，随着椎间孔镜技术的不断成熟与创新，手术设备的不断完善与研发，国内外学者在 YESS 技术和 TESSYS 技术的基础上进行了一些改良尝试，为椎间孔镜技术的发展起到一定的推动作用，其中具有代表性的包括：

（1）水平侧方入路：这是在 YESS 技术的基础上提出的一种针对于腰部椎间孔镜手术的穿刺入路，其特点是通过与人体冠状面接近水平位夹角的侧方入路进行穿刺和手术通道的建立，从而简化腰部椎间孔镜技术的操作过程，使医生与患者更少地暴露于 X 线辐射。通过一张 30° 角的手术床简易完成患者的体位摆放（图 6-3-12），无须加用各种繁杂的体位垫、枕等。水平侧方入路的可行性是来源于临床实践，分析影像学资料发现，巨大腰部椎间盘突出时硬膜囊已经退缩到双侧上关节突连线的后方（图 6-3-13），这时经椎间孔进行与冠状面成 0° 角的穿刺不会损伤硬膜囊，侧入路内镜下手术是摘除突出超过上关节突连线病例的可靠方法。但是此种简化的操作技术存在严格的适应范围：①椎间盘突出超过双侧上关节突的连线；②极外侧椎间盘突出；③复发的椎间盘突出；④椎管狭窄间歇性跛行伴神经根症状急性发作。经正规保守治疗无效，或者患者无法承受开放性手术者可应用此入路。椎间隙一般选择 L_{4-5}、L_{3-4}、L_{2-3}，少数髂棘较低的 L_5/S_1 椎间盘突出患者也可选择。由于患者存在个体差异，术前完善的影像学检查分析至关重要，严格确认侧方入路是否会穿过背侧腹腔。另外，水平侧方入路可以根据患者的具体情况作小角度的调整，灵活变通地使用水平侧方入路，简化椎间孔镜手术操作。腰部椎间孔镜水平侧方入路的提出，提高了椎间孔镜手术的效率。

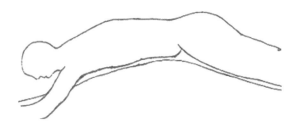

图 6-3-12　简化的手术体位

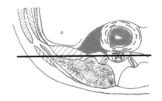 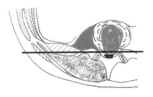

正常椎间盘从侧方穿刺时进入硬膜囊　　椎间盘突出时侧方穿刺是安全的

图 6-3-13　水平侧方入路示意图

（2）靶向穿刺理念：靶向穿刺理念是在结合 YESS 和 TESSYS 两种技术特点，总结临床经验的基础上提出的。其特点是强调术前通过详细的查体与影像学资料，获知患者的致病椎间盘、椎板间隙的大小、神经根和突出物之间的位置关系、椎板间隙和突出物之间的位置关系，确定椎间孔镜手术的穿刺靶点。例如：若突出物位于椎间盘平面，则侧位片定位工作管道置于椎体后缘椎间盘平面；若椎间盘向头侧突出，则侧位片定位工作管道置于椎体后缘线上位椎体后下角；若椎间盘向尾侧突出，则侧位片定位工作管道置于椎体后缘线下位椎体后上角（此部分详见于穿刺操作部分内容）。靶向穿刺主要适用于包容性及突出型腰椎间盘突出症，该理念认为该靶点的确立能兼顾椎管内及椎间盘内退变及突出的椎间盘组织，通过术中旋转工作管道并利用可弯曲髓核钳彻底清除椎管内及椎间盘内退变及突出的椎间盘组织，同时将因人制宜、因病制宜的理念引入椎间孔镜技术，使椎间孔镜技术的应用在临床实践中更具有针对性。（图 6-3-14，图 6-3-15）

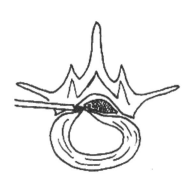 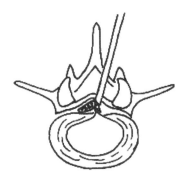

图 6-3-14　靶向穿刺（侧方）　　　　图 6-3-15　靶向穿刺（后方）

（3）神经根松解理念：神经根松解理念是基于 TESSYS 技术改良提出的，一些学者认为神经根与硬膜囊的腹侧是敏感的，对这些部位进行彻底的松解减压，可以使椎间孔镜技术的治疗更全面充分，获得的疗效更明显。在对腰部椎间孔镜手术的实践操作中，利用创新设计的定位器和骨钻（图 6-3-16），令工作套筒的放置直达椎管中央，相比 TESSYS 技术获得更广阔的视野范围。另外，为了达到彻底松解神经根的目的，学者们对操作顺序上进行了初期的标准化：①椎间孔扩大；②黄韧带成型；③侧隐窝减压；④突出椎间盘摘除；⑤后纵韧带修整；⑥椎体骨赘切除；⑦纤维环成型。共 7 个手术步骤。通过这 7 个步骤，神经根管狭窄的解剖学致病因素均可得到有效解除。同时，也明确了手术结束的标准：①神经根周围充分的空间减压；②充分减压后神经根复位回落；③神经根表面血运明显改善，血管充盈；④硬膜囊、行走根、出口根均搏动明显；⑤直腿抬高试验时可见神经根被牵拉后滑动自如。神经根松解理念的提出，使我们对椎间孔镜技术的减压范围得到刷新，也扩展了利用椎间孔镜技术治疗疾病的思路。

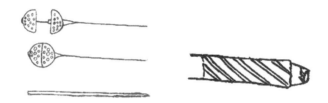

图 6-3-16　定位器和骨钻

四、椎间孔镜操作技术

椎间孔镜技术的操作过程与手术所使用的器械设备、技术类型密切相关，本部分的操作技术以最为常用的器械设备和 TESSYS 技术为例进行介绍。

（一）术前准备

1. 准确的查体和影像学检查　结合患者的症状、体征，进行神经定位的诊断；影像学上通过矢状面和横断面的拍片检查，锁定责任椎间盘，了解病变的具体位置和程度，确定手术的目标。同时，椎间孔的大小及腰椎手术时髂嵴的高度也应考虑，完善手术的计划。

2. 材料设备的准备　椎间孔镜手术的器械除了常规的外科器械还包括穿刺针、导丝，不同直径的导杆、套管和环锯，工作通道套管，多通道的脊柱内镜，显示器、光源和相应连接设备，探查松解减压过程中所需的神经探针、探钩、剥离子和椎板钳、髓核钳（图 6-3-17）等，双极射频，以及造影染色的造影剂和亚甲蓝溶液。

椎间孔技术和其他外科手术一样，依赖于手术材料设备的种类齐全和功能完整，术前除了准备足所需的材料设备，还要注意材料设备的质量，以免在术中出现器械问题。

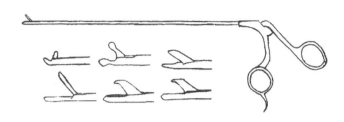

图 6-3-17　不同功能和咬合力的镜下工作钳

3. 患者体位摆放　根据医生的手术习惯和手术入路的选取，可采取相应合适体位于可透 X 线的手术床上。颈椎前侧方经间盘手术入路采用仰卧体位，后方椎间孔入路采用俯卧位。患者仰卧位时（图 6-3-18），采取头高脚低位，床头抬高约 30°，有利于静脉血的回流，减少术中的出血。颈肩下利用枕垫稍抬高，头部微后仰固定于头架上，使颈部轻度后伸。俯卧位时（图 6-3-19），采取头高脚低位，利用头架将头部固定且使颈部前屈。腰椎侧方水平手术入路采用俯卧位，后侧方入路可从俯卧与侧卧两种体位中选择，后方椎板间孔入路采取俯卧体位。患者侧卧位时（图 6-3-20），患侧向上，用圆形靠垫支撑腰部，屈曲髋关节和腿部，同样使患侧的椎间孔张开以便手术实施；俯卧位时（图 6-3-21），借助体位垫使患者屈髋屈膝，致腰部向背侧凸起使被手术的椎间孔张开。

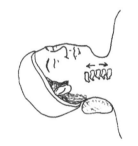

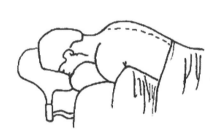

图 6-3-18　颈椎前侧入路体位　　　　　图 6-3-19　颈椎后方入路体位

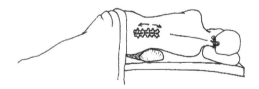

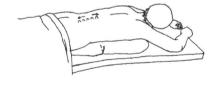

图 6-3-20　腰椎侧卧式体位　　　　　图 6-3-21　腰椎俯卧式体位

无论采用何种体位，均需患者在舒适状态下完成手术，并留意观察患者的会阴部有无压迫。俯卧位时注意患者眼眶部位的压迫情况，在患者双膝关节、双髋部等骨性凸起处加垫，侧卧位时则关注受压侧的肘关节、肩关节和髋关节等骨突处，以免造成损伤。

4. 入路及穿刺　准确的定位穿刺是椎间孔镜手术成功的关键和前提。根据病变位置、程度的差异，手术入路，准确地制定相应穿刺策略，能够为椎间孔镜直至病灶提供可靠保障，具体穿刺策略介绍如下：

（1）前侧方经间盘入路——可用于颈椎：前侧方入路是基于对颈前软组织结构的解剖学研究，通过避开重要血管、神经，穿透相应水平的椎间盘到达对侧病变区进行椎间孔镜操作的手术通道。通过横断面上的影像学检查，确定在病变层面上突出物位置，并结合血管、神经的具体位置确立进针线路，测量换算出该路径在皮肤表面的投射点到颈部前正中线的旁开距离。穿刺点的定位利用定位针在透视下进行，摆好体位后找到病变椎间盘中心线所在体表的投影线，在此横向投影线上找到符合术前预计旁开距离的位置，作为手术的实际穿刺点。另外，通过触摸患者健侧的胸锁乳突肌前缘标记出其走行线，以便在穿刺时进行遮挡避让。颈部前侧方经间盘入路具体路径（图 6-3-22、图 6-2-23）：从健侧的胸锁乳突肌前缘进针，利用颈动脉的搏动感与正侧位交替透视监测，确认穿刺针从颈动脉和椎动脉的前方走行，到达病变椎间盘前缘时穿刺针下产生阻力，持续进针穿透此颈椎间盘组织抵达患侧的间盘病变位置。值得注意的是，颈部的一些软组织结构具有游离性，通过适当的拨动遮挡可以有利于前侧入路的建立。

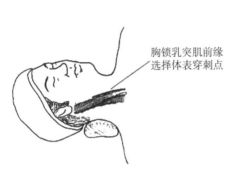

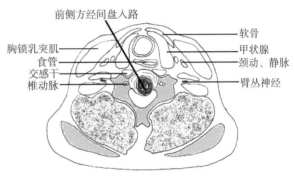

图 6-3-22　体表穿刺点　　　　图 6-3-23　颈椎前侧方经间盘入路示意图

（2）后方椎板间孔入路——可用于颈椎和腰椎：后方入路利用双侧的椎板间孔作为手术通道，适用于病变位置在（图 6-3-24、图 6-3-25）a-b 之间区域类型的椎间盘疝出，或是由于解剖结构制约、正常骨性遮挡等原因影响侧路建立入路的情况下选择实施，如颈部椎间盘手术、高髂骨的 L_5/S_1 椎间盘病变的患者。该入路的穿刺点较易确认，利用定位针透视定位下，确定病变椎间盘上位椎体的椎板下缘所在横向线，与棘突患侧旁开靠近椎板间隙外侧缘连线为纵向线，横向与纵向直线相交点为穿刺进针点。穿刺方向指向此侧椎板间隙的最外侧角，触及外侧椎板后向内侧移动针尖，以穿刺针通过黄韧带后感觉针头失去阻力来判断针头已进入硬膜外腔。同时，观察有无根性疼痛及血液或

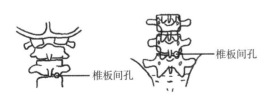

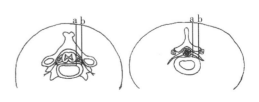

图 6-3-24　颈、腰椎椎间孔示意图　　　　图 6-3-25　颈、腰椎横断面示意图

脑脊液流出，调整 C 型臂 X 线机以侧位像来确认针头已进入椎间隙或椎体后缘。

（3）水平侧方入路——可用于腰椎：水平侧方入路采用与人体冠状面夹角接近水平的方向角进行穿刺，人体颈部侧方存在重要的神经、动脉等解剖结构，而胸背部肌肉层较薄，且受肺组织结构的约束，故不提倡对颈部和胸部椎间盘组织采用水平侧方入路。此入路最适用于无髂骨遮挡的 L_5 椎体以上的腰椎间盘病变，且要求突出的组织较大，硬膜囊被突出物质压迫向腹侧移位（图 6-3-26）。虽然腰椎间盘的侧方穿刺具有严格的适用范围，但其相对于其他穿刺方式而言是一种简化的操作。在定位针辅助透视下，确定责任间盘中心的水平横向线，与侧位像椎体后缘在人体侧方纵向投影线，横向与纵向线位于人体侧方的交点为穿刺点（图 6-3-27）。穿刺针尖指向责任椎间盘下位椎体的上关节突前缘，穿刺深度以穿刺针进入了椎管中央为度（图 6-3-28）。由于腰椎水平侧方入路在术前已明确该路径与腹腔、硬膜囊的位置关系，所以穿刺过程中可以仅进行正位像的监测来确定穿刺深度，减少了医生与患者的放射线接触量，提高了穿刺效率。

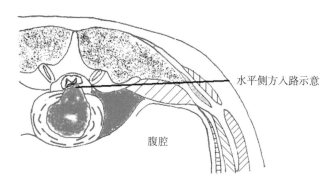

图 6-3-26　腰椎水平侧方入路示意图

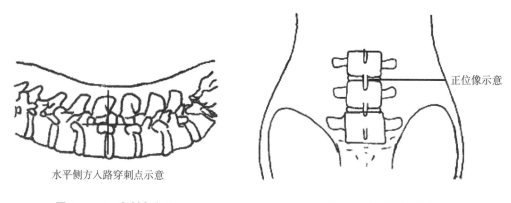

图 6-3-27　穿刺点定位　　　　　图 6-3-28　穿刺深度

（4）侧后方入路——可用于腰椎：腰椎侧后方入路椎间孔镜技术是临床中最常应用的一种穿刺入路，采用与人体冠状面呈 0°～ 90°之间的方向角进行穿刺。因为髂骨嵴这一骨性解剖结构的存在，腰部椎间盘侧后方穿刺路径存在两类情况：一则 L_4 椎体以上未被髂骨翼遮挡的椎间盘穿刺，一则 L$_{4-5}$ 和 L$_5$-S$_1$ 存在髂骨翼阻挡的椎间盘穿刺。

上腰段：L$_4$ 椎体以上胸、腰段的椎间盘穿刺在设计上，为了避免损伤神经根，均以责任椎间盘下位椎体的上关节突作为穿刺的指向点。最普遍的 TESSYS 技术中，通过横断面的影像学检查（图 6-3-29），取患侧椎体后缘关节突与棘突所在矢状线的中间位置点 A，与患侧关节突边缘的一点 B，通过比例尺测量换算出 AB 连线在患者背侧投影位置到后正中线的体表旁开距离，一般情况下此距离在 10cm 左右。患者摆好体位后，利用定位针透视辅助下（图 6-3-30），确定一条由病变椎间盘下位椎体的上关节突上缘到下位椎体后上角的连线 a，并标记于皮肤表面，一般情况下 a 线的头倾角在 20°～30°之间。此标记线上

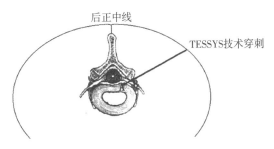

图 6-3-29　TESSYS 穿刺横截面示意图

与术前预算的旁开距离相交的一点即为手术穿刺进针点。穿刺过程中通过正位像的透视投影（图 6-3-31），一方面可更利于对穿刺方向的把握，另一方面可以观察到穿刺的深度与位置。结合正、侧位透视影像的交替监视，将穿刺针尖抵于下位椎体上关节突上缘以固定穿刺针位置。

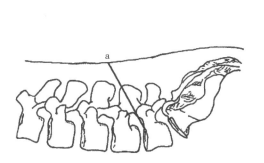

图 6-3-30　TESSYS 穿刺侧位面示意图

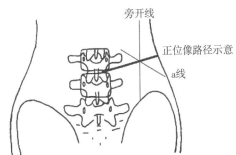

图 6-3-31　TESSYS 穿刺正位面示意图

下腰段：L$_{4-5}$ 和 L$_5$-S$_1$ 两节段因受髂骨翼和 L$_5$ 椎体横突不同程度的遮挡，在穿刺的位置和角度上也有不同于其以上节段的设计。一般情况下，由于穿刺路径向头侧倾斜 20°～30°，L$_{4-5}$ 可以应用同 L$_4$ 以上位置一样的椎间盘穿刺方法进行。而对于高位髂骨的患者，在进行 L$_{4-5}$ 节段的穿刺时需要同 L$_5$-S$_1$ 椎间盘穿刺时的定位方法。利用穿刺针辅助透视，正位透视下标定髂嵴最高点连线、病变椎间盘间隙中心的水平投影线，以及 L$_5$ 横突的体表投影轮廓（图 6-3-32），侧位透视下标定一条经 S$_1$ 上关节突上缘到 S$_1$ 椎体后上缘的侧位投影线（图 6-3-33），髂嵴最高点连线与侧位投影线的交叉点即为进针点（图 6-3-34），椎间盘间隙和 L$_5$ 横突投影可以更好地在进针过程中指导方向。一般而言，进针点位置是后正中线向患侧旁开 12～14cm，矢状位上的穿刺头倾角度约为 40°左右。值得注意的是，对于肥胖和椎间孔狭小的患者，在正侧位交替监视下穿刺的

过程中，要根据骨性结构的阻挡程度，对穿刺点向头侧或外侧进行适度调整，以便顺利进行穿刺。当穿刺阻碍严重难以完成时，可考虑其他入路进行该节段的椎间孔镜手术。

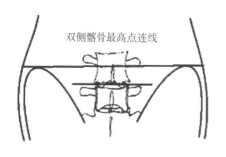

图 6-3-32　腰椎正位投影定位

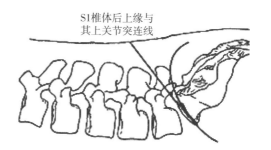

图 6-3-33　腰椎侧位投影定位

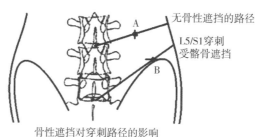

图 6-3-34　穿刺点定位示意图

　　由于侧后方入路的穿刺角度是一个区间，临床上各方学者通过摸索探寻，提出了一些值得借鉴的穿刺定位测量。

　　靶点穿刺理念的学者提出：通过横断面影像检查，责任节段椎间盘疝出的具体位置与上关节突前缘作为两点获得连线在皮肤上的投影（图 6-3-35），突出物越靠近边缘则连线接近 a 线，突出物越靠近椎管中央的连线接近 b 线，如此根据具体情况获得横断面上穿刺位置与脊柱后正中线的旁开距离。侧位像透视下，仍以责任椎间盘疝出的具体位置作定位，得到其和下位椎体上关节突上缘作投影连线（图 6-3-36），突出物位置向头侧则连线接近 c 线，突出物位置向尾侧则连线接近 d 线，突出物位置在椎间隙水平的则以 e 线为准。结合突出物的具体位置，获得的旁开线与侧像投影线在人体体表的交点，为靶点穿刺理念下的穿刺点。这样的设计可以使病变位置直接暴露在椎间孔镜的视野下，有利于更具针对性地清除病灶。

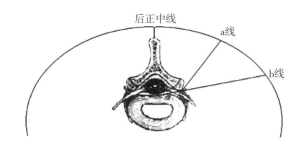

图 6-3-35　靶点理念的横截面示意图

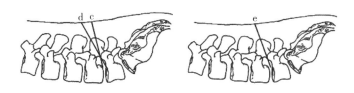

图 6-3-36　靶点理念的侧位面示意图

　　还有学者通过临床实践，提出了另一种改良穿刺策略：通过横断面影像检查（图 6-3-37），在病变层面上以病变椎间盘后缘的正中心为目标点，经过下位椎体的上关节突上缘做连线，从而得到其在体表投影的旁开距离。侧位像透视定位时（图 6-3-38），以下位椎体的椎弓根为目标点，经过下位椎体的上关节突上缘标记投影 a 线，从而获得改良后的穿刺点。这样的穿刺点较传统 TESSYS 技术相比，旁开距离更大，头倾角度也相对增大到 45°左右。通过学者的临床实践验证，这种穿刺路径可使病变结构暴露得更加充分，有利于更彻底地进行神经根的松解和减压。

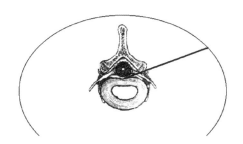

图 6-3-37　改良穿刺横截面示意图

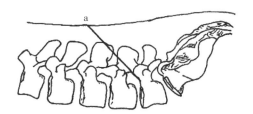

图 6-3-38　改良穿刺侧位面示意图

（二）手术操作

　　1. 麻醉　椎间孔镜手术采用 0.5% 盐酸利多卡因逐层局部浸润麻醉：取 2mL 注射于预设进针点做一直径约 1 cm 皮丘，使皮肤呈橘皮样，深筋膜层 3mL 局麻，关节突处 5～10mL。临床试验证明，该浓度的利多卡因既能达到关节突局部的镇痛，又能保持神经根对疼痛感觉的敏感性，使患者能及时对触碰神经根的操作作出相应的反应，从而防止神经根的损伤，辅助静脉镇痛，麻醉效果更佳。值得注意的是应避免椎管内和邻近神经根部位的阻滞麻醉，术中若疼痛仍然明显，可适量追加瑞芬太尼等药物进行麻醉强化。另外，对于颈椎部位椎间孔镜手术需要在麻醉时给予患者降压药物，把血压控制在安全的血压水平，以便减小颈动脉剧烈搏动对手术操作的影响，并且持续监测患者血压，以免血压过低。

2. 椎间盘造影和髓核染色　从局麻的进针点插入穿刺针，按预先设计的穿刺路径到达突出髓核的后外侧，在穿刺针管外再插入下一级口径的穿刺针，到达突出的髓核，向椎间盘内注入 1mL 亚甲蓝 +9 mL 造影剂的混合显影液。通过 C 型臂 X 线机透视，通常可以看到椎间盘的形态和突出的位置。椎间孔镜下观察，髓核组织通常被亚甲蓝染成蓝色或蓝绿色。造影过程中观察患者反应，诱发实验确认责任椎间盘后，进行下一步手术。

3. 扩张通道的建立　置入导丝直至椎间盘中央，退出穿刺针，此时注意勿将置入的导丝一起带出。以穿刺点为中心，用手术刀做 7mm 左右切口，将最小号直径的导杆沿导丝插入到小关节突并进入椎管内直至固定，L_5-S_1 阶段可采用前端为弧形设计的特殊导杆。沿导杆依次逐级扩张插入直径依次增大的套管至关节突的后外侧缘，以扩大软组织通道。值得注意的是穿刺针及扩张管始终抵在硬性的骨质表面以固定，以免移动对周围造成损伤。

4. 椎间孔成形　取出扩张套管，保留导丝，沿导丝逐级扩张插入配套的导杆（图 6-3-39）、套管、环钻。环锯的设计为逆时针方向旋转深入时不会损伤软组织，接触到骨性结构后，顺时针旋转可切除小关节突峡部的骨质，切割方向指向突出的椎间盘，扩大椎间孔（图 6-3-40）。

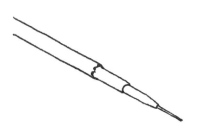　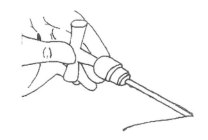

图 6-3-39　逐级扩张套管及环钻　　图 6-3-40　顺时针旋转环锯切除骨质

必须注意通道建立和椎间孔成形操作的过程中，应始终在正侧位 C 型臂 X 线机透视下监测进行。对于导杆的放置深度，确保侧位影像下其尖端靠近突出方向的椎体终板，同时正位影像下位于椎管中央。对于扩孔环钻的深度正位透视其前端不得超过椎弓根内缘连线这一安全线（图 6-3-41），侧位透视其前端在距离椎间隙后缘约 3mm 处，不进入椎间盘，环锯前端在此正确位置可以防损伤硬脊膜和神经根。另外，各步骤操作中仔细观察患者反应，一旦出现显著明确的根性疼痛，应立即停止操作，结合影像检查和调整器械的位置和通道轨迹，避免在术者判断错误或患者神经结构存在异常解剖等情况下操作误伤神经结构。

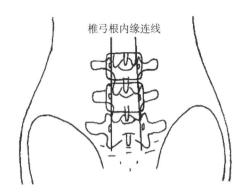

椎弓根内缘连线

图 6-3-41　正位像中的安全线避免使用环钻时损伤硬膜囊

5. 放置工作套管和椎间孔镜　椎间孔扩大形成后取出环锯，置入手术通道，通过 X 线检查工作套管的位置（图 6-3-42）：正位透视其前端位于椎弓根中心连线与棘突中线之间，侧位透视工作套管斜面的前端抵达椎间隙后缘，但不进入椎间盘内。工作通道的开口下即是硬膜外腔的突出间盘组织。组装椎间孔镜设备连接光源和摄像机，打开光源，调节白平衡，到达最佳彩色效果，将椎间孔镜放入通道，接通盐水灌注系统，调节合适的水流量和压力，通过内镜工作通道插入神经钩或神经剥离子，以便进一步明确内镜影像的方位，并旋转镜头角度使影像和操作的方向对应一致，利于术者进行操作。

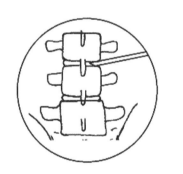
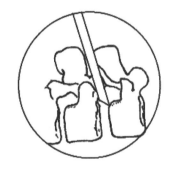

图 6-3-42　透视下的工作套管的位置

6. 椎间盘减压操作　在椎间孔镜直视下，使用各种型号和角度的髓核钳、持物钳和剪刀等器械，由椎间盘外逐步深入清理增厚的黄韧带、松散的退变组织及椎间盘碎片，最终摘除已被亚甲蓝染为蓝色的髓核组织。对于较大碎片可以连通内镜一起沿工作套管退出，对于骨性侧隐窝狭窄和硬性压迫的解除可以利用镜下环钻或是镜下磨钻完成。通常情况下摘除髓核后，即可观察到神经根结构，使用专用的神经探子探查神经周围，明确受累的神经根得到松解。

7. 髓核消融和纤维环修复　用高能低温双极射频进行止血，射频电极前端能手控行 120°弯曲、360°旋转（图 6-3-43），利用局部热收缩的原理对破碎的椎间盘进行消融，并深入椎间隙内对残余髓核进行消融，最后对纤维环裂口行修补成形术。

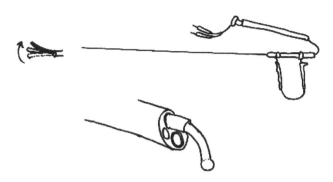

图 6-3-43　能够控制屈曲旋转活动的射频刀

8. 清洗缝合　为了降低感染风险，可用含有抗生素的生理盐水对椎间盘进行冲洗，并向椎间孔内注射适量复方倍他米松注射液，以减少术后肢体感觉异常的发生率。之后逐步退出椎间盘镜和工作套管，缝合皮肤切口，伤口外辅料覆盖。最后使患者取仰卧位，颈椎手术注意伤口处加压包扎，垫枕，保持颈椎轻微后仰曲度，腰椎手术用腹带对腰部进行加压包扎。

9. 术后处理　患者术后平卧 4～6 小时即可逐步下床活动并恢复基本的工作生活。术后 1～2 周内活动时需佩戴硬性颈托或腰围支具进行保护，3 个月内避免颈部或腰部的负重、过度活动和体育锻炼，避免手术椎间盘周围环境的内压增高，以使纤维环顺利愈合。

》》 **复习思考题**

1. 椎间孔镜技术的优势有哪些？

2. YESS 技术和 TESSYS 技术的特点分别是什么？

3. 椎间孔镜技术的原理是什么？

4. 椎间孔镜的大体操作步骤有哪些？

5. 如何确定各穿刺入路的进针点？

6. 椎间孔镜技术的常见并发症有哪些？

第四节　胸腔镜和腹腔镜在骨科的应用

一、内（腔）镜技术概述

（一）胸腔镜技术

1991 年 Raiph 报道应用改进的胸腔镜辅助技术可以极大提高镜下手术的视野清晰度。此后，电视辅助胸腔镜手术（video assisted thoracoscopic surgery，VATS）逐渐发展，临床应用主要是交感神经切除、心包切除术、肺活检和切除以及食管方面的手术，1993

年 Mack 等首次报道应用现代胸腔镜技术进行脊柱手术，开始仅进行诊断性活检和椎旁脓肿引流术，后进行胸椎间盘摘除术，均获得成功。

目前在脊柱外科应用中，前路经胸腔镜手术可用于以下手术：交感神经切断术、脊柱畸形前路松解术、椎体病变活检术、神经根和脊髓减压术、肿瘤切除术、感染病灶清除术、胸椎间盘切除术、脊柱骨折减压和稳定术、椎体切除术、椎体重建术、脊柱内固定术等。和传统开放手术相比，胸腔镜手术可以保护胸腔内正常组织、减少对胸廓的损伤，可全景、直观、无障碍地暴露脊髓前面，可在充分直视下进行广泛的分离、减压、重建等操作，能够减轻术后疼痛、促进恢复、减少肺功能损害，有益于患者术后外观。当然胸腔镜技术也有设备费用高、镜下手术不能达到脊柱后柱（椎板、棘突等）及对侧椎弓根等缺点。

（二）腹腔镜技术

1991 年 Obenchain 报道了第一例应用腹腔镜行前路腰椎间盘切除的手术，1995 年 James 等最先报道了腹腔镜下前路腰椎融合术，接着 Zucherman 等用腹膜后腹腔镜技术完成 17 例腰椎融合手术，国内 1998 年吕国华等首先开展腹腔镜前路腰椎 BAK 融合术。

腹腔镜技术目前可经腹腔和腹膜后两种入路到达腰椎，经腹膜后入路的腹腔镜手术不需要进入腹腔造成气腹，并且可避免分离脊柱附近的大血管。由于腰椎前路开放手术有创伤大、住院时间长及腹部疝、逆行射精等并发症，腹腔镜下的腰椎手术越来越受到重视。随着骨科医师使用腹腔镜熟练程度的提高和对解剖的熟悉，手术时间和术中改为开放手术率逐渐下降，腹腔镜下腰椎手术日趋成熟，应用越来越普及。目前，腹腔镜技术的应用几乎囊括各种腰椎疾病的前路手术治疗，如融合术、滑脱、骨折、肿瘤、髓核置换、椎间盘置换等。

二、内（腔）镜技术的治疗原则

（一）胸腔镜技术的治疗原则

胸腔镜手术是通过非常有限的暴露而同样做到与传统开胸手术一样的准确完整处理脊柱病灶的一种微创手术。如果手术视野暴露不满意，或者胸腔内组织发生病理改变，不能安全进行操作时，应及时转为开胸手术。

（二）腹腔镜技术的治疗原则

腹腔镜手术是通过非常有限的暴露而同样做到与传统前路切开手术一样的准确完整处理腰椎病灶。如果手术视野暴露不满意，或者腹腔内组织发生病理改变、粘连严重等，不能安全进行操作时，应及时转为开放手术。

三、内（腔）镜技术的适用范围

（一）胸腔镜技术的适用范围

近年来，随着内（腔）镜技术设备的改进和手术医师经验的增长，胸腔镜下或其辅助下小切口胸椎侧方入路进行脊柱前路手术的适应证几乎与传统的开放手术相同，感染、创伤、肿瘤、退行性椎间盘疾病以及脊柱畸形等需要前路手术的疾患都可以在内镜下完成。

1. 胸腔镜技术适应证

（1）胸椎间盘切除。

（2）胸腰椎结核、炎症的前路病灶清除、椎管减压和稳定性重建。

（3）神经源性肿瘤或范围较局限的骨肿瘤切除。

（4）脊柱侧凸的前路松解、固定矫形或者骨骺阻滞术。

（5）半椎体的切除。

（6）适合开胸手术的高危险患者，如有慢性阻塞性肺部疾病、间质性纤维化、高血压和中度心功能衰竭的患者，由于功能性残气量的减少和肺膨胀不全，患者不能耐受开胸带来的生理改变效应。

（7）胸椎退变性椎间盘疾患术后复发的患者，应用胸腔镜可以不经过原切口瘢痕，在对侧完成残余椎间盘的摘除。

（8）交感神经切断术。

（9）脊柱脊髓损伤前路减压内固定，胸腰椎新鲜骨折大部分可通过后路复位椎弓根钉内固定手术治疗，但前方损伤为主的不稳定骨折、骨折伴不全瘫且椎管前方占位超过26%，尤其骨折超过 2～3 周者，仍需前方手术。

2. 胸腔镜手术的禁忌证　　胸腔镜手术的绝对禁忌证包括患者无法耐受单肺通气，FEV_1 值小于 50%，严重的胸膜粘连，呼吸功能不全，大量脓胸和既往开胸手术失败。

相对禁忌证包括有胸壁创伤或手术史、低氧血症、凝血功能障碍和心血管畸形，年龄过小或体重过轻的婴幼儿等。

（二）腹腔镜操作技术的适用范围

腹腔镜技术的适应证同样囊括了各种腰椎疾病的前路手术，如椎间盘源性腰痛、椎间融合、感染病灶清除和人工椎间盘置换等，单个节段的退变是腹腔镜下手术的理想选择。

禁忌证包括血管解剖异常，过度肥胖，多节段严重病变和既往有腹部手术病史、局部严重粘连。

四、内（腔）镜操作技术

（一）胸腔镜技术的原理

采用双腔管气管内插管麻醉，使术侧肺暂时塌陷，这样胸腔变成一空荡的操作空间，从而容易到达胸椎。将数个较细的套管从预先确定的切口通过肋间隙置入，其中一个用于置入胸腔镜，其余用于胸腔镜的手术器械。将胸腔镜连接电视监视屏上，并在连续监控下完成手术。

1. 手术器械 手术除普通外科器械外，尚需准备胸腔镜系统和30°、0°角直视镜头，监视器在手术床双侧各置1台，胸外科使用的扇形肺拉钩、吸引器、夹钳、双极电凝、钛血管夹，镜下专用长柄骨科器械如骨凿、探钩、刮匙、咬骨钳等以及直径10mm以上的聚乙烯套管数个，还包括内固定植入物及器械需使用镜下专用的产品，如实施镜下辅助的小切口手术，也可以使用普通的前路内固定材料。

2. 胸腔镜技术特点 早期胸腔镜通常在床边进行，主要用于胸膜疾病的活检和治疗由于结核造成的肺塌陷。VATS早期应用在脊柱的范围包括椎体病变和椎旁肿块的活检。目前，应用VATS进行活检和较复杂的脊柱疾患的治疗通常需要在设备完整的手术室中进行，其主要技术特点如下：

（1）VATS程序要求采用全麻，气管双腔插管，以使术侧肺塌陷，对侧肺通气。儿童另外需要气管塞子，但应用中发现放置较困难，且容易造成肺的再通气。

（2）腔镜所需的设施除专业手术室的建立、人员的配备和基本配备外，还包括通用器械和专有镜下操作器械。通用器械主要包括摄像监视系统，工作套管，镜下电凝钳、剪、牵开器、抽吸灌注系统、银夹止血器缝合系统和双极电凝等；特殊器械包括改良的镜下加长骨科操作器械如枪式咬骨钳、骨刀、刮匙、髓核钳和Cobb骨膜剥离器等。

（3）镜下磨钻系统均为长柄，可以通过手控经过平均16cm的距离来完成脊柱操作，主要用于磨除椎间隙和椎体。靠近椎管操作时，应用侧方切割钻头操作，可以增加安全性。椎体切割时应用7mm钻头可以减少出血。另外一种特殊器械为椎间融合器，其原理与腹腔镜下椎间融合器一样，均包括切除椎间盘、骨床的准备、椎间融合器的植入等。

（4）工作通道的建立在胸腔镜下脊柱前路手术中是相当重要的，一般而言，操作孔要位于腋前线，脊柱侧弯由于脊柱的旋转，操作孔要位于腋中线上。无论椎体的病变部位如何，第一个工作通道必须位于第6或第7肋间，以防止损伤膈肌和获得良好术野。依据病变的部位，第二个通道位于上或下3个肋间处。如果肺塌陷不良，可以应用CO_2充气（$8cmH_2O$，$1cmH_2O=0.098kPa$）来获得良好的肺塌陷，另外可向术侧侧倾患者应用肺牵开器，以改善病变部位的暴露。一旦良好的操作视野建立好后，则应用电视X线机进行精确定位。

3. 胸腔镜手术方法

（1）术前准备：除了普通开胸手术的准备，此手术对肺功能要求较高，不能耐受选择性肺通气的患者禁忌实施。同时，以往有开胸、脓胸等可能导致胸膜-肺粘连患者手术较困难，术前评估时应充分考虑。术前有反复咳嗽、慢性阻塞性肺部疾病或吸烟史的患者应该作痰液培养及针对性使用抗生素并嘱停止吸烟，术后可能需要呼吸支持。肺功能试验（PETS）<80%、动脉血二氧化碳分压（$PaCO_2$）>45mmHg、用力吸气量（FVC）与最大分钟通气量 <50%、残气量 / 肺总容量（RV/TLC）>50% 均为高危因素。

（2）麻醉：采用全麻。双腔气管插管，以便术中单肺通气。术中除常规监护外，严密观察血氧饱和度。

（3）体位、定位及入路选择：患者全身麻醉诱导成功后，气管内插入双腔内套管使术侧肺萎陷，另一侧肺通气。儿童要采用术侧支气管阻塞。患者取侧卧位，类似于开胸术体位，上肢屈曲外展，腋下垫圆枕。患者稍向前倾斜，使萎陷的肺远离脊柱前方。当行下胸椎手术时采用 Trendelenburg 体位，病变在上胸椎和脊柱前方时采用反向 Trendelenburg 体位。术中间断吹入胸腔 8cmH_2O 压力的 CO_2 可使肺叶充分萎陷，而无须助手牵开肺叶。

在第 6 和第 7 肋间平腋中线做一 15 ～ 20mm 小切口，采用"锁孔"技术安置套管，引入摄像镜头，根据病变部位再插入 2 ～ 3 个套管。第 2 个入口取第 1 个入口上下三个肋间隙（依照病变部位），插入扇形牵开器牵开肺脏。当胸椎视野清楚后，通过内镜下数肋骨确定位置。第 2 肋转角处较锐，通常看不到但可触摸到。初步定位后，将一枚定位针通过腋前线皮肤直接穿入相应的椎间盘，避免任何明显的转角。经透视明确定位后，可以安置第 3 个套管位置即主要的操作孔，必要时可放置第 4 个套管用来吸引和冲洗，通常该套管放在腋后线与病变间隙相对应的位置。

根据病变部位的不同可调整入口的位置，例如胸椎间盘突出症患者行椎间盘切除、椎管减压时，套管应放置近腋前线。脊柱侧凸患者脊柱旋向凸侧，置管的最佳位置在腋中线。

胸腔镜手术比较合适的区域为胸 5 ～腰 2。患者一般取 90° 侧卧位，上区（胸 5 ～胸 8）由于左侧心血管影响常取右侧入路，下区（胸 9 ～腰 2）由于远侧肝脏影响取左侧入路，同时参考病灶或脊髓受压情况。使用可穿透 X 线的手术床。术者及光源助手站于患者背侧，2 人间置入 C 型臂 X 线机，术者侧监视器供对面的助手观测，术者对侧 C 型臂 X 线机监视器和另 1 台胸腔镜监视器供主刀及光源助手观测。术前透视下描记出病椎及上下邻椎，病椎中心肋间隙为工作通道，距足或头侧 2 ～ 3 间隙做腔镜通道置入胸腔镜，于上述 2 通道腹侧 5 ～ 8cm 处做吸引冲洗通道和牵开器通道。

（4）操作步骤：待术侧肺组织萎缩后，由腔镜通道开口入胸腔，置入腔镜后，分离可能存在的胸膜 – 肺粘连，由牵开器通道以扇形拉钩向中线牵开肺，同时显露主动脉、上腔静脉并注意保护，在腰 1 以下操作时换夹钳拉开膈肌，显露脊椎，如需在腰 1 以下手术，常需在膈肌附着 1cm 处切开。推开腹膜后脂肪即可见腰大肌，分离肌肉，显露节段血管。透视下定位欲固定的椎体，于椎体侧方下后缘的前、上 1cm 处定点，垂直进入导引定位针，引入环钻钻透骨皮质，拧入自攻式空心螺钉，分离、钛夹结扎或电凝节段血管（结核病例需脓液吸引、灌洗），然后切除上下椎间盘，刮除软骨至终板，取出碎骨块或死骨，形成植骨床。如需行椎管减压，其要点是切除邻近的椎间盘，以孤立目标椎体，辨清椎弓根、肋骨头、肋间神经，处理节段血管后，切除 1cm 的肋骨头，通过肋间神经走向探测硬膜囊的大致位置，以咬骨钳自上而下谨慎去除椎弓根基底部分直至硬膜，用取物钳摘除硬膜囊前方碎骨块，在硬膜囊前方用骨刀凿松尚正常的后半椎体，用髓核钳或取物钳小心摘除已碎裂的骨块，形成植骨床。测量床宽及深度后取3面皮质骨髂骨备用。从工作通道插入撑开器后与椎体上的螺钉连接，按压背部使脊柱前凸，撑开恢复椎体高度后，置入植骨块。置入合适长度的钢板于螺钉上，螺帽固定，由导向拧入辅助螺钉及锁定螺钉。冲洗后修复膈肌。取出套管后以最下方的通道置入胸腔闭式引流管，最后缝合通道。

（5）术后处理：手术结束后，应对萎缩的肺吸引后再轻柔充气，患者清醒后如情况许可即拔除气管插管，少数不能维持足够氧供的患者须行机械通气一段时间过渡。围术期尽早开始呼吸锻炼，胸腔闭式引流管一般保持24～48小时，拔管前胸片检查排除肺不张。术后2天起做康复训练，支具保护下行走。一般在术后第3、6、12个月复查脊柱X线片。结合病例术后按标准给相关药物治疗。

4. 注意事项 无论病变位置，第1个入口均选择在第6和第7肋间隙，以避免膈肌穿孔，而且此位置也能较好地观察胸腔的全貌，利于放置其他套管。此外套管入口位置的选择还应注意以下事项：

（1）插管位置必须远离病灶以获得良好视野，为操作器械提供空间。

（2）避免入口太接近，防止操作器械拥挤，互相干扰。

（3）放置器械和摄像头应面对病变方向，呈180°，避免镜影成像。

（4）器械的安放、进出及手术均在摄像系统监视下操作。

（5）避免摄像头和器械随意移动，在精细操作时要缓慢向后移动摄像头，看到插入的器械后缓慢聚焦而不改变摄像角度。

关于手术入路选择左侧还是右侧，主要根据病变的部位，脊柱侧凸采用凸侧入路。如病变在中间，一般选择右侧入路，这是由于左侧入路受主动脉的阻挡，影响了镜下操作空间。病变在中胸椎可选择左侧或右侧入路，主要取决于病变的位置及其和胸导管、奇静脉、主动脉等重要结构的关系；病变在下胸椎应选择左侧入路，主要是由于右上腹肝脏使膈肌抬高，影响胸腔暴露。

5. 胸腔镜辅助下小切口胸椎侧方入路手术方法

（1）体位：侧卧位，腋下垫枕以利于胸腔显露，并可预防臂丛神经受压。

（2）切口与显露：右侧入路常用于中上胸椎的显露，下胸椎显露时由于有肝脏的阻挡，常使用左侧入路。利用C型臂X线机透视影像进行定位后做切口标记线是最常用的方法（图6-4-1）。根据病变椎体的位置建立通道：以腋后线为中心，1个5～10cm操作口，采用肋间入路或肋骨入路取相应病椎高于1或2个肋间隙；1个1.5cm胸腔镜孔，取第6或第7肋间隙的腋中线或腋前线。

单肺通气使术侧肺萎缩，置入胸腔镜，采用德国蛇牌小切口经胸腔入路（transthoracic approach，TTA）牵开器，安装牵开器牵开肺叶并扩大操作口（图6-4-2），在操作口直视下、胸腔镜监视下以及C型臂X线机透视下，再次确认病椎及其上下椎体和椎间盘。用电刀切开椎体前筋膜，分离、钛夹双重钳夹或超声刀处理节段血管（图6-4-3）。需行椎管减压时，咬骨钳自上而下去除椎弓根基底部直至硬膜囊，切除病变椎体（图6-4-4）。

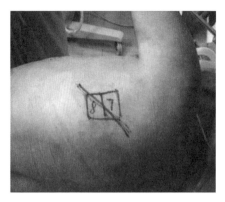

图 6-4-1　手术体位和切口体表定位

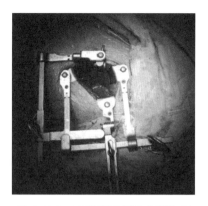

图 6-4-2　安装牵开器扩大操作口

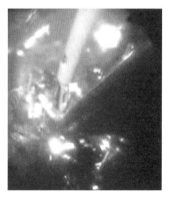

图 6-4-3　钛夹钳夹节段血管

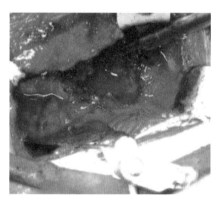

图 6-4-4　病灶清除形成植骨床

（3）重建：取自体髂骨块或异体骨钛网植骨，或骨水泥塑形置入。内固定采用脊柱内固定微创系统。安装过程如下：首先分别于上位椎体后缘上方和下位椎体后缘下方，垂直于椎体借助打孔器去除部分皮质，应用内六角螺刀拧入适当长度（测量 X 线片）成对多轴向空心螺钉。应用撑开器撑开上、下位椎体并将塑形后之骨水泥或自体髂骨块置入切除椎体原位，与硬脊膜间留出 1cm 的间隙。随后拆除撑开器放置钛板或钛棒，并使用 15N·m 的扭力扳手锁定螺帽，安装成对稳定螺钉前，应用螺钉瞄准器定

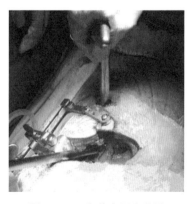

图 6-4-5　安装内固定装置

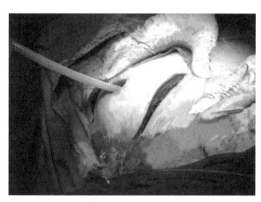

图 6-4-6　放置胸腔闭式引流管

位，打孔器开孔，内六角螺刀拧入成对稳定螺钉，旋紧，自动锁定。上位或下位椎体操作相同。拆除瞄准器，将稳定螺钉应用 10N·m 的扭力扳手拧紧，锁定螺帽（图 6-4-5）。系统安装结束，取出胸腔镜套管，置入胸腔闭式引流管（图 6-4-6），缝合切口（螺钉的置入有时可从操作孔内直接置入，或另外在相应肋间开约 1.5cm 左右小切口置入，该切口可以用来置入胸腔引流管）。

（4）关闭切口：该方法切口一般长度约 10cm（图 6-4-7），明显短于常规 25cm 的长度。

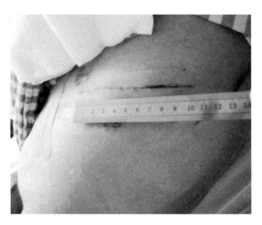

图 6-4-7　术后切口长约 10cm

（二）腹腔镜技术原理

在腹腔镜下，腹部充气，使小肠移开手术野，显露术野，在腹腔镜监视下，经套管完成一系列脊柱手术。

1. 手术器械

（1）腹腔镜基本设备

1）内镜成像系统

电视腹腔镜：在进行腹腔镜微创手术时，通常使用高分辨率的硬镜。现代腹腔镜管由杆状透镜、镜头间的空气间隙以及补偿周边失真的透镜组成。电视腹腔镜上装有可调节摄像头，可将手术图像传送到信号处理器，并在监视器上显示。由光纤把光线经腹腔镜传送到腹腔。腹腔镜有不同直径（2.0～14.0mm）和视角（0°～70°），10mm 角度腹腔镜（30°）视野广阔、图像分辨率高，尤其适用于腹腔镜腰椎手术。

冷光源：腹腔镜系统的照明是由冷光源完成的。冷光源用的灯泡中充有卤素或氙气，其输出功率为 70～400W，现在 300W 氙气灯泡已成为多数腹腔镜手术用的标准光源。其突出特点是光线强烈，色温 5600～6000K，与太阳光类似，而且氙气光源具有出色的传输光谱，涵盖了从紫外线到红外线的整个波段。

监视器和影像记录设备：由于腹腔镜手术时影像替代了医生的直觉、视觉感受，因此高质量的视频系统至为重要，监视器是影像链中的最后一环，对其质量要求应与摄像机相同。高分辨率的摄像机应连接高质量的监视器，否则就不能体验出高品质摄像机的优越性，此外，监视器必须要显示不闪动、高分辨率的图像，同时要有良好的对比度和色彩。可用录像机或图像工作站实时记录手术影像。

2）气腹机：腹腔镜手术有赖于腹腔手术空间建立，因此需向腹腔镜内灌注 CO_2 气体，使前腹壁抬高，以获得良好的术野和操作空间。目前常应用全自动 CO_2 气腹机维持气腹。CO_2 是目前用于建立和维持的主要气体，其在血液中的溶解度很高，37℃时每毫升血液中可以溶解 0.5mL 气体，如有少量的 CO_2 进入血液循环，可以很快吸收、排出，不会引起致命的气体栓塞。CO_2 的主要缺点是腹膜的广泛吸收，可以显著增加血液中 CO_2 的浓度，可以引起心律失常和气管痉挛，还可以导致腹膜反应，引起疼痛和血管扩张。腹腔内压最少维持在 8mmHg，理想的电子控制气腹机流速应达到 30L/min，这样在腹腔抽吸时就不会使腹内压过于降低。

3）冲洗吸引设备：腹腔镜手术时必须要有良好的冲洗设备，冲洗流速最少应达到 1L/min，吸引管内径应该是 5～10mm 可调，以便吸出烟雾、液体或血凝块。吸引头应有多个侧孔，以便快速吸出血块和大量液体。腹腔内冲洗可用温热（37℃）等渗液体。最好是使用生理盐水或乳酸林格液，可以在 1000mL 灌注液中加入 3000U 肝素，可以防止注入凉灌洗液时血块形成，也有助于吸引血块时使之破碎，易于吸出。

4）非气腹装置

腹壁提拉装置：作用为机械性地提拉手术视野上方的腹壁来代替气腹营造腹腔镜手术所需的空间。由腹腔提拉器和机械臂组成。

腹膜后分离气囊：是经腹膜后入路的常用设备，置入腹膜后间隙内，气囊内注水或注气，协助剥离腹膜和推开腹膜内器官以暴露术野。有些分离气囊中心有管道以便放入腹腔镜。

（2）腹腔镜手术器械

1）穿刺套管：套管是内镜和手术器械的通道，均带有密封垫和活动阀门，防止气体漏出。有不同形状、大小和质地的穿刺套管，外径 3～35mm。理想的穿刺套管应满足以下条件：①安全、易于控制、较少创伤；②置入腹壁的套管要有良好的固定，在快速更换器械时不至于连同套管一起拔出；③套管密封良好，防止过多气体泄漏。

2）软组织分离解剖器械：包括软组织抓钳、软组织分离钳、内镜分离剪、电钩、钛夹钳等。这些器械通常有很长的器械轴，达 20～30mm，器械轴可旋转 360°使头端自由转换方向，方便腹腔内的操作。

3）内镜脊柱手术器械：内镜用脊柱工具是开放手术工具的改进，通常长 30～40mm，上面有刻度，以厘米为单位，其头部可稍微弯曲或成角，这些工具有 Kerrison 咬骨钳、椎间盘咬骨钳、刮匙、骨凿、嵌骨器、骨膜剥离器、神经拉钩等。

2. 腹腔镜技术特点　腹腔镜手术是利用小管（套管）穿过皮肤进入腹腔内部，套管里有进气阀门，通过这些阀门向患者腹腔内充入二氧化碳气体用于扩大腹腔。二氧化碳气体将腹腔撑成球形，扩大了的腹腔让医生可以看清楚手术区域以及在腹腔内做手术操作，术中通过套管放置一个连接了微型摄像机的有光源的微距镜头（腹腔镜）观察手术区域。术中还需要其他的套管，用来让各种手术器械进入腹腔内部，套管的数目取决于手术中使用器械的数目。套管的直径只有 6～13mm。有时一些特殊的手术器械需要在腹部开 50～80mm 的切口。

3. 腹腔镜手术方法

（1）经腹腔进行腹腔镜腰椎融合术：术前阅读患者 X 线片、CT、MRI，了解椎体的大小、椎间隙的的高度、大血管的位置，确定置入 Cage 的大小，常规在腹主动脉分叉处进入，切除腰 5-骶 1 椎间盘。术前行肠道准备，清洁灌肠，仰卧于可透视手术床，取 Trendelenburg 体位，该体位头低脚高仰卧，有利于肠道向膈肌移位。于左侧髂嵴处做一约 2cm 的皮肤切口，通过 7mm 环钻获取髂骨内部松质骨。

建立腹腔镜通道：10mm 脐下缘腹腔镜入口通道；5mm 腹壁右下象限入口，该入口用于吸引器或牵开器进入；10mm 腹壁左下象限入口，可放置组织分离器，进行组织分离切除；10mm 耻骨上入口，在 C 型臂 X 线机的引导下平行确定病变的椎间隙，起初作为牵引和分离通道，以后作为操作通道，可扩大至 18mm，完成椎体间的融合。若病变在腰 4-5 间隙，可另做一附加牵开通道。使用牵开器将乙状结肠牵向左侧，分清输尿管和髂总血管，用 Kitner 解剖器探查骶骨岬，在腰 5- 骶 1 间隙将腹膜纵行切开一小口，做此切口不用电刀，提起腹膜向后剪开即可，钝性分离牵开骶前神经丛，分离、结扎骶正中动、静脉，使用血管钳处理出血点，忌用电刀、电凝操作，以免损伤骶前神经丛。

术中根据 C 型臂 X 线机定位椎间盘中线，用电凝做标记，将腹腔镜工作套筒放入并稳定于耻骨上的位置。工作套筒分为光滑的外部套筒和一个带有小突起的内部套筒，将后者嵌插固定在腰椎椎体的终板上，在距椎间盘中线 8～10mm 处根据置入物的大小将两侧纤维环各开一洞，然后用 8mm 磨钻扩大，咬除椎间盘组织及上、下终板的骨组织，置入撑开器，作成一前后方向的融合通道，将两枚装满松质骨的带螺纹的钛合金 Cage 分别置入融合通道。术中通过 C 型臂 X 线机观察所做 Cage 的位置，在每个 Cage 的前方再植入准备好的松质骨，止血、缝合切开的腹膜，用可吸收缝线缝合筋膜及皮肤切口。

腰 4-5 椎间节段，在解剖上要较腰 5- 骶 1 节段复杂，椎体中线左后方骨膜应切开，钝性分离主动脉，C 型臂 X 线机定位，通常不需要解剖结扎节段血管，但要辨认并结扎斜行交叉于腰 4-5 椎间盘左侧汇入下腔静脉的髂腰静脉，牵开腹主动脉与下腔静脉，操作要仔细、轻柔，不要损伤该静脉，椎间融合过程与腰 5- 骶 1 节段一样。

（2）经腹膜后腹腔镜腰椎融合术：患者取右侧卧位，腰 1-2 节段可采用胸 12 肋前缘 10mm 切口，腰 2 以下节段采用腋中线上垂直于病变部位的皮肤切口。在腹膜后操作时要进行手指分离。套管针直视下穿过三层腹肌达腰大肌纤维，通过分离气囊充气扩张，建立腹腔镜操作空间。分别建立工作通道、腹腔镜通道和牵引通道。牵开腰大肌及主动脉、输尿管，暴露椎间盘侧面纤维环，切除椎间盘及部分椎体的终板，然后置入 Cage 或骨栓。

（3）术后处理：术后 6 小时内采取去枕平卧位，头侧向一边，防止呕吐物吸入气管。因术后大多数患者无疼痛感，所以，不要忽略按摩患者腰部和腿部，0.5 小时为患者翻身一次，以促进血液循环，防止压疮发生。当日液体输完即可拔掉导尿管，鼓励患者下床活动。脊柱手术后的患者要睡硬板床。患者肠蠕动恢复、排气后方可进液状流食，术后一周内要注意安静休养，辅以少量活动，使身体早日复原。

五、内（腔）镜技术的常见并发症

（一）胸腔镜手术常见的并发症

1. 暂时性肋间神经痛　是多种因素引起的最常见的并发症，其主要原因有：

（1）肋骨头被切除前反复电烧灼。

（2）应用 10mm 硬性穿通套管。

（3）枪式咬骨钳减压时对脊神经的损伤。

暂时性肋间神经痛的防治办法有：

（1）改用 5mm 硬性套管或 10mm 软性套管。

（2）避免对肋骨头重复电凝烧灼。

（3）缓慢序贯扩张，防止过分牵拉肋间。

2. 活动性出血　文献报告为节段血管结扎不牢固而滑脱或因椎体切除后渗血所致，脊柱结核患者的节段血管可能被脓肿推向表面与脓肿壁粘连，误伤可导致大出血，影响手术进行，术中应仔细辨认并将其游离，在远离椎间孔部位，椎体中央用钛夹双重结扎。

3. 套管损伤肺　为腔镜手术特有的并发症，主要原因系胸膜广泛粘连使得肺未充分萎陷或萎陷困难，往往导致气胸、皮下气肿等并发症。在建立工作通道时尖锐穿刺导针造成肺损伤多见于脊柱结核合并结核性胸膜炎患者、胸椎骨折合并创伤性肺炎及胸膜炎患者和其他导致胸膜粘连的疾病患者。

预防办法是：

（1）切开皮肤、肋间肌后，先将切口内可能的粘连分离，然后缓慢逐渐置入套管。

（2）镜头监视套管置入深度，如已行单肺通气而镜头底部仍可见肺表面，说明肺难以萎陷，需改用微创小切口手术。

（3）一旦损伤应立即修补。

4. 套管损伤造成膈肌穿孔　该并发症为腔镜手术特有并发症，其防治方法同套管损伤肺。

5. 脊髓神经损伤　多为操作粗暴所致。

6. 肺炎、肺不张　主要原因为：

（1）麻醉时气管双腔管插管时气管上部与导管接触部的组织可发生程度不同的反应，反应程度与导管存留时间成正比，存留时间过长可引起黏膜下出血甚至黏膜压迫坏死等不良并发症，拔管时口腔内分泌物未充分清除亦是术后肺部并发症的重要原因。

（2）上胸椎骨折患者胸式呼吸减弱，术后疼痛抑制患者深呼吸及有效的咳嗽排痰，致病原微生物及异物存留。

（3）术前患者存在较严重的肺部损伤及重度创伤后的免疫功能下降，这一系列原因使得患者容易发生术后肺不张和肺部感染。因此术前应尽可能地改善患者一般情况及肺部情况，术前、术中及术后合理有效地应用抗生素，气管插管时要轻柔，拔管时充分吸痰，并尽可能缩短手术时间及机械通气时间。肺不张很难从临床上作出正确诊断，摄片是唯一正确可靠的方法。一旦诊断确立，应有针对性地早期应用敏感抗生素，并辅以良好的体位引流排痰及雾化吸入帮助排痰，必要时可行纤维支气管镜吸引治疗，以促进支气管引流。

7. 术中术后大出血　其发生的主要原因有血管损伤、结扎止血不可靠、手术创面难以控制的广泛渗血，尤其是上胸椎骨折及胸椎结核等可能引起胸膜广泛粘连的患者，由于分离粘连胸膜的渗血、椎体创面的渗血及椎管减压硬膜囊粘连分离引起椎管内血管的出血等可能使得术中失血较多，对于这类患者，术中每一步操作都必须充分止血。如果胸腔镜下止血困难，一旦出现术中血压下降甚至休克而又不能短时间内有效止血和结束手术，应立即改开放手术，并加快输血补液速度。术前建立有效的多静脉通道，配备有经验的麻醉医师在术中维持血压稳定且有效地处理血压不稳时的相关危急情况，有利于防止更严重的并发症发生。

（二）腹腔镜手术常见的并发症

1. 腹部大血管的损伤　一般出血量较大，可达到 2500mL 以上。Regan 等报道了 58 例中有 5 例血管损伤（9.5%），3 例由于节段静脉出血而转为开放手术，2 例节段静脉出血通过腹腔镜下成功修补。因为可以立即改为开放手术或扩大切口止血，无死亡病例的报道。

2. 逆行性射精　原因可能是误伤副交感神经所致。Regan 等报道的 215 例手术中其发生率为 5.1%。

3. Cage 的移位　这与 Cage 的大小选择有很大关系。选择适合的 Cage 非常重要。

4. CO_2 注入腹腔的并发症　CO_2 在腹腔内的潴留，可以导致高碳酸血症，减小肺顺应性。术中高压力的 CO_2 被吸入破裂的低压力静脉中形成的栓塞易导致心脏停搏、心动过速、室速等均有报道。

5. 输尿管损伤　发生率较低，多在术后 2 周患者肋腹疼痛时才表现出来。

6. 切口感染　严格遵循无菌操作原则，术后置引流管及抗生素的合理使用，可减少感染。

7. 椎管内神经根损伤或椎间盘组织突入椎管。

>> **复习思考题**

1. 骨科常用的内（腔）镜技术有哪些？

2. 简述胸腔镜技术的适用范围。

3. 简述胸腔镜辅助下小切口胸椎侧方入路手术方法。

4. 简述胸腔镜手术常见的并发症。

5. 腹腔镜基本设备有哪些？

第七章　脊柱微创技术　▷▷▷▷

第一节　经皮椎间盘穿刺技术

椎间盘疾病是产生腰腿痛等症状的主要原因，是构成脊柱外科领域的重要内容。近年来，以经皮椎间盘穿刺技术为基础的等离子射频消融髓核成形术、经皮激光椎间盘减压术、经皮椎间盘切吸术等治疗椎间盘疾病的微创治疗技术均取得了良好的临床效果。这些方法通过不同的机制，直接作用于椎间盘内，使髓核或纤维环的细胞重新排列，降低椎间盘内压，并在一定范围内灭活窦椎神经纤维的痛觉末梢，从而达到缓解疼痛的目的。

一、经皮椎间盘穿刺技术概述

经皮椎间盘穿刺技术是经皮椎间盘微创治疗技术的基础，在其基础上可进行经皮椎间盘切吸术、经皮激光椎间盘减压术、经皮低温等离子射频消融髓核成形术、经皮椎间盘臭氧消融术、经皮椎间盘射频热凝消融术等。

（一）经皮椎间盘穿刺技术发展概况

1964 年 Smith 等首次在经椎间盘穿刺后将木瓜凝乳蛋白酶注入椎间盘，通过溶解髓核组织治疗腰椎间盘突出症，并取得了良好效果；1975 年，Hijikata 在椎间盘造影的基础上，实施了经皮椎间盘切吸术（PLD）并获得成功；1985 年 Onik 等学者在经皮椎间盘切吸术的基础上使用自动往复式椎间盘切除装置，称为自动经皮椎间盘切吸术（APLD）。尽管自动经皮椎间盘切吸术的应用正在逐渐减少，但它奠定了各种椎间盘穿刺技术的基础。1984 年 Choy 运用 Nd：YAG 激光进行腰椎间盘髓核汽化（PLDD），2000 年前后该项技术被国内一些学者相继应用于临床，取得满意疗效；1996 年 Yeung 等将低温等离子射频技术应用于腰椎间盘突出症的治疗中，并取得良好的疗效；1998 年 saal 等应用椎间盘内电热疗术（IDET）治疗椎间盘源性腰痛，取得满意的疗效；2000 年我国南方医院介入科率先引进臭氧注射治疗椎间盘疾病并取得了满意的疗效。

（二）经皮椎间盘穿刺技术的优势

1.操作过程安全　局麻下操作及术中影像监测可降低损伤正常的组织或神经的风险。

2. 疗效确切　针对靶点治疗，疗效可靠。

3. 对脊柱稳定性影响小　保护脊柱运动单元，降低并发症发生率。

4. 住院周期短　术后恢复迅速，住院天数少。

（三）经皮椎间盘穿刺技术的不足

1. 适应证局限　主要针对包容性突出、轻度的膨出和突出。

2. 复发率较高。

3. 操作严格　操作需严格掌握治疗技术标准，并于术中随时与患者沟通以控制副损伤的发生。

4. 放射线损害　穿刺过程中，患者及术者均受到小剂量的射线辐射损害。

二、经皮椎间盘穿刺技术的治疗原则

经皮椎间盘穿刺技术是应用各项技术手段将椎间盘中央髓核的体积最大限度地减少，降低椎间盘内压力及纤维环的张力，使纤维环回缩，间接地减轻神经根的压迫，使神经受压症状随之获得改善。

（一）经皮椎间盘穿刺技术原则

1. 微创原则　术前充分学习病患的影像学资料，结合症状、体征进行神经定位。确定病位后，设计皮肤穿入点、进针位置和方向、穿针深度等；术中通常在 X 线透视监视下进行，提高穿刺的准确率，避免术中反复穿刺操作，造成不必要的组织及血管神经损伤和针道松弛，达到微创治疗的目的。

2. 无菌原则　手术过程要严格按照无菌技术操作规程进行，术前按骨科手术要求进行常规的皮肤准备，术者戴无菌手套后消毒术区皮肤，铺无菌巾，再更换无菌手套进行穿刺等技术操作。严格无菌操作是预防术后感染等的重要措施。

（二）经皮穿刺技术的禁忌证

1. 椎间隙感染、椎体骨折或肿瘤。

2. 椎间盘脱出。

3. 伴有明显心理疾病者。

4. 伴有脊柱不稳、椎管狭窄、强直性脊柱炎、严重类风湿关节炎等脊柱疾患。

5. 伴有骨折、脱位的急性椎间盘突出症。

6. 颈、腰椎外病变（如胸廓出口综合征、神经内科疾病等）。

7. 伴有全身感染、出血性疾病。

8. 合并重要脏器严重原发病以及其他原因不能配合手术者。

三、经皮椎间盘穿刺技术的适用范围

1. 颈、腰椎间盘突出病史、症状、体征、影像学表现相符合，诊断明确，以单纯椎间盘突出为主要表现。

2. 突出的椎间盘组织无钙化、骨化，无合并骨性椎管狭窄，无合并椎体失稳。

3. 无心、肺、脑等重要脏器功能不全。

4. 局部无肿瘤、结核、皮肤感染、瘢痕等。

四、经皮椎间盘穿刺操作技术

（一）经皮椎间盘穿刺通道下常用的治疗技术

1. 经皮椎间盘切吸术　通过将部分髓核切割、吸出来降低椎间盘内压力，从而减轻对神经根及椎间盘痛觉感受器的刺激，手术并非直视下操作，而是属于"盲切"（图 7-1-1）。

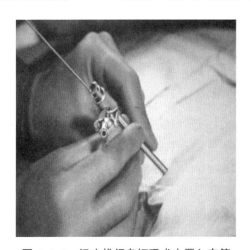

图 7-1-1　经皮椎间盘切吸术中置入套管

2. 经皮低温等离子射频消融术　低温等离子消融即"冷消融"技术。利用射频电场产生等离子薄层，使离子获得足够的动能，断分子键，形成切割和消融效果。冷消融过程是在低温（40～70℃）状态下细胞分子链断裂，具有切割、紧缩、止血、焊接等功能（图 7-1-2）。

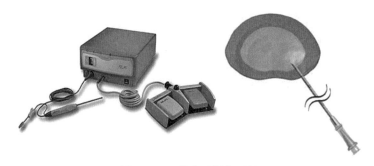

图 7-1-2　等离子射频系统

3. 经皮靶点热凝射频消融术　通过射频仪发出高频率射频电流，使靶点组织内离子运动摩擦生热，热凝毁损靶点区域组织、神经。该技术借助射频仪的电刺激试验和阻抗监测系统，将射频针准确放置到相关神经部位。术中通过精确地控制针尖部位的工作温度，直接把突出致病部分的髓核变性、凝固、收缩，使其体积减小，从而解除压迫，同时可以修补纤维环的破裂、灭活盘内新生的超敏的神经末梢（图 7-1-3）。

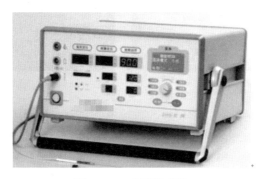

图 7-1-3　射频热凝仪

4. 经皮椎间盘臭氧消融术　臭氧通过氧化髓核蛋白多糖，破坏髓核细胞来达到使突出髓核回缩、神经根压迫缓解的目的。并通过拮抗炎症反应中释放的免疫因子和炎症介质，减轻神经根水肿及粘连，达到抗炎的目的（图 7-1-4）。

5. 经皮椎间盘激光汽化减压术　利用激光的汽化作用，使髓核组织汽化来降低椎间盘内的压力，解除或缓解突出物对神经根或脊髓的压迫。同时减轻对神经根和椎间盘的疼痛感受器的激惹（图 7-1-5）。

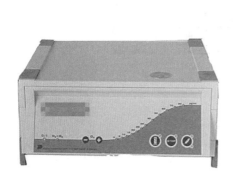
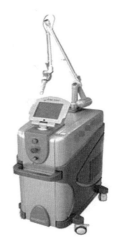

图 7-1-4　臭氧治疗仪　　　　　　　　　图 7-1-5　激光治疗仪

6. 经皮胶原酶化学融核术　胶原酶是一种能在生理 pH 和温度条件下水解天然胶原的酶。它属于内源性酶，通过催化降解髓核的某些成分，降低椎间盘内压力或消除突出物对神经根的压迫，从而达到消除或缓解临床症状的目的（图 7-1-6、图 7-1-7）。

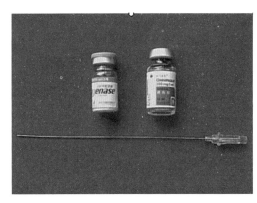

图 7-1-6　胶原酶

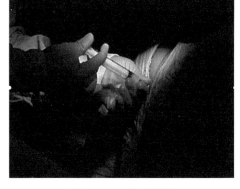

图 7-1-7　注射过程

7. 经皮椎间盘内电热疗法　将特制的热疗导索经腰背部的皮肤穿刺，在椎弓根前外侧点进入椎间盘，沿纤维环的环状板层结构顺行，经前方及对侧绕至纤维环后部，通常跨过中线，这样可使导索经过撕裂处，直接使热能作用于病灶。通过热量使胶原组织发生固缩，凝固纤维环上的病变部位及肉芽组织，灭活病变部位的痛觉感受器以阻止痛觉传入（图 7-1-8）。

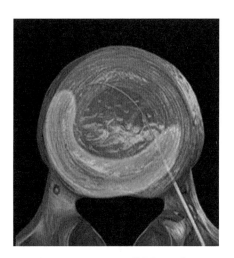

图 7-1-8　IDET 工作原理示意图

（二）经皮穿刺技术的常用入路

1. 颈椎前侧入路　清醒状态下，患者取仰卧位，颈肩部放软垫使头颈稍后伸，如患者不适，则改为中立位。根据影像学资料及颈部体表标志（喉结、甲状软骨、环状软骨）初步定位，用克氏针平行于椎间隙方向置于颈部侧方，侧位透视并沿克氏针画线标记。术者在标记线上用食指尖触摸颈动脉搏动，通常间隙越靠上，搏动点越靠外，向深部按压将颈动脉向外拨开，并于此做标记，即为穿刺点。在颈前部标记出气管中线及右侧颈动脉的体表位置。然后，术者左手用示指尖触摸颈动脉搏动，向深部按压将颈动脉向外拨开并固定保护之，右手持穿刺针自穿刺点刺入皮下，按适合角度，从颈动脉鞘和内脏鞘之间隙穿刺到目标椎间盘表面，术者可感觉到有坚韧感，经 C 型臂透视确定穿刺针位置。穿刺针理想的位置是正位片位于椎间隙中部，侧位片位于椎间盘中后 1/3 交界处，且位于矢状位椎间隙的中部。穿刺过程中如出现血肿需立即拔出穿刺针，压迫数分钟后改变方向穿刺（图 7-1-9）。

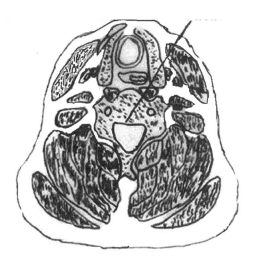

图 7-1-9　颈椎前外侧穿刺入路

2. 腰椎侧方入路　清醒状态下，患者取俯卧位，腹部垫软垫，使腰椎处于生理中立位置。C 型臂 X 线机透视引导下确定病变节段椎间隙的正位与侧位体表投影并画线标记，距后正中线两侧旁开 8 ～ 14cm 处为进针点并标记。麻醉后，术者站在病变侧，将穿刺套管针与冠状面呈约 5° 穿入皮肤穿刺点，经皮肤、皮下组织、筋膜、腰方肌、腰大肌、安全三角区进入病变节段椎间盘内。确认穿刺点部位：正位透视穿刺针尖位于右侧关节突内缘，侧位透视针尖于椎体后 1/3 处且与椎间隙平行（图 7-1-10、图 7-1-11）。

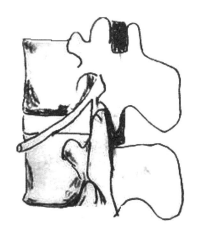

图 7-1-10　安全三角示意图

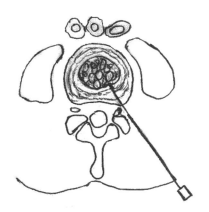

图 7-1-11　腰椎侧方入路穿刺示意图

3. 腰椎后侧入路　清醒状态下，患者取俯卧位，体表进针点一般选择在患侧相应椎间隙距中线约 1.0cm 处。常规消毒、铺单及局部浸润麻醉后，避开神经根方向穿刺，穿刺针穿透黄韧带时有明显的突破感。穿过黄韧带后，取出穿刺针的针芯，验证无脑脊液流出后再插入针芯，将穿刺针的钝面朝向硬膜囊并缓慢滑行进针，使穿刺针越过硬膜囊的外缘而不易将其穿破。CT 监测下确认穿刺针与硬膜囊及同侧神经根的关系，如果穿刺路径准确无误，可继续进针，穿刺过程中应密切观察有无脑脊液流出，如有脑脊液流出应立即停止进针，重新选

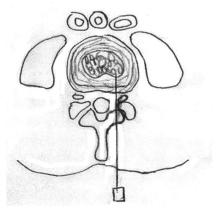

图 7-1-12　腰椎后方穿刺入路

择穿刺路径。当穿刺针接近神经根时，应调整针的钝面朝向神经根方向再缓慢进针，避免对神经根的损伤。术中如触及神经根，病患会出现刺痛并向同侧下肢传导。此时应退针 2～5mm，调整方向再进行穿刺。如多次穿刺仍不成功，可在回抽无血及脑脊液后注入 4～5mL 空气将硬膜囊向对侧推移，以获得更大的空间。当穿刺针进至纤维环时有明显的涩韧感，进入髓核后则有明显的减压感（图 7-1-12）。

（三）经皮椎间盘穿刺技术的术前准备

1. 术前充分与患者沟通，使患者了解手术的治疗意义及手术风险，以消除患者的紧张情绪。

2. 术前停用抗凝剂至少 7 天。

3. 手术区域无皮肤感染性疾病或未愈合的皮肤创伤；无全身性感染性疾病；术前清洁术区皮肤。

4. 行常规术前检查，排除明显手术禁忌。

5. 术前禁食水，如术前等待时间过长，可以适量补液。

6. 术前常规检查手术器材，避免因器材故障造成手术终止。

7. 术前根据患者具体病情选择合适的治疗技术，并根据治疗的要求设计合适的穿刺方式。

（四）常用椎间盘穿刺治疗的操作技术

1. 经皮椎间盘切吸术（percutaneous lumbar/cervical discectomy，PLD/PCD）

（1）适应证：①症状及体征与影像学表现相符；②包容性或单纯性椎间盘突出；③颈椎间盘突出所致的脊髓型、神经根型及交感型颈椎病，无骨性椎管狭窄，无后纵韧带钙化、黄韧带钙化；④经保守治疗 2 个月无效者。

（2）禁忌证：①既往脊柱手术史；②椎间隙狭窄、退变的小关节；③椎管狭窄：侧隐窝出现狭窄，黄韧带钙化肥厚；④腰椎滑脱或脊柱畸形；⑤突出组织游离于椎间盘外；⑥纤维环出现破裂；⑦中央型椎间盘突出症同时伴有马尾神经受损；⑧脊髓造影显

示椎管受堵严重；⑨骨扫描显示椎间盘出现钙化或骨化；⑩伴有严重的内科疾病。

（3）操作过程：理想的穿刺针位置为正位透视像针尖位于椎间隙中央、关节突连线内缘处（图 7-1-13），侧位透视针尖位于椎间隙后 1/3 处且与椎间隙平行（图 7-1-14）。

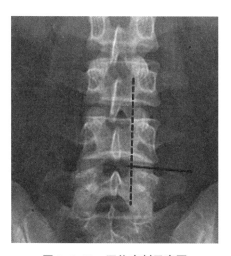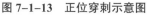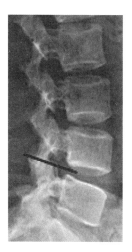

图 7-1-13　正位穿刺示意图　　　　　图 7-1-14　侧位穿刺示意图

术区皮肤常规消毒、铺单。穿刺成功后，退出针芯，经穿刺针芯插入导丝，一手固定导丝，另一手旋转拔出穿刺针。以导丝为中心用尖刀横行切开皮肤及深筋膜约 1cm长，沿导丝先旋入最细的一根套管，然后再逐渐由细到粗旋入锥形套管，C 型臂 X 线透视监测下确认套管在盘内位置，一手固定留在最外层的工作套管，另一手拔出导丝及其余套管，经外层套管内插入环锯，术者与患者密切沟通，确认患者未出现激烈的腰腿痛症状，缓慢向椎间盘内旋转切开纤维环，退出环锯，将髓核钳插入椎间盘内夹取髓核组织。然后，经外套管的工作通道插入旋切式管状刨削刀，刨切吸取髓核组织，边刨切边吸取冲洗，直至冲洗液澄清无髓核残渣吸出为止，退出刨削刀及工作套管，缝合切口，无菌外敷料覆盖。

（4）注意事项

1）治疗过程中，保持患者在清醒状态下操作，避免刺激或损伤脊髓神经。

2）局部皮肤、筋膜层麻醉要充分。在插入套管过程中，应密切观察患者反应，如出现下肢放射痛则及时停止操作。

3）在安全工作三角区内不应用麻醉药浸润，以免造成神经根处于失敏状态，从而容易发生神经损伤。

4）髓核钳在椎间隙后缘盘内夹取时动作要缓慢，注意观察患者有无神经刺激症状出现，以防止神经损伤。

2. 经皮低温等离子髓核成形术（coblation nucleoplasty，CN）

（1）适应证：①保守治疗 2 个月及以上无效者；②包容性椎间盘突出；③盘源性腰痛，椎间盘造影阳性。

（2）禁忌证：①既往椎间孔内或椎管内治疗史；②膀胱直肠功能障碍；③病变椎间

隙高度降低 1/3 以上；④局部外伤骨折、肿瘤、结核；⑤合并中重度椎管狭窄及严重内科疾病。

（3）操作过程：理想的穿刺针位置为正位透视穿刺针尖位于关节突内缘，侧位针尖于椎体后 1/3 处且与椎间隙平行（图 7-1-13 正位、图 7-1-14 侧位）。

常规消毒铺单，穿刺成功后，注入欧乃派克（碘海醇注射液）2mL 行病变节段椎间盘造影，若无造影剂溢入椎管，则可确定为包容性椎间盘突出。在 C 型臂 X 线透视监视下将等离子刀头沿套管针置入椎间盘内，此时在穿刺针尾部与刀头交接处做一标记，即为消融过程中的起始点。将刀头向前轻推进至无法前进，说明到达对侧纤维环内层边缘，透视下可证实，此时将弹簧卡移至穿刺针尾，此点即为消融的最远点（图 7-1-15）。旋转射频刀头分别在 2、4、6、8、10、12 点共 6 个方向进行消融。治疗过程中，反复在椎间盘内不断变换角度，以较慢的速度来回移动射频刀头对椎间盘内进行汽化和紧缩，以达到椎间盘内减压。治疗完毕，退出器械，无菌外敷料盖。

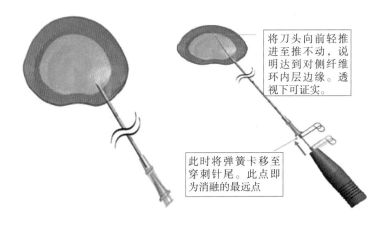

将刀头向前轻推进至推不动，说明达到对侧纤维环内层边缘。透视下可证实。

此时将弹簧卡移至穿刺针尾。此点即为消融的最远点

图 7-1-15　射频刀头工作范围

（4）注意事项

1）治疗过程中，保持患者在清醒状态下操作，避免刺激或损伤脊髓神经。

2）在安全工作三角区内不应用麻醉药浸润，以免造成神经根处于失敏状态，而容易发生神经损伤。

3）穿刺时动作要轻柔，患者下肢有放射痛时，需要停止操作，重新调整穿刺针在安全三角区的位置与角度，每次不超过 5°～ 10°。

4）在整个消融过程中，射频刀头要注意平行于椎间隙，以免损伤软骨终板。

3. 经皮椎间盘靶点热凝射频消融术（percutaneous intradiscal radiofrequency thermocoagulation，PIRFT）

（1）适应证：①盘源性腰痛；②包容性椎间盘突出；③脊神经后支痛。

（2）禁忌证：①伴有马尾神经症状且麻木严重者；②骨性椎管狭窄；③骨性压迫或骨性压迫为主；④有精神疾患者。

（3）操作过程：术前靶点定位，计算方法：既可以通过腰椎 X 线正位片的左右位

置和上下椎体间的位置及侧位片计算出射频针工作端进入病变椎间隙的深度，也可通过MRI或CT片上的比例尺测出压迫神经最重的层面上的突出物与病变椎体中线的距离（图7-1-16）。

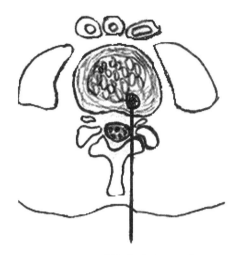

图7-1-16 射频靶点热凝示意图

术前常规术区消毒、铺单。局部浸润麻醉，穿刺成功后，取出穿刺针芯，将射频电极针沿穿刺针管道置入并稳固，当射频仪表显示阻抗在200Ω左右，刺激无腰腿疼及肌肉颤动等异常反应时，依次用60℃、70℃、80℃的温度各治疗一个周期，每个周期为60秒，在治疗时，患者通常出现原腰腿痛症状，即疼痛复制。并且在治疗过程中随着温度的提升，患者可能出现腰腿部热胀感逐渐增加，但是能够耐受。热凝消融治疗后退出器械，无菌敷料外敷盖。

（4）注意事项

1）术前详细详析影像资料，确定治疗靶点。

2）治疗过程中，保持患者在清醒状态下操作，术者操作必须谨慎，避免刺激或损伤脊神经、血管。

3）在进行治疗前，应先设定温度为70℃，时间60秒做试验性治疗，如果患者出现难以耐受的疼痛，则提示穿刺部位过于接近硬膜囊或神经根，需要将调整穿刺针方向。

4）在治疗过程中，当温度提升到80～90℃时，需有不同程度地复制出原腰腿痛症状，部位与原发病痛的部位应完全相同，否则达不到预期效果。

4. 经皮椎间盘臭氧消融术（Percutaneous disc ozone ablation，PDOA）

（1）适应证：①临床上表现为腰背痛或根性神经痛，无严重神经功能缺失；②经CT或MRI证实为椎间盘轻度或中度突出，并与临床定位体征一致的椎间盘突出患者。

（2）禁忌证：①椎间盘突出合并严重神经功能缺失者；②严重椎管狭窄、突出钙化、突出超过椎管容积30%；③游离型椎间盘突出、椎体滑脱；④有手术风险及有心理障碍者；⑤甲亢、出血倾向。

（3）操作过程：理想的穿刺针位置为针尖正位像位于关节突内侧缘，侧位像位于病变节段椎间盘后 1/3 处（正位图 7-1-13、侧位图 7-1-14）。

术前术区常规消毒铺无菌单，局部浸润麻醉，穿刺成功后退出穿刺针芯，在侧位透视下向椎间盘内注射欧乃派克（碘海醇注射液）2mL 造影剂，观察所见椎间盘内的造影剂未出现向外泄露现象，属于包容型突出。然后，用注射器取臭氧浓度为 60mg/L 的臭氧 20mL，堵住推注器口，迅速往椎间盘内脉冲式推注，每次注入量约 2mL，如此往复 5 次，总量为 10mL。治疗完毕后，无菌外敷料覆盖。

（4）注意事项

1）治疗过程中，保持患者在清醒状态下操作，避免刺激或损伤脊髓神经。

2）术前选择标记正确的穿刺路线，避免误伤脊髓、神经根，并注意射线防护。

3）在推注臭氧时，不宜用力过猛或过多，以免引起再次脱出，加重症状，或臭氧中毒。

4）臭氧在抽出到推注进入椎间盘内，时间越短越好，以免降低臭氧浓度影响治疗效果；抽出臭氧注射器在移动过程中，要用纱布堵住注射器口，迅速与穿刺针对接，进行脉冲式注射。

5. 经皮椎间盘激光减压术（percutaneous laser disc decompression，PLDD）

（1）适应证：①包容性椎间盘突出；②保守治疗 2 个月无效者；③中央型椎间盘突出不伴有马尾神经损伤者。

（2）禁忌证：①游离型椎间盘突出或骨性致压；②伴有椎体滑脱；③伴有椎管狭窄及明显椎间隙狭窄；④伴有严重的骨质增生、骨桥形成者；⑤合并有严重的全身重要脏器疾患；⑥穿刺部位皮肤有破溃或感染性疾病者；⑦精神病或老年痴呆患者；⑧术后再复发患者；⑨手术过程中不能忍受正常术间出现的疼痛。

（3）操作过程：理想的穿刺针位置为透视下见针尖进入病变节段椎间隙椎间盘内 2mm 处，正位透视像针尖位于椎间隙中央与关节突连线内缘处（图 7-1-13），侧位透视针尖位于椎间隙后 1/3 处且与椎间隙平行（图 7-1-14）。

术区常规消毒铺单，局部浸润麻醉，穿刺成功后退出穿刺针芯，置入激光光纤，并固定在穿刺针内。激光光导纤维经穿刺针置入到椎间盘髓核的适当位置。以 Nd：YAG 激光为例，以预定能量向椎间盘发射激光，当辐射时间超过 10 秒时，将穿刺针及光纤抽出，以利于汽化过程中产生的蒸汽和烟雾排出，并观察光纤是否需要修整。当患者出现腰痛或下肢热、痛、麻木感觉时应立即中止激光照射，如仍感不适或疼痛时应立即停止激光照射。

（4）注意事项

1）严格遵循无菌操作技术。

2）治疗前检查光导纤维尖端是否超出穿刺针尖端 3～5mm，以免激光导致穿刺针过热灼伤针道周围组织。

3）局部麻醉时注意避免将麻药注入血管。

4）透视下穿刺应位于椎间隙正中且平行于软骨终板。

5）当患者诉不适时应当暂时停止照射，拔出光导纤维，用注射器抽吸，使椎间盘内压力及热度减低，如继续照射患者仍感不适，应终止治疗。

6）当调整针尖方向或位置时，必须先拔出光导纤维，以防止光纤折断，同时应再次确认穿刺针位置。

6. 经皮椎间盘胶原酶化学融核术（chemonucleolysis）

（1）适应证：包容性椎间盘突出症；经1～3个月保守治疗无效者。

（2）禁忌证：椎间盘突出伴有骨性椎管狭窄；突出物全部、大部钙化；黄韧带、后纵韧带骨化。

（3）操作过程：理想的穿刺针位置为透视下见针尖进入病变节段椎间隙椎间盘内2mm处，正位透视像针尖位于椎间隙中央与关节突连线内缘处（图7-1-13），侧位透视针尖位于椎间隙后1/3处且与椎间隙平行（图7-1-14）。

术前术区常规消毒铺单，麻醉生效后。盘内注射方法：穿刺至病变椎间盘后，并经C型臂X线机确认位置正确后，向椎间盘内缓慢、分次注射胶原酶，注入后留针5～10分钟，以防药液沿穿刺途径反流。盘外注射方法：穿刺时穿刺点距棘突距离稍大，一般为9～13cm。C型臂X线机透视下针尖位于椎间孔的下1/2处，将穿刺针缓慢刺入椎间孔处的神经通道内，即硬膜外腔内，测定负压后，进行硬膜外造影，证实在硬膜外腔后注入胶原酶。注射后，密切观察患者有无变态反应。

（4）注意事项

1）治疗过程中，保持患者在清醒状态下操作，避免刺激或损伤脊髓神经。

2）术前选择标记正确的穿刺路线，避免误伤脊髓、神经根，并注意射线防护。

3）术中通过造影技术，观察纤维环是否破裂，如发现有纤维环破裂现象，在推注胶原酶时，不宜用力过猛或过多，以免引起再次脱出，加重症状。

4）推注造影剂后，观察数分钟，C型臂下监测未刺入硬膜囊内，推注胶原酶后应密切观察患者有无损伤平面的出现，如有出现必须及时进行补救治疗。

7. 经皮椎间盘内电热疗法（intradiacal electrothermal therapy，IDET）

（1）适应证：①持续性下腰痛超过6个月；②保守治疗无效；③直腿抬高试验阴性；④神经系统无异常；⑤MRI检查无脊髓受压表现；⑥病变节段椎间盘造影阳性，同时相邻的1或2个节段诱痛实验阴性。

（2）禁忌证：①椎间盘外结构造成的症状；②椎间盘高度小于正常的50%；③既往脊柱手术史；④伴有椎管狭窄；⑤MRI提示脊髓受压改变，伴有神经根压迫症状。

（3）操作过程：理想的穿刺针位置为透视下见针尖进入病变节段椎间隙椎间盘内2mm处，正位透视像针尖位于椎间隙的3或9点方向（图7-1-17），侧位透视针尖位于椎间隙后1/3处且与椎间隙平行（图7-1-18）。

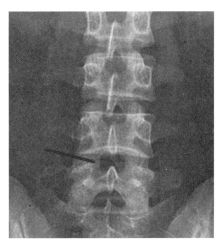 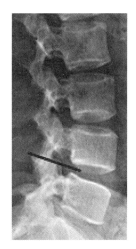

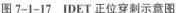

图 7-1-17　IDET 正位穿刺示意图　　图 7-1-18　IDET 侧位穿刺示意图

术前术区皮肤常规消毒、铺单。由穿刺点至深筋膜层局部浸润性麻醉，起效后进行穿刺。成功后，拔出针芯，经导管进电热丝，进入椎间盘后沿纤维环内壁走行至病变部位。精确定位尤为重要，准确的定位可以提高疗效。在明确电热丝位置准确，且未接触正常的神经根和韧带时，可进行加热。一般加热时间为 15 分钟左右，温度从 65℃起。如果患者反应剧烈则终止加热。

（4）注意事项

1）严格注意无菌操作，避免椎间盘炎等感染。

2）穿刺过程中应轻柔、缓慢，防止电热丝断裂。

3）电热导丝位于椎间盘中央，避免过于靠近上下终板造成终板损伤。

五、经皮椎间盘穿刺操作技术的并发症

（一）经皮颈椎间盘穿刺操作技术常见并发症及其注意事项

1. 血管损伤　血管损伤是常见的并发症，主要为颈血管鞘损伤出血、甲状腺血管损伤出血、椎动脉损伤出血。

注意事项：穿刺过程中将穿刺针去掉针芯，并连接 5mL 注射器，穿刺针进入皮肤后，边进针边抽吸，若有血液抽出，应立即停止穿刺，并改变穿刺方向。

2. 甲状腺与气管损伤　术前触摸、标记气管与甲状腺体表投影位置，穿刺过程中术者用示、中指在胸锁乳突肌内缘与气管食管鞘之间进行分离，逐渐深入，直到触及椎前结构，穿刺针于颈血管鞘与颈内脏鞘之间的疏松结缔组织间隙穿刺进入椎间盘，可避免甲状腺与气管损伤。

3. 食管损伤　食管位于颈椎前缘，与椎前筋膜之间有潜在间隙。术者用示、中指在胸锁乳突肌内缘与气管食管鞘之间进行分离，逐渐深入，直到触及椎前结构，此时指尖向对侧分离推挤食管，穿刺针于颈血管鞘与颈内脏鞘之间、食管外侧壁穿刺进入椎间盘，可避免食管损伤。

4. 脊髓损伤　在颈椎间盘穿刺术中，脊髓损伤是严重的并发症。预防措施为：C 型臂 X 线机透视下进行，操作过程中应该遵循严禁超越椎体后缘的原则，可有效地避免脊髓损伤。

5. 椎间隙感染　椎间隙感染是经皮颈椎间盘穿刺技术严重并发症之一。注意术前排除手术区域的皮肤感染性疾病或未愈合的皮肤创伤，并排除全身性感染性疾病。

（二）经皮腰椎间盘穿刺操作技术常见并发症及其注意事项

1. 神经根损伤　神经根损伤是经皮腰椎间盘穿刺技术的常见并发症，分为穿刺针损伤与工作套管挤压性损伤两种。

注意事项：穿刺过程中若出现下肢放射性疼痛，应立即改变穿刺方向。在插入工作套管的过程中如出现下肢放射痛也应立即改变工作套管的方向与角度。

2. 腹腔内血管、脏器损伤　腹腔内血管、脏器损伤是经皮腰椎间盘穿刺技术严重并发症，其原因在于穿刺针与穿刺部位角度过大直接刺入后腹膜或工作套管进入椎间隙过深，穿过对侧纤维环进入腹腔所致。

注意事项为腰椎间盘穿刺过程中在 C 型臂 X 线透视监测下进行，操作过程中应该遵循穿刺针、工作套管进入椎间隙中后 1/3 的原则，可以有效避免该并发症的发生。

3. 椎间隙感染　椎间隙感染同样是经皮腰椎间盘穿刺技术严重并发症之一。注意术前排除手术区域的皮肤感染性疾病或未愈合的皮肤创伤，并排除全身性感染性疾病。

（三）其他并发症

1. 死亡　文献中未见死亡病例，非常罕见。但在国内发生的死亡病例中，多为术中操作不慎或无高清晰度监视条件而损伤大血管所致。

2. 术后血肿　多由于穿刺过程中对局部血管损伤造成，多可表现为大小便功能障碍等马尾压迫症状。可采取保守治疗，必要时行外科处理。

3. 移位输卵管或结肠穿孔　较罕见，术前仔细阅读影像资料可避免，一旦发生立即请相关科室会诊，根据情况及时处理。

4. 疼痛加剧　疼痛加剧多在行椎间盘内注射时发生，与椎间盘容积有限相关。

5. 尿潴留与肠麻痹　较少见，其机制是由于椎间盘内压增高后，椎管内窦椎神经受到刺激引起自主神经系统功能紊乱所致。

6. 脊椎失稳性腰背痛　多发生在进行胶原酶椎间盘内注射的患者，与胶原酶的应用剂量和浓度有直接关系。

7. 变态反应　如暂时性皮疹发生于术后数日，一般不需特殊处理。重度的变态反应多发生在注射后数分钟，可危及生命。表现为全身荨麻疹、呼吸困难、血压下降，治疗应立即给予激素注射和吸氧。此类变态反应多发生于胶原酶髓核溶解术中。

8. 继发性椎间孔狭窄或椎管狭窄　椎间盘高度减少过多，造成椎间孔狭窄，影响远期效果。

9. 终板损伤　多发生在激光汽化及髓核成形术等过程中，可能是光纤位置太靠近软骨终板。

10. 腰痛 多发生于激光汽化术。可能与髓核汽化过程中未及时抽气所造成椎间盘内一过性的压力过高有关。

11. 臭氧中毒 臭氧消融术中如患者突发胸闷、头晕、欲呕等症状，多由于器械不合格造成的臭氧泄漏而引起臭氧中毒。

12. 脊髓损伤 多由胶原酶渗漏到硬膜腔内所致，术中宜先推注造影剂，然后观察数分钟，并透视下进一步判断有无渗入硬膜囊内后再推注胶原酶，治疗后应密切观察患者有无损伤平面的出现，如有出现必须及时进行补救治疗。

第二节　经皮椎体成形技术

经皮椎体成形技术（percutaneous vertebroplasty，PVP）是 20 世纪 80 年代法国医师 Deramand 和 Galibert 首先运用于临床，近年来在经皮椎体成形技术基础上新发展了经皮椎体后凸成形术（percutaneous kyphoplasty，PKP），使后凸的椎体得到纠正，可以达到稳定骨折、恢复椎体力学强度和高度、缓解疼痛的目的，并可用于治疗老年骨质疏松性压缩骨折、椎体血管瘤和脊髓瘤等疾病，以及椎体转移瘤或原发骨肿瘤所致的椎体压缩性骨折和骨破坏。经皮椎体成形技术因其具有简便易行、创伤小、疗效好的特点，目前在国内外已经得到广泛的推广和应用。

一、经皮椎体成形技术概述

（一）定义

经皮椎体成形技术是在影像设备监视下，用骨穿针行椎体穿刺，通过椎弓根直接向椎体内注入骨水泥的方法，以增强椎体强度和稳定病变椎体，防止椎体塌陷，从而起到缓解腰背部疼痛等作用的脊柱微创手术技术。由于近年来介入设备的飞速发展，在经皮椎体成形技术基础上新发展了经皮椎体后凸成形术，经皮椎体后凸成形术是在经皮椎体成形技术基础上，先利用球囊扩张塌陷的椎体，推挤邻近骨质，在椎体内创造出一个空间，再注射骨水泥，以恢复椎体高度，增加椎体强度等，起到解除或减轻疼痛等作用。

（二）发展概况

骨质疏松性椎体压缩骨折以往多以非手术治疗为主，包括卧床休息、局部封闭、药物治疗和放射治疗等，不仅并发症多、疗效不满意，而且导致骨量进一步丢失。1984年首先由法国 Deramond 和 Cralibert 两位医生用骨水泥灌注椎体治疗颈椎椎体海绵状血管瘤，达到满意的结果。后来受到了启发，经皮穿刺骨水泥灌注椎体用于治疗老年骨质疏松性骨折，即经皮椎体成形技术，也得到了良好的效果，然而由于骨水泥外漏可引起严重并发症，故这项技术受到一定的限制，为了解决这一难题，经十余年的探索，国外学者探索研制出球囊扩张椎体后凸成形技术，Garfin 等首先提出了椎体后凸成形技术

（PKP）概念。1998 年美国 FDA 批准使用球囊扩张椎体后凸成形技术，使得此项手术的安全性大大提高，在临床上得以广泛应用。该手术是经皮椎体成形术的改良与发展，采用经皮穿刺椎体内球囊扩张的方法使椎体复位，在椎体内部形成空间，这样可减小注入骨水泥时所需的推力，而且骨水泥置于其内不易流动。这种方式和常规方式相比，两者生物力学性质无区别，临床应用显示其不仅可解除或缓解疼痛症状，还可以明显恢复被压缩椎体的高度，增加椎体的强度，使脊柱的生理曲度得到恢复，并可增加胸腹腔的容积与改善脏器功能，迅速恢复老年患者活动水平，提高患者的生活质量。SKY 骨扩张器经皮椎体后凸成形技术系统是继球囊经皮椎体后凸成形手术系统问世后改进研制的，其可以通过 SKY 骨扩张器分次对陈旧性压缩的椎体进行逐渐扩张复位，注入骨水泥后恢复椎体高度，同时可以矫正后凸畸形，该系统的优点是可以逐渐、多次扩张，使椎体恢复高度，矫正后凸畸形。

经皮椎体成形技术与切开复位内固定技术相比优势在于微创，提高了手术的安全性，其缓解因骨质疏松性椎体压缩骨折疼痛率达 75%～95%。该技术可以迅速固定骨折，缓解疼痛，增加椎体强度和高度，改善脊柱后凸畸形，并能够在一定程度上预防椎体塌陷，同时对病理性骨折患者而言，在骨水泥聚合反应过程中释放的热量会杀死肿瘤细胞，破坏周围神经末梢，全身效果良好。经皮椎体成形术还可用于携带某些药物，如骨水泥混入骨生长激素或其他生物活性物质或抗肿瘤药物。良性病变患者生活质量明显提高，不仅减轻了痛苦，而且恢复了活动和劳动能力。恶性肿瘤仍属局部姑息性治疗，不能延长患者的生存时间，但对以脊柱转移症状为主的患者，能起到减轻疼痛、提高活动能力，防止因骨折、滑脱导致截瘫等更严重的神经损害等后果。目前随着放射、病理、解剖、器械材料学以及生物力学的进步，使经皮椎体成形技术被广泛应用于临床。

二、经皮椎体成形技术的机制

（一）增强椎体强度

对新鲜骨质疏松患者的椎体内注射骨水泥能显著恢复骨折椎体的力学性质，增加椎体的强度，其恢复的程度与注入骨水泥的量有关，尤其经皮椎体后凸成形术明显恢复了椎体的高度，提高了椎体稳定性，其强度最高可达正常情况下的 2 倍，而刚度可超过原来的 15% 左右；椎体骨折后经椎弓根骨水泥填塞骨折间隙及椎体内空隙同样也可恢复椎体的强度和刚度，减轻压迫症状及避免出现新的细微骨折。

（二）改变椎体稳定性

研究显示骨质疏松患者压缩骨折行经皮椎体成形术后，其屈伸、侧弯顺应性较骨折前均有显著增加，骨水泥能显著增加前柱的稳定性，降低作用在椎弓根上的应力，最终使骨质疏松性骨折术后的稳定性得到增强。表明经皮椎体成形术对椎体压缩骨折患者所在脊柱节段的稳定性产生明显的影响。

（三）缓解脊柱疼痛

一般认为骨质疏松性椎体压缩骨折产生疼痛原因是由于椎体发生骨折后，造成脊柱力线发生改变，导致椎体微小的骨折及骨折线微动对椎体内的神经末梢产生刺激，并对骨膜或神经根刺激引起疼痛。因此强化骨折椎体，防止骨折块微动，可以缓解疼痛。经皮椎体成形术对这种情况下的疼痛可以产生很好的止痛作用，不论是治疗骨质疏松性压缩骨折还是陈旧性胸腰椎骨折患者，疼痛的缓解率均高达 75%～95%。骨水泥在聚合阶段，尤其在硬化阶段有明显产热作用，最高可达 82℃，这种产热作用可使邻近部分神经末梢坏死，从而产生镇痛效果。液体状态骨水泥的注入使骨水泥和椎体内的骨小梁相互交错，骨水泥凝固后亦将骨小梁呈网样固定，增强了椎体的坚硬度和压缩强度，保持了脊柱结构的完整性，减轻了病变椎体的应力，起到加强作用，加固和稳定了椎体内的微骨折碎片，恢复了椎体强度。在椎体肿瘤方面，注入骨水泥后，其机械作用可使局部血流中断，从而导致痛觉神经末梢体积缩小，减轻脊髓压迫，缓解神经症状。其化学毒性作用及聚合热还可使肿瘤组织及其周围组织的神经末梢坏死，从而使神经末梢敏感性下降而缓解疼痛，此外骨水泥的注入所产生的机械压迫作用部分或完全切断了肿瘤的血液供应，从而加速肿瘤组织的坏死。甚至在某种意义上讲具有一定程度的杀死肿瘤细胞的作用。

三、经皮椎体成形技术的治疗原则

（一）微创固定原则

经皮椎体成形技术是一种闭合性经皮外科手术技术，以极小的组织损伤换取骨折稳定的固定效能，在达到骨折固定目的的同时，避免了切开复位内固定对组织血运破坏、伤口感染的危险性，且创伤小，是一种典型的骨科微创治疗技术。骨质疏松椎体骨折内固定不牢靠，容易出现退钉松动现象，同时所需固定节段很长，创伤大，其他姑息方法效果也不佳。由于骨质疏松性椎体骨折多有椎体后壁完整、脊柱后凸程度较轻、椎体骨小梁间隙大、注入骨水泥时阻力小等特点，因此多数骨质疏松性椎体骨折适用于椎体成形手术治疗。而且对单纯压缩性骨折和稳定型爆裂性骨折（无后柱损伤），完全可通过后路经减压和椎体成形术，避免了后路内固定或前路手术。因为无须内固定，至少保留了伤椎上、下两运动节段功能，更加符合生理要求。要达到微创治疗目的，以尽可能小的组织损伤换取有效的骨折固定性能，术前应根据骨折部位及类型，充分评估患者个体差异，选择适当的皮肤穿入点，调整进针位置、角度及穿针深度，以达到最佳的力学稳定性；手术需要在 X 线透视监视下进行，可高穿针的准确率，达到微创治疗的目。

（二）非脊柱应力集中原则

刚度反映的是物体抵抗变形的能力，强度反映的是物体抵抗破坏的能力。强化椎体刚度与强度取决于骨水泥注入量及分布是否均匀，成形椎体刚度的恢复对缓解疼痛症状更重要，骨水泥注入量与强化椎体刚度成正比，椎体成形后如果刚度太大则形成上下椎间盘和椎体的应力集中，刚度太小则应力集中于成形椎体。而对于刚度仅需恢复到原椎体初始水平即可，因为和邻近骨质疏松椎体相比，刚度超过则意味着应力集中，增加骨折和退变危险。临床实践证明，骨水泥的注入量并非越多越好，椎体过于强化，该椎节的稳定性固然有利，但会造成与相邻椎体的弹性模量差异过大，易造成相邻节段的椎体骨折。骨水泥注入量应根据椎体破坏情况及椎体水平而定，平均一个椎体总的注入量为5～10mL。骨水泥强化椎体能恢复或提高椎体的抗压强度，在轴向压缩下提高了能量吸收，增加骨折椎体的稳定性。因骨质疏松椎体存在骨折危险，仅仅恢复原骨质疏松椎体初始强度还不能提供足够的强度，能提高强度达到正常椎体水平最为理想。对于骨肿瘤和正常椎体骨折，椎体刚度及强度要求达到正常椎体的水平。

四、经皮椎体成形术填充材料研究进展

（一）成形材料

1. 聚甲基丙烯酸甲酯　聚甲基丙烯酸甲酯（polymethylmethacrylate，PMMA）是经皮椎体成形技术最初使用的成形材料，也是临床最常用的骨水泥材料。该材料由液态单体和多聚体粉剂混合组成，注入椎体后单体和多体发生产热聚合反应而凝固。目前使用的聚甲基丙烯酸甲酯有三种：Simplex P、Osteobond、Cranioplastie，该材料最显著的特点就是止痛效果明显，疼痛缓解率为60%～100%。聚甲基丙烯酸甲酯固相粉末与液相固化液按一定比例混合后可调制成糊状混合物，混合物在室温或体内生理条件下能够很快自行固化结晶，其水化结晶反应的最终产物是轻基磷灰石结晶体，其成分与骨盐成分完全一样，其晶体结构也与骨质相同，固化时间为10～15分钟，在此期间并能保持注射性和可塑性。聚甲基丙烯酸甲酯灌注到椎体骨小梁之间，不仅解除了压迫，而且增强了脊柱的稳定性。对已形成占位效应的浸润性椎体血管瘤不仅可以解除椎管内压迫、减少复发，还可以增加椎体的稳定性，防止椎体压缩性骨折。其聚合凝固后，具有良好的抗压强、易获得、价格相对较低等优点。但也具有以下不足：

（1）骨水泥有细胞毒性：注射过程中，由于单体毒性的吸收，还可引起低血压性休克、脂肪栓塞等并发症。

（2）骨水泥固化时产生放热反应：放热反应时最高可达58～82℃，有烧伤邻近组织的可能，尤其对脊髓和神经根的损伤，同时也可能烧伤椎体内的骨细胞，影响骨折愈合。

（3）骨水泥排异反应：骨水泥无骨传导作用，无成骨作用，不能生物降解，其最终不被自体骨取代，不能与骨组织生物连接，注入体内将成为一种永久的异物存在，并有可能影响骨的重塑型，甚至可能引起排斥反应。

（4）骨水泥可出现疲劳断裂：骨水泥强化椎体后虽然早期能有效地稳定脊柱，在体内持续载荷情况下，随着时间的延长，骨水泥的机械力学强度和稳定性逐渐减弱，可出现疲劳断裂。

（5）骨水泥的性能下降：骨水泥植入体内，与椎体骨界面出现异物反应时间长，甚至可造成骨吸收，最终导致椎体的力学强度下降。通过生物力学的研究发现，由于骨水泥和骨相容性欠佳，植入后在骨水泥和正常骨的界面存在纤维组织裂隙，不能和骨直接愈合，骨水泥与椎体骨之间的结合是单纯的机械连接，在体内持续载荷情况下，其抗压强度和抗扭转强度的生物力学特性有逐渐下降的趋势。

（6）应力集中：病变椎体术后与相邻椎体的力学强度不同，因应力集中易导致相邻椎体的骨折。

（7）骨水泥渗漏：注射后易泄漏，渗漏部位主要在硬膜外、椎间孔、椎旁软组织以及椎静脉丛。

2. 磷酸钙骨水泥　磷酸钙骨水泥（caleium phosphate cement，CPC）是从 20 世纪 90 年代对骨结构化学和细胞成分的深入了解以后发展起来的，主要组分是两种不同的磷酸钙盐，它们在一定条件下发生沉淀反应，形成羟基磷灰石结晶。目前较多报道认为磷酸钙骨水泥可能作为聚甲基丙烯酸甲酯的替代材料，使用磷酸钙骨水泥作为成形材料须按一定比例的液体调配，通常粉液比为 0.5mL/g，与聚甲基丙烯酸甲酯一样，磷酸钙骨水泥的调配方法也可影响材料的可注射性和生物力学性能。磷酸钙骨水泥的生物力学强度不如聚甲基丙烯酸甲酯高，其压缩和拉伸应力分别为 65MPa、10.6MPa，但术后足可让病变椎体的强度得到恢复，而刚度的恢复则稍差。

相对聚甲基丙烯酸甲酯而言，磷酸钙骨水泥有很多优点，如生物相容性较好、可作为细胞因子和药物的缓释载体、有显影能力、不放热、无细胞毒性等。磷酸钙骨水泥也有不少缺点，如缺乏成骨活性、脆性大、早期力学性能差、遇体液和血液固化困难、降解速度难以控制，生物降解与机体的成骨作用是否协调，以及由此引起的远期疗效是否保持也缺乏临床研究。因此，针对不同椎体疾病对成形材料应该有所选择。

3. 复合材料　复合性骨水泥较单一材料有明显的改进，且有可注射材料配方，如聚甲基丙烯酸甲酯和磷酸钙骨水泥的复合配方，聚甲基丙烯酸甲酯和（或）磷酸钙骨水泥与其他一种或几种生物材料的配方。但是这些配方在经皮椎体成形技术的研究中多处于探索阶段，还不能确定是否能用于临床。

（二）负载材料

根据不同疾病的治疗要求，可在成形材料中添加各种负载材料，如骨形态发生蛋白（BMP）、各种抗癌和抑癌基因的载体、抗生素、抗炎镇痛药物等，这些负载材料多处于探索阶段，因为加入负载材料后是否影响成形材料的力学性能，以及加入这些材料能否达到预期的目的，还需进一步研究。BMP-2 有明显的成骨作用，可通过加快骨化过程来促进椎体内骨质生成，但单独使用可被很快吸收，因此可用成形材料作为载体；也有将甲氨蝶呤（MTX）按一定比例加入聚甲基丙烯酸甲酯，用于治疗四肢骨肿瘤，结果显示 MTX 能够耐受聚合高温，并能缓慢释放，起到局部和全身化疗作用，且不降低力学性能；在成形材料中添加抗生素可以预防经皮椎体成形术后合并的感染；在聚甲基丙烯酸甲酯中加入抗炎止痛药物磷柳酸可以增加磷灰石的沉积，并能提高其生物相容性。

（三）发展方向

1. 探索理想的成形材料　理想的生物材料应同时具备以下条件：生物活性好、生物可降解性、生物相容性好、良好的渗透能力且与病变椎体能够紧密结合，不但能迅速而持久地维持椎体的生物力学性能，而且能修复病变椎体；适当的黏滞度，便于注射；宽裕的固化时间，利于充分操作；良好的放射显影，便于影像引导下操作和术后影像观察；可负载生物材料，如抗肿瘤、抗感染药物及骨诱导因子等；不放热或低放热；无毒、无致畸作用。到目前为止，还未找到一种真正理想的成形材料。聚甲基丙烯酸甲酯和磷酸钙骨水泥虽然都有较好的临床疗效，但都不完全符合理想材料的条件。改进的新型复合型材料可克服单纯材料的缺点，有望成为理想的成形材料。

2. 探索合适的负载材料配方　为满足不同椎体疾病的治疗要求，可选择负载材料与成形材料组成不同的配方。而各种负载材料的选择、调配方法、对成形材料的影响、在机体中的释放情况以及能否达到预期目的，都还有待于进一步的研究。近年来骨水泥材料有望拓展到其他部位如股骨头、长骨两端、髂骨、跟骨等的创伤和肿瘤病变的微创治疗，前景广阔，探索新型生物型骨水泥材料成为世界研究热点。

五、经皮椎体成形技术的适用范围

（一）经皮椎体成形技术的适应证

1. 原发性骨质疏松症引起的椎体压缩骨折　原发性骨质疏松骨折的特点在于：

（1）骨量丢失：骨质疏松骨折患者卧床制动后，将发生快速骨丢失，会加重骨质疏松症。

（2）骨密度减低：骨折部位骨量低，骨质量差，且多为粉碎性骨折，复位困难，内固定治疗稳定性差。

（3）对内固定影响：内固定物及植入物易松动、脱出，植骨易被吸收。

（4）骨折愈合影响：骨折愈合过程缓慢，恢复时间长，易发生骨折延迟愈合甚至不愈合。

（5）再次骨折：同一部位及其他部位发生再骨折的风险明显增大。

（6）年龄因素：多见于老年人群，常合并其他器官或系统疾病，全身状况差，治疗时易发生并发症，增加治疗的复杂性与风险性，且致残率、致死率较高，严重威胁老年人的身心健康、生活质量和寿命，因此原发性骨质疏松骨折的治疗有别于一般的创伤性骨折，既要重视骨折本身的治疗，也要积极治疗骨质疏松症。如患者经保守治疗后疼痛症状仍不能缓解，并且经 CT、MRI 检查排除其他原因引起的疼痛，如腰椎间盘突出症者，可行经皮椎体成形术。

2. 继发性骨折疏松症引起的椎体压缩骨折　接受激素治疗的患者可出现骨密度降低或松质骨变脆，容易发生骨折，对于陈旧性椎体骨折未愈合者也可行椎体成形术。

3. 椎体转移瘤　脊柱为转移性肿瘤的好发部位，肿瘤多侵犯椎体，且往往发生多个椎体同时转移。椎体的溶骨性转移癌是选择椎体成形术的适应证，同时可为肿瘤患者提取组织进行病理检查，为后续的放、化疗提供客观依据。经皮椎体成形术治疗椎体转移性肿瘤的适应证，最好是肿瘤破坏椎体引起局部剧烈疼痛，要求卧床休息并以止痛药维持者，或并有椎体病理压缩性骨折。经皮椎体成形术能立即缓解疼痛，增加脊椎的强度和稳定性。对于无症状性溶骨型椎体转移性肿瘤，为防止椎体塌陷，可行预防性经皮椎体成形技术。

4. 椎体骨髓瘤　骨髓瘤常为多灶性而无法做到多节段切除融合，适应证选择原则同椎体转移性肿瘤。

5. 椎体血管瘤　椎体血管瘤也称良性血管内皮细胞瘤，在骨附属组织良性肿瘤中属比较常见的一种，为错构瘤，在人群的发生率为 10% ～ 12%。大多数血管瘤无明显临床症状，个别脊柱血管瘤侵袭椎体较严重致椎体骨折、塌陷，压迫神经或脊髓引起疼痛。治疗椎体血管瘤不但是为了止痛，而且稳定椎体、防止压缩性骨折及栓塞血管性病变的进一步破坏也很重要，椎体成形术对椎体血管瘤病灶椎体疼痛的止痛效果、稳定作用以及栓塞血管性病变的进一步发展都有很确切的作用。

（二）经皮椎体成形技术的禁忌证

一般认为经皮椎体成形技术与经皮椎体后凸成形术无绝对禁忌证，而相对禁忌证有：

1. 无痛的骨质疏松椎体压缩骨折　椎体压缩性骨折没有明显的临床症状或骨折不是主要疼痛原因。

2. 局部有感染性疾病或全身性感染存在　进针部位皮肤有感染或者椎体骨髓炎不宜手术，此外全身感染疾病如菌血症也不宜行椎体成形术。

3. 病变椎体后壁不完整　爆裂骨折或椎体后缘累及，病变椎体后壁不完整或破坏可致骨水泥渗漏或者球囊扩张引起骨折片后移从而引起脊髓或神经根损伤。

4. 有神经症状者　如肿瘤或者骨折片压迫神经或者脊髓者。

5. 严重的椎体压缩骨折　椎体压缩小于高度 1/3 或腰椎压缩 75%，这一点为相对禁忌证，与术者的手术经验及技巧有关。

6. 全身情况不能耐受手术者　有严重的心肺疾病或者出凝血功能障碍者，以及体质极度虚弱不能耐受手术者。此外对于无条件行急症椎管减压术的医院最好不要行经皮椎体成形手术。

六、经皮椎体成形技术的操作技术

（一）术前准备

1. 影像学资料再评估　在行椎体成形术前，务必要排除其他原因引起的疼痛，明确诊断。术前应行 X 线及 CT 检查，以评估椎体塌陷程度、溶骨性破坏的部位和范围、椎弓根的显影情况及侵犯程度、椎体皮质是否破坏或骨折，尤其是椎体后壁是否有骨块或肿瘤所致的硬膜外或椎间孔狭窄。

（1）X 线表现：在骨折疏松性压缩骨折的影像学诊断上，通过 X 线检查不易诊断骨质疏松症，只有骨量丢失超过约 30% 以上时 X 线检查才能出现骨质疏松表现。骨质疏松性压缩骨折的 X 线表现为：①椎体骨松质稀疏：骨皮质变薄，骨小梁减少，出现栅栏样纵行骨小梁，即骨质疏松的表现；②压缩椎体常表现为双凹形、楔形：其中以双凹形压缩最有具特征，椎体的相邻椎间盘膨大呈双凸状突向凹陷椎体内，形成 Schmorl's 结节；③压缩椎体的后上角突向椎管：此征象是骨质疏松引起椎体压缩骨折的特征性表现。

（2）CT 表现：多排螺旋 CT 检查骨质疏松性椎体压缩骨折，具有多平面重建的功能，可以从矢状面、冠状面等不同角度检查压缩椎体的变形情况、椎体的退行性变以及伴有的压缩椎体邻近椎间盘的膨出或突出情况。

（3）磁共振表现：对于下述情况，如相邻椎体多发压缩骨折、既往有压缩骨折史而临床体征难以明确疼痛椎体者、无外伤性骨质疏松性椎体骨折需要与恶性病变骨折相鉴别时，应行磁共振检查。即使是椎体形态无改变的轻度骨挫伤，磁共振也可有相应的表现。在骨折后 2 个月左右，随着渗出和出血的吸收，压缩椎体在磁共振上的表现与正常椎体相似，但其形态还可以发生进一步的改变。磁共振检查可准确鉴别新旧骨折或椎体肿瘤，而且磁共振检查可显示椎体骨折的部位和压缩的程度。若有必要还可行同位素扫描。

2. 患者常规准备　进行血常规、血沉、生化全套及心电图检查，做碘过敏试验。患者必须能在局部麻醉下持续保持俯卧位或侧卧位接受手术，或者能够接受全身麻醉。

（二）物品准备

手术器械准备：带芯穿刺针（图 7-2-1），精细钻（图 7-2-2），导针，扩张套管，工作套管（图 7-2-3），多功能手柄，骨锤（图 7-2-4），可扩张球囊（图 7-2-5），造影剂，C 型臂 X 线透视设备，备好聚甲基丙烯酸甲脂粉剂 15g、调和液单体 10mL、30% 欧乃派克（碘海醇注射液）5mL 等。

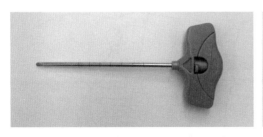

图 7-2-1　带芯穿刺针

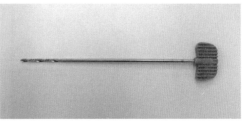

图 7-2-2　精细钻

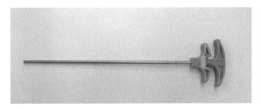

图 7-2-3　工作套管

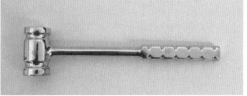

图 7-2-4　骨锤

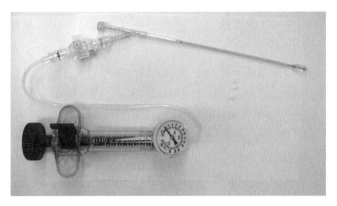

图 7-2-5　可扩张球囊

（三）手术体位与皮肤穿刺点

以老年性骨质疏松性 L₁ 椎体骨折为例，术前确定皮肤穿刺点，患者取俯卧位，腹部悬空，使腰背椎处于生理中立位置，首先透视定位，在 C 型臂 X 线机透视下确定椎弓根的正侧位体表投影位置。以 L₁ 椎体两侧椎弓根体表投影"牛眼征"标记中心点画出横线，胸腰椎后正中线画出纵线，确定双侧椎弓根的体表投影中心点外侧为皮肤穿刺点（图 7-2-6），根据术前 CT 片和脊椎 X 线侧位片，测量椎弓根倾斜角度和穿刺点的棘突旁开距离，以及穿刺点皮肤至椎弓根前缘到达病变部位的深度（图 7-2-7），穿刺

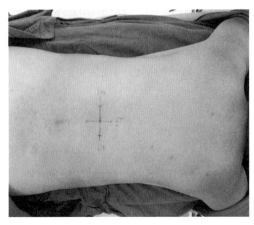

图 7-2-6　经皮椎体成形术前定位体表像

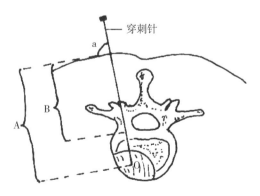

图 7-2-7　穿刺示意图

a：穿刺针与皮肤夹角；A：皮肤穿刺点距离椎体前 1/3 的深度；B：皮肤穿刺点距离椎体后缘的深度

点通常位于棘突旁开约 3cm 处。在椎弓根入路时，C 型臂 X 线机适当倾斜，使 X 线束垂直于椎弓根，便于观察椎弓根体表投影及走行。

（四）严格遵守无菌原则

经皮椎体成形手术采用局部麻醉或全身麻醉，要求严格按照无菌技术操作规程进行，按外科手术要求以碘附（或碘酒、酒精）消毒术区皮肤，铺无菌巾，再进行穿针等技术操作。严格无菌操作是预防术后感染的重要措施。

（五）手术步骤

1. 经皮椎体成形技术　0.5% 利多卡因 5mL 从皮肤穿刺点至椎弓根穿刺点的骨膜下施行局部麻醉浸润，选用经皮椎体成形技术专用穿刺针，在 C 型臂 X 线机监视下，以右侧单侧穿刺为例，由皮肤穿刺点向右侧椎弓根透视影"牛眼征"之内穿刺。到达椎弓根的骨性穿刺点，即病变椎体椎弓根透视影"牛眼征"的 2 点钟处关节突后壁，左手持稳穿刺针并向外倾斜 25°，向尾端倾斜 15°，右手持骨锤轻轻击打穿刺针尾部，使针尖穿透关节突骨皮质，经椎弓根中央向椎体中央前进。进针过程中，必须在 C 型臂 X 线机监视下确定穿刺针的进针方向和深度并适时调整。侧位透视针尖到达椎体前 1/4 处，向下成角 15°（图 7-2-8），正位透视针尖达脊柱棘突中线（图 7-2-9），椎弓根穿刺完成。

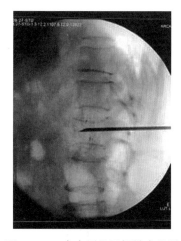 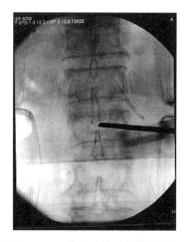

图 7-2-8　术中侧位透视针尖位置　　　　图 7-2-9　术中正位透视针尖位置

用调和碗将聚甲基丙烯酸甲脂粉剂 15g、调和液单体 10mL、30% 欧乃派克（碘海醇注射液）5mL 按 3∶2∶1 的比例调和成骨水泥，盛入加压注射器内，当调和碗中残余的骨水泥凝固到牙膏期时，拔出穿刺针芯，将加压注射器安装于穿刺针上，连接牢固，在 C 型臂 X 线机动态监视下向病变椎体内加压注射骨水泥 5mL，未见骨水泥向椎管内、椎体外渗漏，正位透视像骨水泥已分布于 L_1 压缩椎体内（图 7-2-10），侧位透视像骨水泥已均匀分布于压缩椎体内（图 7-2-11），将针芯重新插入穿刺针内，保留 20 分钟骨水泥已经完全固化，拔除穿刺针，压迫穿刺针孔 5 分钟，覆盖穿刺点，术毕。

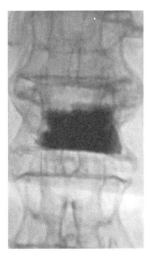
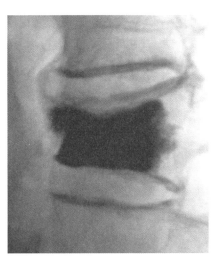

图 7-2-10　术中正位透视骨水　　　　　图 7-2-11　术中侧位透视椎体高度
　　　　　　泥均匀分布　　　　　　　　　　　　　恢复

2. 经皮穿刺球囊扩张技术　手术定位及穿刺过程同经皮椎体成形技术，以老年性骨质疏松性 L_1 椎体骨折双侧穿刺为例，当正位透视下穿刺针针尖在"牛眼征"的内侧缘，侧位透视下针尖至椎体后缘前方约 3mm 处，抽出穿刺针针芯，置入专用骨钻，扩张骨道，其深度为侧位透视钻头尖至椎体的前 1/4 处（图 7-2-12），正位透视钻头尖在棘突中线。然后取出专用骨钻，置入球囊，根据球囊上的放射标志物判断其位置，加压推注造影剂扩张球囊压力达 50Pa 以维持其位置（图 7-2-13）。按同样方法再放置对侧的球囊，两侧球囊直接扩张推开周围疏松骨产生空间，椎体开始逐渐复张。预扩张压力到 70Pa 时，暂时固定球囊 4分钟，继续扩张压力至 300Pa 时压缩椎体基本复张，后凸畸形基本矫正。此时，吸出两侧球囊内的造影剂，并保持负压取出球囊。同经皮椎体成形技术方法调和骨水泥至牙膏期，注入骨水泥（图 7-2-14），两侧共 6mL。待骨水泥固化后观察压缩骨折椎体复位情况（图7-2-15、图 7-2-16）。拔出穿刺针，无菌敷料包扎穿刺针孔，术毕。

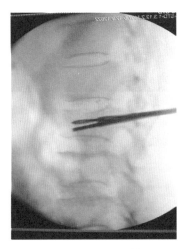
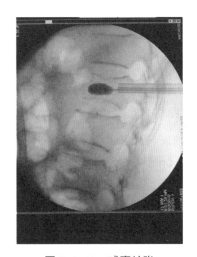

图 7-2-12　术中侧位透视钻头尖位置　　　　图 7-2-13　球囊扩张

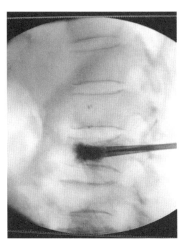
图 7-2-14 注入骨水泥

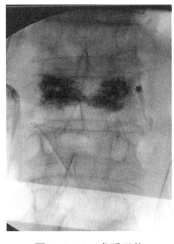
图 7-2-15 术后正位

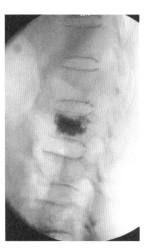
图 7-2-16 术后侧位

3. 经皮穿刺 SKY 骨扩张器椎体后凸成形技术 以骨质疏松性 T_{12} 椎体压缩骨折为例，其麻醉及穿刺方法同经皮椎体成形技术。当侧位透视针尖抵达椎弓根的 1/2 处，正位透视针尖在"牛眼征"的中线；继续进针至椎体前缘后方约 3mm 处，置入专用精细骨钻，扩张管道，其深度为侧位透视钻头尖至椎体的前 1/4 处（图 7-2-17），正位透视钻头尖在脊柱棘突中线；取出专用精细骨钻，置入 SKY 骨扩张器，侧位透视 SKY 骨扩张器前端达椎体前 1/4 处（图 7-2-18），正位透视 SKY 骨扩张器前端在脊柱棘突中线；再次 X 线透视证明其位置准确无误时，同法行右侧穿刺，操作同上，放入两侧骨扩张器后，用左手固定穿刺针，右手顺时针旋转扩张器手柄，透视下观察椎体内骨扩张器扩张（图 7-2-19），等待 5 分钟后再行扩张（图 7-2-20），使椎体逐渐复张，直到使病变椎体后凸畸形矫正后停止扩张。两侧同时逆时针方向旋转手柄，使骨扩张器恢复原状，病变椎体扩张后，退出 SKY 骨扩张器棒，将骨水泥调和至牙膏期，透视下将骨水泥加压推注至椎体内经 SKY 扩张器扩张后形成的空间内（图 7-2-21），注入骨水泥，两侧共 6mL，待骨水泥固化后，拔出穿刺针，术毕。

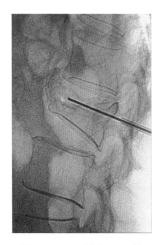
图 7-2-17 插入 Sky 骨扩张器导针

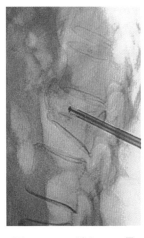
图 7-2-18 植入 Sky 骨扩张器

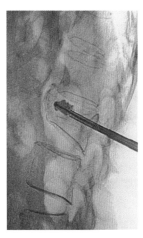
图 7-2-19 Sky 骨扩张器第一次扩张

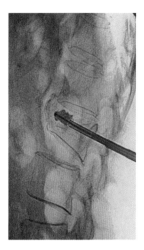 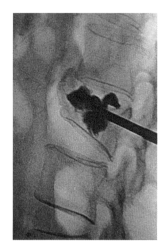

图 7-2-20 Sky 骨扩张   图 7-2-21 注入骨水泥后
　器第二次扩张   椎体高度恢复

（六）术后处理

术后 12 小时内平卧休息，并给于抗生素预防感染，24 小时后戴腰围下地活动，定期复查，对于骨质疏松症患者预防再骨折仍然是非常重要的目标和任务。在治疗骨折的同时，应评估患者的骨质疏松程度，以有效的措施治疗骨质疏松症，长期的抗骨质疏松症药物治疗，对降低再次骨折发生的风险很有必要。

（七）经皮椎体成形技术要点

椎体成形术的疗效不仅取决于椎体受损的程度、患者的体质等因素，还与手术过程中穿刺针的角度、骨水泥的分布有关。

1. 与椎体成形术相关的解剖学 脊柱椎弓根的解剖结构形态是选择穿刺入路的依据。颈椎椎弓根最小，胸椎次之，腰椎最大，颈椎的椎弓根旁边有颈动脉及椎动脉绕行，在行颈椎手术时颈椎的椎弓根穿刺易损伤椎动脉而增加手术风险，故颈椎椎体成形术多采用不经椎弓跟的后外侧入路；胸腰椎椎弓根解剖结构相对于颈椎椎弓根解剖结构较粗大，同时椎体两侧横突无关键血管绕行且不会损伤脊髓，故在胸腰椎椎弓根穿刺时相对比较安全。目前，脊柱的胸腰段椎体压缩性骨折的穿刺多采用椎弓根穿刺。腰椎椎体周围和胸椎体周围的血供分别由髂动脉、腰动脉及肋间动脉供血。椎体静脉系统由骨间、硬膜外、椎旁静脉等交织组成，故在手术后骨水泥向静脉渗漏引起肺部栓塞是一个不可忽视的并发症。脊神经根沿椎弓根内侧缘向椎体侧隐窝向下行走出相应的椎间孔，神经根在椎间孔内紧靠椎弓根下切迹走行，故椎弓根的上方和外侧是相对安全区。脊柱椎体的解剖结构决定着穿刺点的选择，只有熟练掌握脊柱的解剖结构，才能保证手术的成功率。

2. 操作技术要点

（1）入路选择：生物力学研究显示骨水泥的分布要求越过中线，以使其达到均匀分布而取得满意效果。如果单侧穿刺透视正位显示骨水泥未越过中线或者骨水泥填充量少于椎体的 50% 时，需要双侧进行穿刺使骨水泥更好地充盈于椎体。应用双侧注射比较单侧注射方法应力分布更加合理，要使单侧穿刺达到双侧穿刺的疗效，需要改进单侧入路的穿刺点、方向及骨水泥的注射方法。因此为达到单侧和双侧穿刺相同效果，进针角度为成功的关键因素。在良好显像效果的 C 型臂 X 线机透视下，颈椎手术常用前外侧入路，胸腰椎手术可用经椎弓根入路或后外侧入路。经椎弓根入路减少了节段神经损伤、椎旁渗漏的危险，但溶骨性病变侵及椎弓根或椎弓根显影不清时不宜采用。后外侧入路在腰椎穿刺时较容易，但在胸椎有引起气胸的危险。

（2）针尖方向：透视下行椎体穿刺时，经单侧穿刺穿刺针在透视下正位达中线，侧位达椎体中前 1/3 交接点，针尖的斜面朝向注射的部位。

（3）肿瘤操作要点：肿瘤性病变最好先取活检，然后操作准备注射骨水泥。

（4）注射时机选择：骨水泥呈牙膏状时为最佳注射时机。

（5）何时停止注射：当注射感到阻力增大或灌注剂达椎体后壁时停止注射骨水泥；一旦发现灌注剂向硬膜外、椎间孔或静脉丛内渗漏时应立即停止。

（6）单处或多处注射选择：根据灌注剂在椎体内分布情况可一处或多处注射，对于血管瘤或骨质疏松椎体，灌注剂常分布均匀，可单处注射；对于转移瘤或骨髓瘤，充填情况变化很大，可能由于不同的结构特征所致。

（7）注射结束：注意注射完毕后，针芯插入针套内，将其内剩余骨水泥推入椎体内，以防其外泄。

3. 骨水泥灌注应注意的问题　骨水泥浓度过稀可以达到满意的渗透，在椎体松质骨内充分扩散，更符合生物力学要求，但过稀时极易渗漏，形成椎管内占位压迫脊髓，或渗入静脉甚至形成肺栓塞。而骨水泥越稠其流动性越差，可以减少渗漏，但如错过时机，则骨水泥则难以注入，未达到需要量即已凝固。因此，选择牙膏期注射是相对安全的一个时机。

骨水泥的注入量并非越多越好，有报道显示骨水泥注入量为 2 ～ 6mL 即可达到稳定椎体的作用，而椎体的稳定是减缓疼痛症状的关键。骨水泥的推注过程必需在透视下全程监控，切勿过急，发生骨水泥渗漏时应暂停注射，待渗漏部位水泥初步凝固后再根据需要决定是否继续注入。椎管内渗漏常可导致严重的后果，因此，一旦发生，即应完全停止注射。有条件者可行 CT 检查，明确占位的程度，同时密切观察患者的神经功能情况。尽管少量的渗漏不至于引起下肢的功能障碍，但如出现进行性下肢功能障碍甚至截瘫者，应立即切开取出椎管内水泥。

七、经皮椎体成形技术的并发症

经皮椎体成形技术是一种闭合性微创手术技术，要求手术医师具有扎实的解剖知识、良好的临床及手术技能。周密的术前准备、丰富的临床经验、准确的手术操作技术、良好的术后管理是保证手术成功的重要条件，围术期及术中的微小疏忽和错误均可能导致手术失败。经皮椎体成形技术与经皮椎体后凸成形术其并发症的发生率为

0%～10%，最常见是骨水泥外溢，经皮椎体后凸成形术与经皮椎体成形技术比较，由于前者通过球囊扩张形成空腔，注射压力较低，因而骨水泥渗漏发生率明显降低。

（一）经皮椎体成形技术的常见并发症

1. 骨水泥渗漏　与骨水泥渗漏相关的因素有骨皮质破坏、骨水泥黏稠度、椎体压缩程度及注射骨水泥压力等有关。向椎体腔内注射骨水泥压力越大，渗漏发生的可能性越大，肺栓塞发生的概率也会提高，因而减少灌注时阻力，对于减少渗漏和栓塞的发生十分重要。由于存在不同程度椎体的骨折、压缩变扁，椎体本身骨质不连续，以及穿刺过程中可能破坏上下终板，骨水泥较易通过骨质缺损区发生渗漏。填塞椎体成形的骨水泥在比较黏稠的状态下填塞椎体，骨水泥流动性较小，发生椎体外渗漏的可能性小。多数骨水泥渗入椎旁软组织及椎间盘不会引起临床症状，而渗漏至椎间盘被认为会引起相邻椎体应力增大导致骨折。如出现暂时的局部疼痛及神经根发热感，通常是因注射部位材料的热效应所致，一般在术后2～4天内消失，口服非甾体类镇痛药物有助于缓解疼痛。

骨水泥溢入椎间孔压迫神经，引起神经痛，在胸段主要表现为肋间神经痛。神经根管由于解剖结构原因，对骨水泥渗漏的耐受性较椎管更差，少量的渗漏即可出现明显的根性症状，可应用局部神经封闭浸润治疗。骨水泥渗漏至椎管内并不常见，但其后果可能是灾难性的，椎管内骨水泥对脊髓及神经的直接压迫及骨水泥聚合反应时产生高温对脊髓的"热损伤"，使神经损害症状可能于瞬间即发生，严重者甚至导致截瘫。水泥外溢入椎管造成脊髓损害，应立即外科手术处理，急诊行椎板切除减压术取出骨水泥。

防止骨水泥渗漏是减少并发症的关键。骨水泥的渗漏与多种因素有关，清晰的C型臂X线机透视、对病椎形态及骨折程度的判断、手术医生的经验、手术方式的选择及具体的操作手法等均对骨水泥的渗漏有着重要的影响。术前必须仔细观察X片、CT、MRI等影像学资料，判断椎体压缩骨折的程度、部位、椎体后缘骨质的完整性及椎弓根的形态，确定穿刺方式及置针位置；术中透视投照角度必须与椎体前后向完全一致或垂直，避免因多次穿刺、穿刺误差而导致局部出血、不必要的医源性骨折。相对椎体成形术而言，应用椎体后凸成形术时，球囊在病椎内扩张复位的同时形成腔隙，球囊周围松质骨被推挤减小了椎体周缘骨折的缺损，因此，骨水泥能以较低压力注入，发生骨水泥渗漏的可能性明显减少。此外导管经椎弓根至椎体前部，不充盈椎体后缘部，尽量避免不穿破椎弓根内壁。同时实时的双平面监视也可有效地预防骨水泥渗漏，侧位片检查以防漏至椎管，前后位监视以防向两侧泄漏至椎间孔。一旦发现灌注剂随静脉回流迅速扩散，或向硬膜外、椎间孔渗漏应立即停止注射。经一侧椎弓根注射骨水泥的弥散范围必须达到多半个椎体。椎体主要承重的部位是前半部，注射骨水泥要保证前部分椎体内的弥散，有助于防止骨水泥弥散到椎管内压迫脊髓。

2. 损伤性神经痛或放射性疼痛　穿刺针偏下损伤神经根或偏内损伤硬膜，导致的皮下血肿、腰大肌血肿、脊柱旁血肿、肋骨骨折、肋间神经痛、横突骨折、微骨折等，可用脱水药和激素对症处理。

3. 硬膜外血肿或硬膜撕裂 穿刺偏内时椎弓根内侧壁破裂可导致硬膜外血肿或硬膜撕裂，如产生脊髓压迫症状应及时手术。

4. 针道口出现炎症或感染 常见于无菌操作不严格、针道污染、术后换药不及时等原因，严重者可导致骨髓炎。在任何情况下，骨水泥进入血管都将使机体处于感染的危险之中，尤其部分患者使用免疫抑制剂，更容易使感染扩散。对穿刺部位有感染者、出凝血功能障碍有出血倾向者、合并急性感染（如败血症、骨髓炎、关节盘炎和硬膜外脓肿）等应纳入禁忌证；同时糖尿病患者术后发生感染的概率增加，所以针对椎体压缩骨折合并糖尿病患者，应在术前积极控制血糖到正常范围后再行手术，可减少手术风险及并发症的发生。

5. 肺栓塞和深静脉血栓 主要与手术过程中脂肪和骨髓进入静脉有关。骨水泥聚合产生热量损伤血管内皮，单体进入血液激活补体系统增加肺血管的通透性，导致凝血因子活化，血液呈高凝状态；脂肪、空气、骨髓组织释放进入血液循环系统促使血栓形成，两者共同作用导致肺栓塞。由于椎体内有丰富的静脉回流系统（包括骨间、硬膜外、椎旁静脉），若穿刺针头误入静脉内，骨水泥可能沿着静脉走行，经腰升静脉、半奇静脉和副半奇静脉汇入下腔静脉和上腔静脉，严重可导致患者术后肺栓塞而早期突然死亡。同时骨水泥单体的化学毒性引起单核细胞释放导致内皮细胞变形与分离，致纤维蛋白释放，引起肺动脉高压和血栓形成。上述情况常因骨水泥灌注过程中静脉回流扩散引起，尤其是如果穿刺针与椎体内静脉相通，骨水泥过稀、注射量过快时易产生。在骨水泥的严重并发症中，以肺栓塞和深静脉血栓为主，发生率高居首位。

6. 死亡 椎体成形术后，可相继出现低血压、肺栓塞、肺动脉高压、心功能衰竭和猝死等，并且与高龄、既往肺动脉高压及冠心病等高危因素相关。

（二）常见并发症的预防

上述并发症多数是可以预防的，其预防措施主要有以下方面。

1. 规范化操作 正规的操作培训，严格把握手术适应证，熟悉脊柱解剖结构，尽量避免穿透椎弓根内壁，注意保持椎体皮质完整，有神经压迫症状或影像学有严重的硬膜外压迫时，要防止渗漏加重压迫，或放弃经皮椎体成形技术治疗。

2. 合理的麻醉选择 术中最好采取局麻，便于术中观察，及早发现异常情况。

3. 骨水泥注入时机把握 骨水泥应在凝固牙膏期进行注射，推注压力不可太大，过稀时不但容易渗漏，而且易随静脉回流扩散，引起肺栓塞。

4. 术前影像学评估 术前压缩椎体应常规行椎体CT扫描，观察椎体完整性及是否有血管与椎管相通，椎体后缘有无裂隙，从而进一步评估手术的风险。必要时术中用欧乃派克（碘海醇注射液）2～5mL进行椎体造影，从而进一步判断椎体后缘的完整性，如发现椎体后缘有裂隙，造影剂溢入椎管内应放弃该项技术。术中在推注骨水泥时应全程在X线监视下进行，一旦发现有少量骨水泥外溢的情况应立即停止推注，确定椎体后壁完整及椎体内血管不与椎管相通方能采取经皮椎体成形技术治疗。

5. 术中反应的处理 术中全过程须在C型臂X线机监控下进行，一旦发现灌注剂随静脉回流迅速扩散，或向硬膜外、椎间孔渗漏，应立即停止推注；注射骨水泥前常规静脉推注地塞米松 5～10mg，以预防骨水泥单体引起心肺系统反应，导致缺氧和栓塞；注射时要监护患者的生命体征，发现异常，应及时停止注射。

6. 适当的骨水泥用量　不要为追求填充效果而盲目加大注射量，以免增加并发症的发生率。

第三节　经皮椎弓根螺钉内固定技术

随着生物力学和材料学的发展，近年来微创经皮椎弓根螺钉内固定技术（minimally invasive percutaneous pedicle screws osteosynthesis，MIPPSO）在临床上的应用范围逐渐扩大，由最初简单的对脊柱骨折的治疗，发展到现在对多种脊柱疾病的治疗，尤其是结合计算机辅助导航技术和内镜技术后，经皮椎弓根螺钉内固定技术更多地应用于脊柱骨折、腰椎滑脱、慢性下腰痛、脊柱肿瘤、脊柱畸形等疾病的外科诊断和微创治疗，已成为微创脊柱外科的基本技术手段之一。

一、经皮椎弓根螺钉内固定技术概述

1982 年 Magerl 首次报道 X 线监测下经皮椎弓根置钉，避免了对肌肉的广泛剥离，但该器械实为经皮椎弓根钉外固定器，其钉尾及连接棒露于体外，术后患者平卧困难，钉道周围容易感染，同时因为螺钉力臂过长，易导致断钉。1995 年 Mathews 等报道将体外连接器埋置于皮下，避免椎弓根钉尾端暴露于体外，降低了术后感染的风险。但由于连接器置于皮下部位较为表浅，椎弓根螺钉力臂过长等原因，患者平卧时仍有不适，其内固定松动、断钉等并发症发生率仍较高。2001 年 Foley 等报道应用 Sextant 系统进行经皮椎弓根螺钉内固定术，该系统可使钉棒顺利地穿过肌肉深层，准确地安置在万向螺钉的凹槽内，避免了内固定物表浅、螺钉力臂长的弊端，Sextant 系统的问世标志着经皮椎弓根螺钉内固定术的初步成熟。早期的 Sextant 系统主要用于胸腰椎骨折的固定，经过改进后的 Sextant-R 系统具备了提拉复位的功能，能适用于腰椎滑脱症的治疗。随后推出的第 2 代 Sextant 系统，它使经皮椎弓根螺钉固定技术进一步完善，可用于多节段、复杂的脊柱手术。目前临床常用的经皮椎弓根螺钉系统还有 Mantis 系统和 Viper 系统等，但是各系统在临床应用过程中都暴露出了各自的缺点，如 Sextant 系统需要附加的切口，创伤较大，且角度固定，长节段置棒困难，另外其撑开和加压效果也非十分理想；Mantis 系统相对来说适合长节段固定，甚至可以用于侧弯畸形的多平面矫形，但外套筒相对粗大，操作繁琐，创伤较大。Viper 针对这些缺点进行了一系列的优化，目前已经发展到 3 代，虽然实现了减少创伤的目的，但其椎弓根钉钉尾为整体设计，耗材消费提高，使手术器械成本大大增加，因此也有部分学者采用自主设计的设备与器械进行经皮椎弓根螺钉内固定手术。近年来现代影像技术和术中导航、机器人技术等对经皮椎弓根螺钉技术的安全性产生较大影响，提高了椎弓根螺钉位置的优良率。随着现代影像技术和人工智能技术的发展，经皮椎弓根螺钉固定术的安全性有了很大的提高，经皮椎弓根螺钉技术广泛应用于临床进一步提高了脊柱疾患的疗效，促使传统开放手术向微创手术转化。

相对于传统术式，由于大量的组织剥离导致医源性关节突关节的去神经支配，肌肉内压增加、局部缺血、血管再生障碍，易导致术后腰背痛、腰背肌萎缩及力量减弱、融合节段及邻近节段不稳并退变加速，同时开放手术可增加出血量和感染风险，这些因素一定程度上延长了住院时间，减缓了术后的恢复速度。而经皮椎弓根螺钉技术恰能保留后方结构的完整，椎体高度和 Cobb 角丢失少，腰椎功能活动丢失少，并且不影响周围椎旁肌肉组织，对脊柱稳定性破坏小，具有创伤小、术中出血少、术后疼痛轻、患者可以早期活动、术后恢复快等特点，而且可以减少术后镇痛药的使用量、缩短住院日和较快回到日常工作中去。术中不需要大范围解剖椎旁肌肉组织，对脊柱的稳定性破坏小，可以预防软组织损伤对脊柱功能所造成的远期影响。

然而经皮椎弓根螺钉内固定技术无法进行椎管减压和植骨融合的手术操作，如需进行减压或植骨融合，需辅以脊柱内镜或通道系统，且矫形及撑开能力有限。由于经皮椎弓根螺钉一般为多轴向螺钉，切口内无法置入大型复位器械，其对于移位或成角畸形严重、椎体高度丢失过多的胸腰椎骨折复位能力不足，如果麻醉后俯卧位经手法复位不能获得较为满意的伤椎复位，则应考虑行开放复位椎弓根螺钉固定术，通过使用单向螺钉、沿棒轴向撑开等方法获得满意的伤椎复位。

二、经皮椎弓根螺钉内固定技术原理与适应证

（一）经皮椎弓根螺钉内固定技术原理

微创经皮椎弓根螺钉内固定技术（MIPPSO）是脊柱微创外科治疗方式的一个飞跃，经皮椎弓根螺钉内固定技术原理是在影像监视下通过微创经皮操作器械，经导针准确植入椎弓根及椎体，通过经皮植入中空椎弓根螺钉、接骨板内固定及连接棒后，可作经皮撑开及压缩，从而达到骨折复位固定，有效减少医源性损伤。小口即可完成手术，手术快速、简洁，手术流程顺畅，避免了传统开放手术对软组织的干扰，克服了传统脊柱后路内固定植入手术的大切口、肌肉剥离多、术后康复慢等缺点，可以最大程度减少对后柱稳定性的破坏，减少组织损伤和肌肉剥离，严格地说可以减少椎旁肌的血管神经破坏，从而维护脊柱软组织的平衡，避免脊柱活动影响，最大程度地避免手术并发症。无论是住院时间还是术中出血均大为减少，具有术后疼痛轻、恢复快，住院时间短，切口小、平整美观，费用少等优点，有利于患者尽早开展康复锻炼及恢复正常生活与工作。

1. 经皮椎弓根螺钉内固定技术的复位机制 后纵韧带在椎体后中央水平最厚，在椎间盘与椎骨相连处向两侧逐渐变薄，其宽度在椎间盘水平宽于椎体水平，除后纵韧带外，还发现能使椎体后壁骨折间接复位的另一途径是位于后纵韧带深部下面的椎体后壁与椎间盘的连接，其作用可能较后纵韧带更重要。Harrington 的实验表明，单纯靠后纵韧带产生的间接复位在 L_1 水平至多能使椎管受压的 35% 得以恢复，再加后路器械和过

伸体位依靠后纵韧带和椎体后壁与椎间盘的连接等，能使爆裂骨折椎管受压恢复到较好程度。因此利用后纵韧带、椎间关节软骨及椎间盘轴向撑开力使椎管内占位小骨块有限闭合复位回纳原理和经皮椎弓根螺钉结合皮下隧道和垂直安装原理，达到使伤椎恢复椎体高度及椎间隙正常高度的目的，进而恢复脊柱的生理曲度，维护节段完整性和稳定性。

2. 胸腰段脊柱后方微创入路减少神经损伤的机制　脊神经后支由脊神经发出，在下位椎体横突的上缘，上关节突的外侧向后下走行，以约 60°角分为两支即内侧支和外侧支。内侧支经下位椎体的横突根部及上关节突外侧向下经骨纤维管下行 3 个椎体，在关节突的外缘到达横突根部，附着于副乳突韧带和横突间韧带的部分纤维，沿途支配横突棘肌，在中线附近穿胸腰筋膜至皮下，支配下方相隔一二个节段的小关节突、筋膜和韧带。外侧支向外下行走，沿途支配背部深肌，下行 3 个节段穿胸腰筋膜至皮下。在脊柱后路椎弓根固定系统的手术时，传统的后路正中切口必须将椎旁肌肉分离至关节突外缘，甚至暴露横突，以取得植入椎弓根螺钉的解剖标志，另外还需用椎板撑开器持续侧向牵开，此时脊神经后支的内侧支由于附着于横突间韧带和乳副突韧带，位置较固定，较易损伤而导致横突棘肌的失神经。脊神经后支主干和外侧支也处于张力状态，此时如操作粗暴，脊神经后支极易受牵拉损伤，而导致主要的背深层肌肉的失神经营养。如果脊神经多节段损伤，肌肉失去侧支神经营养，术后将因此而致相应的症状，严重者可发生慢性椎旁筋膜间室综合征等。椎旁肌肉在开放植钉时被广泛剥离及潜在的失神经营养风险，其与脊柱后方的生理附着的破坏将影响脊柱的三维运动。经皮椎弓根螺钉植入时无关节突外缘以外的操作以及侧向的强力持续牵拉，不易导致脊神经后支的内侧支和外侧支的损伤，从而减少相关并发症的发生。

3. 胸腰段脊柱后方微创入路减少血管损伤的机制　节段动脉主要分为肋间动脉，前支和后支，其后支在椎间孔的上外方绕向后下方，相当于椎体的下方水平，走行于脊神经的下方和下位脊椎上关节突的外侧，分为内外两支穿行于腰部深层肌肉。节段动脉的后支滋养腰背部深层肌肉、关节突、棘突、椎板以及相关的韧带。节段静脉后支与同名动脉伴行，并与对侧、相邻节段同名静脉在棘突和横突部位构成静脉丛。经皮微创脊柱后路手术时，通过可视化操作和置入不同口径的工作通道使得术中操作多为垂直方向，较少有侧向操作，术中不易损伤血管、神经。节段静脉后支在横突下方与同名动脉伴行，绕向后下方，此处开放手术时较易损伤而出血，如果随意使用电凝，还有可能伤及脊神经后支的内侧支或主干。经皮植入椎弓根螺钉，操作熟练后可有效避免上述血管与神经的损伤，术中出血较开放手术明显减少。

（二）经皮椎弓根螺钉内固定技术适应证与禁忌证

1. 经皮椎弓根螺钉内固定术的主要适应证

（1）脊柱胸、腰椎骨折：脊柱骨折后，椎体高度丧失，高度低于原有的 1/2，脊柱不稳定者；或脊柱生理曲线丧失，后凸畸形＞20°，但无损伤平面以下的神经功能损害的患者，均无须进行椎板减压者。通常采用前路椎间融合后再行后路经皮椎弓根螺钉内固定，或者后路内镜下减压后再行经皮椎弓根螺钉内固定。

（2）Ⅱ度以内的腰椎滑脱。

（3）椎间盘源性腰痛、腰椎间盘突出合并腰椎不稳、慢性下腰痛等。

（4）经皮椎弓根螺钉内固定术同样也适用于颈椎、上胸椎等需要稳定内固定的疾患。

单纯的经皮椎弓根螺钉内固定技术适用范围有限，但以此项技术为基础，结合其他术式使用，则能使其优势得到更广泛的发挥。经皮椎弓根螺钉内固定技术除常单独应用于无神经损伤症状、无须行椎管减压的胸腰椎爆裂骨折外，还可与其他常规技术或微创技术联合应用，发挥其微创优势，扩大使用范围，如经皮椎弓根螺钉技术联合前路椎间融合手术治疗腰椎不稳；联合后路小切口椎板减压术治疗有神经症状的胸腰椎骨折，或联合后路融合术治疗脊柱退变与不稳；联合微创技术如通道技术、脊柱内镜技术等进行椎间盘摘除、融合与椎管减压等。

2. 经皮穿刺椎弓根螺钉内固定技术主要禁忌证　经皮穿刺椎弓根螺钉内固定技术无绝对的手术禁忌证，相对手术禁忌证有以下几种。

（1）严重心肺疾病的老年患者及有出血倾向的患者。

（2）严重的骨质疏松的患者。

（3）明显的腰椎或胸腰椎脊柱侧凸患者，伴有 2 个以上椎体压缩性骨折；伤椎及相邻椎的椎弓根有骨折者。

（4）先天性椎弓根发育不良患者。

（5）术前定位不明确的患者及不能耐受手术者，如脊柱骨折严重，同时伴有损伤平面以下的神经功能损害，需要进行彻底的椎管减压，则不能采用该微创技术。如脊柱骨折不严重，且不伴有损伤平面以下的神经功能损害，可采用保守方法治疗，无需采用该微创技术。

（6）其他如峡部裂、椎体滑脱Ⅱ度及以上、二次手术局部粘连严重等。

三、经皮椎弓根螺钉内固定操作技术

以微创经皮椎弓根螺钉内固定治疗胸腰椎骨折为例，目前国内的一般方法是全麻后施行手法复位至胸腰椎骨折大致复位，C 型臂 X 线机定位并标记损伤节段椎体和上下位椎的椎弓根体表投影。X 线监视下将 4 根导针分别置入伤椎上下位椎体的椎弓根直至椎体前中柱，以导针为中心，做 4 个长约 1.5cm 左右的纵行切口，以软组织扩张器由细至粗依次扩张椎旁肌，置入工作套筒，沿导针以空心钻钻孔至椎体，攻丝后拧入相应长度、直径的椎弓根螺钉，将固定棒按弧形轨迹穿过皮肤并置入螺钉的头部，用配套的撑开压缩工具沿固定杆纵向撑开，复位满意，分别拧紧固定螺帽，锁定钉棒连接。同法安装另一侧固定棒，透视证实复位满意。

（一）工具和植入物

专门的手术操作器械，包括定位钻套、导针、空心钻（图 7-3-1）、空心丝锥、各种规格的扳手（图 7-3-2）和导管、置棒器、断臂器（图 7-3-3）、撑开钳、骨锤（图 7-3-4）；长臂万向单芯螺钉（图 7-3-5）直径为 5.0～7.0mm，长度为 30～55mm；连接棒直径为 6.0mm，长度为 50～100mm。

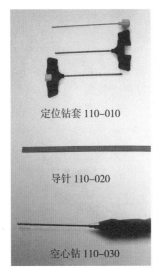

图 7-3-1 定位钻套、导针、空心钻

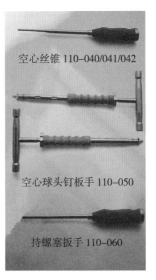

图 7-3-2 空心丝锥、各种规格扳手

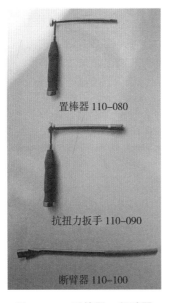

图 7-3-3 置棒器、断臂器

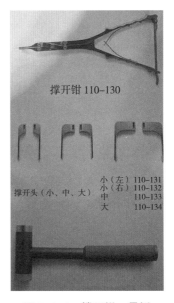

图 7-3-4 撑开钳、骨锤

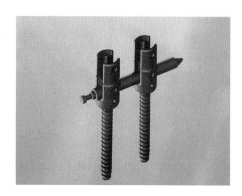

图 7-3-5　长臂万向单芯螺钉

（二）术前规划和患者体位

经皮椎弓根螺钉内固定手术成败的关键是螺钉能否准确地经椎弓根到达椎体。因此从后路正确地找到椎弓根标志，进以确定螺钉的入点及进针方向极为重要。轴位片可以看到皮肤进针点与椎弓根体表投影之间的距离，皮肤进针点一般在椎弓根外上缘再往外平移 1～2cm，而不在椎弓根的正上方。建议螺钉与椎体上下终板平行拧入椎弓根，螺钉不向内侧成角，与矢状面平行，即"直线朝前"法（straight ahead），螺钉进入约 50%～60% 的椎体前后径的深度；患者采取俯卧位，使用透 X 光的体位架或者胸垫。手术操作前要保证椎弓根在前后位和侧位片上可以正确地显示。

（三）手术操作

用穿刺针确定皮肤进针点，通过前后位的引导，将穿刺针置于椎弓根的正上方，然后向外侧平移 1～2cm 后穿入皮肤，达到小关节和横突的交点（图 7-3-6），通过前后位片和侧位片共同确定正确的进针点。由于椎弓根为一圆柱体结构，最理想的椎弓根进针点位于小关节和横突交界处（圆柱体的外缘）。进针方向应该指向圆柱体内壁，但是不要太接近。尽量将螺钉头置于小关节的外侧缘，可以防止破坏上关节突，有助于降低螺钉切迹，同时可以配合椎弓根的倾斜角度。

拔出穿刺针，在皮肤上做一个 1.5cm 左右的切口，切开皮肤和筋膜。然后通过定位钻套对椎弓根进行穿刺（图 7-3-7）。在这个过程中最重要的是确认定位钻套的位置。先是定位钻套的头端在未进入骨质时，前后位透视下显示针尖在进针点处位于椎弓根投影的外缘中部；当侧位显示针尖穿到椎体后缘时，前后位显示针尖位于椎弓根投影的内缘。确认位置正确后，锤击定位钻套尾部，使钻套进入椎体 0.5cm（图 7-3-8）。拔出内套芯，置入一个钝头的导针，再拔出外套管（图 7-3-9），这样完成整个椎弓根穿刺过程。

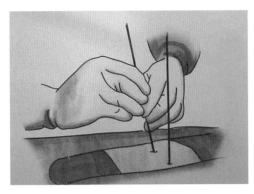

图 7-3-6　克氏针定位

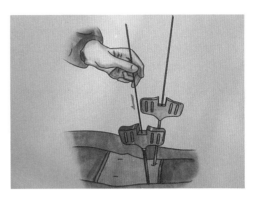

图 7-3-7　置入导针

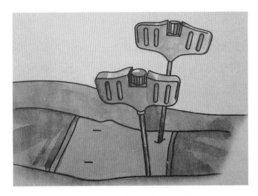

图 7-3-8　定位钻套定位

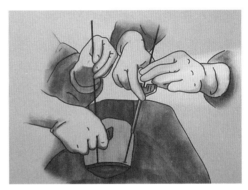

图 7-3-9　拔出外套管

在透视下，沿导针逐级置入扩张导管扩张创口，在导管内通过导针置入空心钻进行钻孔，置入空心丝锥进行攻丝。在整个过程中保证空心钻和丝锥的前端不能超出导针的最前端。取出导管，选择合适长度和直径的空心椎弓根钉，通过导针拧入（图 7-3-10），注意透视监测下确认椎弓根螺钉到达的位置。植入后取出导针。所有螺钉植入完成后，用置棒器将一只尖头的预弯连接棒送入螺钉的钉尾槽内（图 7-3-11），通过透视或小的微型拉钩确认棒位于螺钉的长尾槽内后，拧紧棒尖端的螺塞。插入椎体撑开器进行撑开复位（图 7-3-12），在撑开状态下，拧紧另外一端的螺塞（图 7-3-13），最终锁紧连接棒。通过断臂器折断所有螺钉的长臂，最后通过透视了解椎体的复位情况（图 7-3-14、图 7-3-15）。

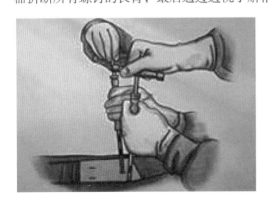

图 7-3-10　植入椎弓根钉

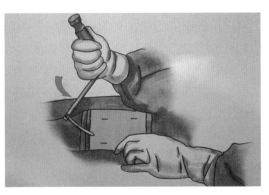

图 7-3-11　植入棒体

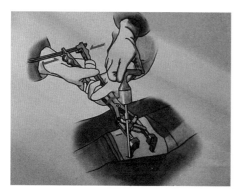

图 7-3-12　撑开并锁紧

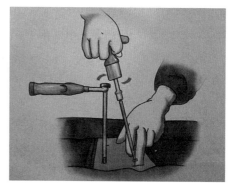

图 7-3-13　拧入螺塞

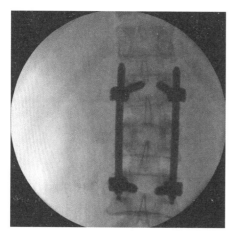

图 7-3-14　术中透视正位

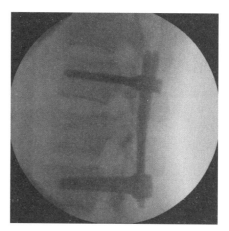

图 7-3-15　术中透视侧位

四、经皮椎弓根螺钉内固定技术的常见并发症及注意事项

（一）经皮椎弓根螺钉内固定技术的常见并发症

与传统切开内固定手术比较，微创经皮椎弓根螺钉内固定技术对组织损伤轻，可显著降低术中出血量、术后引流量，减轻术后疼痛，术后并发症较少。中空结构的经皮操作器械和椎弓根螺钉，通过定位针置入，可避免螺钉置入时发生再度移位。但是微创经皮内固定手术必须具备手术专用器械，并且关键在于精确的定位，要保证椎弓根螺钉准确地置入椎弓根内而不损伤周围的神经、血管，手术过程中反复透视，医生和患者受到的辐射较多，这要求术者具有扎实的局部解剖知识和娴熟的开放手术技术基础。

随着计算机技术在微创脊柱外科的应用，计算机导航技术和术中有三维成像功能的实时移动式 CT 已在临床应用，进一步提高了经皮椎弓根螺钉置入的准确率。三维导航技术可以在术中获得实时的三维影像信息，准确提供椎弓根的情况，以及所需螺钉的直径及长度。另外，置钉及复位后立即行 3D 扫描，可以获得即刻伤椎椎管内的情况，这为微创治疗有神经症状的胸腰椎骨折提供了便利，若经过复位后突入椎管内的骨块仍对脊髓神经有压迫，可考虑小切口通道下或椎间孔镜、椎间盘镜等内镜下进行减压。这不仅使得操作更准确、更安全、更省时，减少手术过程中 X 线对患者和医生的损害，而且该技术使术中出血明显减少，手术创伤变小，住院时间缩短。

但是经皮穿刺椎弓根螺钉内固定手术的并发症和常规开放手术相似，最常见和最严重的并发症为钉道感染，这要求术中严格遵循无菌操作，术后积极抗感染治疗。

经椎弓根内固定手术的关键是掌握好进针点及进针角度，准确地将螺钉经椎弓根拧入椎体。由于脊柱的解剖复杂，错误的进针可导致严重的并发症。

1. 脊髓和硬膜囊损伤　术中进针时向内角度大于 15°，易造成脊髓和硬膜囊锐性损伤。

2. 神经根损伤　椎弓根螺钉方向偏外侧及下方，螺钉靠近或部分通过椎间孔，有可能损伤神经根。

3. 导针损伤内脏或大血管　由于术者只能在正位投照下操作，而不能进行侧位观察，导针易穿破椎体前缘皮质，伤及内脏和大血管。

4. 内固定物折断　术后过早负重活动或内固定物质量问题可导致内固定物断裂。

（二）经皮椎弓根螺钉内固定技术的注意事项

在经皮穿刺椎弓根螺钉内固定操作时，应注意以下几个方面。

1. 术前规划及准备时，必须严格把握手术适应证，完善术前影像学检查，有条件时应完成需治疗节段的三维螺旋 CT 重建，这样通过不同影像学的检查可以在术前规划时预估选用螺钉的直径及长度，以及明确患者有无椎弓根变异，防止术中出现多次置钉或置钉失败。

2. 强调经皮椎弓根螺钉置入必须在透视引导下完成，标准正侧位检查准确定位螺钉置入点和监控螺钉置入轨迹，才能避免错误放置导致神经根损伤。经皮操作时器械的深度难以准确判断，因此在椎间盘的清除、软骨终板的刮除过程中一定要在 C 型臂 X 线机监控下进行，并注意操作器械上的刻度，以免穿破椎间盘而损伤腹腔脏器；用丝攻穿过导针经椎弓根攻丝时，因导针有时会跟随丝攻穿破椎体，因此应在透视下检查导针的深度，避免导针穿破椎体后损伤腹腔脏器和血管。

3. 术中打入导针及置钉时需同时注意进针角度、螺钉头的位置。最理想的椎弓根进针点位于小关节和横突的交界处，进针方向应指向圆柱体内壁，但不应该太接近。将螺钉头置于小关节突的外侧缘，这样可以防止破坏上关节突，同时可以配合椎弓根的倾斜角度。进钉点过于靠内有可能伤及脊髓和硬膜囊，在正位投照时，钉尖接近或超越脊柱中线，螺钉就有可能进入椎管，应稳妥地退出螺钉或导针。如有脑脊液溢出，说明已伤及硬膜或脊髓，在钉道填塞明胶海绵与骨蜡，重新调整角度，术后密切观察运动感觉及括约肌功能。

4. 骨质疏松患者植入椎弓根螺钉难以锚状固定，此时极易松脱。需在椎弓根内植入碎骨或注入骨水泥，做椎弓根强化后再行螺钉固定。另外，骨质疏松患者单位面积骨小梁减少，开钉道后有一定的导向误差，导针置入时力求准确并争取一次开钉道成功，此时操作要求较高。

5.术中置入连接棒时，不应该给予任何额外的外力，如果连接棒不能顺利轻易地穿过螺钉头部时，需重新评估整个手术操作。经皮椎弓根螺钉固定时，在冠状面和矢状面上，应保持2枚螺钉的尾端在同一水平面上，否则将导致钉棒置入的困难与错位；钉棒安装完毕后应在C型臂X线机监控下行正、侧位透视以确保钉棒安装无误，以免发生螺钉与螺棒的分离。

第四节　经皮椎板关节突螺钉固定技术

经皮椎板关节突螺钉固定技术（translaminar facet screw fixation，TLFSF），是指将螺钉经皮肤自一侧棘突基底经对侧椎板、对侧下关节突至下位椎体上关节突、横突的微创内固定技术。

一、经皮椎板关节突螺钉固定技术发展概况

1948年King首先报告采用螺钉进行腰椎关节突间固定，即关节突螺钉技术，以加强腰椎的稳定性，但由于仅经关节突间固定，其强度较差，加之未采用有效的植骨技术，假关节的发生率较高，未能获得很好的临床运用。1959年Boucher在脊柱融合中使用长螺钉经椎板、关节突间至椎弓根进行固定，即关节突椎弓根螺钉技术。1984年Magerl报道一组下胸椎和腰椎病例经椎弓根外固定的同时使用椎板关节突螺钉固定技术，自此，椎板关节突螺钉固定技术正式进入了临床。随着脊柱解剖的深入、影像技术的发展、操作技术的成熟以及生物力学实验的支持，椎板关节突螺钉固定技术无论作为一项独立抑或辅助性的固定技术获得了广泛而大量的应用，特别是应用于下腰椎病变的固定融合治疗，成为除椎弓根螺钉技术以外的又一重要脊柱内固定技术。特别是影像技术的发展和瞄准器的研制，其置钉技术逐渐由开放转为影像引导下或瞄准器引导下的经皮操作，其经历了采用X线引导、CT引导及瞄准器引导的发展过程。1998年Humke等首次提出经皮微创置入椎板关节突螺钉的概念。Kumar等于2000年报道通过术中采用不同角度的影像投照方法，即X线引导下并辅助于小切口置入椎板关节突螺钉技术。

近年来，在脊柱外科微创化进展的同时，其智能化的发展亦获得了长足的进步，有报告微型机器人在椎板关节突螺钉置入中的实验研究，微型机器人的使用进一步提高了椎板关节突螺钉置入的精确性，但要求术前和术中充分的数据收集及完善的置钉计划的制订，目前仍处于研究阶段。

二、椎板关节突螺钉固定技术的基础研究

1.应用解剖　腰椎椎板呈向外向下走行，上腰椎关节面的方向近似矢状，至腰骶部改变为斜面。根据腰椎的解剖及影像学研究发现：椎板的走行与棘突基底及横突基底构成一平面，且此平面的中轴线正好位于椎板中部，而此中轴线就是椎板关节突螺钉的走行线。采用椎板关节突螺钉固定技术的病例术前除常规行腰椎X线、CT扫描及MRI

检查外，还需作沿椎板关节突走行的 CT 扫描（图 7-4-1），以测量如下几个参数（图 7-4-2）作为术中参考。

（1）钉道长度：一侧棘突基底上中 1/3 至下一椎体对侧横突中线与上关节突外侧缘交点的连线长度。

（2）椎板厚度：一侧棘突基底上中 1/3 至下一椎体对侧横突中线与上关节突外侧缘交点的连线中椎板最薄处的厚度。

（3）椎板外斜角：一侧棘突基底上中 1/3 至下一椎体对侧横突中线与上关节突外侧缘交点的连线，连线与腰椎冠状面夹角。

（4）椎板下倾角：一侧棘突基底上中 1/3 至下一椎体对侧横突中线与上关节突外侧缘交点的连线，连线与腰椎横断面夹角。

解剖研究发现上腰椎活动范围小，其椎板较厚长，而下腰椎活动范围大，椎板短且薄。腰椎椎板的厚度大概 5 ~ 6mm，腰 2 与腰 3 椎板最厚，其次为腰 1 和腰 5，腰 4 最薄，而男性椎板厚度较女性厚，椎板关节突的钉道长度自腰 3-4 至腰 5- 骶 1 逐渐增大，

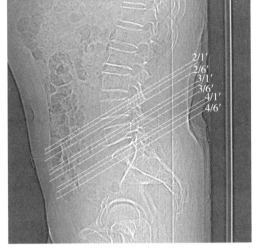

图 7-4-1　沿椎板关节突走行的 CT 扫描示意图

椎板厚度腰 3 和腰 4 较腰 5 大，椎板外斜角腰 3-4 至腰 5- 骶 1 渐减小，椎板下倾角腰 4-5 较腰 3-4 小，腰 5- 骶 1 较腰 4-5 大。通过患者影像学的测量，获得个体化数据，术前即能知道每例患者螺钉的入点、角度，所用螺钉的大概直径与长度，从而提高了手术的可预见性和操作的精确性。

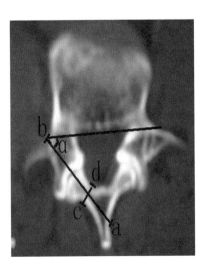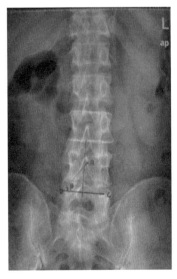

图 7-4-2　椎板关节突螺钉相关参数的测量示意图

2. 生物力学研究 作为腰椎唯一真正意义上的活动关节——关节突关节具有较好的屈伸和旋转活动度。一般情况下，关节突关节承担的轴向载荷约为整个腰椎的10%～20%。与椎弓根螺钉系统不同，椎板关节突螺钉自身并不能提供载荷能力，而是由于椎板关节突螺钉走行较长，且垂直于关节面固定，能较好地控制关节突的活动，通过固定关节突来强化其载荷能力，同时达到抗屈伸及抗旋转的目的。当然，与其他固定技术相同，椎板关节突螺钉固定技术在临床的逐步应用和进展亦是建立在生物力学实验的基础之上，其生物力学试验经历了从简单到系统、从单一到对比、从单节段到两节段、从双侧固定到单侧固定乃至联合椎弓根螺钉固定、从联合后外侧植骨到椎间植骨并现在广泛应用的椎间融合器植骨方法。

20世纪90年代中期，BAK融合器的出现，使得椎板关节突螺钉固定技术联合椎间融合器植骨成为可能，弥补了椎板关节突螺钉轴向载荷的不足。生物力学实验表明：双侧椎弓根螺钉固定是目前稳定性最好的一种固定方式。对于腰椎单节段固定，双侧椎板关节突螺钉固定方式明显地减少了固定节段的三维活动度，在控制各向活动度方面具有与双侧椎弓根螺钉固定相同的稳定性。同样，对于腰椎双节段固定，双侧椎板关节突螺钉固定联合椎间融合器植骨与双侧椎弓根螺钉固定联合椎间融合器植骨具有同等的稳定性。另外，无论是腰椎单节段固定，抑或双节段固定，单侧椎弓根螺钉联合对侧椎板关节突螺钉固定并椎间融合器植骨具有与双侧椎弓根螺钉固定并椎间融合器植骨相同的稳定性。

三、椎板关节突螺钉固定技术的临床应用

椎板关节突螺钉固定技术最早的应用报道是作为辅助性方法用于下胸椎和腰椎的骨折治疗，但后来作为主要的固定方法多应用于下腰椎及腰骶部的固定融合，特别是在获得生物力学实验的支持下，其应用的范围与方式得到了较大的拓展，虽然主要应用于单节段固定，但也有双节段固定的应用报告，椎板关节突螺钉技术的固定方式目前主要有三种：双侧固定、单侧固定和联合椎弓根螺钉固定。椎板关节突螺钉固定可提高固定节段的即刻稳定性，而且并发症较少，对于腰椎及腰骶部融合是一有效而价廉的固定方法。

椎间融合器的出现，则进一步促进了椎板关节突螺钉固定技术的应用，两者的联合不仅加强了固定节段的稳定性，而且大大地提高了融合率。与双侧椎弓根螺钉固定联合椎间融合器植骨方式相比，双侧椎板关节突螺钉固定联合椎间融合器植骨不仅具有切口小、创伤小、费用省等优点，而且明显降低了手术并发症。但是，由于临床上腰椎退行性病变往往合并一侧或双侧神经根症状，术中需要进行一侧的椎板间隙减压及通过此间隙植入椎间融合器，因此部分病例只能做一侧椎板关节突螺钉固定。

虽然单侧椎板关节突螺钉固定并椎间植骨在部分病例的应用获得了较好的临床效果，但生物力学实验证明单侧固定较双侧固定强度弱，而且临床上其手术适应证亦相对较窄，因而出现了单侧椎弓根螺钉联合对侧椎板关节突螺钉固定并椎间融合器植骨方法，其具有创伤小、稳定性好、融合率高和费用省等优点，可早期下床，且手术适用范

围相对扩大，是部分腰椎病变固定融合治疗的较好选择。除了腰椎单节段，近来临床上还出现双节段的应用报道，以及通道下经肌间隙入路的微创应用。

四、经皮椎板关节突螺钉固定技术的适应证与禁忌证

（一）经皮椎板关节突螺钉固定技术的适应证

椎板关节突螺钉固定技术主要应用于腰椎和腰骶部的固定，以提高植骨融合率。如椎管狭窄、腰椎间盘退变伴有顽固性下腰痛、巨大型腰椎间盘突出症、极外侧型椎间盘突出、椎间盘炎、腰椎滑脱Ⅰ度或退变性不稳、医源性腰椎不稳或腰椎再次手术者，较少用于创伤性或创伤后胸腰椎不稳，但也有学者将椎板关节突螺钉固定技术作为辅助固定手段用于胸腰椎骨折治疗。目前普遍认为对腰椎单节段或两节段固定融合较佳。使用椎板关节突螺钉原则上要求保持后柱骨性结构（主要是椎板和关节突关节）的完整性，若手术中必须行椎板切除减压，则应保留大部分椎板才能使用该方法。

（二）经皮椎板关节突螺钉固定技术的禁忌证

禁忌证包括腰椎椎弓峡部裂伴或不伴椎体滑脱、腰椎退行性滑脱Ⅱ度或以上、腰椎管狭窄需行全椎板切除或双侧椎板间隙开窗减压、腰椎明显三维畸形、严重骨质疏松、椎板或关节突发育不良。身高体重指数异常，如异常肥胖患者或两节段以上病变者是否适合应用此方法尚需获得生物力学的支持以及进一步的临床观察。

五、经皮椎板关节突螺钉固定操作技术

（一）术前准备

经皮椎板关节突螺钉固定技术是在影像监测和瞄准器引导下进行的操作，术前除常规手术器械外，尚需准备椎板关节突螺钉瞄准器及相应的配套器械（图 7-4-3）。

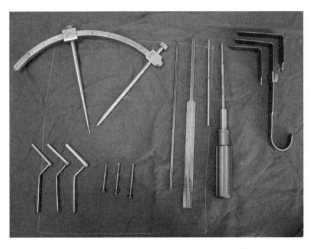

图 7-4-3　椎板关节突螺钉瞄准器及配套器械

（二）手术操作技术

在 C 型臂 X 线机监测下，确定病变节段下位椎体对侧横突中线与上关节突外缘的交点为瞄准器定位杆的插入点，根据术前测量的椎板外斜角确定导向套筒的角度，经皮插入导向套筒，抵于棘突基底横线上中 1/3 处，作为导针的入点，在瞄准器引导下经一侧棘突基底经对侧椎板、下关节突、下位椎体上关节突至横突钻入导针，导针进入深度参考术前测量的钉道长度及导向套筒留置在弧形臂外的长度。经腰椎正侧位透视确定导针位置及深度合适，即正、侧位像上导针均沿椎板关节突方向走行，正位像上导针尖位于下位椎体横突中点，侧位像上导针尖位于下位椎体横突深面，不超过椎体后缘（图 7-4-4）。撤除瞄准器，予扩孔、攻丝、拧入相应长度及直径并带垫片的钛合金空心螺钉，再次腰椎正侧位透视检查螺钉位置是否合适（图 7-4-5），判断标准同导针位置。

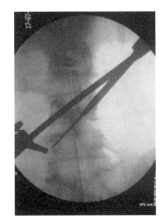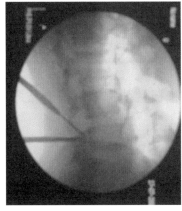

图 7-4-4　术中通过椎板关节突钻入导针后腰椎正、侧位 X 线透视图

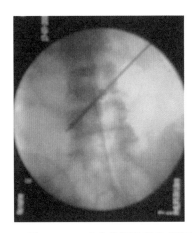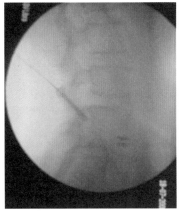

图 7-4-5　术中椎板关节突螺钉置入后腰椎正、侧位 X 线透视图

六、经皮椎板关节突螺钉固定技术的常见并发症和注意事项

经皮椎板关节突螺钉固定技术作为一种微创技术，在临床上得到不断的发展，越来越走向成熟，特别是椎板关节突螺钉瞄准器的研制与应用，大大简化了手术操作，提高了手术精度。但与任何一种外科技术相同，其亦存在学习曲线和手术并发症的问题，虽然并发症出现较少，但仍不可避免。

（一）常见并发症

1. 血管、神经损伤。

2. 椎板关节突骨折。

3. 螺钉位置不正确。

4. 螺钉松动、移位、断裂。

5. 融合器移位或陷入终板甚或进入椎体内。

6. 椎间隙高度下降和椎间孔容积减少。

7. 不融合或假关节形成。

（二）经皮椎板关节突螺钉固定技术的注意事项

1. 严格选择手术适应证。

2. 术前仔细测量每例病例的影像资料，以获得个体化数据，确保手术操作的可预见性和精确性，特别是钉道长度及椎板外斜角的数据。

3. 术中操作时，应根据术前测量的椎板外斜角进行瞄准器导向角度的设定，否则难以达到棘突基底的准确入点，最终可能影响螺钉的位置和稳定性。

4. 手术技巧 由于椎板关节突螺钉固定技术无法提供轴向载荷，以及撑开或压缩功能，因此要重视以下问题：

（1）椎间融合器床的制作质量：由于腰椎的解剖及本手术方式的固定特点，以及椎间传导是脊柱载荷的主要传导部位，因此在处理终板软骨及放置融合器时须十分注意保护终板的完整性，有条件单位可使用头灯或内镜光源辅助，避免造成终板骨折和椎间融合器陷入终板甚或椎体内。

（2）放置融合器前于椎间隙深部尽量多植入骨粒，并充填塌实，以提高融合质量并有助于评价融合状况。

（3）融合器的选择

①采用解剖型融合器，以更好地沿椎间隙方向植入，并增加与终板的接触面积，而非解剖型融合器如长方体融合器在植入过程中易偏离方向造成终板的切割

②根据椎间高度尽可能选择大号的融合器，以保持纤维环的张力及融合器置入后的稳定性，同时可增加抗旋转扭力。

>>> **复习思考题**

1. 简述经皮椎间盘穿刺技术的优缺点。

2. 经皮椎体成形技术有哪些优点?

3. 哪些骨科疾病适宜于经皮椎体成形技术治疗?

4. 经皮椎体成形技术的常见并发症有哪些?

5. 简述经皮椎弓根螺钉技术的适应证。

6. 经皮椎弓根螺钉技术有哪些常见并发症?

第八章 骨科介入技术 ▷▷▷▷

第一节 血管介入技术发展概况

介入放射学（interventional radiology）由美国著名放射学家 Margulis 于 1967 年首先提出，到 1976 年 Wallace 系统地解析并使用。它是在临床影像医学（X-ray、CT、MR、B-us 等）引导下，通过经皮穿刺途径或人体原有孔道，将特制的导管、导丝等细微器械插至病变部位进行诊断性造影和治疗，或采集活体组织标本，进行病理学、细胞学、细菌学及生化检查等。介入放射学以其微创性、并发症少、疗效好等特点而受到医学界的普遍重视。介入放射学于 20 世纪 80 年代初传入我国，并迅速发展起来的一门融医学影像学和临床治疗于一体的新兴边缘学科，涉及人体消化、呼吸、骨科、泌尿、神经、心血管等多个系统疾病的诊断和治疗。由于在疾病诊疗方面拥有传统的内、外科学不具备的微创、高效、安全、并发症少、恢复期短、可重复性强及不破坏原解剖结构等特点，在现代医疗诊治领域中迅速确立其重要地位。骨与关节系统的介入诊疗技术在介入放射学科中起步较晚，但发展迅速。

一、血管介入技术的发展简史

血管介入技术是介入医学（interventional medicine）中发展最快和重要的组成部分，其发展大体可以分为三个阶段。

（一）第一阶段为造影技术的发明和发展阶段

血管介入技术是在影像学基础上发展起来的。1895 年伦琴发现 X 射线 2 个月后，Haschek 和 Lindenthal 首次把碳酸钙注入截肢体肱动脉进行动脉造影的尝试，但未成功。1896 年，Morton 对尸体进行了动脉造影。由于缺乏安全的人体造影剂，当时的动脉造影局限在尸体和动物实验的研究。人体血管造影始于 1923 年，Erberick 经皮穿刺将溴化锶水溶液注入人体血管内造影获得成功。

1924 年 Brooks 用 50% 的碘化钠做了第 1 例股动脉造影获得成功，之后其他学者相继开展了如颈动脉、胸主动脉、腹主动脉等造影，但这些操作都是直接穿刺血管注入造影剂完成的，有较大的危险性，不能选择性地显示某些器官的血管分布，于是有人提出了将导管直接插入血管做心血管造影的设想。应用导管进行造影是 Forssmann 开创的，1929 年他将一根导管从自己的左肘前静脉插入，借助荧光屏的监视，将导管插入右心房并摄下了医学史上第 1 张心导管胸片。

1953 年 Seldinger 首创了经皮股动脉穿刺、钢丝引导插管的动静脉造影法，结束了血管介入技术需手术切开血管的历史，减少了血管损伤，使血管造影术操作简化并迅速得以普及推广。

（二）第二阶段为血管介入操作用于治疗疾病阶段

1963 年 Dotter 在行髂动脉造影时，将引导钢丝送过狭窄病变处，无意中将导管也插过了狭窄的髂动脉段，结果惊奇地发现由于狭窄的血管得到了扩张，肢体的血循环得到了改善，并于 1964 年 1 月 16 日成功地完成了世界上首例经皮外周动脉成形术。此项里程碑的手术开创了经血管造影的同时对病变进行治疗的时代。1965 年，Sano 用导管法成功地栓塞了先天性动 – 静脉畸形。

1964 年 Dotter 和 Judkin 推出一种经皮穿刺共轴扩张导管系统，扩张周围血管直到血管再通，但由于并发出血和栓塞机会多，没能推广应用。1967 年，Porstman 采用特制的导管，栓塞未闭的动脉导管，取得了令人惊叹的成功。同年，Baum 和 Nusbaum 经导管灌注血管加压素治疗消化道出血取得成功。1968 年 Newtont 用栓塞血管的方法治疗脊柱血管瘤获得满意效果。

在治疗肿瘤方面，1972 年 Rosch 对肝、肾恶性肿瘤进行栓塞，1974 年 Gruentzig 发明了更为合理的血管成形导管——双腔带气囊导管，在 1977 年更创造性地将球囊导管扩张术从外周动脉应用于冠状动脉，即经皮冠状动脉腔内成形术（PTCA）。1978 年 Gruntzig 首次报道应用 PTA 技术治疗肾动脉狭窄，取得了良好的效果。正是这些工作使人们认识到介入操作的优点和重要性，血管介入技术得到广泛承认并推广开来。

（三）第三阶段为各种复杂的血管介入技术的开展阶段

自从 20 世纪 70 年代血管介入技术兴起以后，随着科学技术的迅猛发展，经血管介入技术水平不断提高，各种新的介入器材不断出现，逐渐形成了新的学科——介入医学。各种高分子新材料、金属合金和镀膜支架的发展为介入医学提供了复杂技术所需的高度专业化器械；荧光透视、DSA 和目前正在研究的 MRI 则提供了可靠的导向工具。

20 世纪 80 年代是以支架发展为代表的，1983 年 Dottor 和 Cragg 分别报道了用镍钛合金丝制成热记忆合金支架；1985 年，Palmaz 报道用不锈钢丝制成自扩式 Z 形支架和不锈钢丝编织的球囊扩张式网状支架，之后 Mass、Wright、Sigwart 等相继报道了一些新的支架，并在临床上被广泛应用。90 年代后则是向更复杂的介入技术发展，如经颈静脉肝内分流术（TIPS）、主动脉瘤或瘘的腔内移植物修补技术等。

20 世纪 60 年代介入医学在欧美地区的逐步发展，并渗透各个临床科室，极大地提高了介入放射学家的临床地位，也赢得了相关临床科室同仁的信任，使得介入医师与临床医师的关系日益密切。目前介入放射学进入快速发展的时期，血管性介入放射学也逐步形成了三大支柱技术：①经皮血管灌注治疗技术；②经皮血管栓塞技术；③经皮血管腔内成形术（PTA）。三大支柱技术均有相应的理论体系。

血管介入放射学发展的同时，非血管介入技术亦取得了长足的进步。20 世纪 70 年代后期，采用改良的 Seldinger 技术发展起来的经皮肝胆管、输尿管、腹腔脓肿引流术和经皮胃造瘘术等相继建立，并逐步替代了需要剖腹置管的外科手术。20 世纪 80 年代，血管球囊成形术和血管内支架置入术向血管外管道系统延伸、发展，并成为消化道、胆系、输尿管狭窄的主要治疗方法。随着 CT 和实时超声在临床的应用，CT 和超声引导下的穿刺活检、脓肿引流、囊肿硬化、硬膜外血肿抽吸、恶性肿瘤消融术等逐步建立和发展起来。

我国介入放射学起步较晚，但发展迅速。目前，所有的省、市、自治区均开展了介入诊疗工作，为我国以后的介入放射学奠定了基础。从介入治疗的数量和专业队伍看，以腹部、胸部介入治疗最多，心血管和神经系统次之，其他各系统、部位则较少。同时，血管性介入治疗又远多于非血管性介入治疗工作。当前介入治疗技术已广及全身各系统的多种疾病和病变，故可概括为介入医学，已经成为与内科、外科并列的三大诊疗技术。

二、血管介入技术在骨科的应用

介入诊疗技术在骨与关节系统中的应用起步较晚，但同样发展迅速。随着介入材料、工艺及生物技术的发展，介入治疗技术更趋于微创、快速、安全和有效，在运动系统（骨科）疾病领域亦取得了飞速的发展。

在骨和软组织的肿瘤性病变，介入提示诊断和鉴别诊断，介入肿瘤活检的技术在其诊断中起到重要作用，并协助骨外科做出术前估计，为手术方案打好基础。骨肿瘤经皮选择性动脉化疗药物灌注术、经皮选择性动脉栓塞术已经被临床广泛应用。

经皮穿刺骨水泥椎体成形术，在脊柱肿瘤与压缩性骨折的治疗中获得广泛应用；股骨头无菌坏死早期超选择动脉局部灌注溶栓与扩血管药物治疗已成为股骨头无菌坏死早期治疗的首选技术；对外伤性病变可了解血管损伤情况，在外伤后期可了解血供状态，有利于矫形或血管移植术，肢体创伤所致动脉损伤的动脉造影已成为血管损伤的一种重要诊断方法，越来越被临床所重视。

第二节　骨科血管介入技术的应用指征和适用范围

一、骨科血管介入技术的应用指征

（一）骨和软组织的肿瘤

经皮选择性动脉造影术提示诊断和鉴别诊断，指示肿瘤活检的部位，经皮选择性动脉血管瘤腔内药物灌注术和栓塞术治疗骨和软组织的肿瘤。并可协助骨外科做出术前估计，为手术方案打好基础，亦可为失去手术机会的患者直接行经皮选择性动脉血管瘤腔内药物灌注术和栓塞术达到治疗的目的。

（二）外伤性病变

外伤性疾病怀疑血管损伤时，经皮选择性动脉造影术可明确诊断，了解血管损伤情况，并可行紧急治疗；在外伤后期可了解血供状态，有利于矫形、血管移植术或截肢平面的判断。

（三）血管性疾病

血管先天异常、动脉瘤、动静脉瘘、动脉粥样硬化、血管闭塞性脉管炎、血管栓塞等，经皮选择性动脉造影术、经皮超选择性动脉造影术或经皮选择性静脉造影术及经皮超选择性静脉造影术仍然是诊断血管疾病的金标准。

（四）早期股骨头缺血性坏死经导管血管内灌注药物治疗（TAI）

早期股骨头缺血性坏死经导管超选择股骨头滋养动脉灌注溶栓、扩血管及改善微循环等药物，使纤细狭窄的股骨头滋养动脉增粗、闭塞的血管复通并建立大量侧支循环，已成为保髋治疗的主要技术手段之一。

二、骨科血管介入技术的适用范围

（一）创伤性血管疾病的诊断和治疗

1. 血管造影技术　对怀疑血管损伤的骨折患者实施血管造影的目的有三个。

（1）迅速确定血管损伤的部位、性质。

（2）尽快给予栓塞及缩血管等介入治疗。

（3）为进一步的骨外科治疗提供方案依据。

造影前尽可能地利用 X 线平片和 CT 来判断骨折的部位和可能存在的血管损伤部位。CT 可发现对比剂外渗或假性动脉瘤。如有可能应检查腹部和胸部，以判断是否需要进行胸部或腹部血管造影。对于不伴骨折的骨盆钝性外伤者，如果有腹膜后活动性出血的 CT 和（或）临床表现，则需要进行血管造影；不伴骨折的盆腔内动脉损伤已有报道，造影评估前应当引起重视。

按发生率从高到低，最常受累的髂内动脉分支依次为臀上动脉、阴部内动脉、闭孔动脉、臀下动脉、骶外侧动脉以及髂腰动脉。盆腔外伤致动脉损伤包括血管完全离断、部分断裂、内膜撕裂、内膜下出血、急性动静脉交通和痉挛。血管造影时表现为弥漫性或者局限性对比剂外溢、假性动脉瘤、血管截断样闭塞、内膜瓣、动静脉瘘和动脉局部痉挛。

血管造影应尽可能经股动脉插管，从股动脉穿刺点到髂内动脉距离较短，便于选择性插管。首先，将 5F 或者 6F 猪尾导管放在腹主动脉分叉上方造影，以显示下腰部和盆腔动脉。对比剂注射速度为 8～12mL/s，持续 3～4 秒。造影目的是了解动脉解剖和发现血管，因此，足够的对比剂量和延迟摄影至关重要。造影时有可能显示重要的动脉变异（比如闭孔动脉被腹壁下动脉代替）以及老年患者动脉闭塞性疾病。经腹主动脉末端注射对比剂常可显示较明显的髂内动脉分支出血。但是，如造影未显示出血，并不能排除出血的可能。

随后，应常规进行双侧选择性髂内动脉和髂外动脉造影。将导管插至最可能出血血管后分别行后、前斜位造影。对于使用盆腔金属外固定器的患者，由于金属固定器对血管的大范围遮挡，有必要多体位造影以免遗漏病变。为显示盆腔动脉出血，有必要在造影时延迟摄影。数字血管减影（DSA）能在短时间内完成血流动力学不稳定患者的造影检查。DSA 的一大缺陷是存在出血假象，这是因肠气、输尿管蠕动和患者运动而产生的伪像。对于可疑的出血造影，应该仔细选择蒙片、进行像素移位校正以及分析未减影的造影图像，以判断其确切意义。经期子宫出血和阴茎根部染色都可能被误认为出血。

动脉穿刺的部位取决于对患者的临床评价。单纯性肢体创伤首选股动脉。下肢损伤，通常选择对侧股动脉，以便于经导管介入治疗。偶尔也选择经腋动脉。数字减影血管造影是血管造影标准技术。

动脉造影的范围应包括所有可能损伤的部位。必须进行连续成像，静脉瘘的部位需要早期快速成像，而判断出血部位需要延迟成像。因为每处创伤都需要用此方法来观察。为排除损伤，至少需要在两个方向进行造影投照，最好在两个相互垂直的方向。但存在大块异物时，透视和实验性注射可将阻挡的金属物质和感兴趣的血管分开。在潜在损伤部位近侧和远侧的 10～15cm 部位也应评估。

精细地超选择性血管造影十分重要，以便可以评价潜在损伤路径上的所有动脉。应了解有关入口伤的知识。应尽量将导管插至损伤部位的近端以清楚显示损伤的血管及损伤性质以及解剖变异。

2. 经皮选择性动脉栓塞术　一旦确认有出血，就应对出血的血管进行选择性插管并行栓塞治疗。骨盆骨折患者栓塞的主要目的是尽快止血。对血流动力学不稳定的患者仅进行选择性插管就可以进行栓塞，没有必要将导管插入小血管而无意义地延长栓塞操作时间，而且栓塞小血管只能使用小的栓塞材料。与其耗费大量时间去进行超选择性插管栓塞，不如尽早栓塞髂内动脉的整个前支或后支。对于出血过多的患者，栓塞整支髂内动脉也是可取的。

栓塞材料应该容易获得、使用简便，并能够快速闭塞中等大小的动脉。理想的栓塞材料应该只闭塞血管几个星期，因为这样的损伤恢复之后血管还可以再通。不宜使用难以掌握的栓塞材料（例如组织黏合剂），因为栓塞操作是个争分夺秒的过程。可栓塞终末动脉的栓塞材料，如明胶海绵粉末和其他的微粒也不应该使用，因为可能造成盆腔脏器、软组织和神经的缺血。不能使用无水酒精做栓塞，因为会造成组织坏死，而且难以控制这种液体栓塞材料在盆腔内丰富侧支循环流中的方向。最初，骨盆外伤患者所用的栓塞材料是自体凝血块，需要在无菌小碗中制备，如患者凝血功能障碍，则制备自体凝血块所需要时间较长，还需要使用凝血酶。由于难以控制栓塞所需要凝血块的大小以及被栓血管数天内即可发生再通，自体凝血块已经不再作为首选栓塞材料。

骨盆外伤患者所用的栓塞材料首选明胶海绵，根据拟栓塞血管的管径将其将其剪成所需大小，可快速充填到受损出血的血管，而且是短期栓塞材料，便于血管再通。明胶海绵的尺寸应当与出血部位的血管管径一致。血管近端栓塞后，仍可能通过侧支循环供血继续出血，所用明胶海绵通常为 1mm 到 1mm × 2mm × 5mm 大小，栓塞较大的血管可能需要使用长达 5cm 的明胶海绵条。栓塞时先将明胶海绵用对比剂浸泡，然后装入 1mL LUKER–LOK 注射器，在注射过程中，通过选择性插入的导管注射即完成栓塞。应该避免使用 Tuberculin 注射器，因为这种注射器没有 LUKER–LOK，在注射过程中可能从导管中逐出。注射大的明胶海绵条需用 5 ～ 10mL LUKER–LOK 注射器，而且必须使用 5F 或更粗的导管。栓塞过程中可能需要酌情使用多种不同大小规格的明胶海绵。栓塞要直到看不见对比剂外溢为止。

如果发现出血部位较多或者无法将导管插至髂内动脉主干以远，可以使用 Ben-Menachem 等阐述的播散技术，将大量 2mm 的明胶海绵颗粒浸泡在对比剂中以脉冲方式注射入髂内动脉，可栓塞多根血管。明胶海绵易于流向低阻力的出血血管。对于严重骨折伴血流动力学不稳定的患者，如果看不到明显的对比剂外溢，可凭经验进行双侧栓塞。

在盆腔血管栓塞过程中，弹簧圈可作为辅助栓塞材料。大血管横断损伤时，明胶海绵可能经过断端进入腹膜后。先置入的弹簧圈在血管内可供明胶海绵继续填塞。假性动脉瘤或动静脉瘘患者，可能需要精确的栓塞，此时可选用弹簧圈。予注射时相对不好控制的明胶海绵小颗粒时，使用近端弹簧圈闭塞技术，以保护正常血管。不过，这一技术的价值尚未肯定，而且只适应于病情平稳的患者，因为这种栓塞过程耗时较长。有各种不同大小和形状的弹簧圈适合于选择性和超选择性微导管使用。但是，对大部分血流动力学不稳定的患者来说，弹簧圈不是首选，因为其精确放置需时较长，而且偶尔不能获得完全栓塞。

对于出血量很大的患者，可在髂内动脉内放置球囊导管以暂时性控制出血。然后，通过球囊导管的导管腔用 3F 微导管进行栓塞。当难以安全栓塞出血的血管时，可采用球囊阻塞技术，例如髂总动脉或髂外动脉出血。也可以留置扩张球囊，以便随后在血管内放置支架移植物或将患者转运到手术室修补破裂血管。

血管栓塞对髂内动脉分支外伤性闭塞的具体作用机制目前尚不明确，这种闭塞可能意指已有血栓形成的动脉横切段或者是动脉痉挛区。血管造影无法鉴别这两者，因为都表现为动脉的突然中断。不主张使用导丝对闭塞动脉进行探查，因为可能会将动脉壁完整但有痉挛的动脉捅破。一些学者主张对这种闭塞血管进行预防性栓塞，以防止将来出血，尤其是血流动力学不稳定的患者尤其应该如此。但是如果血管只要一小段残段是开通的，预防性栓塞的技术难度很大。这种情况下，预先放置弹簧圈而不是使用明胶海绵，因为明胶海绵的注射不好控制。对于血流动力学稳定的患者，另一种可供选择的方案是先输血而暂不栓塞，一旦发现继续出血（24 小时内输血超过 4 ～ 6 个单位浓缩红细胞），则立即返回血管造影室寻找出血证据。由于凝血块溶解无法预测，未行栓塞的患者应当严密监测。

栓塞成功的临床表现通常是在栓塞过程中血流动力学情况迅速好转，从血管造影上表现为对比剂停止外溢和血管痉挛改善。栓塞结果需再次进行血管造影，还要对栓塞前未怀疑出血的部位进行造影。盆腔血管造影是必做的。如果对比剂外溢只在选择性动脉造影时可见，需要重复血管造影。如果对比剂从中线部位的血管外溢，需要做双侧髂内动脉造影。栓塞盆腔血管后，如果患者的血流动力学情况仍然不稳定，需要进行胸部或腹部血管造影以防存在其他部位血管出血。

经皮血管栓塞是针对出血性疾病的一项抢救生命的措施，目前没有更多其他方法可以取代。对于血流动力学不稳定的骨盆骨折患者尽早进行干预对于减少死亡率来说至关重要，可以安全而迅速地利用许多栓塞材料进行血管栓塞，血管介入技术将继续在骨盆骨折患者的治疗中发挥重要作用。

3. 血管成形技术 血管成形术包括前囊扩张和支架植入术，是利用经皮血管穿刺技术，将球囊导管引导到病变狭窄、闭塞血管进行扩张，使狭窄、闭塞血管再通，恢复血流，同时可置入支架。长期以来，血管腔内治疗的内容仅限于闭塞血管为目的的栓塞治疗。随着血管介入技术的方法及治疗范围逐渐扩大，经皮血管成形术的治疗作用受到了重视。

球囊扩张主要用于肢体动脉、肾动脉、肠系膜动脉、冠状动脉、颈动脉的狭窄；在静脉主要应用于髂静脉、上下腔静脉、锁骨下静脉、颈内静脉、支架内狭窄及透析通道的狭窄扩张。

对于某些重要的血管损伤，支架的置入可以替代手术的治疗，包括带膜和裸支架。一些重要的血管是无法栓塞的。最近很多研究表明对于这些重要血管的损伤，裸支架优于带膜支架，能得到成功治疗。裸支架常用于假性动脉瘤以及外伤性流量有限的动脉夹层的治疗。对于某些部位的动静脉瘘，例如锁骨下动脉、腋动脉、肘动脉、髂动脉、股动脉和股浅动脉等，覆以聚四氟乙烯（PTFE）的金属支架已被用于治疗。

自从开始有非手术方法探查动脉损伤的报道以来，肢体创伤治疗一直在不断发展。临床表现是肢体创伤治疗的基础，尽管动脉造影对动脉损伤的诊断既敏感又特异，但是肢体创伤时动脉造影的指征仍存在争议，肢体损伤过于靠近端不再是动脉造影的指征。另外，对较小血管的损伤，期待自然复原的观察疗法已逐渐得到认可，从而使外科医生和放射学家都质疑是否有必要对小的损伤进行诊断。但减少手术和动脉造影探查肯定会遗漏一些动脉损伤，这些损伤可在出现临床表现时再治疗。现在仍不明朗的是这种方法在临床上是否是合理的，主要是因为目前尚不清楚这些动脉损伤（尤其是小动脉损伤）的自然病程。动脉造影的作用不仅限于诊断，动脉造影在治疗上可用于指导经导管栓塞或放置裸支架或覆膜支架。对于适应的损伤病例，介入方法疗效确切。

（二）骨和软组织的肿瘤介入治疗

1. 骨肿瘤的血管造影 对骨肿瘤的血液供应，周围血管受压移位以及瘤体轮廓等可提供更多、更详细的解剖信息。对其诊断与鉴别诊断可提供一定帮助。但更为重要的是血管造影可指导骨肿瘤的介入治疗，确定治疗方案，以及对疗效进行评价和随访。骨肿瘤血管造影的主要表现：

（1）肿瘤区的供养动脉明显增粗、增多，且走行及排列方向不规则，管径粗细不均，并可见较粗血管腔突然狭窄或阻塞。常为肿瘤直接侵蚀或瘤栓所致。

（2）肿瘤内及其外周出现新生的血管网，其分布明显不规则，即所谓的肿瘤血管。往往呈团状扭曲、紊乱。肿瘤区散在斑片状不规则的"肿瘤血管湖"。

（3）实质期出现肿瘤染色，瘤体密度增加，从而显示出肿瘤之整个轮廓、形态。

2. 骨肿瘤的介入治疗 随着介入放射学的发展，骨肿瘤的介入治疗也逐渐引起人们的关注。目前介入主要与全身化疗结合，作为手术切除术前、术后综合治疗手段之一。骨肿瘤的血管介入治疗包括动脉灌注化疗和动脉栓塞治疗。对不难手术切除的患者，作为一种姑息治疗，可以减轻患者痛苦等症状，近年也受到人们的重视。

（1）适应证与禁忌证：血管介入治疗虽然属创伤性操作，但对治疗骨肿瘤方面不存在绝对禁忌证。对一般情况极差，血象、肝功能、肾功能严重异常或有明显出血倾向者应慎重进行，或在内科积极治疗纠正以上异常后进行。

（2）动脉插管与血管造影

1）术前准备：术者与患者准备工作与一般血管造影和介入治疗相同。主要包括禁食、备皮、造影剂过敏试验等。

2）动脉插管：一般患者可在局麻下进行，儿童或不合作患者可以进行全身麻醉。应注意无菌操作。一般取股动脉入路，采用 Seldinger 技术插管，下肢病变取健侧股动脉插管更便于操作。导管选择，4 ~ 6F cobra 或单弯管。若需保留导管，则可取肘动脉入路，以方便患者活动。但宜使用较细导管。进入导管后，透视下将头端置肿瘤区的供血动脉主干造影。

3）血管造影：其目的是全面了解肿瘤的部位、大小，轮廓，特别是肿瘤供血动脉的数目，供血多少以及有无动静脉瘘等，以便为介入性超选择插管的治疗方案提供依据。同时血管造影资料作为评价疗效的指标进行随访。

造影剂可选用新型低渗离子或非离子造影剂。造影时可适当固定患肢，以避免活动影响图像质量。摄影时间应足够长，包括动脉早期至静脉晚期各阶段的血管造影图像。

4）超选择插管：根据血管造影后的解剖资料，应尽可能将导管头端超选择插至肿瘤供血动脉的最远端。越接近肿瘤越好，以减少对正常组织的灌注或栓塞。也可使用同轴导管进行超选择插管。超选择插管后，再少量注入造影剂摄片证实。

（3）药物灌注：根据药理学研究，化疗药物对肿瘤细胞的杀伤作用主要取决于：①药物浓度；②肿瘤对药物的敏感性；③肿瘤本身以及药物在瘤体内的代谢；④肿瘤的局部内环境；⑤肿瘤对药物摄取能力；⑥体内对药物的清除、排泄能力。动脉灌注目的就是在总药量不变的前提下，提高肿瘤局部血循环的药物浓度，增加肿瘤对药物的摄取，从而提高杀伤肿瘤细胞的作用。

动脉导管血栓的预防与处理：为了防止动脉导管与输液装置在灌注化疗药物前后血栓形成，可采用肝素盐水缓慢滴注法；也可采取间断性导管内推注肝素溶液，关闭导管尾端三通法，一般情况不需全身肝素化。一旦发现导管堵塞，经抽吸证明血栓形成应立即处理。若需继续保留导管，可采取动脉导管鞘法更换新导管，即将堵塞导管尾端接头剪掉，选择合适鞘管，沿导管引入动脉，再由导管鞘内拔出原导管，然后重新引入一新导管。若不再需要保留导管，即可直接将栓堵导管拔出。

（4）动脉灌注、手术与全身化疗综合方案：虽然有较多研究证明动脉灌注对骨肿瘤可以取得较好疗效，但目前骨肿瘤的治疗仍主张采取综合手段。即术前动脉灌注或静脉同时 MTX 进行诱导治疗，然后施行保留肢体的切除或截肢术，术后继续静脉注入化疗等联合治疗。

（5）药物灌注结合栓塞治疗：骨肿瘤的栓塞治疗应用较少。栓塞治疗主要目的有两个方面：一是为减少术中出血，实行术前栓塞；二是对不能手术或拒绝手术者作为姑息治疗减轻患者痛苦，消除疼痛。

①术前栓塞：应在术前 3 ～ 5 天进行。栓塞材料以明胶海绵为首选。根据血管造影图像仔细寻找供血动脉。要尽可能超选择插管，并对所有供血动脉干进行栓堵。

②姑息治疗：姑息治疗能减轻痛苦，可使肿瘤缺血坏死、体积缩小和减轻症状，如作为主要治疗手段时，栓塞物应选用钢圈、聚乙烯醇微粒、IBCA、无水乙醇等永久栓塞材料。但使用永久栓塞材料尤其是液体栓塞剂，必须准确地超选择插管，栓塞过程需严密监视防止反流引起正常组织缺血坏死等并发症。

骨肿瘤栓塞一般与动脉药物灌注同时进行即在超选择插管成功后先注入化疗药物，再进行栓塞。目前，也有学者使用碘化油、化疗药混合乳剂，对骨肿瘤进行栓塞化疗，该栓塞剂比较安全可靠。

（6）术后处理

①动脉灌注或栓塞治疗后若不再保留导管即可按常规拔管，压迫止血，加压包扎并嘱患者卧床 24 小时。插管侧肢体避免活动 12 小时。若保留导管，要注意保持导管的通畅和穿刺部位的护理。

②注意水化，保持尿量，定期检查肝肾功能及血象变化。

③若出现化疗药物的不良反应，如恶心、呕吐等应给以对症处理。

④介入治疗后注意肿瘤局部的皮肤变化，如有无充血，皮色、皮温改变等，注意保护，防止感染。

（7）并发症及其处理

①胃肠道不良反应：是化疗药物的常见并发症，多在术后 6 ～ 12 小时出现，可持续 3 ～ 4 天，一般不超过 1 周，在动脉灌注化疗药之前给予地塞米松、胃复安（甲氧氯普胺）可减轻胃肠并发症；较重者应给以止吐药等对症处理。

②骨髓抑制：主要表现白细胞与血小板减少。多在用药后 1 ～ 2 周出现，应常规给以利血生、鲨肝醇等药物。若白细胞数低至 $3 \times 10^9/L$ 以下时，应注意防治感染，可输新鲜血或白细胞悬液。

③局部皮肤改变：因高浓度化疗药物刺激或栓塞后缺血，局部皮肤可出现充血、皮疹或轻度坏死。应注意护理，防治感染。

④异位栓塞与血栓形成：是栓塞治疗的严重并发症。应以预防为主，操作一定要准确、精细，推注栓塞物时严防反流。若较大动脉血栓形成，早期发现可进行溶栓治疗。

（8）疗效与评价

①临床表现：介入治疗后的突出表现是患者疼痛明显减轻或消失，患者安然入睡；其次是肿胀消退、肿块缩小。

②生化改变：肿瘤指标下降，多开始于治疗后 2～3 周。

③影像学表现：平片可见肿瘤区钙化、密度增高，边界清楚。软组织影缩小。CT 和 MR 可更准确地显示瘤体大小与结构的变化，但对判断肿瘤组织的坏死程度尚不完全可靠。血管造影是评估治疗效果的又一重要手段。治疗前骨肿瘤血供丰富。治疗有效表现为供血动脉干变细，肿瘤血管减少，实质期肿瘤染色变淡，瘤体缩小以及出现钙化。

动脉导管灌注术前化疗，作为骨肿瘤综合治疗的一部分，已逐渐被人们接受。

（三）股骨头无菌性坏死早期的介入治疗

股骨头无菌坏死是由于各种原因造成供养动脉闭塞，形成单侧或双侧股骨头供血障碍，引起股骨头活性成分（骨细胞、骨髓细胞、脂肪细胞等）坏死，或因回流静脉阻塞而瘀血、骨内压升高或缺血坏死。其发病原因复杂，病变可导致关节功能丧失，致残率很高。因外科明确病因困难，不能针对性治疗，故而半数患者效果不佳。超选择性动脉局部灌注溶栓与扩血管治疗，可同时兼顾二种病因。

目前关于股骨头坏死的治疗方法很多，一般可以分为改善股骨头血液循环的保守治疗和以股骨头置换为主的手术治疗。股骨头坏死的介入治疗就是改善股骨头血液循环的保守治疗方法之一，股骨头坏死的介入治疗是直接注入药物，改善股骨头供血。引起股骨头坏死的核心问题是血液循环障碍。无论何种保守治疗，都是以改善股骨头局部血液循环为目标的。股骨头坏死的介入治疗是介入技术与中西医药物治疗相结合的一种新技术，通过插管将具有溶解血栓、活血化瘀、扩张血管、改善微循环等作用的中西药物直接注入股骨头供血动脉内，术后配合综合治疗，改善患肢股骨头的血供、增加侧支循环、疏通股骨头营养血管、促进成骨细胞增生及破骨细胞的吸收，使坏死骨逐渐吸收，新骨不断形成，股骨头逐步得以修复。它具有简便、无痛苦、疗效可靠等优点。

股骨头坏死的介入治疗应严格掌握适应证和禁忌证，介入溶通术可以治疗各期股骨头坏死，尤其对于早期未变形股骨头坏死患者，介入治疗是首选治疗方法。单纯介入治疗适用于Ⅰ～Ⅱ期股骨头坏死，综合治疗可适用于Ⅲ～Ⅳ期塌陷变扁骨坏死患者。但是，股骨头坏死的介入治疗对于有造影剂过敏、出血体质、有活动性出血（如溃疡病等）、近期有手术或外伤史、近期发生过脑血管意外以及重症高血压（血压高于 180/100mmHg）患者不适合采用。

1. 适应证

（1）早期股骨头形态未发生压缩性改变。

（2）股骨头发生轻度压缩、疼痛明显者。

2. 介入治疗方法 股骨头坏死的介入治疗原理是直接将溶栓药物、扩血管药物及中药制剂注入股骨头供血动脉，从而改善股骨头的供血情况，治疗股骨头坏死。

（1）术前常规准备：传染病四项，血、尿、便常规，血糖、电解质、肝功能、肾功能、凝血全套，正位胸片和心电图。

（2）术前特殊准备：双髋关节 CT 或 MRI。

（3）介入操作步骤：经皮经健侧股动脉穿刺引入 5F 血管鞘，经鞘管引入 5F 眼镜蛇导管完成病变侧髂内外动脉造影；超选择性病变靶动脉插管，经导管局部缓慢灌注尿激酶和罂粟碱，间隔 10 ～ 14 天重复治疗，连续 3 次；也可一次性保留导管持续 48 ～ 72 小时灌注治疗。

双侧股骨头坏死，可经一侧股动脉穿刺，以导管成袢技术完成两侧病变血管的超选择性灌注治疗；也可经左锁骨下动脉穿刺、引入猎人头导管完成两侧病变血管的超选择性灌注治疗。

3. 术后处理　介入治疗后，骨坏死停止、骨修复开始到完全修复是一个漫长的过程，既要加强下肢锻炼，又要避免股骨头负重而压缩塌陷，若行走，应使用双拐。每隔 2 ～ 3 个月复查股骨头 CT，观察疗效。避免一切不良因素如抽烟、饮酒、使用激素类药物等。

第三节　血管介入的操作技术

一、常用血管造影剂

（一）造影剂的名称

血管造影就是往血管内打入液体状的血管造影剂，然后用血管造影机照射。碘造影剂是血管造影最常用的造影剂，但是对碘造影剂过敏或肾脏功能不好的患者，就无法采用碘造影剂进行血管造影。

血管造影是指将造影剂引入靶血管内，使目的血管显影，从而达到诊断目的。现在的血管造影通常指数字减影血管造影（digital substraction angiography，DSA），是指利用计算机处理数字化的影像信息，以消除骨骼和软组织影像，使血管清晰显示的技术。Nuldelman 于 1977 年获得了第一张 DSA 图像，目前已经广泛应用于临床，取代了老一代的非减影的血管造影方法。DSA 的成像方式分为静脉注射数字减影血管造影（IVDSA）及动脉注射数字减影血管造影（IADSA），前者指经静脉途径置入导管或套管针注射对比剂行 DSA 检查，可分为非选择性 IVDSA，即导管置入外周静脉或上腔静脉内显示动脉影像，以及选择性 IVDSA 即导管头置于受检静脉或心腔内注射对比剂显影；后者也可分为非选择性动脉造影及选择性动脉造影。非选择性 IADSA 是指经动脉途径穿刺插管后，将导管头端置于靶动脉的主动脉近端注射对比剂作顺行显影；而选择性 IADSA 是指将导管头端进一步深入到靶动脉的主干或主干的分支内进行造影。

随着介入放射学的发展，血管造影已经成为临床的一种重要的诊断方法，尤其在介入治疗中起着不可替代的作用。血管造影在头颈部及中枢神经系统疾病、心脏大血管疾病及肿瘤和外周血管疾病的诊断和治疗中都发挥着重要作用。

正常血管与其邻近的软组织，在 X 线平片中两者不能相互区别，因此必须引入对 X 线吸收率有改变的物质（即造影剂）。理想的造影剂应具有高密度、低毒性、低黏稠度以及易与血液混合和易于排泄等特点。目前常用于周围动、静脉造影的均为水溶性含碘造影剂。有以下几类：

1. 泛影酸（diatrizoic acid）　钠盐制剂为泛影钠（sodium diatrizoate，商品名为 Hypaque sodium），制剂浓度 50%，含碘量 300mg/mL。纯葡胺盐制剂为纯泛影葡胺（pure melumine diatriazoate），商品名（ardiografin，angiografin），制剂浓度有 60% 和 85% 两种，含碘量分别为 282mg/mL 和 400mg/mL。钠盐和葡胺盐胺 1：6.6 比例配制的制剂为复方泛影葡胺或泛影葡胺（meglumine diatrizoate，商品名 urografin，renografin），制剂浓度有 60% 和 76% 两种，含碘量分别为 288mg/mL 和 370mg/mL。尚有按 1：2 比例配制的钠盐和葡胺盐混合制剂（hypaque meglumine，或称 hypague–M），制剂浓度有 75% 和 90% 两种，含碘量分别为 385mg/mL 和 462mg/mL。泛影酸制剂的毒性和刺激性都较低，是目前较常用的造影剂。其主要缺点除渗透压较高外，钠盐制剂含有较高的钠离子，对血管壁的通透性和血脑屏障有一定的损害作用；葡胺盐制剂黏稠度较大，在需要快速注入高浓度溶液时常有困难。

2. 甲基泛影酸（metrizoic acid，商品名 Isopaque）　本品特点是具有以葡胺盐、钙盐和钠盐等不同成分的混合制剂，如 Isopaque280，葡胺盐为 14.01%，钙盐 0.035%，制剂浓度 60.2%，含碘量 280mg/mL；Isopaque440，葡胺盐 7.59%，钠盐 1.66%，钙盐 0.078%，镁盐 0.015%，制剂浓度 82.3%，含碘量 440mg/mL。甲基泛影酸适用于脑血管或冠状动脉造影。

3. 异泛影酸（inthalamic acid）　钠盐制剂为异泛影钠（sodium inthalamate，商品名 conray，angio–conray），制剂浓度有 66.8% 和 80% 等多种，含碘量分别为 400mg/mL 和 480mg/mL。葡胺盐制剂为异泛影葡胺（meglu–mine inthalamate，商品名 conray meglumine 或 conray），制剂浓度为 60%，含碘量 282mg/mL。异泛影酸制剂，尤其是钠盐制剂的主要优点是：浓度可较泛影酸制剂更高，而黏稠度较低，便于高浓度快速注射，适用于主动脉等流量大、流速快的大血管造影检查。

4. 碘卡明酸（iocarmic acid）　为异泛影酸的二聚体。葡胺盐制剂（商品名 dimer–X，bis–conray）浓度 60%，含碘 280mg/mL。另有葡胺盐和钠盐的混合制剂（商品名 hexabix）。碘卡明酸渗透压较低，对神经系统及血脑屏障的损害较轻，但价格较贵，一般多用作脑室造影、腰椎以下的椎管造影，也可用于周围血管造影，以降低并发症的发生率。

5. 甲泛葡糖　亦称室椎影（metrizamide，商品名 amipaque），是基泛影酸与乙–氨基去氧葡萄糖的酰化物。本品是一种非离子型造影剂，渗透压以低压与血浆渗透压接近，因而对神经系统几无毒性损害，可用于脑室及全椎管造影。用于周围动脉造影时，由于刺激性轻微，患者很少有灼热及疼痛感。用于周围静脉造影，造影后并发血栓性静脉炎显著低于离子型造影剂。甲泛葡糖的主要缺点是不能高温消毒，也不宜长期作为溶液存储，因其有降解作用，因而只能在用前配成溶液使用。其他如二丙醇异肽氨酸（inpromide，商品名为 ultravist）、甲羟异肽氨酸（iopamidol）和六羟异肽氨酸（iohexol）等新型非离子型造影剂，产品性能都很稳定，可以配成溶液储存备用。但非离子型造影剂目前价格昂贵，使用上受到很大限制。

6. 碘普罗胺注射液　是一种水溶性低渗透压非离子型造影剂，主要成分及其化学名称为碘普罗胺，N，N'- 双（2，3- 二羟丙基）-2，4，6- 三碘 -5-［（甲氧基乙酰基）氨基］-N- 甲基 -1，3- 苯二甲酰胺。药理作用：碘普罗胺是一种新型非离子型低渗性造影剂，动物试验证明其适用于血管造影、脑和腹部 CT 扫描以及尿道造影等。在对未用麻醉或药物抑制的大鼠注射碘普罗胺和其他低渗或高渗造影剂，结果表明碘普罗胺和甲泛酸胺一样具有良好耐受性，比甲醇异泛影酸盐和碘肽盐远为优越；而因其渗透性低，造成的疼痛也比后者为轻，碘普罗胺在选择性周围动脉及脑动脉造影的应用上改善了临床耐受性。

数字减影血管造影（DSA）：根据使用离子型造影剂的经验，建议静脉"团注"（Bolus）注射 30 ～ 60mL 本品 300 或本品 370（肘静脉流速 8 ～ 12mL/s，腔静脉流速 10 ～ 20mL/s）以清晰地显示大动脉，肺动脉以及头部、颈部、肾及四肢动脉，然后立即"团注"20 ～ 40mL 等渗盐水，以减少造影剂与血管壁的接触时间。动脉法 DSA 比静脉法造影剂用量及浓度均可降低。选择性越高，造影剂用量越少，故肾功能损害者宜选用动脉法。与传统的血管造影比较，动脉法 DSA 所采用的造影剂浓度、用量及速率均可减少。

7. 碘佛醇（ioversol）　化学名：N，N´ 双（2，3- 二羟基丙基）-5-[（羟基乙酰基）（2- 羟乙基）氨基]-2，4，6- 三碘 -1，3- 苯二甲酰胺。分子式：$C_{18}H_{24}I_3N_3O_9$。分子量：807.116。性状：碘佛醇为无气味，细白非结晶状粉末，其水溶液透明，为无色或浅黄色，在室温下不结晶，pH 为 6.0 ～ 7.4。药物快速静脉注射后，血液内碘浓度立即升至峰值，在 5 ～ 10 分钟内迅速下降，血管内的半衰期约为 20 分钟，静脉团注造影剂后 15 ～ 120 秒钟，正常和异常组织的对比增强达到最大程度，因此在注射后 30 ～ 90 秒钟内进行的动态 CT 扫描可以提高增强效果及诊断效率，这在 CT 增强检查时尤为有用。

8. 碘克沙醇　中文别名：5，5'-（（2- 羟基 -1，3- 丙烷）双（乙酰亚氨））双（N，N'- 二（2，3- 二羟基丙基）-2，4，6- 三碘 -1，3- 苯二甲酰胺；威视派克英文名称：Iodixanol，分子式：$C_{35}H_{44}I_6N_6O_{15}$，分子量：1550.1819。适应证：本品适用于锥管内造影，也有用于静脉内尿路造影、心脑血管造影。为注射用造影剂，适用于椎管内造影、心脑血管造影、静脉内尿路造影。其作用原理是结合碘在血管或组织内吸收 X 射线造成影像显示。碘克沙醇对心血管参数以及股血管血流的影响较少，但是对高龄肾功能不全冠脉介入患者使用时应注意。

IA-DSA 的用量为应少于常规剂量的 50%，具体的剂量取决于注射部位。一般剂量为：颈动脉 6 ～ 10mL；椎动脉 4 ～ 8mL；主动脉 25 ～ 50mL；锁骨下动脉 2 ～ 10mL；腹主动脉主要分支 2 ～ 20mL，如需要可重复注射，总剂量不超过 200 ～ 250mL。

（二）造影剂的副反应和并发症

血管造影的造影剂用量较多，直接注入血管腔内，有些患者会出现反应和并发症。造影剂大都为含碘有机溶液，所引起的反应大多认为是过敏反应，但其发病机制较复杂，尚不完全清楚，可能和造影剂所含的化学结构性状、给药的剂量和注射速度、患者的过敏体质等相关。主要的反应症状为：

1. 喉部、气管和支气管痉挛所致的胸闷、气急、呼吸困难。

2. 血管舒张血压下降和循环衰竭的休克症状。

3. 血管神经性水肿、皮疹、肺水肿。

4. 发热、寒战、头痛、昏迷、心律失常和心跳停止等。

为了防止造影剂反应，应采取各种预防措施，首先应详细询问对药物过敏，尤其是对碘剂过敏的病史。其次是给患者作碘过敏试验，过敏试验以静脉注射造影剂法较可靠，方法为把 1mL 造影剂缓慢注入静脉管腔内，观察有无反应。有造影剂过敏史或造影剂过敏试验阳性的患者，应禁忌作血管造影。目前使用的造影剂种类很多，应选择毒性更低的造影剂，有些患者对某种造影剂（如泛影葡胺）过敏，而对另一种造影剂（如Conray 或碘卡明）并不过敏，则可更换造影剂。

预防造影剂反应的另一方面在于造影过程中严密观察，并且作好可能发生各种反应的抢救准备，特别要准备好各种抢救药物和设备。在发生造影剂反应时，根据患者症状，可用收缩血管药物升高血压，解除喉部和气管支气管痉挛，如去甲肾上腺素注射液 1～2mL，加到葡萄糖液中做静脉滴注，或用氨茶碱 0.25g 稀释于葡萄糖液内做静脉注射。为了转化机体的过敏反应，可用氢化可的松 100mg 加入 5% 葡萄糖液内做静脉滴注，亦可用地塞米松 20mg 做静脉注射，此外还应对症治疗，必要时给氧、插管、人工呼吸、心脏按压等抢救措施。

（三）造影剂使用的注意事项

1. 使用造影剂前应做碘过敏试验 经验表明，有过敏倾向的患者较他人更易发生过敏反应。对这种病例，有些医师预防性地给予抗组织胺药或皮质类固醇。但造影剂与预防性药物不可混合注射。

2. 检查当日患者须空腹但给予充足水分 必须先纠正水、电解质紊乱，对有这种倾向者尤为重要。腹部血管造影和尿路造影时，肠内无粪块及气体可提高诊断效果。患者自检查前两日起禁食易产气食物，特别是豌豆、黄豆、扁豆、色拉、水果、黑面包、新鲜面包和未烹饪的蔬菜。检查前日，患者应于下午六时后禁食，当晚宜服缓泻剂。婴幼儿检查前不应长时间禁食和使用泻剂。

3. 使患者镇静的措施和给予适当药物 可使患者避免过度兴奋、不安和疼痛。这些因素可诱发副作用或加剧造影剂反应。

4. 将造影剂加热至体温，可增加其耐受性。

5. 造影剂应尽可能在患者仰卧时注入 经验表明，给药后应继续观察患者至少 30

分钟，而严重的副作用大多发生在这段时间内。

6. 非立即使用时，勿将本品吸入注射器内；检查后所剩造影剂必须废弃。

7. 碘造影过敏、严重的肝肾功能损害、心脏和循环功能不全、肺气肿，一般情况极差、重度脑动脉硬化、长期的糖尿病、脑性痉挛状态，潜在性甲状腺功能亢进、良性结节性甲状腺肿、多发性骨髓瘤患者需特别仔细地权衡造影检查的利弊。

8. 多发性骨髓瘤、长期糖尿病、多尿、少尿、痛风、婴幼儿及一般情况极差的患者，即使注射低渗造影剂，术前亦不应限制液体入量。

9. 孕妇使用本品是否安全尚无定论，但妊娠期应避免辐射，故要仔细权衡 X 线检查的利害得失，而不论其是否使用造影剂。

10. 嗜铬细胞瘤患者术前宜给予 α 受体阻滞剂，以防止高血压危象。

11. 注射经肾排泄的含碘造影剂后，甲状腺组织摄取诊断甲状腺异常的放射性同位素的能力降低可达两周，个别患者甚至更长。

12. 有经验的放射学家认为应付极少见的造影剂意外的最好预防措施是做好立即抢救的准备，这包括及时提供给药的血管通路、常备所需药品（如皮质类固醇）、气管插管及呼吸器等。

13. 造影剂意外的治疗建议 备妥急救药品和器械、熟悉急救措施对及时处理造影剂意外至关重要。建议采取以下措施：

（1）静脉注射大剂量水溶性皮质类固醇：如 6α - 甲基去氢氢化可的松半琥珀酸钠，按下述剂量注射：所有病例均立即静脉注射 500mg（4 岁以下 250mg），于 2～3 分钟内注完。危重患者可再追加剂量至 30mg/kg 体重（例如体重 70kg 者，大约注射 2000mg），于 3～5 分钟内注完。保留静脉插管或导管，维持血管通路。有些医师主张给予皮质类固醇之前或同时及早补充血容量。

（2）给氧：必要时可正压给氧，进一步处理视患者情况及最主要的症状而定。下述剂量仅适用于成人，儿童依年龄剂量酌减。注射血液代用品补充血容量。点滴去甲肾上腺素，将 5mg 溶于 500mL 溶液（10% 溶液，5～10mL）。使用强心苷的患者慎用钙剂。

（3）心室纤颤：立即进行胸外心脏按摩及人工呼吸。以除颤器除颤，如有必要可重复除颤。若无效或无除颤器，心内注射 0.5g 普鲁卡因酰胺。每 5～10 分钟静脉注射 8.4%（即 1mval/mL）碳酸氢钠 50mL，以拮抗在心室停搏或心室纤颤时产生的缺氧性酸中毒。检查血 pH 值。

（4）肺水肿：以血压计袖带阻断静脉，成人可切开静脉放血。静脉注射速效利尿药，成人滴注 40% 葡萄糖溶液用于高渗利尿。如患者未洋地黄化，可给予适当的强心苷使其快速达到饱和量，例如成人给予毒毛旋花子苷 0.125～0.25mg，静脉注射（二尖瓣狭窄患者慎用）。正压呼吸，但不能用于休克的患者。

（5）脑症状：患者烦躁，应肌内或缓慢静脉注射镇定药如地西泮，对严重的兴奋状态可加用异丙嗪 50mg 臀部注射。对脑器质性惊厥，肌肉注射 0.2～0.4g 苯巴比妥。严重的惊厥（癫痫持续状态），应静脉注射短效麻醉剂。

（6）过敏症状：①严重的荨麻疹，注射抗组胺药以加强皮质类固醇的作用，亦可予以钙剂（使用强心苷者慎用）；②哮喘发作，可非常缓慢地静脉注射抗组胺药（如异丙嗪 50mg）；③上呼吸道梗阻，可考虑气管切开。

二、血管穿刺技术

20 世纪 50 年代，随着 Seldinger 技术的推广，血管造影进入了一个新的阶段，避免了切开暴露血管，改为直接经皮穿刺血管，运用导管与导丝，将导管插入血管内，这已成为介入放射学的最基本方法，Dotter 称此技术为医学发展的一个里程碑。这一技术以后也发展应用于所有腔道的穿刺，不过在技术与方法各有不同。

（一）Seldinger 穿刺技术

1. Seldinger 穿刺技术基本概念　用带针芯的穿刺针经皮穿透血管前、后壁，退出针芯，缓缓向外拔针，至见血流从针尾射出，即引入导丝，退出针，遇过导丝引入导管，将导管放至主动脉，此即 Seldinger 术（图 8-3-1）。

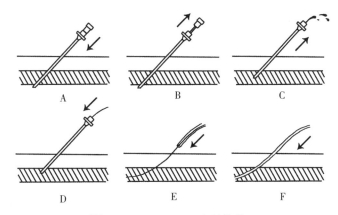

图 8-3-1　Seldinger 穿刺技术

A. 穿刺针穿过血管前后壁；B. 退出针芯；C. 后退穿刺针见血喷出；D. 插入导丝；E. 退出穿刺针引入导管；F. 导管顺导丝进入血管，退出导丝

2. Seldinger 改良法　Driscoll 于 1974 年提出改良法，他用不带针芯的穿刺针直接经皮穿刺，当穿刺针穿过血管前壁（避免损伤后壁），即可见血液从针尾喷出，再引入导丝、导管即成。这一方法的主要优点是避免穿透血管后壁，一次穿刺成功率高，并发症少，熟练操作后对桡动脉、肱动脉与腋动脉穿刺更有利。目前绝大多数术者均采用改良法穿刺，由于 Seldinger 的贡献，一般文献上仍称 Seldinger 穿刺术，不刻意说明改良法（图 8-3-2）。

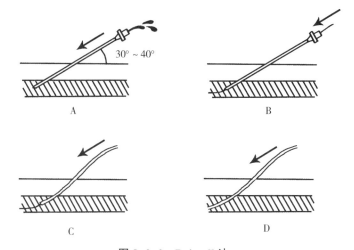

图 8-3-2　Driscoll 法

A. 穿刺针进入血管；B. 引入导丝；C. 沿导丝引入导管；D. 退出导丝留下导管

3. Seldinger 法（逆行穿刺股动脉为例）　常规准备下消毒，铺无菌巾，此法一般由两人操作，亦可一人操作。通常患者仰卧在造影台上，以逆行穿刺股动脉为例。术者站在患者右侧。以右手为主操作。穿刺前应先确定穿刺部位，穿刺部位应该包括皮肤进针点与血管进针点两个部位。由于穿刺针斜行穿入，所以它们不在同一垂直面上，根据皮下脂肪及肌层的厚薄予以调整。

所有患者除不合作或婴幼儿者做全身麻醉外，一般均采用局部麻醉。术者先确定穿刺针的针芯与针套完全密切套合，再以右食指顶在穿刺针芯处，右拇、中指夹住穿刺针的基板，穿刺针以 30°～ 40°角向血管穿刺，动作较快。估计穿刺针穿过血管前、后壁，左手抓住穿刺针，右手将针芯拔出，抓住穿刺针慢慢后退，至见到血液从针尾处喷出即停。初学者可能过于用力，使穿刺针的针尖触及骨壁，而引起患者疼痛，应予避免。插入导丝穿刺成功后，助手协助插入导丝，这就要求助手与术者能配合好，尤其要注意导丝插入时的阻力情况。

在导丝通过穿刺针插向血管时如有阻力切忌用力猛插，过猛时可能导致导丝插入血管内膜下，甚至穿出血管。必要时退出导丝，观察穿刺针位置，如正确再插入。退穿刺针导丝进入血管 15 ～ 20cm 左右，术者用右手固定导丝，左手将穿刺针退出皮肤，立即用左手压迫穿刺处，右手抓住近穿刺处的导丝。由助手将穿刺针取下。并用肝素盐水纱布从近穿刺处将导丝抹净至导丝末端，随后进入血管鞘，再选择合适的导管。

（二）常用部位的穿刺方法

1. 顺行股动脉穿刺　许多腹股沟下的血管内介入操作需要行顺行股动脉穿刺。顺行穿刺常常比逆行穿刺困难，特别是肥胖患者。顺行的动脉穿刺部位与逆行穿刺相同。通常患者仰卧在造影台上，常规准备下消毒，铺无菌巾，局部浸润麻醉下，穿刺针斜向穿过软组织，因此有必要在前下腹壁行皮肤切口。肥胖患者通常需要助手帮助推开腹壁的遮挡。如果顺行穿刺的部位过低，穿刺针几乎是进入股深动脉而不是股浅动脉。如果在股总动脉分叉 1cm 之内进行穿刺，导丝一般进入股深动脉。在这种情况下，先将弯头导管引入股深动脉，在斜位透视下小心地回撤导丝，操纵导丝多可进入股浅动脉。或者选用 J 型导丝（也可用弯头超滑导丝）利用其角度向后旋转，选择性地进入股浅动脉。

顺行股总动脉穿刺具有穿入腹股沟上方的风险，与之相关的腹膜后血肿和假性动脉的风险增加。透视下穿刺部位应为股骨头前上 1/3 或髋臼。或疑穿刺部位较高，以避免置入大导管鞘以降低风险。腹膜后血肿的临床表现隐匿，需要提高警惕。见不到出血，可仅表现为髂窝内境界不清的肿胀感，可伴轻度不适。通常有中度心率加快，血压通常在数小时内维持正常，最明显的表现可为当日午夜血压突然下降。疑穿刺部位高、术后出现不明症状时应将日间留院观察改为持续观察一整夜。现在有一种股动脉顺行穿刺针，包括整体式筒状的针身和针柄，内腔通道内具有一分隔壁，分隔壁将所述通道轴向分成两条相互独立的左通道和右通道；所述左通道的端口为斜置的左造影通道出口，在左通道的针柄部位具有一左造影通道；所述右通道的端口为右造影通道出口，右造影通道出口与左造影通道出口背向设置，在右通道的针柄部位具有一右造影通道；在左通道和右通道上分别设有单向止血阀，在左造影通道和右造影通道的端口上分别设有肝素帽。利用本穿刺针进行介入治疗，穿刺针即使穿刺进入股深动脉，也能确保导丝顺利进入靶血管，解决了穿刺成功后导丝跟进，造影后发现进入的是股深动脉，需要重新穿刺，甚至导致手术失败。

2. 腋动脉穿刺　过去腋动脉（或者差不多接近上臂）穿刺很受欢迎，因为与臂部的肘动脉或桡动脉相比其直径较粗大。

通常患者仰卧在造影台上，常规准备下消毒，铺无菌巾，局部浸润麻醉下，手臂外旋外展时腋（肱）动脉可被触及。肱骨头位于其后方，稍加压迫即可完全止血。与肱总动脉相比，此段的血管有两个缺点：一是血管管径较小；二是邻近臂丛和上肢神经，可引起暂时或永久性的神经后遗症。股动脉和上肢神经在腋窝筋膜鞘内横行，因此，即使筋膜鞘内一个小血肿也可压迫邻近神经引起神经麻痹。

3. 肱动脉穿刺　通常患者仰卧在造影台上，手臂伸直并外展，掌心朝上，肘关节过伸位并轻度外旋。常规准备下消毒，铺无菌巾，局部浸润麻醉下，以肘部皮肤皱褶稍上方肱动脉搏动最强处为穿刺点。1% 利多卡因约 5mL 行皮内注射局部麻醉。采用前壁穿刺技术。完成腔内治疗后拔出动脉鞘管，局部加压包扎。肱动脉入路的主要缺点是邻近正中神经而且供血动脉为单只细小的血管，穿刺部位的局限性动脉夹层可导致严重后果。正中神经通常与动脉一起于肘部正中走行，但与动脉的关系变异较多。正中神经常常在局麻时被阻止，或在穿刺时被触及产生电击感，偶可发生永久性神经损伤。

臂丛或腋神经穿刺引起的永久性神经损伤的机会不大，但性质严重。但触摸不到肱动脉搏动时应考虑选择无创伤性影像学检查如 CTA 来完成诊断目的。

4. 桡动脉穿刺　近年来选择桡动脉作为心脏病介入和造影诊断的穿刺入路较为流行。选择合适的穿刺点能够降低术者穿刺的难度，有助于提高穿刺的成功率，所以穿刺点的选择非常重要。由于桡动脉越靠近远端其走行越为表浅，但其分支也越多，因此如果穿刺点的选择过于靠近远端，误入分支血管的可能性就会增加；而如果穿刺点过于靠近近心端，由于桡动脉的走行较深，也会增加穿刺的难度，而且一旦在选定部位穿刺失败，常需要在向近心端前移重新选择穿刺点。假如原穿刺部位过于靠近近心端，也会给重新选择穿刺点带来一定的困难。通常情况下，穿刺点一般选择在桡骨茎突近端1cm处，因为该部位桡动脉的走行较直且相对表浅，穿刺容易成功，而且桡动脉在该部位的分支相对较少，穿刺误入分支血管的几率较小。但在某些病例，由于受到桡动脉迂曲、变异等因素的影响，该部位可能并非是最合适的穿刺点，所以穿刺点的选择应因人而异。理想的穿刺点应选择在桡动脉走行较直且搏动明显的部位。

在局部浸润麻醉时，穿刺前皮下注射过多的麻醉药物会造成穿刺部位的肿胀，从而影响术者对桡动脉搏动的判断，进而增加穿刺的难度，因此建议应用"两步法"给予局麻药物，即穿刺前皮下少量注射麻药，穿刺成功后在鞘管置入前再补充一定剂量的麻醉药物。但是在注射麻醉药物时进针不宜过深，以免误伤桡动脉。

在桡动脉穿刺时最好能够将患者的腕部垫高，保持腕关节处于过伸状态，有利于提高桡动脉穿刺的成功率。穿刺时将穿刺者左手的食指、中指、无名指自穿刺部位由远至近依次轻放于患者桡动脉搏动最强处，指示患者桡动脉的走行方向。食指所指部位即为穿刺的"靶点"，三指所指线路即为进针的方向，这里需要避免的一种情况是，有些术者为更清楚地感觉动脉搏动手指按压过度，这样就会造成桡动脉远端的血流受阻，人为增加了穿刺的难度。进针的角度一般为30°～45°，但对于血管较粗或较硬者，进针角度应稍大；而对于血管较细者进针角度应略小；进针后如果针尾部见血液流出，可再前送穿刺针少许后，缓慢回撤（对于选用Terumo套管针穿刺者，应先退出针芯后再回撤套管，应注意的是在退出针芯时应确保固定套管的位置）直至针尾部喷血后再送入导丝。如果进针后未见针尾部回血，不要急于回退穿刺针，可用左手食指判断一下此时穿刺针与桡动脉的位置关系，再回撤穿刺针至皮下，调整针尖方向后再次进针，每次进针如果未见回血，都应先判断针尖的位置后再重新穿刺。

如果穿刺针尾端喷血良好，左手食指和拇指固定针柄以确保穿刺针位置不动的同时右手送入导丝，动作应轻柔，一旦遇到阻力，应立即停止前送导丝，可部分回撤导丝后，通过改变穿刺针的角度或旋转穿刺针调整导丝的前进方向后，再次试送导丝以利于导丝顺利前送，此时切忌强行推送导丝，以免误伤小分支导致前臂血肿的发生。通常情况下要求前送导丝至少应超过尺骨鹰嘴水平后再沿送鞘管。

置入鞘管前，为减少患者的痛苦，常需在穿刺部位补充一定量的麻醉药物，并做一皮肤切口以减少鞘管送入时的阻力。目前使用的动脉鞘管表面多附有亲水涂层材料，鞘管经水浸润后有助于降低鞘管送入时的摩擦力，防止桡动脉痉挛的发生。送入鞘管时，左手食指和中指固定穿刺点导丝的位置，拇指压住导丝的体外部分，右手持鞘的尖端，保持与血管走行方向一致，缓慢推进。如遇阻力应通过前送和回撤导丝来判断鞘管是否穿出血管。置入鞘管后一同撤出扩张管及导丝，如能经侧管顺利回抽出动脉血，可判定鞘管位于血管真腔，桡动脉穿刺成功。

5. 腘动脉穿刺　腘动脉位置较深，邻贴股骨腘面及膝关节囊后部。沿半腱肌外缘向外斜行，至股骨髁间窝水平居膝后中部，而后垂直向下达腘肌下缘，分为胫前动脉和胫后动脉。前者经骨间膜上缘进入小腿前区，后者经比目鱼肌腱弓深面至小腿后区。该动脉除发出肌支分布于邻近诸肌外，尚有五条关节支，即膝上内、外侧动脉，膝中动脉及膝下内、外侧动脉，均参与组成膝关节动脉网。腘动脉上部因与股骨腘面关系密切，当股骨髁上骨折时，可能伤及腘动脉。

通常患者俯卧于检查床上，常规准备下消毒，铺无菌巾，局部浸润麻醉下，进行腘动脉穿刺，如果导管已置入股总动脉，可用对比剂使腘动脉显影以指导穿刺，也可选择超速引导穿刺。在俯卧位时，腘动脉位于腘静脉深处，因此，采取腘动脉入路时应注意避免同时穿刺腘静脉。股动脉闭塞者顺行插管失败后，选择腘动脉顺行入路可获成功。

腘动脉入路的其他适应证包括：股浅动脉起始部闭塞残端平齐的病变（flush occlusions）的开通；单次穿刺完成髂动脉和股动脉节段的上下串联病变（tandem lesions）的血管成形术。与对侧入路相比，同侧腘动脉入路径线更直。腘动脉入路的缺点是患者取俯卧位带来的不适和腘窝内的穿刺部位较深，增加术后徒手压迫止血的难度。

6. 小腿动脉穿刺 小腿动脉包括胫前动脉和胫后动脉。胫前动脉由腘动脉分出后，穿小腿骨间膜至小腿前群肌的深面下行，沿途发支布于小腿群肌和附近皮肤，此动脉下行至足背移行为足背动脉，足背动脉再分支到足背和趾背，并有分支穿至足底称足底深支；胫后动脉是腘动脉的延续，沿小腿后面浅深层之间下行，在起始处发出腓动脉，分支布于胫腓骨和小腿后、外群肌，本干经内踝后方转入足底分为足底内侧动脉和足底外侧动脉，分布于足底肌和皮肤。

行内膜下血管成形术时，在单纯顺行入路不能重新进入远侧真腔或远侧开发的血管长度有限的情况下，可经上述下肢远端动脉入路进行闭塞病变的双向联合内膜下插管，其六个月保肢率的效果得到认可。在超声引导下或透视下以动脉壁钙化为导引或经顺行插入的导管注入对比剂引导下使用微穿刺套装（Cook）完成下肢远侧血管的穿刺。

7. 颈动脉穿刺 从体表观察，颈动脉位于喉部甲状软骨两侧，胸锁乳突肌的内侧颈动脉注射时，进针位置即上平甲状软骨上缘，下至甲状软骨下缘1cm处，用手触摸动脉搏动最明显处即为穿刺部位。颈总动脉在甲状软骨上缘分为颈内动脉和颈外动脉，而在其分叉处有两处重要结构，即颈动脉窦和颈动脉小球，按压或穿刺其部位可引起心跳、呼吸加快，血压升高等一系列临床变化；在甲状软骨下缘分布有甲状腺，注射时若不小心容易损伤其组织。

体位一般采用平卧位，将枕头垫于颈下（高约 8 ~ 10cm），头向后仰，尽量暴露颈部（致使颈部皮肤绷紧以利于穿刺），头略偏向于穿刺部位的对侧（以偏离正中线 1 ~ 2cm 为宜），术者站于患者的右侧进行操作，首先要根据解剖位置寻找正确的注射部位，进行常规的皮肤消毒后，用左手食指或食指、中指固定其搏动明显处的血管，右手食指和拇指固定针柄部位进行垂直进针，见回血，表明穿刺成功。进针时要注意进针方向，其垂直角度以与颈动脉垂直方向为准，而非与水平面垂直。只有正确掌握其进针角度和颈动脉的部位，才能提高颈动脉穿刺成功率。在拔针后按压时要注意按压位置正确，以免按压到颈动脉窦和颈动脉小球引起一系列不良后果。

三、选择性血管插管技术

Seldinger 技术穿刺成功后，更重要的是将导管送入靶血管。

（一）腹主动脉血管造影

主动脉造影通常采用 Seldinger 法经股动脉途径，主动脉插管一般较易完成，当存在动脉瘤、严重弯曲或动脉硬化时，采用头端成角的"J"头可操控超滑导丝插至膈肌水平，再沿导丝引入 5F 猪尾导管。

尽管经常直接行内脏动脉造影而省略腹主动脉造影的步骤，但腹主动脉造影对于获得血管路径图以指导选择性插管仍然具有重要作用。腹主动脉造影会增加血管造影剂使用量，但可能能够节省插管时间，同时在如果需要更换术者时可以减少异议，并且有望发现变异起源的动脉分支或代替分支，以及发现隐匿性的动脉瘤或动脉硬化性狭窄。主动脉造影可以显示正常状态下的动脉分支情况，帮助操作者区分血管狭窄的原因为插管刺激后痉挛还是肿瘤侵袭包绕。

当出现双侧髂动脉或腹主动脉下端完全闭塞时，主动脉造影可以采用经肱或腋动脉入路。一般建议采用左肱或腋动脉，因为采用左侧入路更有利于动脉内脏分支的插管及后续介入处理。但当锁骨下动脉或胸主动脉非常迂曲或存在严重动脉硬化时，从上入路穿刺点至腹主动脉路径可能会较长及迂曲，并且可能出现硬化斑块脱落至头臂干、臂丛损伤或假性动脉瘤形成的危险。在患者无凝血功能障碍或严重高血压时，采取经腰直接穿刺行主动脉造影也是非常安全的，甚至可以经过此途径置入 5F 导管鞘行进一步的选择性插管，但随着 CTA 及 MRA 技术的发展，目前越来越少采用该方法。

（二）常规导管的超选择性插管

由于大部分的介入操作均始于常规的选择性导管，因此对于操作者来说，弄明白是否能采用花费较少的常规导管成功地完成超选择性插管总是具有莫名的诱惑，特别是当患者不存在血管解剖变异的时候。事实上，对于动脉性病变来说，采用常规导管完成支气管、胃、肝、肾、盆腔、四肢的出血性病变或肿瘤性病变的栓塞通常有较高的成功率。而对于静脉性病变来说，这些常规导管在完成静脉采样或栓塞手术时同样具有重要作用。

股动脉入路是大部分胸腹部介入治疗优先采取的途径。肱或腋动脉入路则用于特殊角度的血管分支插管。通常先经皮置入 5F 或 6F 的导管鞘以减少因导管、导丝反复交换而造成的血管损伤。最常用的预成形导管包括头端呈 C 形、牧羊钩或眼镜蛇导管。对于成锐角的血管插管，使用 5F 或 5.5F 的 Ⅰ、Ⅱ型 Simmon 导管或 Cobra 导管的"成袢技术"。Simmon 导管可以采用简单的缝线牵引技术于腹主动脉近端快速成形。如果因路径复杂成角导致导管跟进困难，可以更换直的或曲棍球弯导管，最好是表面更为光滑柔顺者。

（三）球囊导管

对于高流量性病变，如动静脉瘘或血管源性肿瘤，简单易行的插管方法是在主要供血分支近端插入双腔球囊阻塞导管。只要球囊导管被二氧化碳或稀释的造影剂有效充盈，就可以顺着快速的血流漂至行栓塞治疗的良好位置。或者也可以使用 2F 或 3F 单腔乳胶球囊导管插入选择性导管内，在充盈状态下，可以被送到血管病灶处。一旦球囊导管到位后，即可抽空球囊，然后插入导丝，此时沿导丝及球囊导管引入外套导管比较容易，一般无扭曲成角。在血管分叉处将血管收缩剂选择性注入非靶血管分支内，这样球囊导管即可自由漂浮进入靶血管之内。

小的非解脱球囊的用法还用于栓塞血管的血流改造。例如在有的十二指肠出血的患者中，可能因为严重的血管迂曲或动脉粥样硬化导致无法经肝固有动脉超选择插管进入胃十二指肠动脉。在这种情况下，可以先经导引导管插入 2F Fogarty 球囊导管，在充盈球囊阻断肝总动脉发出胃十二指肠动脉的远端，注入对比剂证实顺利流入胃十二指肠动脉，此时即可安全地经导引管末端"Y"阀侧臂注入栓塞剂栓塞胰十二指肠分支。在有的颌面部血管瘤的患者进行栓塞治疗时，同样可插入球囊导管，从而有效防止栓塞物质反流或逆流。

（四）同轴导管技术超选择性插管

因为人体内动脉曲度和血管分支情况不同，并且可能因病灶的状态会更加复杂，所以操作医生需要各种各样的导管来完成血管插管。只要血管内径足够大，血管分支径路允许，4～6F 的预成形导管可以完成 3～4 级分支的超选择性插管。随着供血分支迂曲导致靶区增多且更复杂，常规超选择性导管往往因为远端操控性较差而显得力不从心，并且相对较硬的导管与血管壁的摩擦加大可能导致血管内膜损伤，特别在血管分叉处和血管呈锐角的拐弯处更易发生。当导管尖端直径与血管内径接近时，导管与血管内膜的摩擦增大，而且血管远端血流减少，可能引起血管痉挛、血流停滞、相邻组织缺血，偶尔还会出现拔管困难的情况。因此，超选择插管时用的导管应尽可能细和柔顺，有良好的 X 线可视性，同时还要求有足够大的内径以顺利通过栓塞胶或颗粒。

（五）导丝辅助的超选择性插管

在早期的操作中，用同轴导管系统行外周病灶超选择插管常常受限于缺乏良好的 X 线可视性微导管及适用于迂曲血管的导丝。Cope 介绍了一套更简单、操纵性更好的 0.018 英寸的导丝，起初设计用于肝动脉插管，随后即用于其他血管插管。此导丝包括一内轴，头端逐渐变细，其外可缠绕不锈钢或铂金线圈以增强 X 线可视性，易于手工重塑导丝头端形状。

现今使用的导丝的制造原理类似，直径在 0.010～0.018 英寸之间，导丝长度从 65cm 至可交换的长度。可控导丝已商业化生产并有全套设计，以更好地满足各种类型的血管解剖。有许多因素可影响可控导丝的特性，如柔顺性、跟进性、头端形状等。这些因素包括内轴的直径、长度及光滑度，与头端的连接方式，表面的光滑性、血栓源性以及头端成形的记忆性。

随着 PTCA 临床应用的不断成功，微导丝迅速成为安全地经迂曲病变的冠状动脉引入球囊导管不可或缺的工具。可控导管也开始在引导微导管进入大脑、肝脏及外周血管行诊断、溶栓或栓塞的过程中发挥重要作用。最初的与特殊导丝相配合的 3F 微导管由具有润滑性的 Teflon 制成，但发现质地太硬，无法顺应复杂的弯曲。Sos 则引进了更柔顺、尾端开放的、外涂层的、带有螺旋蜷曲导丝的导管，配套使用可控导丝用于超选择性溶栓及栓塞术，特别是在腹部及肢体介入中。尽管这些导管有良好的 X 线可视性、高压耐受性和良好的跟进性，其内可通过相对较大的栓塞物质，但在跟随导丝通过多处呈锐角的血管弯曲时仍然显得不够柔顺。

当今用于超选择插管的微导管设计为渐进性硬质，即包含一个相对较为硬质的体部以提供一定的扭控和推送力，中间部分则为中等程度的柔顺，远端部分最为柔顺且头段有一个金属标记以增加 X 线可视性。导管壁体部的材料为硬质塑料，或由双层塑料，中间有金属网加强。远端柔软的管腔尾部则由聚乙烯或聚氨基甲酸酯制成，其内腔的摩擦系数低，允许相匹配的扭控导丝自由出入。目前有许多厂家生产用于临床的微导管系统。

尽管这些导管最初设计用于神经介入，但介入放射学家迅速地将之运用于全身。Tracker18 导管是微导管的代表品种，其由近段及中段的体部的 3.2F 逐渐变软，并逐渐锥形变细为 2.2F，同时内腔也从 0.039 英寸变为 0.021 英寸。头段因有铂金 X 线标志，其大小为 2.7F。

因为导管表面的摩擦系数较低，微导管能够在 0.018 英寸或 0.016 英寸导丝的引导下顺畅地通过 0.038 英寸的标准预成型导管，其头端可以利用蒸汽手工成形为合适的弯度。尽管其管腔内径较细，但仍可以 0.4 ～ 1.0mL/s 的速度注射 60% 的对比剂，并允许通过 600 ～ 700μm 的栓塞颗粒。除此之外，微导管在专门的输送系统下还可释放各种类型的铂金钢圈。同其他同轴导管系统一样，在使用时，微导管系统必须使用肝素盐水持续加压冲洗导丝导管腔隙，以防止血液及微小栓塞剂的反流可能。

超选择插管过程有许多步骤，首先微导管和扭控导丝通过引导导管到达第二或大三级分支然后更进一步操控头端弯形的微导丝进入供应病灶的靶动脉内，再轻柔地沿微导丝跟进微导管。导丝和导管前后探寻血管的操作必须轻柔，在此过程中，可以采用路径图或血管造影来辅助插管。

第四节　血管介入技术的失误和并发症

虽然选择插管技术可以追溯到 20 世纪 60 年代中期，但在其后的 10 ～ 15 年内选择插管未能得到广泛应用，其原因在于缺乏训练有素的介入放射学家。除此之外，也由于当时使用的导管导丝相对较硬，操控性及跟进性差，即使是有经验的介入专家也难以保证插管进入血管分支内。随着各种预成形的 5F 或 6F 导管及操控性良好的导丝的出现，极大地促进了插管技术的发展。近期的同轴微导管系统的发展更使得以往技术难以到达或插管太过危险而无法完成的超选择性插管成为现实。如今可以非常有把握地插管进入外周器官小至 1mm 的血管分支内，同时血管痉挛及夹层的发生率也明显降低。

一、血管介入技术的失误

血管造影技术有很高的要求，对操作医生也有严格要求，应按行医准则和职责去完成手术。对产品质量要求按国家卫生行政管理部门严格执行，做到一管一用，禁止一管多用。如质量不佳的导管，可在造影操作过程中断裂，成为血管腔内异物，并阻塞血管；不适当的操作还可导致血管腔血栓形成。血管造影由于导管规格选择不当，未能插到应造影的血管腔内；或在经皮直接穿刺时，穿刺针未能穿入应造影的血管腔等种种原因，均可导致血管造影失败。为防止上述各种情况发生，在血管造影前，应做好下列各项准备工作。

1. 由于标准导管腔大、操作控性好，X 线可视性强等特点，采用标准导管和导丝行超选择插管有一定优越性。但是始终存在着血管痉挛、夹层、阻塞的风险，特别是在"执着"操作或"粗暴"操作的时候更易发生。采用 SP 微导管和扭控导丝能更明显减少对血管的损伤，但即使如此，此类风险仍可出现。

2. 应在血管造影前准备好合适的造影器械，包括穿刺针。穿刺针应附有钝形的套管和锐利的针芯，针芯移去后套管不会损伤血管壁；亦有用锐利的斜形套管，内有较套管长的钝形针芯。有弹性的导引铜丝，具有相对的柔韧性。用聚乙烯制成不同型号导管，导管端部可弯成各种不同形态，端部并有顶孔和侧孔，为注射造影剂的出路。此外，还有血管扩张器等。

3. 在造影过程中必须准确无误地把穿刺针或导管头端置于正确的位置，不能顶在血管壁上，在电视监视下先试注少量造影剂以观察效果，还要用含有肝素的生理盐水在造影间隙时间维持冲洗，防止血管内血栓形成。造影成功后，穿刺针部位要有充分时间压迫，防止出血或形成血肿。

4. 盆腔外伤、四肢外伤及肿瘤，因为可能出现如脊髓缺血、重要神经损伤、臀部肌肉梗死以及阳痿等副作用，盆腔外伤性动脉损伤的栓塞治疗需小心进行，尽可能行超选择栓塞以减少非靶器官的缺血坏死。微导管能够顺利到达腕或踝部的动脉分支，同时不引起血管痉挛，因此微导管非常适用于此类动脉分支的血管造影诊断、栓塞或溶栓治疗。因为微导管能深入 1～2mm 的动脉分支内，故可以成功地进行微小的血管外伤性病变的介入治疗，同时减少发生手或足远端反流性误栓的可能。

采用微导管可以越过神经、脊髓及其他敏感组织的供血动脉，避免发生严重并发症，从这一点来说是不可或缺的。超选择性插管是一项非常有用的技术，可以通过对血液中的激素水平测定来诊断功能性内分泌肿瘤。在将来，随着越来越多的敏感性及特异性更强列的肿瘤标志物的出现，超选择插管在各种类型的新生恶性肿瘤的定位及毁损治疗中发挥着越来越大的作用。

二、血管介入技术并发症及防治

（一）器械并发症及防治

1. 导管和导丝断裂　常规的导管和导丝断裂现在很少见到，原来断裂的主要原因是重复使用。微导管和导丝非常精巧，因此在使用前需认真核查并尽可能小心地使用以防打折、撕裂或分离。微导管进入导管的 Y 形阀时应当使用空芯针或导丝辅助，其头端行进直到靶动脉的全程应在透视监视下进行。在操作中，所有的微导管都应慢慢地旋转跟进以防蜷曲或打折。导丝的头端非常柔软，当不正确地进入阀门或手工塑形时极易受到损伤。术中要注意反复检查导管导丝头端的部分，如果导管或导丝的头端被固定于痉挛的血管腔内，此时操作者如大力回撤则可能导致头端分离。

2. 微导管穿孔、爆裂及分离　尽管标准微导管的静态爆裂压为 250～350psi，但微导管在较高压力时仍可承受缓慢增高的灌注速度。导管远端柔软部分的壁最为薄弱，也最容易发生爆裂，但只要术者不用大力的团注技术，微导管能安全地承受稀释的造影剂以 1mL/s 或更高的速度注射。如果微导管的薄壁部分在没有导丝的情况下被太快地扭转或通过太迂曲的血管，则可能会发生管腔部分塌陷或扭曲，特别是在成锐角的转弯处更易发生。当术者没有意识到这种情况，仍然继续注射造影剂或栓塞剂时，则可能在狭窄处发生导管爆裂。如果没有注意导管已被扭曲，继续重新插入导丝，此时即容易发生导管壁穿孔。在使用同轴导管时，要注意不要在两个导管之间持续加压冲洗，如果因为某种原因引起加压冲洗障碍，则回流的血液即可能迅速成为纤维素，增大同轴的导管或微导管与导丝之间的摩擦力。在导丝头端推进受阻时，如果术者继续推进导丝则可能导致导管头端断裂。

3. 导管反流及摆动　当细小柔软的端孔导管在承受高压注射时，其头端会出现无法控制的抖动。这样会导致一些严重的后果，例如导管尖端从既定的位置脱出或损伤细小的外周血管，出现痉挛、栓塞甚至穿孔。如果导管在用于液体硬化治疗或栓塞治疗时，过高的注射压力可能导致栓塞剂回流，从而出现周边相邻器官的异位栓塞。但在另一方面，小心地、有目的地大力注射少量造影剂可以有助于头端弯曲的导管进入靶血管内。

（二）术后并发症及防治

1. 出血及皮下血肿　穿刺点出血较容易观察，穿刺点出血后立即压迫穿刺点上方 1～1.5cm 处，按压 15 分钟后重新加压包扎 6 小时，并加强观察。腹膜后出血可能在腹股沟韧带穿刺处，起病较急，多有腹痛症状，常需 CT 确诊及外科治疗。穿刺点局部血肿较小时，观察较为困难，此时应注意患者穿刺点局部有无明显胀痛及皮下淤血，以及穿刺点局部有无明显隆起，一旦形成血肿，应立即重新压迫止血，并加压包扎。

局部皮下血肿较小者无须特殊治疗，一般可自行吸收，如果血肿较大可试验性穿刺抽血，防止机化后形成硬结，出血停止后用 50% 硫酸镁湿敷或理疗，以促进血肿和淤血的消散和吸收。

2.血栓形成 静脉血栓形成与穿刺部位局部的压迫时间过长或过紧，患肢制动时间过长、高龄、血液高凝状态等多种因素有关，应密切观察患者意识的改变，足背动脉搏动情况，四肢末梢颜色、温度及活动情况等。

预防和及时发现脑栓塞和下肢静脉血栓的形成，同时要高度警惕深静脉血栓引起肺栓塞等并发症。

3.动静脉瘘 造成动静脉瘘的因素有多处股动脉穿刺、穿刺点过低、穿刺时透过动脉前后壁等。多数动静脉瘘可以自行闭合，一般观察 6 周再决定是否需要手术闭合动静脉瘘。

4.非血管并发症 主要有腰酸背痛、烦躁不安、失眠、尿潴留、便秘等。围术期应做到：①术前介绍介入治疗的目的、意义、手术方法、手术环境、术前准备的内容及必要性，介绍术前术后饮食要求，术后注意事项，指导患者练习床上排尿；②术后取平卧位，拔除动脉鞘管后沙袋压迫局部 6 小时，根据穿刺血管路径和术式确定患者何时下床活动。

5.低血压 目前低血压可分为两大类：一是过度迷走神经反射，二是神经源性休克。应注意拔鞘管前作好解释，说明拔管的方法，取得患者的理解与配合；要了解术后出现反射性低血压导致危及生命的情况，拔管后 30 分钟内应密切观察患者血压、心率及心电图变化，面色及表情，询问患者有无头晕、恶心等症状。老年人体质较差，如禁食时间太长，术中紧张、术后输液量较少，容易发生血管迷走神经反射。因此对老年人应尽量避免这些诱发因素。

6.低血糖 择期手术患者要尽量缩短术前禁食禁饮时间，以保持体力和维持正常的体液内环境稳定，防止和减少并发症。对手术危险极大、不能进食、手术时间较长或极有可能发生误吸的患者可适当延长禁食禁饮时间，但应根据医嘱适当静脉补充能量。

7.心脏压塞 术前要作好患者的健康教育，取得合作；术后及时发现心脏压塞先兆，确保静脉通路畅通，以便快速输液、输血，停用抗凝药物，严密观察颜面、血压、脉搏、心律、尿量的变化，以了解心脏压塞情况及血容量补充情况，注意引流物的量及颜色，判断有无继续出血，拔除引流管后需继续监护 2～3 天，并密切观察体温的变化。

8.造影剂不良反应 术前询问患者的过敏史及家族过敏史，严格碘过敏试验；动静脉穿刺成功后，对有过敏史及家族过敏史患者，常规经静脉给予地塞米松 5～10mg，防止术中出现过敏反应。术后应严密观察患者各项生命体征，酌情补液，以促进造影剂的排出。

9.短暂而可逆的心功能障碍 急性心肌梗死患者术后出现暂时的心功能下降，表现为胸闷、恶心呕吐、心率减慢、血压下降、脉搏细弱面色苍白、全身大汗、四肢发冷等症状，尤其在术后 3 天内心功能下降明显，而后才逐步恢复。在此期间应注意心率、心律、血压变化，询问患者有无胸痛、胸闷、心悸等不适症状，根据患者基础疾病和心功能状态调控患者的活动计划，并作好急救准备，准确地配合抢救。

>> **复习思考题**

1. 简述介入放射学的概念。

2. 介入放射学的发展主要有哪几个阶段?

3. 造影剂主要有哪些，使用时需注意什么?

4. 血管介入技术常见的并发症有哪些，如何防止?

5. 血管介入技术在骨科领域的应用主要有哪些?

第九章　微创矫形技术 ▷▷▷▷

第一节　微创矫形技术发展概况

骨与关节畸形是骨科常见病、多发病，畸形不仅仅影响体形与健美，对人体健康也有很大影响，如膝内翻或膝外翻会破坏膝关节正常应力分布，使关节一侧所受到的应力增大，另一侧相对减少，长期应力分布的改变易导致膝关节骨性关节炎，引起膝关节行走时疼痛，关节活动受到影响。因此，对这类肢体畸形进行矫正，不仅能增进体形健美，而且还能改善肢体关节受力分布不平衡的状态，因此对此类畸形采取的医学治疗手段成为骨科治疗中重要的研究课题。

一、早期非手术治疗

对四肢畸形应从婴幼儿开始就应注意预防畸形的发生，婴幼儿畸形的早期诊断和早期治疗显得尤为重要，但实际上在发现畸形以前，很少有机会施行预防措施。如能够早期诊断畸形，除可以针对性治疗病因外，还可使用矫形支具、手法推拿矫正、肌肉按摩松解调节肌力平衡、牵引、夹板等无创治疗措施，对轻度肢体畸形患者可以纠正畸形、减轻畸形程度或者延缓畸形的发展。但一般情况下由于畸形发现均较晚，等到畸形已经明显时，非手术治疗的效果常常很有限。

二、外科矫形与重建技术

原则上只要患者不合并影响手术矫形的全身性疾病，或各种原因导致的下肢畸形与功能障碍，或无论解除病因与否仍存在影响功能的组织挛缩或骨骼畸形，或非手术治疗（如手法、矫形支具等）无效时，均可行手术矫正。判断四肢畸形有无矫形的手术适应证，术前应充分评估有无矫正畸形、重建功能的要求和条件，以及手术后能否达到矫正畸形与改善功能的目的。

骨与关节矫形的原则主要是矫正畸形、稳定关节、平衡肌力、恢复下肢正常的负重力线。下肢肢体畸形矫形的目的是恢复正常或近似正常的下肢机械轴、解剖轴和关节线，尽可能保留髋、膝、踝三大关节的活动，最大程度地恢复或改善下肢的形态与运动功能；如髋、膝、踝、足关节同时有 2 个以上畸形，术前应全面考虑，制订出合理的分期矫形方案，尽可能一期手术矫正最为严重、复杂的畸形，最低的治疗目标也应达到下肢持重力线恢复，患肢能负重行走。

截骨术是矫正骨与关节畸形的主要手段，最早的截骨矫正肢体畸形是 Annandale Thomas 在 1875 年实施膝外翻的截骨手术，经历了一百余年的发展，目前应用于矫治肢体畸形的截骨手术方法很多，其中最传统的是采用楔形截骨术。该术式是按照术前测量的畸形角度，在畸形最为明显的部位进行楔形截骨，完成对畸形部位力线的矫正后，截骨端水平接触，但截骨远端受肌肉的牵拉易向后方或侧方移位，术后需使用内固定器材固定截骨后的骨断端；此外还有弧形、V 形、U 形或其他特殊形式的截骨方法，以达到术中对畸形骨骼的一次性矫正。截骨矫形术的目的是恢复肢体的正常力线，截骨术后如何维持骨断端的优良位置直至愈合，是治疗中的关键环节。

三、微创矫形理念及微创矫形技术

矫正骨与关节畸形的基本技术原理是根据骨再生和生物力学原理，应用截骨术矫正畸形，采用各种固定措施维持其矫形后的位置直至骨愈合。传统的固定方法是石膏外固定或钢板内固定，但对某些近关节或多段截骨术的固定往往很不太理想，时有骨畸形愈合和骨不愈合的发生，且传统上使用钢板螺钉或石膏固定患肢，还会给患者术后带来手术创伤大、遗留较大手术瘢痕、二次取出内固定、患肢关节僵直等诸多问题；同时既往骨关节矫形所遵循的截骨矫形方式，仍然不能够使许多类型的肢体畸形得到良好的矫正，常常与术前的预期效果有所偏差，更难以同时恢复肢体骨骼的机械轴和解剖轴。此外还存在着皮肤坏死、神经血管牵拉损伤等一系列并发症。

由于传统矫形手术在完成肢体畸形矫正的同时，也因手术创伤对患者带来一定的医源性损伤，存在着诸多问题。微创矫形理念是指以最小的侵袭和最小的生理干扰达到最佳矫形疗效的一种治疗观念，贯穿于肢体矫形治疗的全过程，避免了传统矫形外科手术带来的一系列并发症。微创矫形技术是指应用新的技术方法，力求以最小的切口路径和最少的组织损伤，完成对肢体畸形的矫正，即以最小的侵袭和最少的生物干扰达到肢体畸形矫正及形态重建的目的。它是一种比现行的标准外科手术具有更小的手术切口、最佳的内环境稳定状态，出血少、术后疼痛轻、恢复快、伤口瘢痕小甚至无伤口瘢痕的手术技术。

骨穿针外固定器固定方法用于肢体畸形矫正始于 1948 年，Charnlry 使用骨外固定器对膝关节矫形术后进行固定，结果成功率高达 98% 以上，而且骨愈合期大大缩短；前苏联著名的骨科专家伊里扎洛夫广泛开展了骨穿针外固定的临床应用和研究工作，并设计了多用途、三平面、环式延长带有可活动调节杆的外固定器，增加了时间这个可调节变量，使牵引成骨矫形的过程能为医生所控制，使很多骨与关节畸形的患者恢复了肢体功能，是 20 世纪矫形骨科发展史的里程碑之一，使骨穿针外固定技术发生了质的飞跃。

1976 年我国的孟和及其团队成功研制出了骨折复位固定器，这个外固定器既有中医小夹板纸压垫的作用，又符合人体骨伤的力学原理，在固定时主张内固定与外固定结合，既可以提高骨折端固定的稳定性，又可减少对骨折端周围组织的医源性损伤，由于穿针针径较细，用针较少（一般为 2～3 枚），使固定具有弹性，骨断端得到生理性应力刺激，减少了刚性固定的应力遮挡作用；20 世纪 80 年代开始采用 U 形截骨、骨折复位固定器外固定的微创矫术术式应用于下肢肢体畸形矫正，由于 U 形截骨使截骨面紧密接触，增加了截骨部位的稳定性，相对完整地保留骨膜和髓内血供，加上骨折复位固定器外固定的弹性固定方式，共同促进骨痂的形成和骨化，使骨愈合加快，故该微创术式具有切口小、创伤轻、手术时间及愈合时间短的优点；而且骨穿针外固定器固定对矫正后的畸形具有可调节性，在术后可根据 X 线检查随意调整患肢力线和肢体轴线，充分保证了矫形的效果；早期即可下床活动，不限制关节的活动，有利于下肢关节功能锻炼，可以有效地防止关节僵硬，利于术后关节功能恢复，临床实践证明是一种非常实用有效的微创矫形治疗方法。

通过手摸心会，中医正骨手法，纠正 HAV 角、IM 角和跖趾关节半脱位；根据筋束骨、筋骨并重的理论，通过理筋手法，将跗伸、屈肌腱在跗外翻中的弓弦病理作用变为纵向的挤压作用，成为保持截骨端稳定及促进骨折愈合的有利因素；按照小夹板纸压垫固定原理，采用一、二趾蹼间夹垫、"8"字绷带和宽胶布外固定的微创技术治疗方法，具有损伤小、术后无须内固定，术后可下地，生活自理，疗效确切、痛苦少、康复快等特点大大提高了足跗趾外翻的临床疗效。

20 世纪 80 年代以来，随着计算机技术与医学三维影像技术的迅猛发展并相互渗透，产生了计算机辅助骨科手术（CAS）技术，并迅速应用于临床。在微创矫形领域，CAS 技术主要用于骨关节创伤、复杂骨畸形、人工关节假体的选择，骨肿瘤位置、范围和性质的测定，这些技术极大地提高了手术的精确性和可靠性，从而使得传统的矫形骨科手术发生了深刻的变革。

导航技术是微创矫形手术发展的技术基础之一，它改变了许多传统的手术概念，随着科学技术的进步，一些高新技术被用于手术导航中，发展成了多种导航系统。导航系统的功能可以概括为：用计算机处理过的多模医学图像来拓展手术视觉，扩大医生的手术视野，引进空间位置测量这一高新技术作为手段，在手术前帮助医生合理、定量地进行手术规划和手术方案模拟，在手术中对手术的路径和动作进行一定的干预，达到最佳的手术路径、最小的手术伤害、最高的手术精度和手术效率、最好的手术效果。

1. X 线图像　可以清晰地再现人体骨骼的状况，让医生获得足够的手术信息。特别是 C 型臂 X 线透视机可以实时再现手术状况，而且移动方便，成本相对较低，是矫形骨科微创手术导航系统的首选图像采集工具。传统的影像图片是多模图像信息，导航系统一般需要对它进行数字化处理，形成具有一定精度和足够手术信息的数字化图像。由于 C 型臂 X 线透视机的镜头小且是二维图像，所以系统对于这些图像的处理一般都包括拼接和三维重构。

2. 超声图像　根据超声波在人体内的传播速度，反射、折射不同，衰减系数不同，使超声可见，再现人体的组织。超声图像多适用于液体结构或被液体结构所环绕的脏器的成像。它尺寸小，可以实时采集，采集方便，价格便宜，对人的伤害小，可以清晰直观地再现组织结构和表面形态。

3. CT 图像　基于 X 射线，对骨组织具有较好的显示效果，被大量用于矫形骨科的诊断和导航，有较高的图像质量和精度，重构后的图像冠状面和矢状面的空间分辨率均较高，但设备体积较大，价格较贵。

4. MRI 图像　对于软组织的显示效果好，适合软组织诊断，可清晰地再现骨骼周围的组织。目前，在导航系统使用二维、三维导航的技术中，经常使用术前的 MRI 图像，在术中用二维的术中图像进行校正。该图像导航方法价格贵、精度高、手术信息量大。

总之，微创骨科矫形技术是一种比传统骨科矫形手术具有更小手术切口、更佳的内环境稳定、更轻的全身和局部反应、更快的骨组织愈合、更短的功能恢复时间和更好的心理效应的手术技术。随着医用手术器械高精技术、生物计算机技术、影像数码成像技术、组织工程技术等的不断发展，促进了微创骨科矫形技术的迅猛发展，拓展了微创骨科矫形手术种类，极大地推动了微创矫形骨科治疗的进步和临床疗效的提高。

第二节　微创截骨的常用技术方法

一、概述

19 世纪第一次出现"截骨"一词，用来描述将骨头截开。随着无菌技术的诞生，截骨手术才逐渐被外科医生用于外科手术治疗中。20 世纪初期，人们第一次意识到骨折畸形愈合会损害关节功能，创伤后畸形会引起肢体短缩和功能障碍，造成患者的经济及社会价值的降低。

截骨是骨的矫形，以恢复正常的骨性解剖、关节结构和肢体功能。截骨的目的在于降低关节或者关节某部分的负荷，或者仅仅是为了把肢体摆直以预防畸形导致的软骨破坏，或者邻近关节的退变。截骨可以改变长度（线性截骨）、旋转（旋转截骨）、移位（滑移截骨）和成角（角度截骨）。

截骨术是通过截骨、矫形、再固定的方法，矫正骨骼先天或者继发的畸形，改变负重区，改善症状，恢复功能的手术方法。它除了可以矫正骨折愈合畸形，先天性、后天性畸形外，还可以广泛用于：①增强关节稳定性（髋臼旋转截骨术、Bombell 截骨术、Chiari 截骨术、Salter 截骨术等，以稳定关节为目的）。②重建或改善肢体持重线，改善关节的点状负重，降低骨内压或者改变骨血液循环，用于治疗某些退行性骨关节病（如胫骨高位截骨术）。③促进骨愈合，如粗隆间斜行内移截骨术（Memurry's），髋关节融合术时，当股骨头纳入髋臼，放置头臼在接触较好或较为稳定的位置融合，患肢不一定恰好是功能位，此时做股骨上端截骨术，不仅可以用来矫正患者非功能位，而且可以使患肢在术后所受剪力通过截骨部位，而不干扰融合部位，使其获得融合。再如胫骨骨折延迟愈合时，将腓骨截断，使肢体骨折端压缩靠拢，则可促进胫骨骨折愈合。④用于某些肢体延长术。

二、术前设计及测量

实行截骨术前必须以生物力学为基础进行合理的术前设计。无论是何种类型的截骨术，必须作好术前准备和测量。如在成角畸形楔形截骨术中，两骨段纵轴线的交角即为成角畸形的角度，截骨切除的楔形角即为矫正角，它应等于畸形角。截骨后，两截骨面靠拢紧密，断端稳定，骨愈合快，畸形得到矫正。所以，矫正角不应过小，以免矫正不彻底。矫正角不应该大于畸形角，否则两截骨面靠拢后形成相反的成角，即造成另一个方向的畸形。如膝外翻矫正不当成为膝内翻。

三、截骨的器具

标准器械应该包括：截骨刀、克氏针、可调电锯、点式复位钳、牵张工具、三角形角度量角器，骨撑开器和持骨钳。扩充的截骨器械包括：标刻度的截骨刀、锯刀、撑开器、测角器、嵌插骨凿、带螺纹顶的克氏针、力线定位棒、弧形凿和关节内重建嵌插器。

截骨刀不仅可以用来截断骨骼，还可以在不完全张开楔形截骨中用于逐渐撑开截骨端，以及在不完全闭合和张开闭合截骨技术中用于削弱对侧骨皮质。克氏针可以用来控制截骨端位置，还可以作为电锯的方向标记、在透视后测量骨锯深度、截骨中作为锯片导向、畸形矫正后临时固定等。电锯片有多种厚度选择：厚片稳定，在截骨中不易弯曲；薄片可以减少骨量丢失。采用标刻度的电锯刀片可使医生更准确地控制截骨的深度。如果在实际操作过程中没有标刻度的电锯刀片，可以采用简单的标尺在电锯刀片上提前画好标记。

为了精确地矫形及术中测量，需要备有三角形角度测量器和测角器。硬质力线棒板用于术中模拟负重条件下的肢体力线。不同尺寸和标刻度的骨撑开器可以用于张开楔形截骨术。嵌插器在闭合楔形截骨术中关闭楔形截骨间隙有助于在截骨连结点嵌插松质骨。

点式复位钳既可以在张开和闭合楔形截骨术中保护截骨端铰链点附近的骨皮质防止移位，也可以用于复位及对截骨端进行加压。牵张工具可以用于截骨端加压并对截骨端进行控制性牵引。

对于关节内截骨，特殊弧度的弧形凿、截骨刀和嵌插器可以用于截断压缩且畸形愈合的关节骨块并将其复位至正常关节高度。

四、适应证

（一）上肢

一般来说，上肢的成角、移位、短缩畸形，甚至肱骨的旋转畸形都是可以耐受的，但这不适用于前臂。上肢畸形的适应证主要包括：功能受限、关节挛缩、不稳或者神经麻痹。软组织导致的上肢功能长度差异，肩关节、肘关节或者腕关节的屈曲挛缩将会导致上肢相对短缩，这种挛缩畸形可以通过软组织松解、关节粘连松解治疗，只有很少情况需要骨骼矫形来治疗。

（二）关节内畸形愈合

疼痛、关节活动功能障碍导致的进展性关节改变，合并关节不稳都是手术治疗的绝对适应证。特别是下肢，对于下肢畸形的患者可采用各种治疗方法：关节内截骨、关节外截骨或者两者合并，或者关节融合，或者关节成形术等，这些治疗方法都取决于关节和肢体的功能、患者年龄、骨与软组织条件及经济和社会因素等。对于任何关节内畸形，解剖或者近解剖的关节重建是截骨获得长期成功的关键，恢复与地面以及邻近关节的正常关节力线对负重下肢尤为重要。

（三）下肢成角畸形

矫正下肢成角畸形的适应证，基于临床症状已经未经过治疗的畸形病情，特别对于年轻患者，最初引起症状的病因往往是多方面的，这些病因可能位于受伤水平的关节处，也可能是其他部位韧带松弛、肌力减退、半月板撕裂以及单间室关节软骨退变都可能是创伤后畸形的首发症状。由于下肢不等长导致代偿性脊柱侧弯诱发的背部疼痛，下肢成角畸形导致的距下关节骨性关节炎等都是远离畸形部位由于代偿失败引起的症状。

冠状面或者矢状面成角畸形并不是矫形的绝对适应证，这主要取决于与正常比较成角畸形的角度。总之，膝关节和踝关节内翻畸形大于10°，外翻成角大于15°，或者内移超过2cm就需要矫正。在矢状面上是否需要矫正取决于关节功能。膝关节是否能完全伸直以及足部是否可以进行跖屈行走对最终功能的影响比X线片中对肢体畸形的测量更有意义。

（四）旋转畸形

骨折的保守治疗同手术治疗一样，骨折端的成角力线可以被改善，但是骨折端之间旋转力线的恢复往往被忽视。旋转畸形往往产生于髓内针对长管状骨骨折的治疗，术中对力线的控制往往是手术的难题。

人体对股骨旋转畸形的耐受力比胫骨旋转畸形的耐受力要好，正常髋关节可以代偿20°左右内外旋畸形。完全伸直位髋关节应该有至少20°的内、外旋转活动度以适应正常走路的需要。当负荷作用于膝部、踝部及足部的关节时，因为膝关节、踝关节作为人体的铰链关节而联合活动，因此肢体无法代偿力线旋转代畸形。

髋关节部位旋转畸形的症状包括：腹股沟疼痛，活动功能减弱，髋关节不稳。膝关节旋转畸形症状包括：髌股关节痛及膝关节不稳。在踝关节步态异常的病例中出现频频跌倒或者疲劳的症状，需要考虑是否存在旋转畸形。明显的内旋畸形愈合可能会导致髌股关节和股胫关节过度磨损，外旋畸形愈合主要影响中足。

根据骨骼外形和质量，旋转畸形可以在干骺端或者骨干处得到矫正，干骺端矫正的极限是35°，当存在较大的旋转畸形需要得到矫正时，应该考虑外旋肌功能、神经及血管、筋膜间室综合征等问题。

（五）下肢不等长

下肢不等长的原因较多，手术适应证并不绝对且无法用具体数值表示。一般来说，如果下肢长度相差超过 2cm，而且不是软组织挛缩导致，可以考虑手术矫正。

术前需要考虑两点重要因素：第一，下肢不等长是因为骨性结构异常导致还是软组织挛缩导致；第二，骨性成角和短缩矫正后的下肢长度。

髋关节部位的内收和外展畸形会导致下肢长度出现相对缩短和延长，膝关节屈曲挛缩导致肢体短缩，而跟腱短缩可以导致肢体相对延长。在这些病例中，可以通过对肌肉和肌腱的松解治疗下肢不等长，也可伴有关节粘连的松解。

转子间短缩截骨长度达到 4.5cm 时，并发症发生率也不会很高；转子间截骨一次性延长长度达 3.5cm，并发症发生率也较低。上述两种情况只有在髋关节部位还需要做其他手术时才适用。

对骨干延长 5cm 的病例，往往选择使用外固定架进行骨痂牵引，使骨痂逐渐延长，在经过一段时间的骨愈合和骨重塑后拆除外固定架。

快速而一次性完成的截骨对患者的依从性要求较低，由于腿部肌肉丰富，筋膜间室比较宽松，血管、神经相对松弛，大多数股骨畸形及小腿不等长可以一次性矫正。但是，膝关节和胫骨的快速短缩或延长矫正手术存在一定风险（股四头肌萎缩、神经损害或筋膜室综合征），因此，位于胫骨的下肢延长比较适合进行骨痂延长术。

五、截骨的方法

一般来说，截骨可以选择锋利的骨凿或者骨锯，选择长柄的截骨器械可以更好地控制截骨；另一种方法是使用电动摆锯截骨。一个理想的电锯应该是可以多角度倾斜并可以调整速度的，这样方便医生控制锯片并能知道锯骨的深度。每一台手术应该选择新的锯片，只有锋利的截骨器械才可以提供精确的截骨并在截骨区域产生较少的热量。为了防止锯片在骨面上产生的热量而导致骨坏死，在截骨时应使用生理盐水冲洗截骨处，并采用间断性截骨或者停截骨技术。截骨刀要锋利。用钝的骨刀在骨面上（特别是坚硬的骨皮质上）切凿容易造成骨劈裂。应该在截骨部位沿着截骨线用骨钻钻孔，然后用骨刀沿着钻空间骨质截断。若在干骺端截骨也可不用骨钻沿着截骨线钻孔。凿上、下截骨面时应交替进行，即凿一下第一截骨面，再凿一下第二截骨面，两截骨面同时截断。若完全截断第一截骨面后再做第二截骨面，则不仅会导致第二截骨面操作困难，而且容易发生骨劈裂。当截骨部位骨质坚硬程度不一致时，应该先截断骨质较为坚硬的部分。如股骨粗隆间截骨，应该首先截断股骨小粗隆上的"矩"的部分，然后再截粗隆肩外侧的部分。此外，截骨时应该采用"雕""刻"的方法，最忌"一刀到底"。临床上有使用电锯或者气动锯截骨，优点是快捷准确，有利于减小骨劈裂发生的几率。但是，应用电锯或者气动锯的时候，应注意防止截骨端烧伤或者截骨部位骨膜剥离过多，以防止骨折不愈合。同时，截骨过程中需要组织牵拉器或拉钩拉开软组织，注意减少截骨时对侧软组织的损伤。

六、截骨端的固定

截骨后断端是否需要内固定，要根据截骨的部位、截骨后骨端稳定性而定。在骨干上截骨必须要做内固定，或同时予以外固定。若在关节附近截骨，可用简单内固定，如克氏针、斯氏针、骑缝钉等。也可不用内固定，主要靠外固定。坚强内固定有利于肢体早期活动和功能锻炼。但是术后发现矫形角度不当较难再改变。因而截骨术后固定问题，应该从患者年龄、截骨部位、截骨后稳定程度等几个方面考虑。

七、截骨的部位和形式

（一）截骨部位

截骨的部位一般选择在两骨端构成成角最突出的部位。这样截骨矫形，直接而矫正率高，但是也要根据畸形发生的部位而定。如膝内翻的畸形大部分在胫骨上端截骨，而膝外翻多在股骨下端截骨，有时截骨选在畸形的上部或者下部。又如脊柱、胸腰段后凸畸形，截骨部位选在 L_{2-3} 节段进行，其原因是该节段操作简单、手术安全，可用增大腰前凸来代偿性矫正胸腰段后凸畸形。

（二）截骨形式

截骨的形式多种多样，按照截骨线形状可有横形、楔形、U 形、舌形、V 字形或者Z 字形截骨等；按照截骨后的功能分为嵌插型截骨、移位型截骨、去旋转型截骨等；按照截骨后两截骨面开放或者闭合，截骨的形式又分为张开式截骨、闭合式截骨以及半张开式截骨。截骨形式的选择，主要根据截骨的目的与要求及患者的具体情况而定。如果患者肢体有短缩，行张开式截骨可以将患肢适当延长，而闭合式截骨则不能达到此目的；但张开式截骨多需要内固定，稳定性不如闭合式截骨好。好的截骨形式应利于矫形，而且其截骨面接触大，不易滑移，截骨端稳定性好，有利于骨愈合。常见的截骨形式有以下四种。

1. 横形截骨　以胫骨截骨为例，胫骨平台下 5～6cm 处为截骨平面，沿胫骨棘内侧缘作 1～3cm 长的纵行皮肤切口，剥离皮下组织，不切开、不剥离骨膜，用直径2.5mm 钻头连续钻孔，沿截骨平面进行钻孔，再沿预钻孔进行截骨，但不折骨。操作中保持钻孔的连续性，并确保钻孔至胫骨内、外侧的皮质边缘。完成钻孔截骨后，截骨处仍保留极少数骨质和骨膜连接，以继续维持骨端的对线对位（图 9-2-1）。

对陈旧性骨折畸形愈合病例，伤后超过 6 个月以上甚至髓腔已通的畸形愈合，可行手术切开，显露骨折断端，将已愈合的上、下骨折段凿开，沿骨折线进行截骨，周围骨痂尽可能保留在骨折的远近段（图 9-2-2）。保留骨痂、减少剥离的目的是使骨折端相对稳定，血循环较好，以利骨断端的修复。

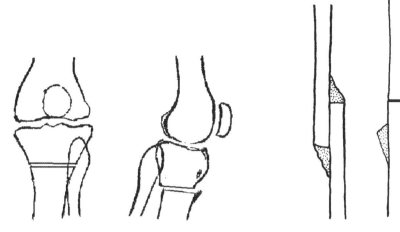

图 9-2-1 横形截骨示意图　　　图 9-2-2 畸形愈合横形截骨示意图

2. 楔形截骨 成角畸形愈合的病例,对凸侧可行楔形截骨术矫正(图 9-2-3),术中应尽可能将凸侧畸形部位暴露清楚,可不必显露凹侧骨质,保留凹侧骨痂,同时也要部分地保留凹侧骨皮质。因此类畸形愈合之病例,凹侧面多有较为丰富的骨痂,此种骨痂尚存在一定柔韧性,不必处理,而作为畸形矫正的支点。由于保留了骨痂的大部分,因而可以起到截骨端的相对稳定作用,也可看作近端带血管蒂的植骨,尽可能地保留了截骨端的血运,术后可大大缩短截骨面的愈合时间。

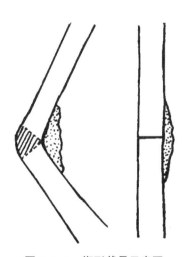

图 9-2-3 楔形截骨示意图

3. 舌形截骨 对骨折畸形愈合时间超过 1 年或更长的病例,骨折愈合后塑型已完成,髓腔已通,患者多因成角畸形影响走路或肢体短缩跛行求治(每 10° 成角肢体短缩约为 1cm)。对此类病例手术治疗时,对矢状成角畸形可采用额状面截骨,对额状成角者可采用矢状面截骨,截骨方式可取舌形截骨(图 9-2-4)。皮质骨多选用舌形截骨,先用骨钻钻孔,再用骨凿沿着钻孔进行切凿,以防劈裂;截骨完成后根据成角度数沿截骨面旋转远折端,将成角纠正后加压固定。由于未切除骨块,没有骨损失,截骨后即可恢复原有的骨骼长度，而且截骨端接触面大，与楔形截骨相比，矫形角度可随意调节至满意为止，并增加了截骨端的稳定性，使骨愈时间缩短，提高疗效。

合

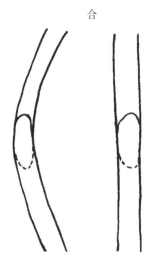

图 9-2-4　舌形截骨示意图

4. U 形截骨　U 形截骨多选择在干骺端，以股骨下端截骨术为例，取大腿前外侧切口的下段，做一长 10 ～ 12cm 的纵行切口，显露股骨下端截骨部位。纵行切开股骨下端骨膜，尽可能完整剥离骨膜，避免损伤髌上囊，在股骨下端干骺端位置用骨凿作正 U 形截骨，或者先用骨钻在股骨下端前面作正 U 形钻孔，再用骨凿沿着钻孔进行切凿截骨，注意保护好后方的血管神经；截骨完成后，手法矫正畸形，恢复正常的下肢力线（图 9-2-5）。

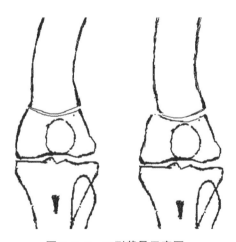

图 9-2-5　U 形截骨示意图

第三节 微创截骨畸形矫正技术

一、中西医结合微创技术治疗足跗外翻畸形

足跗外翻（hallux valgus）是指跗趾偏离中线，向外倾斜大于正常生理性角度的一种足部畸形。跗外翻是临床上一种足部常见病、多发病，占足踝外科门诊就诊患者的一半以上，多见于中、老年妇女，发病率约为 20%。跗外翻畸形形成后，难以自行矫正，由于长期穿鞋局部摩擦，可在跗趾跖趾关节内侧骨性凸起处形成疼痛性滑囊即跗囊炎，影响日常穿鞋和行走，经常伴有其余足趾畸形和前足痛等症状，如锤状趾、疼痛性胼胝、跖趾关节脱位、小趾内翻等。

（一）病因

足跗外翻的发病原因仍未完全明了，有内因和外因两大方面因素，其发病实际是外因通过内因作用于足的一个过程。多数学者认为，足跗外翻病因可能与遗传因素、鞋袜因素、骨性结构异常、足部肌力失衡、炎症性及神经肌肉性因素、创伤性因素、韧带松弛、激素水平等因素有关。

（二）足跗外翻的诊断

1. 临床表现 足跗外翻的临床表现主要是畸形、疼痛以及合并症。

（1）疼痛：跗外翻患者常常是以跗趾的疼痛和跗趾外翻畸形就诊，约有 70% 跗外翻患者合并有疼痛，但跗外翻畸形的严重程度与疼痛症状并不成正比，有时畸形严重者也可无明显疼痛，故治疗的目的不单纯是矫正畸形，同时包括解除患者静止和行走时的疼痛。

（2）胼胝体：检查患足是否患有胼胝体，确认第几趾跖骨头下胼胝体，有否疼痛存在。

（3）跗趾位置：跗趾正常情况下轻度外翻（15°以内），此位置为中立位，若跗趾向足的胫侧过度倾斜为内翻，若跗趾向足的腓侧倾斜过度，超过正常角度为轻度外翻，程度加重为中度外翻、重度外翻。

（4）足部其他检查：包括行走步态、足部其他畸形、跖籽关节研磨试验、第 1 跖趾关节关节运动及外侧紧张度、足部肌力检查、足部其他关节松弛度检查。

2. X 线检查 足跗外翻 X 线检查要求摄负重位正侧位片，一般要求双足同时拍摄以便进行对比。

（1）跗外翻角（HVA）：第 1 跖骨纵轴（第 1 跖骨头中心与跖骨基底中心连线，以下同）与近节趾骨纵轴夹角。正常不大于 15°。

（2）第 1、2 跖骨间角（IMA）：第 1 跖骨纵轴与第 2 跖骨纵轴夹角。正常不大于 9°。

（3）第 1、2 跖骨头长度差：第 1、2 跖骨头关节面最高点水平线的间距（通常情况

下第 2 跖骨稍长于第 1 跖骨约 2mm）。

（4）胫侧籽骨位置：通过胫侧籽骨与第 1 跖骨轴线的位置关系确定胫侧籽骨位置，一般胫侧籽骨越向外，踇外翻程度越重。

（5）第 1 跖趾关节位置：①和谐关节：跖骨头关节软骨面与近节趾骨基底关节面平行。②关节偏斜：第 1 跖趾关节软骨面的两条画线相交于关节面（跖趾关节对合欠佳）。③关节半脱位：第 1 跖趾关节软骨面的两条画线相交于关节内。④关节全脱位：第 1 跖趾关节软骨面的两条画线相交于关节外。

（三）足踇外翻畸形的中西医结合微创治疗

足踇外翻畸形的治疗方法较多，温建民等于 20 世纪 90 年代将小切口微创技术与中医正骨手法、小夹板纸压垫原理及中药治疗骨折有机结合在一起，建立了中西医结合治疗足踇趾外翻微创方法，大大提高了足踇趾外翻的临床疗效。

1. 术前准备　术前常规体格检查；指导患者进行踝关节伸屈锻炼，跖趾关节、趾间关节跖屈背伸锻炼；常规消毒、备皮；对于合并有足癣的患者积极治疗足癣，术前用中药泡足，预防术后感染。

2. 基本术式

（1）体位：仰卧位，术足伸出手术台外。

（2）消毒与铺单：碘酒、酒精常规消毒、铺单。

（3）麻醉：采用 1% 利多卡因局部浸润麻醉，沿踇囊周围分层浸润麻醉。

（4）手术器械：高速磨钻、小骨膜剥离器、小骨锉、钻头。

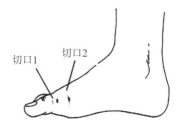

图 9-3-1　软组织松解切口

（5）手术步骤

1）松解外侧关节囊：如关节囊外侧紧张或外侧踇收肌挛缩，可在踇趾背外侧做一 0.5cm 切口，松解外侧关节及跖籽联合构、踇内收肌斜头（图 9-3-1）。

2）入路及削磨骨赘：用 15 号小圆刀在踇趾近节趾骨近端内侧做弧形切口长约 1cm，切开皮肤、皮下组织直达趾骨，用足外科小骨膜剥离器从远端向近端在关节囊和内侧跖骨头之间分离关节囊（图 9-3-2）；用高速磨钻磨去内侧跖骨头骨赘小骨锉锉平跖内侧使其有棱角（图 9-3-3，图 9-3-4）。

3）截骨：在第 1 跖骨头颈内侧切开皮肤直达骨膜，切口约 0.5cm，用削磨钻做一斜形截骨。在水平面截骨线从远端内侧至近端外侧与第 1 跖骨轴线的夹角为 10°～30°，在矢状面截骨线从远端背侧至近端跖侧与第 1 跖骨轴线的夹角为 5°～15°。

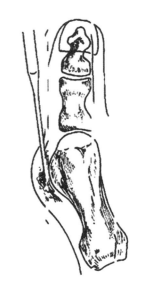

图 9-3-2　分离关节囊

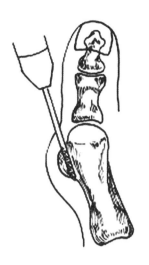
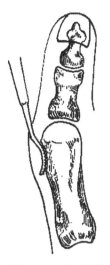

图 9-3-3 磨削骨赘　　　　　　　　　图 9-3-4 挫平骨面

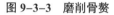

4）截骨完毕冲洗切口：由近端向远端冲洗，冲洗要彻底，避免骨渣残留在关节腔内（图 9-3-5）。

5）手法整复：通过手摸心会、拔伸牵引、推挤、端提等正骨手法纠正畸形及跖趾关节半脱位，用手法将远端跖骨头由内向外推开约一骨皮质（在跖骨头内侧手感可触及小凹陷），并使截骨远端不向背侧移位（背侧截骨处无阶），蹞趾置于内翻位 0°～5°（图9-3-6）。

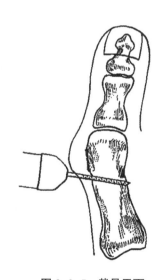
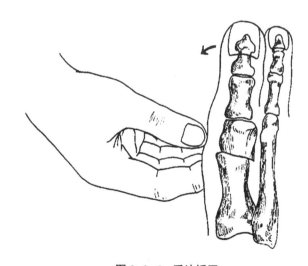

图 9-3-5 截骨平面　　　　　　　　　图 9-3-6 手法矫正

6）包扎固定：用 4 列绷带卷成直径约 2cm 的圆形夹垫，放于第 1、2 趾蹼之间，将绷带从第 1、2 趾蹼夹垫间通过踝关节做"8"字形包扎，将蹞指固定在内翻位约 0°～5°，然后用粘膏从足背内侧通过第 1、2 趾蹼间，绕过足跖内侧到足背做"8"字形，蹞趾的内翻位固定（图 9-3-7、图 9-3-8、图 9-3-9）。

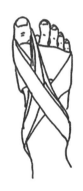

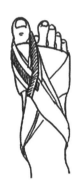

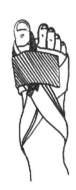

图 9-3-7　绷带固定第一步　　　　　图 9-3-8　绷带固定第二步

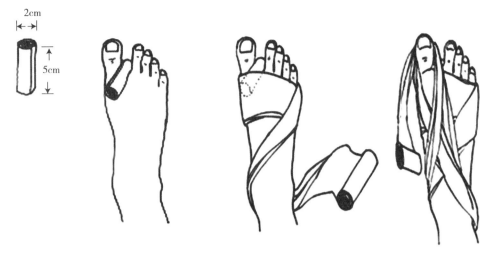

图 9-3-9　绷带固定第三步

7）术后处理：术后穿硬底、前开口的矫形鞋，鼓励步行行走，定期双足正侧位 X 线检查，若 X 线显示位置不满意，即刻再行手法整复固定。

3. 不同程度踇外翻手术方法

（1）轻度踇趾外翻：一般采用标准术式；踇囊炎疼痛症状较重，畸形不明显者，可行单纯骨赘磨削术。

（2）中度踇趾外翻：主要根据第 1 跖趾关节外侧结构的紧张度，外侧结构紧张的在标准术式的基础上加外侧结构松解（图 9-3-10）。

（3）重度踇趾外翻：常规在标准术式的基础上加外侧结构松解；合并其他跖骨下疼痛者，行跖骨头颈截骨；合并固定性锤状趾者，行趾间关节成形术。

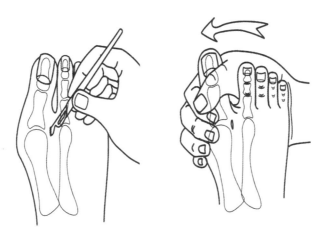

图 9-3-10　外侧结构松解

4. 姆外翻合并症手术方法　根据患者姆外翻畸形程度与合并畸形情况，在常规标准术式的基础上可酌情采用以下术式。

（1）第 1 跖趾关节外侧结构松解术：检查外侧结构松紧度：术前检查姆趾近节趾骨，如果姆趾较易扳到正常位置，则表明外侧结构不紧张，无须处理；如果很难达到正常位置，则需松解外侧结构。在第 1 跖趾关节外侧做一 0.5cm 纵行切口，紧贴外侧关节囊，小圆刀纵行切开外侧关节囊。重新检查外侧结构松紧度。如果仍然紧张，则用小骨膜剥离器做进一步松解。手法松解第 1 跖趾关节外侧组织时，由于长期姆外翻致使趾蹼皮肤挛缩，可能会致趾蹼皮肤撕裂，如果撕裂仅到皮下可不用缝合或植皮，换药后可自行愈合。

（2）锤状趾近节趾间关节成形术：以 1% 利多卡因趾间关节周围及关节间隙进行局部浸润麻醉。用小圆刀在趾间关节外侧作约 0.5cm 纵行切口，直达趾间关节间隙；用骨膜剥离器从趾间关节外侧进入关节间隙，以确定进钻位置。用削磨钻分别磨削趾间关节的近端及远端关节面，使其光滑没有棱角。术毕冲洗切口，酌情将外侧关节囊及切口全层缝合，并与邻趾包扎固定。3 天后开扎换药；7 ～ 10 天后拆除缝线（图 9-3-11 ～图9-3-13 ）。

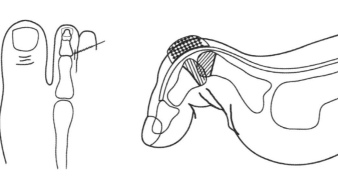

图 9-3-11　切口　　　　　**图 9-3-12　去除骨质范围**

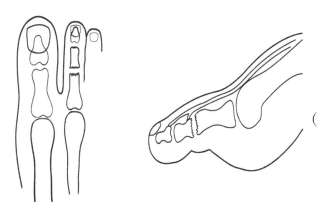

图 9-3-13　趾间关节成形术后示意图

（3）跖骨头下疼痛（跖趾关节无脱位）跖骨头颈截骨术：以 1% 利多卡因于跖骨颈周围进行局部浸润麻醉。用小圆刀在跖骨颈背侧作约 0.5cm 切口，直达跖骨颈。用骨膜剥离器剥离跖骨颈周围附着组织及骨膜，确定进钻位置。用削磨钻行跖骨头颈横行截骨。术毕挤出截骨碎屑，冲洗切口，全层缝合，跖骨头下垫纱布垫厚约 0.3cm，保持跖骨头抬高。患者可下地行走，自行调节跖骨头度。3 天后拆开包换药，7 ～ 10 天后拆除缝线（图 9-3-14）。

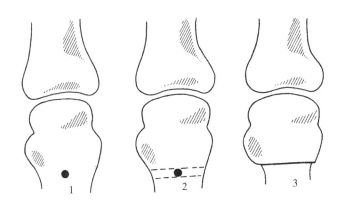

图 9-3-14　跖骨头颈横行截骨术

5. 术后护理

（1）术后 24 小时内患足可行冰袋冷敷，以减轻术肢出血。监测患者的生命体征变化，密切观察伤口敷料渗出情况，术肢末梢血运、感觉、运动情况。

（2）指导患者将术肢置于合理的体位，抬高术肢以促进静脉回流。

（3）注意观察外固定的松紧情况，若固定过紧会影响术肢血运或出现皮肤压疮，过松则失去固定作用。

（4）指导、帮助、督促患者每日进行术后功能锻炼，纠正其错误动作，保证患者掌握正确的锻炼方法，同时对患者在康复锻炼中出现的不适、疼痛等症状进行耐心解释，强调术后康复锻炼的重要性，使其主动、积极地配合治疗，达到最佳治疗效果。

6. 术后康复治疗 姆外翻矫形术后的康复训练非常重要，在很大程度上决定手术效果，正确和规范的康复训练可预防畸形的复发和继发症的发生，应引起高度重视。

（1）康复治疗原则：动静结合，内外同治，局部和全身并重。以恢复足趾原有功能为目标，采取综合性康复治疗，主动锻炼为主，被动锻炼为辅，循序渐进，突出重点，加强重点关节的功能锻炼。注意增加有利骨折修复的活动，勿引起或加重损伤。

（2）康复治疗的目的：骨折的愈合过程就是"瘀去、新生、骨合"的过程，整个过程是持续的和渐进的，大体可分为血肿机化期、临床愈合期和骨性愈合与塑形期三个阶段。根据截骨愈合的不同阶段的病理变化制订相应的康复方法，以达到尽早康复的目的。

（3）康复治疗的方法

1）血肿机化期（术后 1～3 周）：手术当日即可行踝摆动练习、踝关节伸屈活动及踝关节环绕运动；足趾背伸跖屈练习，患肢肌肉等长收缩训练等。注意应循序渐进，逐渐增加活动量，以免影响断端稳定。

2）临床愈合期（术后 4～6 周）：做其他关节的主动运动和相关肌肉的抗阻运动训练，并加大全身运动量，增加离床运动时间，站立提踵练习，进行跖屈肌群肌力训练，并反复进行。术后 6 周拆除外固定后，可予以中药外洗患足，熏洗之后配合关节功能锻炼。

3）骨性愈合与塑形期（术后 7～12 周）：可予以中药外洗患足，并积极行第 1 跖趾关节功能锻炼，增加跖趾关节活动范围。术后足踝肌肉萎缩力弱，是康复治疗的重点，运动量逐渐加大，以主动运动为主，必要时辅以抗阻运动。

4）术后复发及并发症的预防：穿合适的鞋对预防姆外翻的复发非常重要，应选用鞋头较宽的鞋，鞋跟不宜太高；经常向足内侧按摩搬动姆趾，锻炼足肌；可用布、橡胶或软木做成四个圆柱体，分别置于各趾之间，然后用手向内挤压。对于术后胼胝体不能改善的患者，以进行踝关节屈伸旋转、足趾向足掌部会聚、踩球或沙地、足跟走路等加强足部的内外肌肌力；对于足掌部疼痛的患者，还可使用特制的跖骨垫，再配合功能锻炼；转移性跖骨头下疼痛患者，加强足趾跖屈训练，如站立提踵、捡球及拾布练习等。

（四）足姆外翻矫形手术的常见并发症

文献报道传统姆外翻手术并发症的发生率高达 10%～55%，手术并发症已成为患者不满意的主要原因。把握好手术的适应证，按照手术技术规范进行操作，术后严格管理是减少手术并发症的关键。

1. 神经、血管损伤 微创技术治疗姆外翻相对很安全，极少出现血管及神经损伤，但手术操作粗暴，有时也会发生血管、神经损伤，出现足趾内侧的麻木、痛性神经瘤，甚至是足趾皮肤坏死，后期还可能出现跖骨头的坏死。因此做远端切口时要避开足趾内侧的血管、神经经行部位，是预防足趾内侧神经损伤引起麻木的有效方法；重度姆外翻松解外侧结构时应紧贴跖骨头，以免损伤第 1 跖背动脉。术后应注意观察术足足趾血运情况，观察足趾的皮肤颜色，触摸足趾趾腹质感，检查毛细血管充盈时间。

一般出现血运障碍应立即松开外固定包扎，注意患足保温，持续烤灯，盐酸罂粟碱20mg 肌注，每 6 小时 1 次解除血管痉挛；静点低分子右旋糖苷，改善微循环；口服烟肌酯、己酮可可碱等药物扩张血管；必要时可行普鲁卡因趾根阻滞。

2. 畸形纠正不足和复发 姆外翻畸形纠正不足和畸形复发是姆外翻术后常见的并发症，多见于重度姆外翻患者中。微创技术治疗姆外翻应用的是头端截骨技术，在临床上用于治疗轻、中和重度姆外翻，只要第 1 跖趾关节能得到复位，一般就能获得较为满意的临床疗效。

对于重度姆外翻外侧结构紧张的患者，注意先行外侧结构松解，以姆趾不费力扶正到外翻矫正位置为度，水平面截骨线与跖骨轴线的角度要稍加大，术后及时拍片观察跖趾关节的适合度调整夹垫的大小，对于部分患者需要矫枉过正，将固定姆趾于内翻位，而对于另一部分患者则需要固定于功能位；加强术后复查，指导患者进行正确的功能锻炼，可达到部分矫正残余畸形和预防复发的目的。

3. 姆内翻 姆内翻是姆外翻手术较为严重的并发症，几乎所有的后天姆内翻均由手术造成。轻度姆内翻患者可没有症状，尤其是姆内翻角度 <10° 时，一般不需要特殊处理。严重的姆内翻会造成跖趾关节半脱位、锤状趾及姆长屈肌腱挛缩，影响穿鞋行走。

姆外翻手术术后加强管理，及时拍片复查，一旦发现有姆内翻的趋势，应将夹垫减小，将姆趾固定于功能位，如发生明显姆内翻，则要去掉夹垫，将姆趾固定于稍外翻位。

4. 转移性跖骨头下疼痛 转移性跖骨头下疼痛的发生与第 1 跖骨截骨后发生短缩及跖骨头向背侧移位等因素有关，第 1 跖骨的短缩和跖骨头的抬高引起负重改变，其他跖骨负重加大，就会出现跖骨头下的痛性胼胝。患者感觉姆趾不能着地，行走足底疼痛。

微创治疗姆外翻畸形手术截骨时要一气呵成，不要用削磨钻反复削磨，可有效避免跖骨的过度短缩；其次，手法整复时务必使跖骨头保持跖屈或跖移状态，以维持内侧纵弓前臂的高度。如果术后患者出现了外侧跖骨头下疼痛，可先指导患者进行功能锻炼，如屈趾夹球等动作，增加足内在肌力量，可缓解症状；也可使用横弓垫以减少局部压力。非手术治疗无效时，可考虑手术治疗，如作跖骨头颈部截骨抬高外侧跖骨，减少外侧跖骨头的负重。

5. 跖骨截骨后迟缓愈合 微创技术治疗姆外翻由于对跖骨周围软组织损伤小，发生跖骨截骨后迟缓愈合和不愈合极为少见，发生迟缓愈合和不愈合除了一些全身性因素外，最常见的局部因素与患者负重过多有关。由于微创技术治疗姆外翻不做内固定，亦不使用石膏等外固定，仅凭夹垫及绷带、胶布行弹性外固定，术后允许患者适当下地活动，如果患者在 12 周前下地活动过多，易造成截骨的延迟愈合。

术后嘱患者适当下地负重，以生活自理为度，下地时间随手术后时间延长而循序渐进逐渐延长，6 周内避免过度负重；定期复查拍 X 线片，发现截骨有延迟愈合的迹象，要嘱患者近期减少下地活动。如已出现截骨端延迟愈合，主要让患者减少下地，避免长时间、远距离行走，口服促进骨折愈合的药物等，一般经处理都能愈合。

6. 感染 感染对于骨科手术来说是灾难性的，如果合并骨髓炎常常缠绵难愈，临床处理非常棘手。微创技术治疗姆外翻由于对术区周围软组织损伤小，没有内置固定物，极难发生感染。但临床应当注意两种情况，一是术后第一次换药时刀口内常常有淡红色分泌物流出，有时量很大，患者常常感觉切口部位疼痛较重，这种情况一般是冲洗切口时有冲洗液残留所致，一般经1～2次换药后，分泌物会自然减少、消失，切勿误以为感染，按感染处理；另一种情况是术后2周左右，更换外固定时切口周围出现脓疱，可散发也可连成片状，疱内可见黄白色分泌物，患者自觉瘙痒，但手术切口无红肿、疼痛，患者常常有足癣病史，这种情况一般为局部包扎所致真菌感染，处理方法是局部消毒后剪开脓疱即可，无须特殊用药。

二、微创截骨矫正膝内、外翻畸形

膝内、外翻畸形为全身最常见的畸形之一，不仅影响患肢外观，而且随着病程的延长而继发膝关节、踝关节的骨性关节炎。膝内翻畸形一般是指下肢自然伸直或站立时，两足踝部能接触，两膝不能靠拢的畸形，在两腿间形成一个近似字母O形的空隙；膝外翻畸形是指小腿自膝关节以下向外偏斜，两足内踝异相分离而不能靠拢的畸形，如字母X状（图9-3-15）。

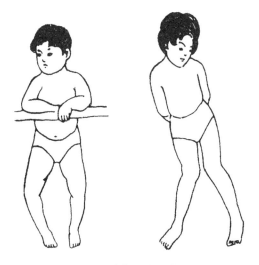

图9-3-15　膝内、外翻外观

（一）膝内、外翻畸形的病理生理

1. 下肢的生理力学轴线及X线解剖　下肢重要的功能是负重和运动。运动和负重相辅相成，下肢的骨骼是负重的基础，肌肉是运动的动力，关节是运动的枢纽，其他的软组织是负重和运动的稳定结构。双下肢借助骨盆与躯体相连，身体的重量通过骨盆传达到下肢。从人体前后位外形看，大腿呈外上斜向内下，小腿呈垂直状。因此，经股骨下传的重力方向也有顺应大腿外形的趋势，而经膝关节和小腿的重力方向则是垂直的。

下肢的生理力线，一般是由髋关节中点至膝关节中点，由膝关节中点至踝关节中点

（图 9-3-16）。在临床实际测量中，常以骨骼突起作为标志进行测量，即下肢的生理力线是从髂前上棘至踝关节保持中立位的第 1、2 趾蹼之间，该线正常应经过髌骨中点。如果该线位于髌骨内侧即为膝内翻畸形，该线位于髌骨外侧即为膝外翻畸形。

下肢骨骼的 X 线影像应注意测量下肢的几个角度。

股骨角：股骨干下段轴线与膝关节股骨下端线在膝关节外侧所形成的角，称之为股骨角，正常为 80°。

胫骨角：胫骨干上段轴线与膝关节胫骨上端线在膝关节外侧所形成的角，称之为胫骨角，正常为 90°。

股胫角：股骨干下段轴线与胫骨干上段轴线在膝关节所形成的夹角，称之为股胫角，正常为 10°（图 9-3-17）。

临床大量病例证实，大多数膝内翻患者的畸形发生于胫骨上端，表现为胫骨角大于 90°；大多数膝外翻患者的畸形发生在股骨下端，表现为股骨角小于 80°。但也有一些特殊情况，如严重的膝内翻畸形发生在整个下肢，股骨干和胫骨干都形成了向内弯曲的弧形；少数膝内外翻患者可能由于膝部骨骺发育异常所致；膝骨性关节炎的畸形常由于一侧软组织及关节的过度磨损所致，临床多为内侧磨损过度，因此表现为轻度膝内翻畸形，X 线表现为股胫角大于 10°，而胫骨角正常。

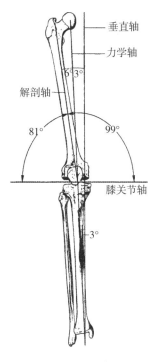

图 9-3-16　下肢力线

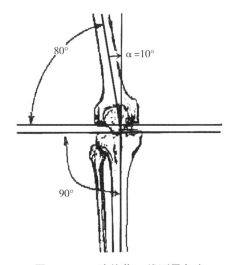

图 9-3-17　膝关节 X 线测量角度

2. 膝内、外翻畸形的生物力学　正常膝关节的胫骨内、外髁受压力相等，膝关节内翻时原来受压力相等的胫骨内、外髁所受压力发生了改变，内髁所受压力大大超过外髁，也超出了它所应承受的身体压力；原来膝内、外侧韧带在正常时受的牵张力很小，膝内翻畸形后内侧副韧带松弛而外侧副韧带所受的牵拉力增加很多，随着病程越长，越可能产生膝关节不稳松弛。内侧关节面的超荷负重易导致关节软骨的破坏，关节间隙变窄，边缘变得尖锐，形成骨赘，引起膝关节骨性关节炎，患者出现膝关节的行走痛、关节活动受限等临床表现。而畸形手术矫正后，膝关节生物应力将恢复平衡，因而预防了膝关节骨性关节炎的发生；已发生骨性关节炎的膝内、外翻患者，症状可以逐渐消除，恢复正常的膝关节外形和功能。同时将弯曲的小腿矫直后，小腿长度将获得一定程度的增加。

3. 膝内、外翻畸形的病因 膝内、外翻畸形是多种疾患的具体表现，其病因可分为内科疾病和外科疾病。通常可分为骨代谢与内分泌疾病、骨发育紊乱、非化脓性关节炎、外伤等类型。

（1）佝偻病：最常见的是维生素 D 缺乏性佝偻病，一般多发生于小儿，发生在16～17 岁的青少年为迟发性佝偻病，发生在成人者为骨软化病，主要由于食物中维生素 D 不足或不能得到充分阳光，影响钙磷吸收而致。迟发性佝偻病常引起青春期膝内、外翻，青年女性多见，男女之比为 1∶9 左右。

（2）外伤：外伤是膝内、外翻畸形的另一个主要原因，是由于下肢骨关节创伤，如膝关节附近骨骺损伤、关节内骨折或股骨远端、胫骨近端骨折治疗不当等原因造成的。

（3）骨发育障碍：骨发育障碍引起的膝部畸形多是由于遗传性疾病所致，患者除了膝部畸形外，还可能伴有其他畸形和异常，有些具有明显的家族史。如软骨发育不全、干骺续连症、Ollier's 病、半肢骨骺发育不良、骨纤维异样增殖症、脆骨病、畸形性骨炎等疾病。

（4）其他原因：脑性瘫痪、小儿麻痹后遗症是由于患者下肢膝部关节承受不对称、不平衡的肌肉动力，致使膝关节出现畸形。

4. 膝内、外翻畸形的病理 由于膝内、外翻改变了关节正常的生物力线，使膝关节生理应力分布发生变化，出现应力集中病理现象。膝关节内翻畸形，膝部应力集中于关节内侧，其内侧关节面超负荷负重；膝外翻畸形膝部应力集中于关节外侧，其外侧关节面超负荷负重。超负荷负重的关节软骨面将逐渐变成黄色而不透明，纤维裂隙变性，软骨面软化，破碎脱落，表面由于裂痕及凹陷呈现粗糙不平，使软骨面骨板暴露于膝关节腔内。同时由于膝关节内或外侧反复的超负荷压力冲击，出现反应性骨质增生。关节运动的压力波可通过关节面上的裂隙传导至骨端疏松骨质的骨髓内，其中的骨小梁受到过重压力而发生断裂、坏死、萎缩吸收。由于畸形和应力集中，在关节边缘出现骨赘。滑膜在病变的中后期出现继发性炎症表现。

（二）膝内、外翻的临床表现与诊断

1. 膝内、外翻的临床表现

（1）膝关节不适：为常见症状。一般 30 岁以上患者症状较明显，在行走或劳累后，膝部酸困不适或疼痛；若畸形严重者，可同时伴有踝关节的不适，休息后症状可缓解。

中老年患者则出现膝关节继发性骨性关节炎的临床表现。

（2）膝关节疼痛与活动受限：早期疼痛不太明显，一般在患病 25～30 年以后，开始出现膝关节疼痛症状。开始只在行走较长距离后，出现膝部疼痛，休息后可自行缓解。膝内翻患者在关节的内侧间隙疼痛，膝外翻患者在外侧间隙，后症状渐渐加重，疼痛为持续性，影响睡眠和休息。继疼痛加剧后，膝关节屈伸活动亦有不同程度的受限，屈曲范围可越来越小，严重的患者，膝关节趋于僵直。

（3）畸形：是膝内、外翻患者最典型的突出体征。膝内翻者，膝关节向外侧凸起，两膝内缘不能并拢，双膝髁间距加大不等，严重者可达 40cm，正面观双下肢呈 O 形；若单膝内翻者呈 D 形，并可继发胫骨内旋、内翻和足外翻。膝外翻者小腿呈外展状，当下肢站立时，双膝并拢，双踝不能接触而留有间隙，呈 X 形腿，单肢外翻者呈 K 字形。

（4）胫骨旋转：正常成人的胫骨从胫骨结节向远侧逐渐外旋，至踝部男性平均左侧外旋 16.26°，右侧外旋 16.42°，女性左侧外旋 21.48°，右侧外旋 22.26°。膝内翻患者的胫骨都有不同程度的内旋，严重者内旋 50°以上；膝外翻患者也可发生胫骨内旋。

（5）步态：膝内翻患者，行走时下肢不稳，左右摇摆，在幼童时即可出现，后逐渐加重；膝外翻轻者，步态无明显异常，膝外翻重者，走路时膝关节屈曲，步幅小，频率大且呈左右摇摆状。

2. 膝内、外翻的检查

（1）局部检查：膝部畸形可以通过视诊观察，很容易确定内、外翻畸形的存在。膝内翻畸形多在膝关节的内侧间隙或外侧韧带附着处有压痛；膝外翻畸形在膝关节外侧间隙或内侧韧带有压痛。

（2）内、外翻严重程度的测量：一般膝内翻在站立位时要比卧位时内翻程度加重，而膝外翻者，卧位时外翻程比站立位时严重，所以一般前者取立位，后者取卧位测量。

1）膝内翻测量

胫骨双内髁部之间的距离：患者自然站立，测量双胫骨平台内侧缘之间的长度，即为胫骨内髁部之距离。距离越大内翻越严重。

最大成角处距离：体位同上，寻找双下肢内侧向外侧凸的顶点，测量两个顶点之间的距离，即为最大成角处的距离。

内翻度数：体位同上，于最大成角处用量角器测量内翻度数。

下肢轴线测量：测量髂前上棘至蹑趾和第二趾间所连成的直线，膝内翻时轴线内移；从髌骨中点间做该轴线的垂线，测量此垂线的长度，可表示内翻的严重程度。

2）膝外翻测量

双内踝间距离：患者仰卧位，测量双内踝之间的距离。距离越大，外翻越严重。

外翻度数：体位同上，以股骨轴线为基准，用量角器测量小腿外翻的度数。

下肢力线测量：方法同膝内翻，但此时力线通过髌骨中点的外侧。

3.X 线检查　对于膝内、外翻畸形的患者进行 X 线检查时应拍摄以膝关节为中心，前后位应包括全长的股骨干和胫骨干，侧位应包括股骨中下段和胫骨中上段的 X 线片。

一般采用多张 X 线片分段拍摄的方法，再拼接成整图。为了真实地反映下肢的功能情况，应拍摄卧位和站立位两套 X 线片。

（1）膝内翻：膝内翻除了导致畸形原发病的 X 线表现外，一般还有膝关节前后位 X 线片间隙不对称，表现为内侧狭窄外侧增宽；关节面软骨下骨板致密，关节边缘骨性结构尖锐或有骨刺生成；膝关节面倾斜，股骨内髁发育小。多数患者的胫骨角增大；股胫角减小，甚至膝内翻严重者股胫角呈负角。

（2）膝外翻：股骨下端、胫骨上端及腓骨上端骨骺向横方向肥大增厚。测量胫骨角减小，下肢力线改变。

4. 诊断　本病必须与生理性膝内、外翻相鉴别，生理性膝内、外翻畸形一般较轻，内、外翻度数在 10° 以内，同时儿童一般状况良好，无慢性病、佝偻病的临床表现。小儿发育的各项指标在正常范围内，实验室检查无异常，X 线检查除有轻度膝内、外翻表现外，无其他病理性改变。

膝内、外翻畸形的诊断不仅要求确定畸形的性质，还要明确畸形的程度、畸形所在的部位等具体内容。因此，在诊断时要详细地进行临床检查，拍摄标准的 X 线片，准确画线测量，必要时根据 X 线片描样留底，以备手术时实际比量。

（三）膝内、外翻的微创外固定治疗

膝内翻畸形的外科矫形治疗需注意以下几个问题：

年龄的选择：畸形矫正一般选择在骨骺闭合之后，女性患者应在 18 岁之后，男性应在 20 岁之后。

畸形程度的选择：一般如直立位膝内侧间距大于 5cm、胫骨角大于 100°、胫骨干上下段轴线成角大于 10° 者，可以考虑矫形治疗；但如患者膝内翻畸形较小，而心理压力较大，也可以根据情况实施矫形手术。

膝内、外翻畸形的矫形原则：手术矫形部位应遵循在畸形最为明显部位截骨矫形的原则，同时选择合适的手术方式。

1. 胫骨上端倒 U 形、腓骨下端斜形截骨、骨折复位固定器固定术

（1）适应证：①膝内翻畸形位于胫骨上端者，主要表现为胫骨角大于 100°，而膝关节其他部位和大、小腿无明显畸形；②膝外翻畸形位于胫骨上端者，主要表现为胫骨角小于 80°，而膝关节其他部位和大、小腿无明显畸形。

（2）术前准备

①患者准备：身体检查，明确诊断，准备手术。

②器械准备：挑选手术常用的手术器械及胫腓骨骨折复位固定器，消毒备用。

（3）麻醉体位：一般选用椎管内麻醉，患者取仰卧位，术肢捆绑气囊止血带。

（4）手术操作：常规消毒后，铺无菌巾。术肢驱血带驱血，气囊止血带止血。

①穿针：一般选用直径 3mm 骨圆针，近端的穿针部位选择在胫骨结节上 1cm 处，穿针的方向应把握前后位保持与膝关节面平行，侧位保持针位于胫骨干的中心；远端穿针部位选择在外踝上 5cm 处，穿针方向前后位保持与踝关节面平行，侧位应使针位于

胫骨干的中心。穿针时应由小腿外侧向内侧穿针，直接将骨圆针穿入皮肤，针尖抵骨皮质时，前后滑动以探知胫骨的前后缘，确定胫骨的中心。

②腓骨斜形截骨：在小腿外侧外踝上 10cm 腓骨外侧做一约长 3cm 纵行切口，沿腓骨长短肌之间分离直达腓骨骨膜，骨膜下剥离显露局部腓骨。用直径 1.5mm 的骨钻自外下向内上与腓骨成 45°角钻通骨质，在同一平面钻 2～3 个孔，用骨刀沿所钻骨孔的方向截断腓骨。

③胫骨倒 U 形截骨：在胫骨近端以胫骨结节为中心，做长约 5cm 的纵弧形切口，弧顶位于胫骨结节外侧，显露胫骨结节部，在胫骨结节下纵行切开骨膜约 4cm 长并剥离骨膜直至胫骨后缘，注意保持骨膜的完整性，显露胫骨上端，弧形骨刀做弧形截骨，弧顶位于胫骨结节下，弧高约 2cm，尽量使弧线圆滑，整个截骨线呈开口向下的 U 形。截断胫骨近端后，用骨刀撬拨确定截骨处完全截断（图 9-3-18）。

④矫形固定：将胫腓骨骨折复位固定器安装在术肢的两枚骨圆针上，锁针器的螺母不锁紧。把术肢伸直、踝关节中立位，测量术肢力线，同时一手顶膝关节，一手将小腿牵拉，手法矫正内、外翻畸形。膝内翻畸形者应使术肢的力线经过

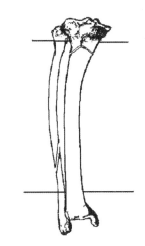

图 9-3-18　胫骨上端倒
U 形截骨

髌骨的外缘而略呈轻度的外翻；膝外翻畸形者应使术肢的力线经过髌骨中线，切不可矫枉过正。如伴有小腿内或外旋畸形，术者一手握住膝关节，另一手握住足并使之旋转，将踝关节矫正呈中立位。当确认所有畸形均已矫正，由助手维持肢体位置，术者将骨折复位固定器的锁针器和调节杆的螺母用扳手拧紧，使固定器和术肢固定牢固。再次测量术肢力线，观察肢体外形，如仍有残余畸形可用复位固定器进行调整矫形，直至肢体形状满意为止。如是双侧肢体畸形，在矫形时要尽量使双侧肢体一致，保证对称协调。

⑤关闭切口：胫骨截骨处完整缝合骨膜、筋膜、皮肤，关闭切口；对于腓骨截骨可以全层缝合。无菌敷料覆盖切口，包扎。

（5）术后护理

①针道护理：换药是针道护理的一项重要内容，一般术后 3 周内应隔日针道换药一次，以后根据情况 3～5 天换药一次。换药使用酒精涂擦局部皮肤和露于皮外的骨圆针，再用干敷料覆盖针道。如肢体矫形不满意，仍有残余畸形，可调节支撑杆的螺母加以矫正。

②体位及功能锻炼：术后将术肢适当抬高，减轻术肢水肿，手术反应消失后，开始练习足踝部运动；术后 1～2 周即可练习扶双拐下地，患肢不负重功能锻炼。随着锻炼时间延长，逐渐增加术肢的负荷量；当术肢负重量达到体重的 2/3 时，患者可扶单拐行走；术肢负重量达到患者的全部体重，即可拆除骨折复位固定器。

③其他护理：术后 2 周拆线。定期拍摄 X 线片以观察骨骼形状和其他解剖形态，证实截骨矫形的效果，了解术区骨骼愈合情况。

2. 胫骨下端 U 形、腓骨中段斜形截骨、骨折复位固定器固定术

（1）适应证：适用于膝内翻畸形主要位于胫骨下端、踝关节上方者。

（2）术前准备、麻醉体位等请参见上述有关内容。

（3）手术操作

①穿针：穿针方法同胫骨上端倒 U 形截骨、腓骨下段斜形截骨相同，请参见上述穿针内容。

②腓骨中段斜形截骨：在小腿中段外侧做一长约 5cm 的纵行切口，沿腓骨长、短肌的间隙显露腓骨表面，切开骨膜，用骨钻沿预先设计好的截骨方向并排钻 2～3 个孔，再用骨刀沿钻孔方向截断腓骨。

③胫骨下端 U 形截骨：在胫骨下段前方做一纵弧形切口，长约 5cm，在胫前肌腱和踇长伸肌腱之间解剖达胫骨前面，纵行切开胫骨前方骨膜，显露胫骨下端。在胫骨下端做一开口向上的弧形截骨，截骨部位于坚质骨和松质骨结合处（图 9-3-19），截骨的注意事项参见上述内容。截骨完成后，确认截骨端完全截断无骨性连接。

对膝内翻患者畸形主要位于胫骨上端和胫骨下端，而胫骨干的畸形不明显者，可行胫骨上端倒 U 形、下端正 U 形联合截骨（图 9-3-20）。

对于膝内翻畸形部位位于小腿胫骨干者，可行胫骨上端倒 U 形截骨、胫骨下段长斜形截骨、在截骨近段的 1/3～1/2 处横行截断的联合截骨（图 9-3-21），待矫形完成后将截下的骨块填塞在开口的骨缺损处。

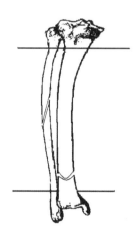

图 9-3-19　胫骨下端 U
形截骨

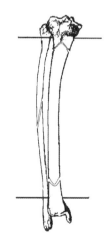

图 9-3-20　胫骨上端倒 U
形、下端正 U 形联合截骨

④矫形固定：将胫腓骨骨折复位器安装在术肢上，用手法纠正小腿内翻畸形，测量下肢力线，使力线经过髌骨外缘，确认下肢畸形完全纠正后，拧紧固定器的紧固螺母。术肢固定好再观察肢体形状，如仍有残余畸形，可利用骨折复位固定器的调节支撑杆螺母、锁针器等矫正。如是双侧肢体畸形，在矫形时要尽量使双侧肢体一致，保证对称协调。

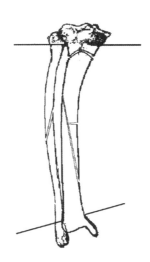

图 9-3-21　胫骨上端倒 U 形、下段长斜形、基底截断截骨

⑤关闭切口：胫骨截骨处缝合骨膜、筋膜、皮肤，关闭切口；腓骨截骨全层缝合，无菌敷料覆盖切口，包扎。

（4）术后护理：参见"胫骨上端倒 U 形、腓骨下端斜形截骨、骨折复位固定器固定术"部分。

3. 股骨髁上 U 形截骨、股骨骨折复位固定器固定术

（1）适应证：以股骨下段为主的膝内、外翻畸形患者。

（2）术前准备、麻醉体位等请参见上述有关内容。

（3）手术操作

①切口与暴露：在大腿前外侧自股骨髁上 3cm 处向近侧做 8～10cm 的皮肤切口，从股外侧肌与股直肌之间进入，分离股中间肌直达骨膜。纵行切开骨膜后剥离，显露股骨髁上部。

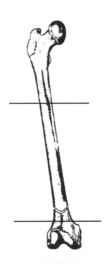

图 9-3-22　股骨髁上 U 形截骨

②截骨矫形：先用骨刀刻划出 U 形的截骨痕迹，其远端平面相当于股骨髁上 2～3cm 处，可用骨凿直接凿断，或先用直径 2.0mm 钻头在截骨线上预钻孔数个，然后再沿预钻孔凿通以防止骨劈裂（图 9-3-22）。截骨后把近侧截骨端插入远侧截骨端之髓腔内约 2mm 深度，以防止远端向后成角。然后再内收小腿，矫正外翻畸形；或者外展小腿矫正内翻畸形。

③穿针、安装外固定器：在截骨远端 3～4cm 由外向内平行于关节面、垂直于股骨用手摇钻或电钻穿入直径 3mm 的骨圆针一枚，再于近端距截骨面 8～10cm 的位置由内向外垂直于股骨干贯穿同直径的骨圆针一枚。安装股骨骨折复位固定器，而后调整两侧螺母使骨端严密接触，略微加压；屈伸活动膝关节，观察截骨端稳定性，如发现截骨端稳定性欠佳，可在膝关节 15°下，于截骨面远端 3～4cm 处第一枚固定针的前侧约 1.5～2.0cm 平行第一枚固定针由外向内再穿入第三枚针，并将其牢固固定于可调弧形固定座上。逐层缝合切口，无菌敷料覆盖。

（4）术后护理：参见"胫骨上端倒 U 形、腓骨下端斜形截骨、骨折复位固定器固定术"部分。

（四）常见并发病变的处理

1. 髌骨脱位 膝内、外翻畸形严重者，其中部分患者伴有髌骨脱位，在治疗时要考虑到此合并症对膝关节功能的影响，在矫形时应同时予以处理。

膝内翻患者少见髌骨脱位，仅有十分严重者伴有髌骨内侧半脱位或脱位，而经截骨矫正后，股四头肌的力线也自然恢复正常，无须再行其他处理。如髌骨内侧脱位经矫形后仍不能复位，则应采取措施积极治疗，一般根据脱位的具体原因采用不同的方法：内侧膝关节囊、支持带挛缩，应考虑髌韧带成形术；股四头肌力线不正，可采取胫骨结节移位术；股骨内侧髁发育障碍，应行股骨内髁抬高术。

膝外翻并发髌骨脱位、半脱位者临床较为常见。股骨在发育过程中就有一个外倾角，股四头肌在收缩时除了产生向上的力外，还会产生一个向外的分力，使髌骨有向外脱位的趋势，膝外翻畸形使这种分力增大，髌骨更加容易产生半脱位或脱位。大多数的髌骨外侧半脱位、脱位，经股骨髁上截骨矫形手术改变了膝部的生理力线，使股四头肌力的外侧分力减小到正常范围内，髌骨脱位得以恢复。但有些局部发育有畸形者，即使矫正膝外翻、髌骨脱位也难以改善，对于此类患者在术前应有充分准备，采取必要的治疗方法。一般以胫骨结节移位术、髌韧带成形术、股骨外侧髁抬高阻挡术等进行治疗。

2. 膝关节失稳 膝内、外翻畸形患者由于下肢负重力线发生了明显的病理改变，膝关节在负重承受载荷时失去平衡，为了维持人体的直立状态，膝关节的内侧或外侧就承受过大的张力，这种张力直接作用到膝关节的韧带上，经过长期、多次反复的牵张，就会造成某一侧的韧带松弛，膝关节失去韧带的稳定作用，出现关节失稳。受影响的主要是内、外侧副韧带，而其他软组织受影响较小，临床上可出现膝关节前内侧或前外侧旋转失稳。患者表现膝关节不适，软弱无力，摇摆不稳，日久膝关节出现疼痛，严重者畸形复发。

膝关节畸形合并失稳，一部分旋转失稳较轻者，经矫形手术恢复下肢正常的生理力线，失稳可以代偿；侧副韧带松弛较轻，或手术后在医生的正确指导下，进行功能锻炼，通过膝部肌力代偿侧副韧带的松弛，使膝关节在运动中保持灵活和稳定。另外一部分旋转失稳较重者，经恢复力线和功能锻炼仍不能恢复膝关节稳定者，则需手术治疗，前内侧旋转不稳者可行内侧副韧带加强紧缩术；前外侧旋转不稳者可行股二头肌腱移位术，术后均需石膏托固定膝关节于伸直位 3～4 周，去石膏后逐步练习膝关节功能。

（五）微创截骨矫正膝内、外翻畸形的优势

微创截骨矫正膝内、外翻畸形除符合一般微创手术组织损伤小、功能恢复快等优势外，尚有以下优点：

1.U 形截骨的优点　传统膝内、外翻截骨矫形手术多采用楔形或 V 形截骨，再以接骨板或者交叉针内固定，但肢体失用时间长，仍有迟延愈合或者不愈合情况的发生。倒 U 形（胫骨结节下）、U 形（股骨髁上）截骨均在松质骨与皮质骨交界处进行，血运丰富，愈合快；骨断端接触面积加大，稳定性好，有利于截骨端的愈合。

2. 骨折复位固定器外固定的优点

（1）矫形确切，调整简便，固定可靠：患者对膝内、外翻矫形手术不满意主要是由于矫正角度不足或过大造成。因传统的楔形或 V 形截骨必须术前设计好矫正度数，甚至需根据 X 线片，剪好楔形纸样，术中按楔形纸样底边长度截除骨块，经交叉针、接骨板内固定固定后，即使发现矫形度数不满意也无法再做调整。而本术式截骨处可在矢状面的 U 形截面上做内翻、外翻的滑动，也可在额状面的前后方向滑动，当术者认为矫形满意后锁紧各部件，使肢体–针–外固定器形成一组几何不变体系，固定可靠；若术后发现矫正不足或矫枉过度，只要松动各锁针器仍可进行必要的调整。

（2）截骨愈合快，疗程缩短：由于截骨 U 形面较楔形接触面大且稳定，能早期下床步行活动，使截骨面即能获得恒定的生物应力刺激又可步行活动获得间歇性生物应力刺激，此两种生物应力之和称其为生理性应力，对骨愈合提供了极为有利的生物力学环境，可有效加速截骨面愈合。

3. 本术式 U 形截骨矫正畸形后可使肢体增长，一般可增长 2.0cm（0.5～7cm）左右，由于膝内、外翻患者大都身材矮小，经矫形后身高均有或多或少地增加，这是经 U 形截骨矫形方法治疗上的另一重要优点，而采用楔形或 V 形截骨治疗其身高不再增加。

三、微创截骨矫正骨折畸形愈合

骨折畸形愈合是指创伤或手术后肢体在非正常解剖位置上愈合，导致肢体弯曲或长度改变，存在成角、旋转或重叠畸形，并影响或潜在影响其功能者。

1. 骨折畸形愈合的病因　骨折畸形愈合包括在骨折复位、骨折固定与骨折愈合判断三个环节，常见原因与骨折断端对位不良、固定不牢固存在异常活动、内固定失败（内固定物断裂、弯曲、拔出等）、不恰当负重、过早拆除固定等因素有关。

2. 骨折畸形愈合的病理机制

（1）不同部位骨折畸形愈合对关节功能的影响：在骨的不同部位发生的畸形愈合，对肢体功能影响程度是不一样的，对不同部位的功能复位的要求也有一定的差别。一般认为上肢为活动肢体，主要为保证手的灵活运动功能，具有大范围、多方向的灵活运动特性；而下肢为负重肢体，畸形愈合将主要影响下肢的行走与负载功能。因此，骨折畸形愈合对下肢功能的影响较上肢为大。

1）长骨干骨折畸形愈合对功能的影响

①骨干成角畸形：股骨、胫骨、尺桡骨等均有其自然弧度，与骨干自然弧度相一致的成角在 10°以内者，对功能多无影响；股骨超过 15°、胫骨超过 12°则对其上下关节带来影响；尺、桡骨中任何一骨的成角大于 10°，将影响前臂的旋转功能，而肱骨干虽有较大的成角畸形，但对其功能并不产生不良影响。

②骨干短缩畸形：下肢骨干骨折短缩 1～2cm 以内，对行走及脊柱影响甚小；短缩超过 2.5cm，则可显示跛行。上肢短缩 2cm 或更多，对功能影响不大。

③骨干旋转畸形：上肢各骨干可允许有 10°～15°的旋转移位，对其功能无影响；下肢髋关节有部分代偿旋转的能力，股骨干骨折 10°～15°的旋转移位，可以部分或完全代偿；对胫骨骨折，因其上下关节均无代偿能力，10°的旋转畸形，即可使足部产生内旋或外旋畸形。

④骨干侧方移位：骨干骨折的侧方移位不伴有其他畸形者，愈合后对功能无任何影响，即使是尺、桡骨 1/2 的横向移位，除皮下骨不平滑外，对功能也无影响。

2）手部短骨骨折畸形愈合对功能的影响：手部短骨对复位的要求较长骨干更为严格，各种畸形愈合均可明显影响手的功能。指骨的旋转畸形虽然仅有数度，也可影响拇指与其余手指对捏的正常位置；成角畸形可使手指伸直时桡偏或尺偏，或屈伸受限；前后方移位可影响屈或伸指肌腱的活动功能，侧方移位也有明显的外观畸形。

3）近关节骨折畸形愈合对功能的影响：近关节骨折的畸形愈合，对其邻近关节产生的不良影响较骨干骨折为大，成角、短缩与旋转畸形，甚至包括横向侧方移位畸形比骨干骨折引起更为严重的功能障碍。

4）关节内骨折畸形愈合对功能的影响：关节内骨折的治疗要求恢复关节面的平整性和关节面之间的对合关系，必须达到解剖复位。关节内骨折的任何畸形愈合，必将对关节活动功能产生影响，导致创伤性关节炎的发生。

（2）骨折畸形愈合引起的功能障碍：骨折的非功能位愈合所引起的肢体直接功能丧失主要表现在以下几个方面。

①关节活动受限：邻近关节的骨折畸形愈合，使其骨端关节面失去了正常的角度，限制了关节某个方向的活动；此外，突出的骨折端也可对邻近关节的活动形成阻碍。

②肢体各关节运动的不协调：人体大量的动作都是需要多关节的相互配合方能完成，即肢体在完成某种动作时，需要参与动作的各关节共同配合，而骨折畸形愈合后，由于影响了这种关节的协调配合性，因此将会使这些动作受到限制。

③平衡失调：下肢长骨的短缩、成角畸形、髋内翻、膝内翻或膝外翻等均可形成下

肢短缩，导致下肢平衡失调，影响正常步态，形成失常的跛行步态。

4）肌肉作用的削弱：骨折的成角、短缩、旋转等畸形愈合，改变了有关肌肉的行程、方向，甚至影响了肌肉和关节的关系，在不同程度上影响到该肌肉的作用，使肌肉的力量受到削弱；而骨折端与肌肉的粘连，使肌肉的有效收缩长度减少及减弱了肌肉的活动程度，也影响了肌肉的收缩，使肌肉不能正常运动所属关节；严重的骨折短缩畸形愈合，也相当于缩短了肌肉之间的距离，使肌肉相对松弛，并使肌肉的效能削弱。

（3）骨折畸形愈合的晚期并发症：骨折非功能位愈合后，均将造成不同程度的肢体功能障碍，对已造成的功能障碍仍可以通过肌肉、关节的调节作用来进行代偿或部分代偿，其代偿的方式有邻近关节的代偿、利用体位或姿势代偿、依靠身体重心的移动来进行调节的平衡代偿等代偿方式。但代偿毕竟是非功能的，是有限度的，代偿部位长期处于非功能位易于引起局部的劳损，而长期的代偿将会引起骨折畸形愈合的晚期并发症。骨折畸形愈合的晚期并发症在骨折愈合的相当一段时间内可以完全没有临床症状，或仅有轻微的症状，往往容易被忽视，故在骨折治疗期间，务必要预见到这种可能性，防患于未然。

①关节劳损：直接受畸形愈合的影响而发生的关节劳损主要见于下肢，负重时畸形部位关节的韧带及关节囊等软组织长期承受过度的牵拉应力状态，日久必将造成关节劳损，故应防止出现与所属关节运动方向不一致的骨干成角畸形。

②创伤性关节炎：骨折畸形愈合导致关节面倾斜或关节面不平整，均可引起关节面承重不均匀，特别是下肢的负重关节，可使部分长期过度负载的关节软骨发生磨损、退变，造成晚期创伤性关节炎。

③代偿部位的劳损：骨折畸形愈合后的功能障碍常能得到代偿或部分代偿，但由于代偿部位的关节或肌肉长期处于过度使用的非生理性状态，晚期往往出现劳损症状，其代偿程度越大，出现劳损的症状也就越早、越严重，故对骨折畸形愈合时不应满足于患者已经获得的代偿，而应充分评估代偿的代价，将可能出现的并发症考虑在内，采取必要的措施尽可能减少需要代偿的程度。

④迟发性神经炎：周围神经在走行途中与骨骼接近的部位，可由于骨痂包裹、粘连等原因长期对神经压迫、刺激，或对神经牵拉而出现神经炎，出现神经损害。

⑤自发性肌腱断裂：畸形愈合的骨折端突出部，可使经过的肌腱长期磨损而断裂，导致肌腱的自发性断裂。

（4）儿童骨折畸形愈合的特点：儿童在生长发育过程中，通过肢体的使用常能将骨折畸形愈合完全或部分矫正，以适应肢体使用的需要，在儿童期间这种畸形矫正的能力表现得尤其突出。这种矫形能力有以下特点：

①年龄越小改造能力越强，约9岁以后发育矫正能力降低；骨骺越接近闭合，改造能力越差。

②骨折距离骨骺越近，对骨折畸形的矫正能力越强；越远则改造能力降低。

③短缩畸形：一定限度内的短缩畸形愈合后，通过骨骺的逐渐生长，最终可使肢体长度相等或相近，有时反而较健侧稍长，故对儿童长骨干骨折短缩（重叠）移位，并不

一定需要矫正。

④侧方移位畸形：对横向侧方移位的畸形有较大的矫正能力，通过骨干发育、塑形，可将横移位畸形完全矫正。

⑤成角畸形：与所属关节运动方向在同一方向的成角畸形有较强的改造矫正能力，而不在同一方向的成角畸形则矫正能力弱，自行矫正的可能性小。

⑥旋转畸形：对旋转畸形愈合的改造矫正能力较弱，通常不能自行矫正。

3. 骨折畸形愈合的诊断　虽然骨折没有恢复原有正常解剖位置的愈合，但对其功能并无影响，则不属于畸形愈合的范畴，如骨干骨折有侧方移位 1/2 愈合，其长轴线无成角，骨骼长短正常无旋转，肢体功能无障碍，则为骨折的正常愈合，而非骨折畸形愈合，因此从某种意义上来讲骨折畸形愈合即是指骨折的非功能位愈合。

上肢的骨折畸形愈合将导致功能明显减弱；而下肢骨折的畸形愈合将导致疼痛、跛行，髋、膝、踝关节负重改变造成创伤性关节炎。但肢体功能恢复和许多因素有关，如骨折部位、损伤程度、骨折整复的位置、治疗方法、治疗过程、功能锻炼情况等，还有神经、肌肉、关节、血运、营养、年龄等因素，均会影响到肢体最终功能的恢复，故仅骨折愈合位置良好，未发生畸形愈合，肢体功能也并非一定就好。

因此，骨折畸形愈合的诊断除影像学评估外，需要充分考虑各种导致关节功能障碍的原因，并仔细评估畸形对后期关节活动的影响。

4. 骨折畸形愈合的处理

（1）骨折畸形愈合的预防：防止骨折畸形愈合的发生，比骨折畸形愈合的治疗更为重要。对大多数骨折都应该做到正常愈合，至少是功能位愈合，除极少数情况外，骨折的畸形愈合是可以避免的。从复位、固定到骨折愈合的整个治疗过程，都有可能在任何阶段出现畸形。

①骨折复位：片面、盲目地追求解剖复位是不正确的，但是把肢体功能恢复的希望完全寄托于骨折愈合本身的塑形、发育过程的改造及功能的代偿上，复位时不做必要的努力，这种现象更为错误。骨折的复位应尽可能地努力做到解剖复位，至少也应达到功能复位的基本要求。

②骨折固定：对绝大部分骨折而言，骨折局部的有效固定是骨折愈合的重要保证，而每一种固定方法都有其适应证和局限性。片面认为某种固定方法的绝对可靠性，一味依赖方法本身的固定作用，而忽视对患者功能锻炼的指导和对固定效能的连续观察，不因情况的改变而做必要的调整，则会使本来有效的固定失去固定作用，导致骨折的畸形愈合，这是造成骨折畸形愈合最为常见的原因之一。

③骨折愈合的判断：每种骨折均有骨折愈合的时间区间，但每一个具体骨折的愈合时间都不尽相同，必须根据每个骨折的愈合过程和征象，来判断骨折的愈合程度。如骨折尚未愈合而判断失误，过早去除固定，甚至过早使用患肢，使本来位置良好的骨折重新移位、变形，最终形成骨折畸形愈合。因此，在判断骨折愈合上，必须有足够的把握才能去除固定，如对骨折是否愈合尚有怀疑，宁可多观察一段时间。

（2）骨折畸形愈合的治疗原则：骨折断端错位愈合后，并不一定造成功能障碍，骨折畸形愈合是否需要矫正，应根据临床表现与理论指导相结合作出决定，并不单纯依靠畸形所改变的机械力学所考虑，在下肢还必须考虑改变下肢负重力线，包括下肢受累的骨、关节及重要的软组织。而骨折畸形愈合功能有障碍但又得到充分代偿的，还需要进一步分析其晚期出现并发症的可能性，可能性确实较大的仍应进行矫正。骨折断端在错位情况下愈合，畸形较轻，不影响肢体功能者，或12岁以下患者，在其生长发育过程中可以逐步自行矫正，则无须治疗；若旋转移位大于10°及严重成角移位大于30°，肢体短缩大于3cm的畸形，或其他非功能位愈合影响肢体功能及外观者，一般均应及早治疗。

（3）骨折畸形愈合的治疗目的：治疗骨折畸形愈合的目的是改善畸形愈合所致的功能障碍，改善外观是次要目的。矫形所要达到的目的是恢复肢体的正常轴线，减轻受累关节的压力，消除或改善代偿劳损，增加关节的活动范围，兼顾改善外形，以从整体上改善肢体的功能。

在多数情况下，对畸形愈合的骨折重新截断复位，恢复其原始的解剖关系，应该是最为合理的治疗方法。但骨折畸形愈合的矫形是以最大限度地恢复功能为目的，而并不是进行骨折的再复位，因此在某些情况下，矫形措施并不一定通过原骨折部位，也不一定是骨折的原位对合。

（4）治疗时机的选择：骨折畸形愈合严重影响肢体功能者，均应及早矫形治疗。但有骨折畸形愈合后，将来可能出现肢体功能障碍或并发症，但目前还尚未出现，是否现在就应矫正畸形，有时判断十分困难。除对畸形愈合的骨骼局部以及X线片进行详细检查和测量外，尚应结合整个肢体的功能状态综合分析方能准确判断。对畸形愈合较轻，但晚期出现并发症的可能性仍然存在的病例，有时并不一定需要早期矫形，可以通过肢体的使用观察其转归，如长期不出现并发症则无须治疗，如逐渐出现了并发症的早期症状，则应当及早矫形治疗。

骨折在非功能位愈合后，肢体均存在一定的功能障碍，包括关节活动受限、肢体肌肉萎缩、失用性骨质疏松等不利于进一步治疗和手术的因素，如以上情况较为严重，应适当推迟手术时间，术前尽可能消除一切全身和局部的不利条件，加强肢体功能锻炼，增加局部血液循环，改善肌肉萎缩，增加僵硬关节的活动度和消除骨质失用性疏松状态。为了改进局部治疗条件而推迟手术时间，将使矫形术后肢体功能更快恢复，效果更为理想，反而可使整个疗程缩短。

（5）骨折畸形愈合的治疗方法：骨折畸形愈合后并非一定要通过矫形治疗才能恢复肢体功能，即使对有功能障碍而又不能得到充分代偿的，也应首先考虑简单的局部替代等非手术方法。如骨折畸形愈合所致两下肢不等长，而差距不太大的，可以适当加高患肢的鞋底，使双下肢相对等长，此种方法简单易行，效果可靠；又如对髋内翻畸形出现臀中肌失效步态的老年患者，可利用手杖支持健侧，抵消患肢负重时骨盆向健侧倾斜的趋势，可以基本行走自如，并不一定必须通过手术治疗。

对一骨折畸形愈合患者而言，再次的矫形处理，将陈旧性骨折转变为新鲜骨折，再次对新鲜骨折进行处理，从某种意义上说，患者对矫形治疗的失误是难以接受的，因此，骨折畸形愈合的矫形治疗要做到万无一失，包括对伤肢认真细致的体格检查，详细地阅读、测量 X 线片，综合分析肢体的功能状态，详细制订治疗计划，改善局部血运和关节功能，考虑到治疗过程的每一个环节，避免治疗上的失误和意外。

①闭合手法折骨术：适合伤后 3 个月以内的骨干骨折，虽已愈合但不甚坚强，可以在麻醉下，施行闭合手法折骨术，将陈旧性骨折变成新鲜闭合骨折，按新鲜闭合骨折处理。此法对骨折损伤小，术后骨折愈合快。

施行手法折骨时，患者取平卧位，选用神经阻滞麻醉或椎管内麻醉。一助手固定骨折近段，术者用双手握住骨折远段，在双方对抗牵引下，术者缓慢地旋转骨折远段，在骨折远、近段间形成一种扭转力，首先将骨折断端间的桥梁骨痂折断。在扭转过程中常可听到或感到桥梁骨痂断裂的撕裂声。如此反复扭动，直到骨折断裂处已明显松动为止。对骨痂形成已比较坚固，采用上述手法不能折断时，可用一棉花包裹的三角形木块作为支点，术者两手分别握紧骨折远近段，先将凸侧骨痂折断，然后再反折凹侧骨痂。折骨时必须稳妥准确，注意保护皮肤，切忌使用暴力，避免造成邻近骨骼的新骨折。

②切开钻孔折骨术：伤后超过 3 个月，骨折端重叠坚固愈合，或靠近干骺端部位的畸形愈合，闭合手法折骨术难以折断者，通过局部小切口尽可能少地手术显露，在骨折愈合部预钻孔后，再行手法折骨，此法对软组织和骨折端血运损伤较小，骨折端尚存在一定的稳定性，便于骨折愈合。

③手术截骨术：伤后超过 6 个月以上甚至髓腔已通的畸形愈合，可行手术切开，显露骨折断端，将已愈合的上、下骨折段凿开，周围骨痂尽可能保留在骨折的远近段，保留骨痂、减少剥离的目的是使骨折端相对稳定，血循环较好，以利骨断端的修复。对重叠移位过多者，可先部分矫正并缝合切口，日后根据需要逐渐牵伸延长，以防一次牵伸过多所引起的血管神经反应。

对 6～10 个月内有成角畸形愈合的病例，对凸侧可行楔形截骨术矫正，术中应尽可能将凸侧畸形部位暴露清楚，可不必显露凹侧骨质，保留凹侧骨痂，同时也要部分地保留凹侧骨皮质。因此类畸形愈合之病例，凹侧面多有较为丰富的骨痂，此种骨痂尚存在一定柔韧性，不必处理，而作为畸形矫正的支点。由于保留了骨痂的大部分，因而可以起到截骨端的相对稳定作用，也可看作近端带血管蒂的植骨，尽可能地保留了截骨端的血运，术后可大大缩短截骨面的愈合时间。

对骨折畸形愈合时间超过 1 年或更长的病例，骨折愈合后塑型已完成，髓腔已通，患者多因成角畸形影响走路或肢体短缩跛行求治（每 10°成角肢体短缩约为 1cm）。对此类病例手术治疗时，对矢状成角畸形可采用额状面截骨，对额状成角者可采用矢状面截骨，截骨方式可取舌形或 U 形截骨，根据成角度数沿截骨面旋转远折端，将成角纠正后加压固定。由于未切除骨块，没有骨损失，截骨后即可恢复原有的骨骼长度，而且截骨端接触面大，与楔形截骨相比，矫形角度可随意调节至满意为止，并增加了截骨端的稳定性，使骨愈合时间缩短，提高疗效。

④固定方式的选择：对闭合手法折骨术的病例，按闭合骨折处理，因骨折端尚存在相当的稳定性，多选用小夹板或石膏外固定治疗即可，同时遵循三点固定原则防止骨折

的再次移位，特别是原始畸形的再次出现；对于闭合手法折骨术后稳定性较差，或者软组织挛缩严重，小夹板、石膏外固定均难以矫正畸形或达到有效固定时，也可以通过骨穿针外固定器外固定以增强其固定性能。

对手术开放截骨后的固定可以采用内固定方法，但内固定通常需要加大骨膜剥离范围，加上内固定物的放置，破坏了截骨处的血运及自身的稳定性，使骨愈合速度减慢，甚至可带来骨折迟延愈合、不愈合的危险，骨愈合后尚需二次手术取出内固定物。

开放截骨后采用骨穿针外固定器外固定是一种较为安全的微创固定方法，可通过远离截骨部位的骨骼穿针进行有效固定，可以实现有限手术显露、尽可能保留截骨部位血运和稳定性的微创矫形原则；同时，术中及术后尚可利用外固定器的可调节性，以器械配合手法充分纠正原有的畸形或逐渐纠正畸形，以最小的骨和软组织损伤换取充分的畸形矫正，极大地降低了骨折迟延愈合、不愈合的危险性，而且骨穿针外固定器外固定通常不固定关节，不影响相邻关节的功能锻炼和关节活动，使骨折愈合和关节功能恢复同步进行。

⑤矫形术后处理原则：骨折畸形愈合矫形术后较同部位的新鲜骨折愈合速度慢，而且再回复原始畸形的移位力也较大，因此固定时间较同部位的新鲜骨折固定时间要长，而有些相邻关节功能较差，故应指导患者进行积极的功能锻炼，包括全身性锻炼和伤肢肌肉、邻近各关节的功能锻炼，充分改善全身情况和肢体血液循环，并避免对骨折端形成剪切、扭转等有害应力的肢体活动。在治疗期间，如患者能很好配合，在达到骨愈合的同时，关节功能也能得到相当程度的恢复。

（6）骨折畸形愈合的微创治疗方法

对骨折畸形愈合采用闭合手法折骨术及手术开放截骨后的固定问题，国内自 20 世纪 80 年代开始对中西医结合骨穿针外固定器疗法进行了不懈的探索，积累了大量的临床经验，因其具有闭合穿针、固定稳定、组织损伤小、安全性高等微创技术特点，取得了良好的临床疗效。本节以胫腓骨骨折畸形愈合为例阐述中西医结合骨穿针外固定器治疗骨折畸形愈合的技术方法。

1）胫腓骨骨折畸形愈合手法折骨、骨折复位固定器固定术

①适应证：骨折成角畸形愈合时间较短（3 个月以内），骨痂愈合不坚固，尚可手法折骨；骨折成角畸形大于 15°者。

②术前准备：分析 X 线片，明确骨折畸形的位置、成角方向等病理情况，制订手法折骨的方案；准备胫腓骨骨折复位固定器、骨圆针、骨钻等手术用具、折骨用木垫等。

③手术操作：患者取仰卧位，在适当麻醉下行手术。

手法折骨：将折骨用木垫放于手术床上，用棉垫铺衬。术者双手握骨折上、下段，将骨折成角处的尖端放在木垫上，沉稳缓慢用力折断骨折畸形愈合处；如骨折愈合坚强，折断有困难，则应适当加力；确属不能折断者，应该用手术切开，不必强求，以免引起其他意外。

复位固定：按照本节"膝内、外翻的微创外固定治疗"介绍的方法，在小腿上、下

段各穿一枚骨圆针后，利用手法复位恢复下肢力线，放置骨折复位固定器，锁紧并调整相应部件，充分纠正骨折残余畸形。

术后事项参见本节"膝内、外翻的微创外固定治疗"所介绍内容。

2）切开截骨、复位固定器矫形固定术

①适应证：陈旧性胫腓骨骨折成角畸形愈合3个月以上者；成角畸形大于15°者。

②术前准备：检查骨折局部，拍摄X线片，明确畸形的具体病理变化。准备手术用具，制订手术方案。

③手术操作

骨折暴露：在骨折畸形部位的凸侧采用小切口，尽量保护骨膜，暴露骨折畸形愈合处。

截骨：截骨应在骨折畸形愈合部位，要根据畸形的形状、骨痂的多少、愈合的坚固程度等决定截骨的位置和方式。对愈合时间较短、骨痂不多且未坚固者，骨折端尚能分清，可以沿骨折线截骨，并尽量保留成角顶部的骨痂和其连续性，只要能矫正畸形即可，不必将骨折端完全截断；而对愈合时间较长、骨折线和骨折端无法分清时，截骨部位在畸形处，可横行（或楔形、舌形、U形等）截开畸形的凹部，保留成角顶部的少量骨痂和骨皮质。

复位固定：按照本节"膝内、外翻的微创外固定治疗"介绍的方法，在小腿上、下段各穿一枚骨圆针，放置骨折复位固定器进行复位、固定。

术后事项参见本节"膝内、外翻的微创外固定治疗"所介绍内容。

四、微创肢体延长术

肢体短缩的病因多种多样，有遗传、内分泌所引起的先天或后天发育异常；有创伤所致关节脱位、骨骺早闭、骨折畸形愈合；有感染性如骨髓炎、骨关节结核；外伤、骨肿瘤造成的骨缺损等。对诸多原因所致单侧短肢畸形，并非都需要手术治疗。上肢不等长一般很少有功能障碍，且不影响美观，因此很少需要治疗。双下肢不等长小于3cm时，人体可通过骨盆倾斜和脊柱侧凸而代偿，不影响功能，但随着年龄的增大，会引起继发性腰疼；双下肢不等长相差大于3cm时，则出现明显的骨盆倾斜、脊柱侧弯、足下垂、步态异常，甚至对侧膝髋关节屈曲，行走困难，久之可能产生骨性关节炎，影响患者日常生活和工作学习，需尽早矫治。

肢体延长术是指在四肢骨延长时，神经、血管、肌肉、皮肤等软组织同步增长，用以治疗肢体主要是下肢短缩畸形的矫形外科技术，是目前矫正患者姿态、恢复或改善肢体功能的有效方法之一。传统的下肢等长手术有骨骺生长阻止术、短肢延长术和长肢缩短术，即肢体均衡术。骨骺生长阻止术和长肢缩短术虽能恢复肢体等长，但均使人体变矮，破坏肢体比例，影响外形美观，多年来临床已很少应用；而肢体延长术能使身高增加，患者乐于接受，特别是自20世纪70年代以来，随着骨穿针外固定器的不断进步，基础研究的不断深入，应用技术日趋完善，目前骨穿针外固定器疗法在肢体延长的临床应用上快速发展，使许多以往难以治疗的肢体伤残改进或恢复了功能。

（一）骨延长术解剖生理基础

骺板是介于小儿骨骺与干骺端之间的软骨，具有较强的增殖能力，使软骨不断增生，软骨同时退变后骨化，使骨干不断增长。青春期后，骺板软骨失去增殖能力，完全骨化，形成骺线存留，长骨即停止生长。骺板结构根据组织学和功能特征可分为三层：增殖层、储备层和肥大层。增殖层与骨的纵向和横向发育有关，提供未分化细胞；中间为储备层，软骨细胞肥大，失去增殖能力；最后一层为软骨细胞肥大层。小儿外伤中部分骨骺损伤可造成骺板早闭，引起骨骺生长障碍，产生肢体畸形和短缩，其他如感染性疾病也会引起相应的改变。

目前肢体延长术常用的方法有骺板牵伸法、干骺端（骨膜袖）法与骨干延长法。在儿童期，骺板有较强的增殖能力，且有一定的厚度，可做骺板闭合穿针牵伸延长；青春期后，即使骺板软骨失去增殖能力，完全骨化，并形成骺线存留，但此时该部分骨组织仍有较强的生长能力，可利用骨膜袖法做切开牵伸延长；对于年成后肢体短缩畸形，可作骨干的 Z 形或长斜形骨干延长。

人体骨组织同其他组织一样，具有潜在的生物学可塑性，一般在骨折、截骨、牵拉、一定电流、磁场、微动等理化因素刺激下被激发和表现出来。骨干截骨牵伸延长后，先在截骨间隙处骨膜下出血形成血肿，断端间髓腔内的血肿凝成血块，它和损伤、坏死的软组织引起局部无菌性炎症反应；随后新生毛细血管和吞噬细胞、成纤维细胞等从四周侵入，逐步形成肉芽组织，转化为纤维组织，再逐渐转化为软骨组织；然后，软骨细胞增生、钙化，进而骨化，即软骨内成骨，分别形成环状骨痂和腔内骨痂。在完整的骨膜下，迅速有新骨形成并逐渐堆积，术后 4 周为新骨形成期，牵伸间隙出现均匀一致的新骨阴影，X 线片呈现淡云雾状，随后逐渐增宽增厚，牵伸延长停止后，新骨增长更加迅速，并逐渐形成骨基质，形成原始骨痂，随后出现骨小梁和髓腔。原始骨痂不断加强，至能抗拒由肌肉收缩而引起的各种应力时，截骨才能达临床愈合阶段。原始骨痂为排列不规则的骨小梁所组成，尚欠牢固，应防止外伤，以免发生再骨折。随着肢体的活动和负重，在应力轴线上的骨痂，不断得到加强和改造，在应力轴线以外的骨痂，逐渐消除，使原始骨痂被改造成永久性骨痂，同时髓腔再沟通，骨骼原形恢复。随着肢体负重和行走，新骨改建加速，骨小梁由排列紊乱到排列整齐，随着骨的牵伸延长，肌腱、神经、血管、肌肉等也随之延长。

（二）胫骨上干骺端截骨延长术

干骺端血运丰富，成骨能力强，手术创伤小，骨愈合快且能较大幅度延长，因而是目前应用最多骨延长方法，一般胫骨上干骺端截骨延长术被作为首选。

1. 适应证

（1）下肢短缩 3cm 以上，短缩主要在小腿，骨骺已闭合并能配合治疗者。

（2）下肢各大关节稳定性好，无骨质疏松，肌力在 3 级以上者。

（3）膝内翻与屈曲挛缩不严重，经本术能矫正者。

（4）一般情况良好，能够承受手术者。

（5）年龄 16 ～ 32 岁。

2. 禁忌证

（1）骨与软组织有急性炎症，慢性炎症治愈不足 1 年。

（2）截骨延长部有较大皮肤瘢痕。

（3）因年龄或其他因素不能配合手术者。

3. 术前准备

（1）常规术前检查，评估患者对手术的耐受性。

（2）检查患者关节功能，有无合并膝内、外翻及其他畸形，测量身高、骨长度及畸形程度、肌力等；摄双下肢全长正侧位 X 线片，测量 X 线片之骨长度，计算畸形确切程度。

（3）选择外固定延长器：以多平面或单平面双边式为佳，常用的有半环槽式、组合式、框式、钩槽式以及 Ilizarov 全环式外固定器。

（4）术前在 X 线透视下或摄片标记穿针位置。

4. 手术操作 采用椎管内麻醉，患者平卧位，在术侧大腿中部上气囊止血带，常规消毒铺巾。

（1）穿针：按术前画线在 1、4 两线（图 9-3-23）交点以外向内平行床面插入 3.5 ～ 4mm 骨圆针 1 枚，在小腿中下 1/3 处腓骨前缘（矢状面骨干中心），由外向内平行床面钻入 1 枚 3mm 骨圆针。如小腿有旋转畸形则平台下穿针时，应保持髌骨在正前位，中下 1/3 穿针是中正前位。

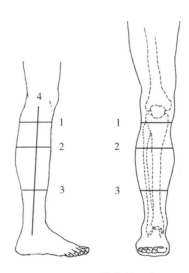

图 9-3-23　胫骨穿针示意图

（2）腓骨截骨：在小腿中上段或中下段（避开穿针部位）外侧沿腓骨做长 3cm 纵行切口，从肌间隙进入直至腓骨，剥离少许骨膜，用 4mm 钻头在骨中央打孔，以孔为中心斜行或横断腓骨，如合并膝内翻则须截除腓骨 0.5 ～ 1cm，间断缝合筋膜与皮肤切口。

（3）胫骨截骨：以胫骨结节下缘为中心，跨越胫骨前嵴做开口朝外之弧形切口长约5cm，直达骨膜外，沿胫骨嵴稍内侧纵行切开骨膜，行环形剥离，切忌撕裂，继之以胫骨结节中下 1/3 交界处为切线（约距平台下穿针处 2cm 左右），用窄骨刀近环形横断骨皮质，尽量不伤及内膜和骨髓，后侧须在骨膜剥离器保护下进行，如合并膝内翻则宜以结节中下 1/3 交界处为顶点做倒 U 形截骨。术中必须确认皮质完全断裂。如后侧有少许连接，只许手持截骨远端内外摇动数次，即可完全断离。

（4）放置半环形外固定延长器再穿针：截骨完成后，由一助手牵动术肢足踝部保持正常肢位，术者与另一助手安放已调整好预定穿针位置的外固定延长器，将上下两枚已穿好的骨圆针在无张力的情况下，装入相应锁针器的针孔内，并适当紧固锁针器，并通过外侧锁针器相应针孔钻入一枚较已贯穿骨圆针针径细 0.5mm 之骨圆针，使之由内侧等位针孔穿出，务必使两针前后平行，并位于干骺端矢状面中线两侧大约对称部位。最后在直视下，断端对位满意、力线正常的情况下，依胫骨中上段标志线由内向外通过已安放好的锁针器针孔及矢状面胫骨中点钻入 1 枚直径为 3 ～ 3.5mm 的骨圆针，穿过对侧皮质后捶击出外侧锁针器等位针孔，紧固外固定延长器各部件，断端适当加压，以减少术后渗血。间断缝合截骨部骨膜，原位间断缝合皮下、皮肤。

（5）固定下胫腓关节：在外踝尖上 3cm 做 1cm 纵行切口达腓骨，切开并剥离少许骨膜，先用直径 3.5mm 钻头预钻孔，拧入 1 枚直径 4mm 皮质骨螺丝钉，全层缝合伤口，固定下胫腓关节。

（6）剪短各骨圆针针尾，酒精纱布、无菌敷料包扎伤口、针孔。

5. 术后处理

（1）一般处理：术后抬高术肢小腿 30°，伤口、针道有渗血者及时换药，以后每 3 ～ 5 天针道清洁换药，有渗液及感染者增加换药次数，并酌情使用抗生素；2 周拆除伤口缝线。

（2）延长方法：术后第 8 天创伤反应消退后，开始以每天 1mm 的速度延长，分 6 次完成；如合并膝内翻术中未完全纠正者，则以内侧 1mm/d、外侧 0.5mm/d 进行，同时进行力线监测，如畸形矫正，则内外侧等速延长；后期（一般延长 5 ～ 6cm 后）可根据患者局部情况，以 0.5 ～ 0.75mm/d 速率延长，若发现患者足凉、苍白、青紫、肿胀、麻木、剧痛、趾踝不能自主活动，应查明原因，减缓延长速度，暂停延长等相应处理。

（3）定期 X 线摄片检查：术后 1 周摄片，了解穿针、截骨、对位对线情况；第 4 周摄片观察延长后有无骨痂生长，以及截骨端位置改变情况；以后每月摄片 1 次，以观察骨愈合进度，如有异常情况，随时摄片检查。

（4）功能锻炼：术后第 4 天肢体疼痛消失或减轻，针道、伤口无渗血、渗液，即可开始进行股四头肌舒缩及踝关节跖屈、背伸活动；拆线后可逐渐活动膝关节，延长前期以主动锻炼为主，后期（延长长度达 5 ～ 6cm 以上）则患者自主练习往往力不从心，此时应在主动锻炼基础上增加被动功能锻炼，一般延长长度在 10cm 以下者不需行跟腱延长术。如患者长期穿高跟鞋或有高弓足等畸形，经锻炼仍呈垂足畸形者可在停止延长后考虑施行跟腱延长术。

以延长 7～8cm 为例，停止延长 3 月后可试行床边站立，或足蹬床角练习，4 个月后可扶双拐练习行走，5 个月骨愈合后，拆除外固定器仍需扶双拐练习，并逐渐负重。一般拆除外固定器后 2～4 个月，术肢功能即基本恢复到术前水平。延长长度小于 6cm 或大于 8cm 可依患者主诉、延长部骨硬度、X 线片所示骨愈合情况酌情增减上述各期开始锻炼的时间。

6. 拆除外固定延长器

（1）拆除外固定延长器时间：依据患者的年龄、体质状况和延长总长度等情况严格掌握，过早拆除有使新骨压缩、变形，甚至骨折的可能；拆除过晚则影响其功能锻炼和进一步骨愈合的进程。一般认为，以延长 4cm 为例，一般要固定 5 个月，延长量每增加 1cm，固定时间相应延长 1 个月，成年患者有时需要增加 2 个月；少数成年患者可在延长区内侧出现新骨形成迟缓或不全，固定时间应增加 1～3 个月。

（2）拆除外固定延长器方法：先拆下锁针器，去除外固定器，剪短骨圆针内侧段。碘酒、酒精消毒针道及骨圆针外露部分后，用老虎钳由外侧转动骨圆针迅速拔出，再次消毒针道，无菌敷料包扎，5～7 天去除包扎敷料，针道即已愈合。

（三）胫骨下干骺端截骨延长术

预定延长量在 5cm 以下，膝部无力线畸形，可行此术式，余同胫骨上干骺端截骨延长术。

1. 穿针　先在踝关节面上 2cm 处，从外向内前后平行穿入 3mm 骨圆针 2 枚，间距 1.5～2cm，后方 1 针必须穿过腓骨，而且 2 枚骨圆针务必在胫骨下干骺端矢状面中线两侧对称部位，以保证胫腓骨远端同步延长，并防止牵伸延长过程中截骨远端旋转影响踝关节功能。其后在胫骨结节与腓骨小头连线中点从外向内平行膝关节面揰入 3mm 骨圆针 1 枚。最后在胫骨中下 1/3 处腓骨前缘由外向内钻入 3mm 骨圆针 1 枚（垂直胫骨干）。后 2 枚骨圆针应平行且位于胫骨纵轴中心线上。

2. 截骨

（1）胫骨截骨：从穿针线上缘起沿胫骨嵴做开口朝外长 4～5cm 弧形切口，纵行切开骨膜，用骨膜剥离器向两侧剥离骨膜达胫骨后侧，在距穿针 1～2cm 处，用骨刀做 V 形截骨标志线，先用 3mm 钻头在标志线上打 4～5 个骨孔，后用骨刀截断胫骨。

（2）腓骨截骨：在小腿外侧中下 1/3 处沿腓骨做 3cm 纵行切口，须肌间隙钝性分离达腓骨，切开部分骨膜并环形剥离，用骨钻先打孔后用骨刀横断腓骨，缝合伤口。

3. 放置外固定延长器　截骨完成后，把锁针器套在已穿入好的锁针器上，将锁针器安放于外固定延长器相应的滑槽内，直视下胫骨断端对位对线满意后，紧固延长器各部件，缝合伤口，剪除过长之针尾，包扎伤口、针道。

4. 术后处理同前。

（四）股骨下干骺端截骨延长术

下肢短缩主要在股骨时宜行股骨下干骺端截骨延长术；或者延长总长度较长时，为满足延长总长度需要，可行股骨与胫骨联合截骨延长术。但其股骨下干骺端截骨延长术严重妨碍膝关节活动，易造成膝关节僵硬甚至僵直，而且大腿软组织丰厚，固定针与皮肤界面摩擦伤伤较大，上端穿针靠近会阴部易感染，故针道感染发生率较高。因不便使用止血带，所以术前需备血400mL，其余术前准备同胫骨上干骺端截骨延长术。

1. 穿针　按术前画线在股骨下干骺端关节面上4cm处，前后平行且与关节面平行钻入2枚3～3.5mm骨圆针（由外向内），针距2cm，两针尽量位于股骨下端矢状面中心轴两侧对称部位；继之在股骨中上1/3平面，缝匠肌后缘垂直骨干由内向外钻入1枚3.5～4mm骨圆针，进针时应避开股内侧血管，针尖达骨面后方可钻动，且尽量通过股骨矢状面中线纵轴，与会阴部距离要适当；最后在股骨中下1/3交界处，缝匠肌前缘，由内向外钻入1枚3.5～4mm骨圆针，使其垂直骨干并位于上下位穿针的连线上。

2. 截骨　在大腿下外侧、关节面上约4cm处开始向近端做5～7cm凹面朝前的弧形切口，纵行切开骨膜，行环形剥离后，在下位穿针线上约2cm处做U形截骨标志线，用3mm钻头在截骨线上钻5～6个骨孔后，在骨膜剥离器保护下截断股骨下干骺端。

3. 截骨完成后，放置外固定延长器　确认断端对位对线满意后，紧固延长器各部件，逐层缝合伤口，剪短针尾，包扎伤口针道，术中应适当加压，以减少髓腔出血。

4. 术后管理、延长方法、功能锻炼等与胫骨干骺端截骨延长基本相同。

（五）骨骺牵伸延长术

骨骺牵伸延长术是一种不截骨、无切口、不出血、创伤小、愈合快、可较大幅度延长肢体的延长方法，但其受严格的年龄限制，有关节严重僵直、骨骺早闭的可能，常用的有股骨下骺、胫骨上骺与胫骨下骺牵伸延长三种手术方法。

1. 手术适应证

（1）肢体短缩大于3cm，肌力在3级以上。

（2）短肢各关节稳定或有轻度挛缩，膝内、外翻畸形预计手术能矫正者。

（3）能承受并能配合手术者。

（4）年龄：男14～15岁，女12～13岁，即骨骺闭合前1～2年。一般认为术前X线片示骨骺线模糊，有部分骨小梁穿过，但未完全钙化为最佳手术时期。

2. 术前准备

（1）选择外固定延长器：常用的外固定延长器有半环槽式、组合式、框式、钩槽式以及Ilizarov全环式外固定器。选择延长器务必大小合适，螺旋杆需满足延长长度的需要。

（2）摄双下肢全长X线片：进一步确定肢体短缩部位，骨质是否病变，是否合并膝内外翻等畸形的程度。

（3）术前X线透视或摄片确定穿针标志线。

3. 采用椎管内麻醉，平卧位。

4. 手术操作技术

（1）穿针方法：骨骺穿针按术前定位线或在术中以 7 号注射针头，经皮穿刺关节腔和骨骺线确定穿针位置，最好在 C 型臂 X 线机透视下进行，以免损伤骨骺板和误入关节腔；骨干穿针以术前定位线即可。穿针时宜用低速电钻，进针点皮肤宜切开 0.5cm，可避免软组织灼伤，并向牵伸延长相反方向推挤局部皮肤。

1）骨骺穿针：在骺线旁 2～3mm 处，与骺板平面平行，以外前、外后方向进针，呈 30°～45°夹角交叉穿入直径为 2～2.5mm 克氏针 2 枚，作为牵伸延长各部位的第 1 组穿针。

2）骨干穿针：依牵伸延长部位不同而异，进针方向与交叉角度同骨骺穿针。胫骨上端骨骺牵伸延长时，在胫骨中上 1/3 处穿第 2 组针，针交叉平面须与骨干垂直，其中 1 枚克氏针要同时穿过腓骨，以保证腓骨上骺分离并防止腓骨下端上移；第 3 组针穿于胫骨中下 1/3 处。胫骨下端骨骺牵伸延长时，第 2 组克氏针穿于胫骨中下 1/3 交界处，其中 1 枚同时穿过腓骨；另外用 1 枚克氏针将腓骨远端骨骺固定于距骨，防止腓骨下骺上移。再用 1 枚针横穿跟骨，以免骨骺分离时足下垂重力作用及跟腱紧张而致延长段前凸成角。股骨下端骨骺牵伸延长时，第 2 组针应穿在股骨干中下 1/3 处，因股骨下端骨骺位于关节腔内，易发生关节并发症，故主张尽量少采用股骨下端骨骺分离术。

（2）放置外固定延长器：将穿好的克氏针放入固定夹，装入相应的弓环滑槽内，连接螺杆与弓环，紧固各部件，剪除弓环处过长针尾，包扎针道、针尾。

（3）延长方法：术后 3～4 天开始进行牵伸延长，1mm/d，分 6 次完成，一般在牵伸 3 天左右骨骺分离时多数患者有较剧烈疼痛，约 30 分钟后明显缓解，休息 2～3 天后继续延长，在其后的延长过程中，多数患者无明显疼痛反应。为弥补健肢再生长的差值，患肢延长长度应较健侧长 2～3cm。

（4）术后处理、功能锻炼、延长注意事项及骨愈合观察、拆除外固定器等，同胫骨上干骺端截骨延长术。

>>> **复习思考题**

1. 骨与关节矫形的原则有哪些？

2. 矫正骨与关节畸形的基本技术原理是什么？

3. 哪些下肢畸形需要行截骨术？

4. 常见的截骨形式有哪些？

5. 微创截骨矫正膝内、外翻畸形的优势是什么？

6. 请简述骨折畸形愈合的治疗方法。

第十章　其他骨科微创技术 ▷▷▷▷

第一节　微创人工关节置换技术

人工关节置换技术是指采用金属、高分子聚乙烯、陶瓷等材料，根据人体关节的形态、构造及功能制成人工关节假体，通过外科技术植入人体内，代替患病关节功能，达到缓解关节疼痛、恢复关节功能的目的。膝关节置换和髋关节置换是目前人工关节置换术中最常见的两类手术，80% 以上的患者可以正常使用植入的假体长达 20 年以上，甚至伴随其终生。除此以外，肩关节、肘关节、踝关节等关节置换也在不断发展，取得了良好的中、长期结果。随着生物材料与外科技术的进步，陆续出现了腕关节、指间关节、跖趾关节等小关节置换技术。

人工关节置换的微创技术是近年来关节外科发展较为迅速的微创技术之一，微创人工关节置换术具有创伤小、出血少、术后疼痛轻、功能恢复快、住院时间短及术后皮肤表面瘢痕小等优势，但也存在着术野暴露不充分、术中对组织牵拉过度等问题，操作不当可能导致术后并发症发生率的提高，如伤口感染、关节内感染、皮肤坏死、假体位置不良、加重组织损伤等。

一、微创人工全髋关节置换技术

人工全髋关节置换术（total hip arthroplasty，THA）已成为一种成熟的外科技术，是治疗髋关节疾病有效的治疗手段。随着临床应用越来越广泛，对其要求也在不断增加，除要提高植入物的使用寿命外，还要求减少手术的创伤性，缩短康复时间。由于传统手术创伤大，以及老年人自身的某些疾病和器官功能的退化，如高血压、脑血管硬化、糖尿病等因素，使得对老年人进行人工髋关节置换需冒较大的手术风险，而且术后局部和全身并发症多，微创小切口技术的应用则能减少这些手术风险和并发症的发生。本世纪初，许多学者开始将微创技术应用于人工全髋关节置换手术。2001 年 Berger 等在芝加哥采用微创双切口技术完成第一例全髋人工关节置换手术，此后该技术在一些医院迅速开展。

（一）微创髋关节置换的手术适应证与禁忌证

目前微创术式的适应证主要是初次髋关节置换者。

禁忌证：重要器官功能差，不能耐受手术者；过于肥胖者；需要翻修的人工关节；

先天性髋臼发育不良及后天各种原因所致髋臼破坏者；有内植物需要作大切口才能取出者；需要松解关节周围挛缩软组织者等。

（二）微创人工全髋关节置换术式分类

微创术式小切口一般指长度 <10cm 的人工全髋关节置换术，而微创并不等于小切口，因此全髋关节置换所用的微创技术离真正的"微创"还有一定距离。目前开展的微创全髋关节置换术入路主要包括：前入路（改良 Smith-Peterson）、前外侧入路（OCM 入路）、外侧入路（改良 Hardinge 切口）、后外侧入路（改良 Gibbson 切口）、双切口入路置换和 SuperPATH 入路等。

1. 前侧入路　直接前侧入路 2004 年由 Smith-Peterson 切口改良而来。患者仰卧于标准手术床，在髋关节前侧切开皮肤，选择阔筋膜张肌与缝匠肌间及股直肌间隙进入，切开关节囊，完全暴露股骨颈。由于手术切口缩小，需要在股骨颈处行两次截骨，切断股骨颈，取出股骨头，并清理髋臼窝内的残存组织。在髋臼前方放置一把圆钝拉钩保护腹股沟韧带，检查是否有残留的髋臼唇。用偏距打入器打入臼杯。患侧手术床下部下降35°～ 45°，利用体位的变化，外展健肢，极度内收患肢后显露骨髓腔，使膝关节尽可能垂直于地面，以利于髋关节脱位并暴露股骨截骨端。植入股骨柄和股骨头假体，调整各自型号大小和匹配度，复位髋关节，闭合伤口。

该入路不对维持髋关节稳定的肌肉或肌腱组织进行分离，其技术优势在于可降低手术对切口周围软组织的损伤，保留正常肌肉功能以更好地维持髋关节的稳定，但相比外侧微创入路，直接前侧入路人工全髋关节置换术存在较高的股外侧皮神经和股神经损伤的风险。

2. 前外侧入路（OCM 入路）　此入路是在 Watson-Jones 切口基础上演变而来，最先由德国 OCM（Orthopadische Chirurgie Munchen）医院 Rottinger 和 Hube 两位医师开展的，故又称 OCM 入路。患者侧卧位，小腿放在手术台下消毒腿套内，手术床后半部分可以移除，便于股骨侧操作。术前标出股骨大转子顶点位置及其轮廓，切口选择大转子中轴线上距转子顶点约 2cm，朝向髂前上棘，由前下向后上，长约 7cm，切口的 1/3 跨过大转子朝向远方而其余 2/3 朝近端。沿切口线分离皮下组织和深筋膜，自大转子近端摸到臀中肌、臀小肌前缘和阔筋膜张肌后缘的肌间平面。用一手指插入，沿臀小肌前缘打开此间隙，在关节囊外，用两把特制拉钩通过该间隙置于股骨颈上下方，沿股骨颈的外侧、髋臼的前缘，转子间线处 U 形切开关节囊。按照术前计划的股骨颈截骨部位两次截骨，完成后取出股骨头。放于髋臼前后方置两 Hohmann 拉钩，暴露髋臼，保持小腿外旋，并将小腿向远端牵拉。切除盂唇及妨碍视野的关节囊部分，用髋臼锉逐级扩大髋臼至骨质点状出血及圆韧带窝与臼底水平。置入臼杯，加用镙钉固定，装入试模内衬。将患肢内收、外旋和屈曲膝关节，在股骨颈的后方和内侧放置拉钩，以便观察到股骨颈的切面并将股骨撬出伤口。第二把 Hohmann 拉钩安放于股骨大转子外侧牵开臀中肌和臀小肌，骨刀去除外侧残留股骨颈，先用开口器在股骨髓腔开口，再用带偏心距把手的髓腔扩大器扩髓至合适大小。选择匹配的假体、安放假体柄，套上人工头的试模选择合适的颈长，复位髋关节。最后安装假体，完成复位。

3. 外侧入路（改良 Hardinge 切口）　患者取侧卧位，切口以大转子为中心，沿大转子尖端经其中点向前下方，长度约 7～9cm。沿切口方向切开髂胫束和切口上方的部分臀大肌，持骨膜剥离器依次将股外侧肌、股中间肌、臀中肌以及臀小肌从股骨大转子处剥离。患肢外旋，切除前后方关节囊，在髋臼前后壁插入拉钩，暴露出股骨头、颈的位置。由于手术体位难以确定小转子位置，故术中采用转子间线作为参考，在其上方 1cm 处做截骨平面，切断股骨颈，取头、磨臼。由于股骨前部肌肉较厚，术野的局限可能导致植入髋臼杯处于过度前倾的位置，因此，髋臼杯植入器植入时，植入柄部要下压，避免前倾过大。让患肢处于最大内收外旋位，先用髓腔扩大器扩髓，再用髓腔锉，以防止由于软组织阻挡切口而改变扩髓方向，依次扩髓，至匹配合适后装入假体试衬。检查下肢前屈、后伸、外展活动度，通过比对髌骨上缘或内踝尖来检验下肢长度，满意后复位髋关节。

4. 后外侧入路（改良 Gibson 切口）　髋关节后外侧切口是进行全髋关节置换术时经常采用的切口，是微创术式最开始尝试的切口，也是目前微创术式研究最多的入路之一。患者取健侧侧卧位，切口选择以大转子顶点稍后偏中心直切，长 8～10cm，1/3 在远端、2/3 在近端。本入路从臀中肌后缘进入，需切断臀后外旋肌和关节囊进入关节，显露和安装髋臼假体时稍感困难，但安放股骨假体柄时操作方便。首先分离臀大肌筋膜，显露梨状肌窝和股骨颈下方，松解梨状肌，暴露大转子，在其上缘处切断部分臀中肌前部肌纤维及部分外旋肌群，可保存部分股方肌，显露关节囊。切断的外旋肌群和关节囊边缘用缝线标记。通过小转子位置确定股骨截骨平面，取出股骨头，清理打磨臼窝。将患肢内收下垂外旋使髌骨水平而胫骨垂直于水平面。抬高股骨残端扩髓，于大转子处置一把圆钝拉钩，避免髓腔锉紧贴大转子进出扩髓时损伤周围软组织。假体置放完毕后确定稳定性，大转子后方钻骨孔，缝合后方关节囊瓣及短外旋肌群，重建后外侧软组织的完整，逐层关闭切口。

5. 双切口入路　2003 年 Mears 首次提出双切口入路，并在 2004 年由 Berger 详细介绍了此手术方法。患者取平卧位，患臀后方垫高 30°。

（1）前方切口：术前透视，标记处股骨颈体表位置。切口起自髂前下棘下约 3cm、偏外 1cm 向下，长约 4cm，方向平行于与股骨颈长轴平行。切开深筋膜，为避免术后皮肤麻痹，于缝匠肌外侧找到股外侧皮神经后，将其与缝匠肌一起往外牵拉，选择阔筋膜张肌与缝匠肌之间的解剖间隙进入，牵拉股直肌，暴露前方关节囊，沿股骨颈长轴和基底位置，将关节囊以"工"字形打开，透视下确定股骨颈的截骨位置，股骨头分两次锯断取出，清理臼窝，按术前测量和透视结果确定髋臼锉打磨位置。前方入路使髋关节前方稳定性减弱，因此安装髋臼假体时前倾角勿安装过大，以不超过 10° 为宜，用带偏心距的弯柄髋臼安放器植入髋臼假体和试衬，可于术中透视，检查前倾及外展安放角度。

（2）后方切口：患侧髋关节最大内收外旋，于大转子尖端上 3cm 处向后外做 3cm 皮肤切口，切口应靠近股骨干前方中线与侧方中线向后延伸的交点，基本相当于打股骨髓内钉的入路。切口定位不能偏前，股骨假体的切口的 2/3 要位于交点的后方，否则容易增加假体植入的困难。钝性分离臀部肌肉，右手自外展肌与梨状肌之间的解剖间隙进入，左手于前方切口处股骨预基底部外上方手摸配合。股骨截骨断面完整显露后，按常规操作安装股骨头假体，必要时在 C 型臂 X 线机透视下进行。复位髋关节，检查髋关节稳定性，逐层关闭切口，后方切口放置引流条一根。术后常规处理，康复训练。

该术式前侧切口采用 Smith-Peterson 入路行髋臼置换，后侧切口利用股骨髓内钉固定的手术入路行股骨假体置换，前后分别安装假体的术式。由于前、后切口都从肌肉间隙进入，保留关节囊，因此也被认为是真正的微创人工全髋关节置换技术。

6. SuperPATH 入路 SuperPATH 入路（supercapsular percutaneously assisted total hip）是经标准后侧入路改良而来，切口长度 6 ～ 8cm，不需要切断外旋肌，经梨状肌和臀小肌的间隙进入，几乎保存了髋关节周围所有的肌肉功能，并保留了完整的关节囊，手术操作过程中不需要外科脱位（术中不造成肢体极度的旋转与扭曲），手术由主刀和助手 2 人即可完成。患者取标准侧卧位，为确保适当的骨盆旋转位置，髋部稍后倾。患髋屈曲 45°，患肢内旋 10°～ 15°使大转子朝上。患肢的足置于带衬垫的手术托盘车上，患肢轻度内收，肢体的重量将平衡髋关节，使骨盆旋转中立。这是手术技术"主体位"，手术的大部分操作在该体位下完成。

切口起自大转子尖端，向近端延伸 6 ～ 8cm，沿股骨轴线切开至臀大肌的筋膜层。用电刀切开臀大肌的筋膜，从大转子尖端开始，顺着主切口线延伸。可以通过屈、伸、内收患肢调整主切口手术视野。用 2 把翼状尖调位器分开臀大肌，暴露覆盖臀中肌的囊，沿臀中肌后缘小心切开一层很薄的囊组织。将 1 把 Cobb 调位器置于臀中肌下方，然后用钝 Hohmann 牵开器替换，助手用温和的力量维持牵开器的位置以保护臀中肌。Hohmann 牵开器的叶片与伤口不超过 90°，置于臀中肌和臀小肌之间的间隙。助手外展、外旋髋关节，减小外旋肌的张力。将 1 把 Cobb 调位器置于梨状肌腱与臀小肌间隙的后方，然后用钝 Hohmann 牵开器替换，置于后关节囊和外旋肌之间，Hohmann 牵开器叶片与伤口不超过 90°，两把牵开器手柄相互平行，放低膝关节，恢复"主体位"。利用 Cobb 调位器向前轻推臀小肌后缘，显露深层的关节囊。用电刀沿主切口的方向切开关节囊，将关节囊从股骨颈的鞍部切开，向近端延伸至髋臼，长约 1cm，剥离关节囊髋臼缘附着部，并向前、后延伸 1cm，同时让助手注意患者任何足部的活动，抬高患者膝关节以降低外旋肌的张力，在关节内后关节囊和后股骨颈之间放置一把 Cobb 调位器，然后用钝 Hohmann 拉钩替换，置于后关节囊的前方，然后下肢恢复"主体位"。用相似的方式在前关节囊重新放置钝 Hohmann 牵开器。关节囊标记以助修复时辨认，显露梨状窝、大转子顶点和前股骨颈（鞍部）。在股骨头完整的状态下进行股骨扩髓和髓腔成形，大大降低了股骨颈骨折的风险。助手按压膝关节将患肢轻微内收，股骨颈的鞍部暴露至切口，使用开口铰刀通过转子窝进入股骨髓腔，首先打开的股骨颈，从铰刀开口处开始，朝髋臼缘的方向建立一个槽，助手内收患肢，以获得最大显露，用刮匙处理股骨近中段，根据所用的铰刀 - 髓腔锉或髓腔锉的大小，选用合适的髓腔锉进行髓腔成形，用开口锉手柄检查插入的深度，最终型号的髓腔锉置入后，去除手柄，根据髓腔锉指导股骨颈截骨，将股骨颈截骨平面与外科伤口一致，助手抬高膝关节使髋关节轻度外展，用摆锯配窄锯片，沿髓腔锉顶端截断股骨颈，将一根斯氏针置入股骨头的坚硬部分，用斯氏针的杠杆力将股骨头旋转至最大内收位，再将第二根斯氏针置入股骨头的另一坚硬部分，留置电钻的夹头在斯氏针尾端，将股骨头拉出主切口。

保持患肢在"主体位"，两个锐 Hohmann 拉钩拉开，直视下去除髋臼及髋臼唇上残留的所有软组织，在切口近侧髋臼缘骨膜下放置 Zelpi 牵开器，在远端关节内放置牵开器，去除锐 Hohmann 拉钩，助手用骨钩将股骨拉向前方，导向器的顶端垂直于患者的躯干，导向器的杆部与垂线倾斜 10°～ 15°，通过导向器置入钝 Trocar 与套管。在 Trocar 与大腿交叉的部位做一 1cm 水平切口，钝 Trocar 与套管通过此小切口，于股骨后 1～ 2cm 继续向深部插入，直到通过主切口可见到钝 Trocar 与套管，去除瞄准手柄及钝 Trocar，仅留置套管，通过调整肢体可轻易移动套管的方向，通过主切口使用髋臼锉手柄 Reamer Basket Holder 置入合适大小髋臼锉，通过套管置入髋臼锉的杆，开始磨锉髋臼，穿入髋臼杯根尖孔，通过瞄准手柄装配髋臼杯，瞄准手柄与患者垂直时便可获得 25°前倾角，与地面垂直时便可获得 40°外展角，髋臼杯在髋臼内，瞄准手柄直接控制臼杯的位置。通过套管置入臼杯撞击器，导向器的杆部倾斜 10°～ 15°，臼杯撞击器打击臼杯直至固定牢靠，通过长钻套管置入螺丝钻钻孔，并测量深度，拧入合适长度的螺钉，选择合适的股骨头和颈，调整肢体的位置，安装试模，试行复位，复位满意后去除试模颈和试模头，以及股骨髓腔锉，清理髋臼并擦干，用臼杯撞击器和内衬撞击器将臼杯内衬敲入髋臼，安装并敲击股骨柄，安装股骨头假体至髋臼杯内衬，复位，通过检查关节运动范围和肢体长度确认关节稳定性，关闭关节囊时从上、下开始。如果做了松解，可以将梨状肌重新缝合至臀中肌后缘，切口其他部分按常规方式缝合。

（三）微创人工全髋关节置换术式的优缺点

传统术式其要求切口长约 20～ 30cm，暴露充分，显露广泛，自然地周围组织损伤较多，术后恢复时间长，各种并发症发生的几率也相应增加，尤以下肢深静脉血栓形成较多。另外，传统术式关节囊开放广泛，破坏了加强关节稳定的肌肉和韧带等，致术后关节不稳定因素增多，远期出现假体松动、假体下沉、关节功能障碍。

和传统术式比较，微创人工全髋关节置换技术优点在于：①更小的切口，更小的损伤，术中出血少，输血少，术后关节更稳定，功能恢复更好；②更少的术后疼痛；③可早期下床活动，减少术后并发症如下肢深静脉血栓形成等；④住院时间短，康复快，降低医疗和护理费用，节约医疗资源。其缺点为：①缺乏更好的暴露，尤其是肥胖患者，给术中操作带来一定困难；②对于术中需要翻修或松解周围软组织的患者不宜用微创术式；③对于术者技术要求更高；④需要特殊的手术器械。

二、微创人工全膝关节置换技术

现代膝关节置换术（total knee arthroplasty，TKA）始于 20 世纪 70 年代，在过去三十多年的时间里，手术的方法与技术得到了长足的发展，且不断趋于精细与可靠。微创人工全膝关节置换术（minimally invasivesurgery total knee arthroplasty，MISTKA）是一种全新的全膝关节置换术式，微创的小切口全膝关节置换术能将人工关节置换手术的创伤降到最低，经过不断的发展，已在国内逐渐开展起来。微创人工全膝关节置换术应符合如下条件：①皮肤切口长度 <14cm，但必须明确微创人工全膝关节置换术不能以牺牲远期效果而盲目追求小切口。②尽量避免破坏和扰乱伸膝装置。③尽量避免翻转髌骨。④操作过程中避免膝关节脱位，即原位进行股骨和胫骨的截骨，因此避免了胫股关节的脱位。

（一）微创人工全膝关节置换术的适应证

微创人工全膝关节置换术的手术适应证主要对象是初次的膝关节置换的患者。具体要求包括患者膝关节具有 110°以上的关节活动范围（10°以内的膝关节屈曲畸形，125°以上的屈曲度），10°以内的膝关节内翻畸形和 15°以内的膝关节外翻畸形。

对类风湿关节炎患者、既往有膝关节手术史、切口区有瘢痕或皮肤条件不佳者、骨骼质量不佳、需要骨移植或增大假体来做复杂重建者均不宜行微创人工全膝关节置换术。对合并有骨量减少及炎症性骨关节炎的患者，微创手术是禁忌证，而且也存在膝关节周径过大的问题。对于年龄过大或者有重要脏器有问题的患者，由于微创手术时间较长，不提倡采用微创人工全膝关节置换术。

（二）微创人工全膝关节置换术的手术技术

全膝关节置换术的手术切口较多，目前主要微创手术入路可以分为膝关节内侧入路、外侧入路及内侧髌旁入路等，其中内侧髌旁入路最为常用。

1. 内侧髌旁入路 内侧髌旁入路也称前内侧切口，1879 年最先由 VonLangenbeck 报道，1971 年 Insall 加以改良推广，是目前应用最广泛的的微创膝关节置换手术入路，基本上是传统切口的缩短，难度小，切口延长方便，同时远离血管神经结构，而且可以很好地暴露膝关节的三个间室。沿髌骨前内侧 1/3 做一直切口，自髌骨上极至胫骨结节长约 8 ～ 12cm，依次切开皮肤、皮下组织及深筋膜，在深筋膜深层向两侧作适当分离，显露伸膝装置，关节囊的切开始于髌骨上极的上方 2 ～ 3 cm 处，沿股四头肌肌腱内侧 1/3，经髌骨内侧缘 0.5 ～ 1cm 向远侧至髌韧带止点内侧作切开，将切口内侧沿骨膜下做袖套状剥离，向外侧牵开髌骨即可显露膝关节进行关节置换。

2. 股内侧肌下方入路（Southern 入路） 由德国 Eikes 于 1929 年首次报道，继而 Hofmann 在 1991 年发表报道认为经股内侧肌下方入路较经典的内侧髌旁入路更符合解剖要求。患者取仰卧位，术侧臀部垫高，强调膝关节屈曲 90°，行肢体驱血、止血带充气，这样可以防止伸膝装置肌腱紧张。以髌骨上缘至胫骨结节内侧 1cm 做一凸缘向内侧弧形切口，长度在膝关节伸展位为 8 ～ 10cm，屈曲位为 12 ～ 14cm。沿切口切开皮肤及深筋膜，将其从股内侧肌筋膜浅面钝性分离，直至股内侧肌附着点。先确认股内侧肌下缘，沿股内侧肌内缘将股内侧肌肌腹牵开，在远端股内侧肌肌纤维走行方向将关节囊切开 1 ～ 2cm，再经髌内侧支持带上股肌附着点和髌骨内缘扩大至胫骨结节止点内侧 1cm。术中应保留髌骨旁软组织袖约 1cm，便于术后缝合关节囊。

3. 经股内侧肌入路 1998 年 Engh 和 Parks 两位医生共同发表论文详细描述了经股内侧肌入路（midvastus approach），其特点为结合了内侧髌骨旁切口良好的暴露和股四头肌下切口对伸肌结构良好保护的优点，但该入路可能会损伤自股外侧肌至股内侧肌的神经支配。具体操作步骤为：沿髌骨前内侧 1/3 做一直切口，自髌骨上极至胫骨结节，长约 8 ～ 12cm，依次切开皮肤、皮下组织及深筋膜，在深筋膜深层向两侧做适当分离显露伸膝装置，在膝关节屈曲状态下自髌骨内上角经髌骨内侧缘 0.5 ～ 1cm 向远侧切开髌旁支持带及关节囊至髌韧带止点内侧，将切口内侧沿骨膜下做袖套状剥离，再自髌骨内上角向内上方切开股内侧肌筋膜，沿肌纤维走行方向全层分开股内侧肌斜头肌腹 2 ～ 3cm 向外侧充分牵开髌骨即可显露膝关节。该入路不适用于过度肥胖、屈膝小于 80°、肥大性关节炎、有过胫骨高位截骨史的患者不宜采用该入路。

4. 前外侧入路（外侧髌旁入路） 1991 年 Keblish 等首次报道膝关节外侧入路技术。具体操作步骤为：膝关节固定在大约 60°左右，在 Gerdys 结节、胫骨结节和髌骨外侧缘做好标记。切口起自髌骨近端，紧邻髌骨外缘向远侧延伸，通过胫骨结节和 Gerdys 结节之间。外侧支持带沿皮肤切口切开。识别股外侧肌的斜行纤维和保留髌骨外上缘的股外侧肌腱性附着部分和股四头肌腱。钝性剥离显露股外侧肌的下端，向后外侧方向切开，分离出股外侧肌附着于股骨的起始部分，髂胫束和膝关节外侧近端关节囊。外侧支持带在近端部分切开，然后向远端延伸至胫骨结节的外侧，再应用弧形骨刀，在此处将附带髂胫束止点的厚 2mm 的 Gerdys 结节骨片切下，而髂胫束同胫前肌腱膜相连续；此时髂胫束和胫前肌成为一个纵行的、连续的、稳定的外侧韧带。这一外侧韧带可自我调节，并且在安装完膝关节假体后重新固定在胫骨外侧。Gerdys 结节截骨可以充分显露外侧胫骨平台，然后在胫骨近端向外侧行骨膜下剥离直至胫骨后外侧角，然后在后交叉韧带和后外侧角之间放置牵开器，切除外侧半月板的前半部分和脂肪垫，充分暴露膝关节外侧间室。在胫骨结节近端的组织在骨膜下自胫骨结节分离至关节线，然后向内侧行骨膜下剥离，从关节线向远端分离关节囊和软组织约 8mm。牵开器放置在髌韧带和前内侧关节囊之间，保持膝关节屈膝 60°左右，充分显露术野，方便关节置换的操作。

（三）微创人工全膝关节置换术的优势

对于微创人工全膝关节置换术仍然存在争论，有人认为这一技术仅仅是对传统标准膝关节置换术的美容学方面的修饰而已，而倡导微创人工全膝关节置换术的 Tria 则认为微创技术并不是仅仅基于手术切口的大小和美容学的结果，而是对所牵涉关节的解剖结构的最小侵害。微创人工全膝关节置换术的操作没有侵及膝关节的伸直装置，也没有波及髌上囊。如果进行微创技术操作切开关节囊时，侵及伸膝装置、髌上囊和使用外翻髌骨，都不是真正意义上的微创技术。

接受膝关节置换术的患者主要关心的是术后的膝痛和恢复关节功能所需要的时间，以及关节的远期功能。传统膝关节置换术可以缓解膝痛症状，但是对一些患者恢复到日常生活的活动却是一个挑战，往往需要很长的时间用于术后恢复。微创人工全膝关节置换术作为一种新技术，虽然不同的手术者操作方法和手术器械有差异，而且术后的疗效随访及评价也都是短期和少量的，但是微创人工全膝关节置换术与传统膝关节置换术相比较，具有其独特的优势：①手术剥离创伤范围小，对重要的伸膝关节装置的解剖学结构作最小的创伤侵袭，术后膝关节更稳定，关节功能恢复得更好。②皮肤切口瘢痕最小化，满足患者美容学的要求。③减少术中和术后的失血，疼痛程度降低，膝关节可以进行早期功能活动，缩短住院时间，降低医疗费用。④早期疗效比较明显，手术后遗症较少。

微创膝关节置换术的核心目标是在保证安全暴露条件下减少手术损伤，而皮肤切口长度是次要的。手术技术的改进并不是仅仅为了缩小瘢痕，如果术前评估显示不适于使用微创膝关节置换技术，或者手术过程中暴露有困难，或者张力过高，都应该适时延长切口或改行传统膝关节置换术。

第二节　微创显微外科技术

显微外科领域的微创技术于 20 世纪 90 年代后得到了较快发展，引领发展的因素包括内镜技术、高成像质量的微型 C 型臂 X 线机，以及微创技术专用的器械和植入物。

光纤技术的进步及其在关节镜和内镜中的应用，使内镜下手术野清晰，解剖结构易于辨认，显露以前标准开放手术中看不到的结构，特别适合显微外科的精细操作。在手术内镜视野改善的同时，还发展出了很多精细而实用的微创外科专用器械和植入物，方便术者开展微创手术治疗。微型 C 型臂 X 线影像增强器也对微创外科作出了巨大的贡献，它集优异的图像质量、方便的使用性和相对低的射线剂量于一身，这种在动态、实时透视下的手术能使骨折的经皮复位与固定成为可能，同时还可以减小操作的损伤。

可注射的基于磷酸钙和硫酸钙的陶瓷骨移植替代物成为微创骨外科学的又一重要进展。可注射水泥被广泛用于骨折内固定治疗的补充或骨缺损的充填剂，水泥的吸热固化可以在皮质骨与松质骨间形成挤压应力的同时减少组织破坏。磷酸钙和硫酸钙在内的陶瓷性合成骨移植替代物，与自体骨和其他类型的骨移植替代物相比具有很多显著的优势，陶瓷水泥满足了作为一种理想的骨移植物的许多要求，同时还克服了自体骨移植的诸多不足。由于无须采集自体骨，显然这些生物陶瓷替代物可以达到"微创"的治疗目的；同时，骨移植替代物也确实存在一些缺点，如陶瓷不具备成骨和骨诱导的潜能，且承受剪切应力的能力较差等。

微创技术在显微外科的临床应用主要是在内镜下进行的显微微创手术，主要有：①在内镜下切取皮瓣、神经、血管等。②在内镜下缝合血管、神经、输精管、输卵管等。③在内镜下松解神经卡压，处理血管病变。

一、在内镜下切取肌皮瓣

将内镜技术应用于显微外科是减少供区破坏的有效手段。由于传统的手术方法在供区遗留较大的瘢痕，还常继发畸形及功能障碍，使内镜这种微创技术得到了较快的发展。应用内镜技术切取皮瓣或处理皮瓣血管蒂，可以在不增加皮肤切口长度的情况下扩大皮瓣切取范围，延长血管蒂的切取长度，方便转移或移植。

（一）内镜下切取腹直肌瓣

腹直肌瓣的用途相当广泛，传统的切取腹直肌的方法是在腹部行旁正中切口，在腹直肌前鞘做长度与所获肌肉相同的切口；而内镜下切取腹直肌可采用两种不同的方法，均可避免腹部留有较长的瘢痕。借鉴普通外科腹腔镜的技术，可通过腹直肌后鞘到达腹直肌。

手术方法：采用在拟切取的腹直肌侧中下 1/4 处的小切口及对侧腹直肌边缘的 3 个小切口，将内镜剥离器械放入，形成可视性腔隙，再放入照相器械在可视条件下操作，以避免对其下内脏的损伤，透过腹直肌后鞘容易看到位于肌肉背面的腹壁下动脉穿入腹膜前脂肪层，分离血管蒂并结扎、切断血管分支，直至肌肉下端。根据要切取的肌肉长度通过任意两个切口在中线旁将腹膜与腹直肌后鞘打开显露腹直肌，将肌肉上端切开，使肌肉落入腹腔，然后可通过组织牵拉系统或直接切开一个小于 4cm 切口将肌瓣取出。

随着内镜器械的进一步完善，目前该方法已逐渐为腹膜外法取代。腹膜外法则采用横行旁正中切口，锐性剥离至腹直肌前筋膜，将其横行切开，在腹直肌前鞘下方放入一个小的牵开器，形成一可视性腔隙，分离肌肉与筋膜，结扎分离血管穿支，切开腱鞘后将肤肉牵出，再切断结扎血管蒂。

（二）内镜下切取背阔肌瓣

背阔肌是最常用的肌皮瓣供区之一，但传统的方法在侧胸与背部留有与所取肌肉长度相当的瘢痕。

手术方法：在腋窝及背阔肌的外侧缘做两个长约 4cm 的切口，从背阔肌外侧缘切口放入内镜器械，在可视条件下纯性分离肌肉与胸壁，结扎并切断血管穿支，再经腋窝切口，在可视条件下锐性分离皮下组织与肌肉。肌肉被分离后，可通过皮下入路将肌肉及肌腱在脊柱的附丽点切断或在脊柱旁下方做小切口，将肌肉或腱腹切断，然后将肌肉取出，直视下切断蒂部血管。

切取背阔肌皮瓣主要的并发症为局部的瘢痕挛缩和肩关节的运动受限，在内镜下切取可以避免这些并发症。

（三）内镜下切取股薄肌瓣

股薄肌的传统切取方法在大腿内侧遗留有较长的切口瘢痕，较传统手术组织损伤小、外形美观。

手术方法：采用膝部横行小切口，在筋膜下逆行剥离，可在大腿内侧做一小的切口，以便于在直视下分离血管蒂。内镜切取股薄肌安全、简单而效果好，内镜微创手术获取股薄肌瓣的方法是在近侧腹股沟区做一切口，长 5～6cm；远端的切口在膝关节周围，长 1.5cm。股薄肌的主要血管蒂在腹股沟下约 3cm 处，在近端切口内可以充分显露切取，用钝剥离器分离股薄肌，平均切口长 7cm，切取时间平均 55 分钟。与传统方法相比，微创方法的优点是操作简单，切口小，供区外观好，损伤小。

二、内镜下切取血管

大隐静脉是冠状动脉分流手术及周围血管外科常用的供体血管，传统的开放式切取方法切口长，常有疼痛及功能障碍等并发症。内镜下切取可以在较小的切口内更快地获得更长的血管，包括切口的数量、血管的长度、手术时间、并发症发生率均优于传统的开放式切取方法。

除大隐静脉外，还有将内镜下切取血管的方法应用于颞浅动脉、乳房动脉及腹壁下动脉的切取，均取得了很好的效果。采用内镜辅助可在血管腔内直视下切除静脉瓣以保证充分的回流，也可进一步发展为腔内除栓术，以改善血液流通情况。

三、内镜下切取神经

内镜下切取神经同样可以减轻供区损伤、术后疼痛和肿胀，常用的供体有膈神经、尺神经、腓肠神经等。

（一）胸腔镜下切取膈神经

在采用膈神经移位治疗臂丛神经损伤时，可在胸腔镜直视下切取全长膈神经，使其有足够的长度直接与受区神经吻合，缩短靶器官失神经的时间，促进移位膈神经功能的迅速恢复，以较小的创伤取得与开胸手术相同的疗效。

由于膈神经移位后的良好疗效，膈神经已被公认为是治疗臂丛根性撕脱伤的主要动力神经之一。传统的手术方法是在锁骨上将膈神经切断，移位至臂丛上干前股，或加移植神经桥接至肌皮神经，有效率可达 84.6%。但切取膈神经，将牺牲膈神经在胸腔内的长度（20cm），延长了神经再生至靶器官的时间，术后膈神经再支配肱二头肌的时间往往要 9 ～ 12 个月。如果能将膈神经在入膈肌近端切断，全长移位至受体神经，可大大缩短神经的再生时间，提高臂丛神经根性撕脱伤或臂丛上、下干断裂伤的疗效。

手术方法：锁骨上臂丛探查切口，显露臂丛根干部、膈神经及臂丛束支部，术中证实为臂丛根性撕脱伤，直接电刺激膈神经功能良好。手术转入电视胸腔镜手术阶段，手术一般做三个 1cm 小切口放置套管，首先在第 5 肋间腋前线做约 1cm 小切口后放置 0°胸腔镜，探查胸腔情况，然后于第 2 肋间锁骨中线及胸骨旁线外侧 2cm 分别做 2 个约 1cm 小切口置入手术器械；胸段膈神经的游离采用钝性结合锐性分离方法，游离后的胸段膈神经从锁骨上臂丛显露切口抽出，经皮下顺臂丛走行引至锁骨下臂丛束支部。若外伤致锁骨后瘢痕较多，锁骨后膈神经难以游离，则将胸段膈神经从第 2 肋、胸大肌和三角肌间隙（臂丛锁骨下显露切口）内引出，将膈神经引至肌皮神经，行神经端 – 端缝合。

（二）内镜下切取带尺侧副动脉的尺神经

内镜下切取带尺侧副动脉的尺神经全长移位，治疗臂丛神经根性撕脱伤的方法：沿尺神经行径的三个小切口包括前臂部（豌豆骨近侧 5 ～ 7cm 处）2cm 切口、肘部（肱骨内上髁后缘）2cm 切口以及上臂部（腋下 7 ~ 10cm 处）3cm 切口，在内镜监视下，解剖分离前臂部尺神经及上臂部带尺侧上副动脉的尺神经，切断尺神经沿途分支，内镜下电凝止血，在上臂部切口内将全长尺神经带尺侧上副动脉蒂抽出。

内镜下腓肠神经的切取也充分体现了微创手术的优势，具有切口小、并发症少、恢复快的优点。

四、内镜下的血管吻合术

内镜下吻合血管目前主要是将内镜置于术区，通过荧光屏的帮助来完成手术。在内镜下行血管吻合术，可以放大视野，而且可以较远距离操作，扩大了显微外科的应用范围，设备较手术显微镜便宜。

使用内镜下的血管吻合术可以使较长的微血管吻合过程缩短，而且物理要求较少，术者和助手手术过程较为舒适，视频显微外科对手术操作有较大的帮助，但视觉效果需要进一步改进。

五、内镜下血管病变的治疗

将显微外科与小骨窗微创手术方法联合应用于高血压性脑出血的治疗，既减少了患者的创伤，又能够在术中提供良好的照明和视野，在直视下有效清除血肿，降低术后大面积脑梗死的发生率，改善预后，提高患者的生活质量。

六、内镜下神经病变的治疗

腕管综合征是上肢最常见的神经卡压病变，使用石膏固定和（或）类固醇注射等保守治疗无效的患者，常常需要外科松解来减轻此疾病特征性的手指感觉异常和麻木。应用显微外科微创技术行腕关节镜下松解正中神经卡压，治疗腕管综合征取得了良好的临床疗效，该术式避免了开放手术行腕管松解术后常常出现的大、小鱼际疼痛以及掌侧切口长期不适等并发症。内镜下腕管松解术主要有两种术式：单切口手术或双切口手术。

（一）适应证与禁忌证

1. 适应证　明确诊断为腕管部正中神经压迫伴大鱼际肌力弱或萎缩，保守治疗无效的患者。

2. 禁忌证　如果正中神经返支嵌压，大鱼际肌萎缩明显，肌力 0 级，肌电图显示失神经支配电位；或桡骨远端骨折严重成角畸形愈合合并腕管综合征者，不适合本方法。

（二）手术方法

采用 Chow 两点法。

1. 远端出口　拇指外展 90° 位，在拇指尺侧画一条平行线，于环指掌面桡侧向腕横纹处画一垂直线，两线相交点平分其夹角，再向尺侧延长 1cm 即为腕管手术出口。

2. 近端入口　于豌豆骨近端 1.5cm，再向桡侧 1.5cm 即近侧腕横纹掌长肌腱的尺侧缘为腕管的入口。

3. 手术步骤

（1）常规消毒铺单后，用尖刀在腕部近端入口处切开皮肤0.6cm，止血钳分离皮下组织及腕管，插入圆钝头穿刺锥及带槽套管，于腕管远端出口处穿出皮肤。在套管的近端置入关节镜，套管槽沟朝上。

（2）关节镜下显示白色光滑的腕横韧带的纤维组织，从远端插入钩刀，切开腕横韧带，脂肪组织随之突入套管。

（3）用探钩检查腕横韧带是否已完全切开，减压是否彻底。

第三节　计算机辅助骨科手术

一、计算机辅助骨科手术简介

随着计算机技术的迅猛发展，人们将其与医学成像技术、图像处理技术、虚拟现实技术以及机器人技术与外科手术相结合，产生了计算机辅助外科手术（computer assisted surgery，CAS）。计算机辅助外科手术利用计算机对大量数据的高速计算和处理能力，进行医学影像学图像三维处理重建或融合，结合空间定位技术，帮助外科医生在术前充分评估患者情况，详细规划手术途径、方案，或进行模拟手术；术中精确定位手术部位和范围，追踪手术器械，引导手术，甚至可以通过机器人技术辅助完成手术，使外科手术更加精确、安全和微创。

计算机辅助外科手术在骨科中的具体应用称为计算机辅助骨科手术（computer assisted orthopedic surgery，CAOS），它综合了当今医学领域的影像技术，包括计算机断层扫描（CT）、磁共振成像（MRI）、正电子发射断层扫描（PET）、数字血管减影（DSA）、超声成像（US）等，并利用这些技术获得的图像信息，结合立体定位系统定位人体骨骼、肌肉、神经和血管等组织并进行重建。通过3D打印技术打印人体组织和器官的标本，制作术前规划和模拟手术的模型，甚至可以打印个体化植入物直接植入人体。术中通过计算机辅助导航技术引导手术，甚至通过机器人完成手术。计算机辅助骨科手术为骨科医生提供了强有力的工具和方法，在提高手术定位精度、减少手术损伤、实施复杂手术具有无可比拟的优势，未来将成为外科手术的重要工具。

1986年Roberts首次报告使用声波数字化仪跟踪手术器械或显微镜的方法，开创了无框架立体定向神经外科。计算机辅助外科手术最早起源于此，随着数字影像学、空间定位技术的飞速发展，计算机辅助骨科手术技术从90年代初在欧洲和北美问世，1994年应用临床，当时主要运用术中导航，引导外科医生进行内固定的植入。计算机辅助骨科手术导航系统由初期三维C型臂X线机的导航发展成CT和O型臂X线机术中导航，大大提高了导航的精度；由初期的手工注册系统，逐渐发展成术中CT或X光图像引导的自动注册系统，大大缩短了注册的时间，简化了注册步骤。未来的计算机辅助骨科手术系统会是自动注册匹配的基于术中真实三维图像的技术。

二、计算机辅助骨科手术主要技术

（一）计算机辅助导航技术

导航技术问世前，骨科医生在手术中定位仅仅利用 X 线透视，精确度差，由于患者个体差异明显，一些复杂的高难度手术，即便是临床经验丰富的医生，也很难在手术中 100% 精确定位骨骼、血管、神经等重要组织。比如用传统方法行腰椎椎弓根螺钉植入经临床研究和统计发现有 20%～30% 的失误率。如果使用计算机导航技术，椎弓根钉植入的失误率减少到 0～4%。因此，导航技术在骨科有着极为广阔的发展前景。

1. 导航系统的组成　导航系统可分为硬件和软件部分。各种导航的硬件组成大致相同，包括成像设备、导航定位工具、计算机工作站等。各种导航的定位工具也大致相同，包括动态参照基（dynamic reference base，DRB）、校正装置（calibrationfixture）、发射器（transmitter）、接受器（receiver）等。软件主要是指计算机的操作程序，包括图像的处理、匹配算法、工具注册、定位、角度、距离的测量等操作系统。其中图像处理涉及三维重建、图像分割、图像融合等。

2. 导航系统工作方式　不同的导航具体的操作不同，但大致程序相似。术中导航系统跟踪手术器械，并实时显示多维图像指导手术。由于导航系统的引入，骨科医生可以更完美地实施复杂的、畸形严重的高难度手术。

利用 C 型臂 X 线机术中导航：术前采集图像，即将患者术前有关的 X 线片、CT、MRI 的图像信息输入装有导航系统的电脑，通过软件包的处理进行三维构建，根据患者的解剖信息，医生可以制订术前计划和模拟手术，确定内植物的大小、植入的路径、精确位置。进入手术室后在 C 型臂 X 线机的影像增强器上安装校正装置，在患者身上放置发射器并连接于导航系统。调节 C 型臂 X 线机与患者手术部位的距离，获得图像信息，配准图像，进行注册。然后通过计算机运算进行定位、追踪器械、显示图像，并证实工具指示的位置与导航图像上的位置相同后开始手术。但由于 X 线精准度较差，无法获得良好的三维图像，在一些精细的手术，比如脊柱外科中上颈椎或胸椎的手术中难以取得良好的效果。

随着导航技术的发展，目前可以使用术中 CT 连接红外导航系统，更加精准，其精度可以达到 0.1mm，可以胜任任何部位的骨科手术。初期导航系统要在术前行 CT 扫描，然后通过手工注册的方式进行注册，比较繁琐。现在随着计算机软件的更新，可以通过自动注册系统，将 CT 图像数据直接发送到导航系统实现实时导航，无须再行术前 CT 检查，更为方便。扫描前，将动态参考帧（具有一定几何形状的 4 个反光标志组成）安装在固定扫描架上，使用无线的红外线跟踪系统测量患者坐标和 CT 扫描架位置。在图像数据采集过程中，患者沿扫描架纵向（Z 轴）移动，将数据直接发送到导航系统。这样，在整个扫描初始校准程序时，根据 CT 扫描校正已知的几何形状和追踪系统集成的定位装置，扫描架和扫描图像的覆盖面的几何关系是确定的，然后通过对扫描范围、图像的坐标空间进行计算来实现全自动化注册过程。目前也有使用 O 型臂结合导航系统，可以达到与 CT 导航类似的效果。

1999 年首台骨科手术导航进入临床使用，2000 年骨科医生成功地将术中 CT 与导航系统结合，在椎弓根螺钉植入手术中获得良好的结果。由于 CT 在骨性结构显示方面的优势，目前此项技术已经应用在许多骨科手术中，比如复杂骨折、严重畸形关节外科手术、脊柱手术中椎弓根螺钉植入、截骨矫形等手术治疗，使手术更为精准，减少了并发症。

3. 存在的问题和发展前景 计算机辅助手术导航提高了骨科手术的精准度，使骨科植入物的放置更为精准；减少了手术暴露，提高了手术的安全性，大大推动了微创手术的发展，使骨科手术趋向智能化、微创化、个体化。当然，目前计算机辅助骨科手术还处于发展阶段，还有较多不足，比如高额的成本费用，操作流程较为繁琐，术者需要比较长的时间进行学习。

随着科学技术的发展，导航技术将会不断完善，在骨科的应用会越来越广。今后其主要的发展方向有：与新的影像技术融合，比如术中 MRI，增加对软组织的分辨率；结合 CT、MRI、PET 等多种影像学信息加以整合，充分发挥各种图像的特点并将其融合，提高导航的精度，增加导航的灵活性；将导航与各种微创技术结合，比如内（腔）镜技术，帮助医生更为精准、更为方便地定位穿刺、置入工作器械。

（二）3D 打印技术

自 20 世纪 80～90 年代起，基于影像学数据的快速逆向工程技术逐渐用于医学临床。3D 打印技术，又称快速成型技术或快速原型技术（rapid prototyping，RP），是一种在三维数字模型基础上采用逐层制造方式将材料通过三维打印的方式堆积起来的"增材制造"技术。它结合了计算机辅助设计（computer-aided design，CAD）、数控技术、激光或电子束技术、新型材料科学等现代高科技技术，把复杂的三维制造转化成一系列二维横断面制造并进行叠加，可以在不用模板的条件下生成任何形状的复杂部件。20 世纪 80 年代后期，3D 打印技术进入航天、汽车、模具等制造领域。最初在医学界 3D 打印技术应用于牙科和颌面外科，目前，3D 打印技术已广泛用于骨科领域的各亚专科复杂手术的术前计划、术中定位导向，并可以打印假体植入物。

1. 技术方法和步骤 3D 打印技术使用的成型材料种类多样，比如石膏、光敏树脂、PC 聚合物、钛合金、陶瓷、玻璃、共晶金属粉末、纸张、毛皮等。其成型原理类似，但成型技术略有不同。目前用于骨科常用的打印技术有：①光固化成型：通过紫外激光照射来定点固化光敏树脂；②选择性激光烧结：通过高功率激光定点融化小颗粒热塑性材料（如 PC 聚合物、钛合金、陶瓷和玻璃粉末）；③熔融沉积成型：定点挤压堆积熔融的热塑性材料或共晶金属粉末；④分层实体制造：通过激光束逐层实现对薄片材料的轮廓控制，如纸张、皮毛及金属薄片等；⑤金属直接熔融技术：通过高功率激光或电子束选择性地定点融化金属粉材。

3D 打印前首先获取患者影像学资料（包括薄层 CT 数据和 MRI 数据），以 DICOM 格式输出；将相关数据导入 Minics 软件中，进行三维重建和设计，如果是需要制作导向装置时，则由手术医师在专业设计师帮助下完成设计重建；将重建数据以 stl 格式导出后，输入专业 3D 打印机，基于不同的需要采用石膏、光敏树脂等不同材料进行打印输出成相关模型或导向装置；术前手术医师通过观察模型，确定手术治疗方案、手术入路，同时确定手术中需要注意的可能损伤的部位，也可进行固定装置的预塑形；将导向装置或预塑形固定物用于手术中；术中、术后进行手术准确性、安全性的评价。

2. 3D 打印在骨科的使用　个体化治疗是骨科的一个重要发展方向，3D 打印技术使其成为可能。利用此项技术，可以使骨科手术个体化、精确化。目前 3D 打印技术在骨科主要运用于以下几方面：

（1）制作等比例实体模型：由于骨科手术常常遇到复杂的解剖部位和畸形，比如上颈椎的畸形和严重骨折脱位、肿瘤侵犯血管、复杂的骨盆骨折等。这些患者术前仅仅通过 2 维 CT 或 MRI 图像很难设计手术方案或计算植入物放置的位置和角度。通过 3D 打印技术，可以将病变部位准确、完整地制作出来，可以使医生更为直观地判断手术的可行性、设计手术方案，并直接在模型上模拟手术，从而有效降低手术风险，提高手术成功率。

（2）打印个体化植入物：骨科常用的植入物是通用型的，对于一些特殊病例，这些通用的植入物可能不能良好匹配，造成假体过大或过小，角度不合适，从而影响肢体功能或造成骨愈合不良。通过 3D 打印技术，可以为患者量身定制个体化的骨内植物，对于一些畸形严重或特殊身材的患者，可以大大提高手术疗效。目前已经开展的包括打印个性化接骨板和关节假体。

（3）打印医疗器械：通过 3D 打印技术，可以个体化打印手术器械。比如脊柱外科可以打印椎弓根螺钉导板，术中将导板与脊柱后表面贴合，直接置入椎弓根螺钉。还可以通过术前计算设计截骨模板，通过 3D 打印技术打印出后直接运用于关节置换术、畸形矫正、骨肿瘤切除等需要截骨的手术中。

（4）生物打印人体组织和器官：将 3D 打印技术和组织工程相结合，将细胞和生长因子作为"墨水"，可以直接打印出具有生命活性且解剖结构完全与人体匹配的组织和器官。比如通过 3D 打印技术将间充质干细胞打印到具有预定外形和内部形态水凝胶中，加入不同的生长因子进行诱导，再通过体外培养，制作具有生理功能的组织和器官，目前已经有科学家打印出组织工程骨。当然，这一技术还处于起步阶段，还受设备、材料和伦理学限制，将 3D 打印组织和器官应用于临床目前还为时尚早。

3. 前景和展望　3D 打印技术作为一种新技术，具有许多优势，但是其在骨科临床的应用目前面还临诸多问题与挑战，如研发及生产成本高、制作周期相对过长、法律限制、打印器官功能性低、伦理道德等，由于技术的不完全成熟，相关法律及相关规定的缺失，使得 3D 打印技术在骨科临床中的应用仍然是小范围开展。相信在不久的将来，随着 3D 技术本身和相关法律法规逐渐成熟完善，3D 打印技术会越来越多地运用于骨科临床。

（三）智能手术机器人

1. 智能机器人发展史　智能手术机器人是集医学、计算机图形学、生物力学、机械学、材料学、数学分析、机器人等诸多学科为一体的新型交叉研究领域。1985 年第一台基于工业计算机平台的 Puma560 医用机器人被用于脑组织活检中探针定位；1987 年美国 ISS 公司推出 NeumMate 机器人，采用机械臂和立体定位架完成了神经外科术中导向定位；1989 年英国医生利用改进的 Puma 机器人完成了前列腺手术；1992 年美国推出了第一台主动型 ROBODOC 机器人，可以独立完成关节置换术；1994 年，机器人伊索（AESOP）在腹腔镜手术中开始使用，可以接受医生指示并控制摄像头，它具有 7 个自由度，能模仿人类手臂的各种动作，在心脏、胸外和骨科的多种外科领域广泛使用；1996 年美国开发研究出机器人宙斯（ZEUS），具备了视觉功能，可以进行遥控操作，被使用于内镜等微创手术；2000 年达芬奇（Da Vinci）外科手术机器人问世，取得美国 FDA 认证，真正开始了智能手术机器人的时代；2001 年美国纽约的外科医生遥控操作法国斯特拉斯堡医院手术室中宙斯机器人，成功地完成了腹腔镜胆囊切除术，被命名为"林德伯格手术"，是远程手术的里程碑。

2. 智能手术机器人的系统工作方式　智能手术机器人手术系统是集多项现代高科技手段于一体的综合体。它利用空间导航控制技术，将医学影像学图像处理后进行定位，术前可以模拟手术环节制订手术方案，术中自动实施手术器械的空间定位，外科医生通过操纵机械臂可以远离患者进行手术，还通过远程网络传输技术可以进行异地手术。

智能手术机器人由机械臂、传感器、控制器和动力源四部分组成。机械手臂可以进行线性、平移和选择等动作完成各种动作，目前达芬奇机器人的机械臂拥有 7 个自由度活动，比医生的手更为灵活；传感器类似人体感受器，将手术需要的图像、触觉、动作的位置和速度收集后转换成电信号，传递给控制器进行数字处理；控制器具备数字计算功能，能分析传感器收集的各种信息，反馈给医生，并由医生通过控制器发出指令，控制机械臂的各种动作，同时控制器还具备储存功能，可以储存术前预先制订的手术方案和流程。

智能手术机器人分为 3 种类型：主动型、半主动型和被动型。主动型是指机器人能够自主完成手术过程，比如 ROBODOC 机器人系统；半主动型是指机器人的动作过程由医生参与控制，医生的动作又会被机器人系统根据规划的路径加以限制，比如 ACROBOT 系统；被动型是指机器人不进行手术操作，医生具有完全的主动控制权，其作用是在手术中为医生提供所需的导航信息或手术工具。

3. 智能手术机器人在骨科的运用和前景　目前智能手术机器人已经在人工全髋关节置换术、全膝关节置换术、长骨骨折髓内钉固定术和脊柱椎弓根螺钉植入以及椎体成形术中开始运用。

当然，现有的智能手术机器人还存在很多问题，比如整套设备的体积庞大，安装调试复杂；术前准备及术中更换器械耗时较长；机器价格和使用成本昂贵；网络信号传送的延迟、中断和丢失。随着医学和科学技术的发展，今后智能手术机器人将逐渐改善这些缺点，更加小型化、智能化、实用化和低成本化，并可以自动制订手术方案，全自动化去独立完成手术。

三、计算机辅助骨科手术在骨科的运用

（一）计算机辅助骨科手术在脊柱外科的运用

计算机辅助骨科手术导航技术最早应用于椎弓根螺钉技术，目前在脊柱的所有节段椎弓根螺钉植入，尤其在上颈椎和具有畸形的椎体植入螺钉手术中广泛使用，技术日趋成熟。由于在脊柱畸形矫正、脊柱骨折等手术中解剖变异大，个体差异明显，椎弓根螺钉植入解剖学标志不明显，计算机辅助骨科手术技术可将螺钉位置不当的发生率降至最低，因此应用计算机辅助骨科手术系统比传统螺钉植入技术更精确、安全，手术人员和患者术中暴露射线量明显减少，手术更趋微创化。

3D打印技术在脊柱外科也已经广泛使用，比如脊柱肿瘤和严重畸形患者可以在术前完全按照等比制作病变节段模型，使医生可以直观地将标本拿在手上观察，从而更好地判断手术入路、设计手术方案。通过3D打印技术还可以打印椎间融合器、钛笼等植入物，在一些特殊的节段，比如寰枢椎前路的骨缺损植入中更好地匹配患者，取得良好的骨融合效果。

（二）计算机辅助骨科手术在关节外科的运用

应用计算机辅助骨科手术系统行全髋关节置换，可以计算匹配髋臼假体外展角度，假体与人体更匹配，安装过程也更精确，明显提高假体安装精度；在全膝关节置换术中可以更为准确地计算假体安装和截骨的角度，比如计算置换后膝关节的外翻角，比常规手术更为准确地重建下肢的力线，对膝关节术后的远期疗效有重要意义。

将导航系统运用到关节镜的手术中，比如交叉韧带的重建，可以使韧带重建的位置更为准确。还有髋臼周围截骨等复杂手术的过程中，计算机辅助骨科手术技术也可以提高截骨的精确度，把截骨误差减少到2mm以内，更好地帮助医生完成手术。

机械臂交互式手术系统（MAKO）是一种新型手术智能机器人，由操作计划工作站、红外线导航和交互式机械臂组合而成。医生利用该系统在术前、术中对不同的患者制订特异性假体植入计划，调整假体大小、位置、下肢力线，以及关节在不同屈伸角度下的软组织平衡。之后，在机械臂的安全控制下，精确、微创地完成截骨，从而达到精确植入假体的目的。利用机械臂交互式手术系统可以减小手术伤口，减少出血和疼痛，使手术更微创，患者恢复更快，从而更早回归社会，恢复优质生活和工作。

通过3D打印技术，可以打印个体化假体，更完美地与患者关节匹配，对于一些畸形严重或特殊身材的患者，可以大大提高手术疗效，目前已经在关节置换术中开展运用。

（三）计算机辅助骨科手术在创伤骨科的运用

相对于脊柱外科和关节外科，计算机辅助骨科手术在创伤骨科的运用并不广泛，主要是由于骨折本身较为复杂，计算机辅助骨科手术成本较高等原因。目前主要使用于计算机辅助下髓内钉远端锁钉技术，可以减少手术中的透视；对肩胛骨、骨盆骨折等复杂骨折中可以精确定位螺钉置入；术前可以通过 3D 打印技术重建骨折模型，帮助医生设计手术方案，包括复位方案和内固定选择等。

第四节　骨科导航技术

在传统的骨科手术中，医生的可视区域有限，常常依靠反复获取患部的 X 线图像，不连续地获取植入物或手术工具与患骨之间的相对位置信息。这不仅要求医生具备丰富的临床经验，而且增加了医生与患者的 X 线辐射量，延长了手术时间，增加了患者感染的风险。由于医生不能实时对手术过程进行直接监控，导致最终的手术质量不容易保证。

近年来飞速发展的计算机辅助手术（computer aided surgery，CAS）为这些问题的解决带来了新的希望。图像引导的手术导航系统（image-guided surgery，IGS）是计算机辅助手术的重要组成部分，它是指以 CT、MRI 等医学图像信息为基础，通过建立人体三维几何或物理模型模拟患者位置信息，在手术前利用计算机模拟或规划，在手术进行过程中利用高精度定位跟踪系统实时跟踪患者和手术器械的位置关系，引导医生操作，从而确保术前规划方案顺利实施的一种方法。

手术导航系统打破了传统手术"先打开—再看见—后实施手术"的手术过程，延伸了骨科医生有限的视觉范围，更好地发挥了骨科医生的主动性和灵巧性，突破了传统骨科手术的界限，更新了骨科手术和骨科手术器械的概念，形成了"先看见—再最小创伤地打开—后精确实施手术"的技术路线。它通过减少手术创伤、优化手术路径、引导手术进行等手段，在提高手术精度、扩大手术适应证和提高手术成功率等方面具有传统手术无法比拟的优势。

一、手术导航系统的发展

手术导航技术的最早应用是 1907 年 Horsley 和 Clarke 在小动物身上进行的实验研究，采用体外解剖标志点来确定体内位置，由于精度较差，不适用于人体手术。直到 1947 年，Spiegal 和 Wycis 采用一种被称为"气脑造影术"的图像技术对软组织标志进行空间定位，首次将导航技术应用于人体手术。20 世纪 50 年代，导航系统开始广泛应用于丘脑切开术，这一时期的导航系统都是基于平面影像的。20 世纪 70 年代以后，计算机断层扫描（computed tomography，CT）、磁共振成像（magnetic resonance imaging，MRI）、超声成像（ultrasonic imaging，UI）、正电子辐射断层扫描（positron-emission tomography，PET）等一系列医学成像新技术的出现和发展，为导航系统向三维空间定位方向的发展提供了广阔的空间。手术导航系统于 20 世纪 80 年代末开始应用于神经外科手术，随后逐渐推广应用于其他手术领域，包括整形外科、骨科、耳鼻喉科以及关节、脊柱外科等。

骨科手术导航技术最早应用于椎弓根螺钉植入术。1995 年，Nolte 等人开始在实验室进行计算机辅助下的椎弓根钉植入术实验。手术导航系统的发展可分为三个阶段：①框架机械立体定向仪：患者被麻醉后，用一个轻质的立体定向框架固定在患者头部，然后进行 CT 或 MRI 扫描，最后根据影像确定手术靶点的位置。手术中依靠框架将手术器械准确地引导到指定的位置。缺点是机械框架会给患者造成创伤，也给医生的手术带来了不便，而且不能实时显示手术器械的空间位置。②无框架机械臂定位系统：利用机械臂技术和计算机技术结合定位。机械臂上有许多关节，手术中根据计算机测量获得的关节的相对运动，模拟并显示手术工具的运动进度。缺点是定位精度较差。③手术导航系统：采用超声定位跟踪技术、光学定位跟踪技术、电磁波信号定位跟踪技术实时确定手术器械与患者的相对位置。其中，超声定位的超声波束的方向性差，易受干扰；光学定位只要保证探测光路的通畅，便可大大提高手术导航的精确度；电磁定位克服了光学定位中信号传递易受遮挡的局限性，不会因为医生、患者、手术器械的位置而影响导航效果，但是手术室中监护仪、麻醉机等设备的使用产生的电磁干扰会影响电磁导航的准确性和可靠性。

定位跟踪技术早在航空、航天、交通、工程测绘等领域得到了广泛应用，在手术中的应用是近 20 年内发展起来的。现在定位跟踪技术已成为各类计算机辅助手术系统的关键，直接关系到整个系统的精度和计算机辅助手术的成败。通过定位跟踪技术，可以在术中对常规手术器械、刚性解剖结构、植入物和医学成像设备（如 X 线扫描仪、超声波扫描仪）等的空间位置和姿态进行实时精确定位。

术中目标的空间定位方法可分为接触式和非接触式两种。早期主要是接触式的定位方法，即采用精密的机械结构来达到测量和定位的目的，机械定位的优点是不会被阻塞，不会被障碍遮挡，同时可在特定位置夹住或放置手术器械。但传统的立体定位方法需人工调整，在手术中较为笨拙，施加在机械手上的压力可使数据发生变化，同时存在固定装置和制动器的位移误差，既繁琐费时又容易出错，且需在患者骨骼上来钻孔、打钉、安装固定装置，给患者造成了痛苦。随着计算机技术、机器人技术、CT/MRI 图像技术及光学等技术的发展，光学定位法、超声波定位法和电磁定位法等应运而生并取得了一定进展。

1. 超声波定位法 超声波式的工作原理是超声发射器向目标方向发射超声波，超声波接触到被测目标后被反射回来，超声接收器接收反射的超声波。已知超声波的传播速度，由测量得到的发射到接收之间的时间差，可以计算出发射器到目标之间的距离。温度、湿度、气流以及发射器的尺寸是影响精度的主要因素，同时还存在光路遮挡问题。虽然在理论上可以达到亚微米精度，但由于实际中存在的客观因素而很难实现。

2. 电磁定位法 电磁定位方法的原理和超声定位方法类似，包含三个磁场发生器和一个磁场探测器。每个磁场发生器线圈定义空间的一个方向，探测器线圈检测由磁场发生器发射的通过空气或软组织的低频磁场，由发生器的相对位置关系和接收到的信息就可以确定出探测器的空间位置，从而实现对目标的空间定位。这种定位方法造价低，方便灵活，探测器与发生器之间没有光路遮挡问题。缺点是对金属物体很敏感，特别是对手术区域中的铁磁性仪器，工作空间小，精度有限。

3. 光学定位方法 光学定位方法是目前使用最广泛、精度最高、最有发展前途的一种主流定位方法，其优点是精度高，处理灵活方便，但也易受遮挡，受周围光线及金属物体镜面反射的影响。光学定位方法通过线阵 CCD 或面阵 CCD 摄像机观察目标，然后根据立体视觉原理重建出目标的空间位置。面阵 CCD 测量系统由两个面阵 CCD 摄像机组成，采用标准镜头，在图像中的每个光点定义了空间的一个投影线，采用空间摄像机可计算其对应投影线的交点，获得点的三维坐标。线阵 CCD 测量系统采用柱面镜头，利用 3 个相对位置固定的线阵 CCD 构成，被测点与镜头的节点轴确定的平面与敏感元件垂直相交处为被测点所成的像，通过 3 个确定的平面相交可以确定被测点的空间位置。由于线阵 CCD 的分辨率可以做得很高，其空间分辨率就会很高，典型的线阵 CCD 导航系统精度 0.5mm 以内，而面阵 CCD 系统的典型精度为 1mm。根据被观察目标是否有源，可将其分为主动式（active）、被动式（passive）两种。

主动式光学定位器通常是将一组红外发光二极管集成在刚体上，发光二极管按特定的顺序发射红外光，摄像机接受信号，根据发光二极管的发光顺序和在摄像机敏感元件上的成像位置就可以确定发光二极管的空间位置，然后根据该位置推知刚体的空间位置和运动情况。

被动式光学定位器通常是将特征比较明显的标记（银白色的反光小球）集成在刚体上，用以反射摄像机发出的红外线，根据反射信号在摄像机敏感元件上的成像位置，利用立体视觉原理匹配来自至少两个摄像机中图像的对应点，就可以重建出跟踪标记的空间位置。采用被动式光学定位器不仅可以进行空间目标的定位，同时还可以实现对多目标的自动识别。这种定位器安装和操作灵活方便，被跟踪的对象无须导线连接，更换手术器械方便。其缺点是：这类系统一般对硬件的要求较高，其精度受视频图像分辨力和标定等问题的限制，另外，环境光与摄像机视野内的金属物体的存在会在图像上产生伪像，也会导致错误数据的产生。

二、骨科手术导航系统的主要模式

与神经外科手术相比，骨关节外科手术有其自身的特点与需求。为适应骨关节外科手术而开发的导航系统主要存在三种模式：①基于 CT/MRI 断层图像的手术导航系统；②基于 X 线透视图像的手术导航系统；③开放式的无影像手术导航系统。

基于 CT 医学断层图像的手术导航系统是在对 CT 图像进行三维可视化的基础上进行的，其最大的优越性在于可以由 CT 图像获得解剖组织丰富的三维信息，从而加以充分利用。该类导航是最早开展研究的骨科手术导航系统，典型的系统有 Digioia 等开发的 HipNav 髋关节手术导航系统、Langlotz 等开发的脊柱手术导航系统。近年来，随着骨科手术导航研究的不断深入，MRI 等其他医学断层图像也开始被用于识别患骨周围的重要软组织，因此将这类导航统称为基于 CT/MRI 断层图像的手术导航系统。尽管这种类型的导航系统仍然是未来的主要发展方向之一，在临床上也积累了许多成功的案例，但也存在一些缺陷，主要包括：术前的 CT 三维重建模型与术中患骨解剖结构之间的配准精度有待提高、CT 扫描增加了患者的经济负担等。

基于 C 型臂 X 线透视的导航系统及其临床应用是最近几年发展起来的，相对于基于 CT 的导航系统，省去了术前的手术规划以及较为繁琐的术前 – 术中配准过程。在术中，通过光学定位系统以及 C 型臂 X 线机成像系统，可以实时获得患者的 X 线图像、手术工具、C 型臂 X 线机之间的空间位置关系；典型的系统有 Medtronic 推出的 Stealthstation 脊柱手术导航系统，BrainLa 推出的 VectorVision 手术导航系统，Z–Kat 推出的 Voyager 手术导航系统。该类系统的关键技术包括：对传统的 C 型臂 X 线机成像系统进行标定、对输出的二维 X 线失真图像进行校正，以及手术实体在二维 X 线图像中的实时可视化等。其适用范围较为有限，主要适用于手术规划相对简单、对三维可视化功能要求不高的场合，如椎弓根螺钉植入等脊柱手术。

从临床应用方便及实时性要求等角度考虑，可以采取一种新型的手术导航技术，即无须任何解剖图像信息，只需术中通过光学定位跟踪器实时提取患骨的解剖结构，称该类型系统为开放式无影像手术导航系统，这种类型的导航系统仅适合于那些解剖结构暴露充分的手术，典型的是全膝置换手术。该系统既不需要术前 CT 扫描，也不需要术中 X 线或超声波图像，只需医生在术中用探针点取解剖结构的特征点即可。1995年 Dessenne 等最早将该技术应用在前十字交叉韧带重建手术，取得了满意的手术效果，随后该技术又不断得到了发展，应用到全膝置换手术中，并有研究人员又为该系统提供了全膝置换的软组织平衡及韧带功能重建的手术模拟和评价等功能，最终的患骨切削和韧带修复过程都是在导航系统的辅助下由医生完成手术操作。目前研制的开放式无影像手术导航系统主要有瑞士 STRATEC Medical 推出的 Medivision 骨科导航系统，德国 BRAUN（蛇牌公司）推出的 OrthoPilot 膝关节手术导航系统等。

三、骨科导航手术中数字几何处理相关技术

三维几何作为一种新的数据媒体在近 20 年来在工业界得到了广泛应用，这一趋势推动了学术界对数字几何处理（digital geometry processing，DGP）的研究。顾名思义，数字几何处理即用计算机对三维几何数据进行处理，这门从 90 年代中后期发展起来的学科属于计算机图形学和数字信号处理的交叉学科。

20 世纪 70 年代以来，多媒体数据已经经历了三次革命：声音、图像和视频。从 90 年代中后期开始，我们迎来了第 4 种数字化媒体——三维几何模型，每一次多媒体数据革新都是由不断增长的数据获取能力、计算机运算能力、存储能力和传输带宽引发的。跟随多媒体技术的发展历程，可以看到 20 世纪 70 年代的数字声音、80 年代的数字图像和 90 年代的数字视频的出现和普及，每种新的多媒体数据都需要新的处理工具来支持，如对研究图像的数字图像处理和研究视频的数字视频处理。

尽管几何造型技术已经发展了多年，但是手工制造几何模型的繁琐过程大大阻碍了

三维几何模型的应用。近年来得益于各种三维扫描仪提供的三维几何获取能力的大大发展，把现实世界中的物体数字化成三维几何模型已经不再困难。另外，计算机运算能力和存储能力的大大提高以及各种图形加速卡的出现使得在个人计算机上处理三维几何数据变得十分容易。这些因素再加上 Internet 的飞速发展使得我们有理由相信三维几何将继声音、图像和视频之后掀起新一轮的多媒体数据革命的高潮。

三维几何数据的获取是指为真实世界中的物体生成三维几何模型。最常用的获取技术是通过三维激光扫描仪在物体表面测得一些离散点，然后用离散点重构算法生成网格模型；另外也有些算法能从物体的多幅深度图像中重建三维几何模型。

在开放式无影像手术导航系统中，点云数据获取并经过预处理后，每一片点云需要用恰当类型的曲面来表示。目前大多通过人工交互的方法确定，但这种方法容易发生偏差，而且降低了效率。因此，如果能自动准确地判定出点云的曲面类型，则可以较好地完成点云的曲面重建。目前已有一些学者进行了曲面自动识别与分类方面的研究，二次曲面根据系数可以确定曲面的类型。

医学图像三维可视化是科学计算可视化中一个重要领域，医学图像可视化就是把由 CT、MRI 等数字化成像技术获得的人体信息在计算机上直观地表现为三维效果，从而提供用传统手段无法获得的结构信息，在基础研究和临床应用上都有很高的价值。

各种医学图像三维可视化的方法几乎具有相同的处理步骤：得到序列断层医学图像（CT、MRI、PET 和 SPECT 等）后，将医学图像格式（如 DICOM）转换为便于计算机处理的图像格式，并通过图像滤波增加信噪比或消除医学图像伪迹，采用图像插值算法，使体数据的表达各向同性，然后采用图像分割算法，对体数据的不同组织器官进行分割提取，显示感兴趣组织，而忽略次要的组织结构。这些预处理步骤完成后，最后根据系统的内存容量、计算能力和可视化的目标，选择合适的三维可视化算法进行绘制。

在基于序列断层医学图像的计算机辅助手术实时导航系统中，配准（registration）是关键技术之一，配准方法及配准精度决定了实时导航系统的精确性、可行性及可靠性。医学图像的术中配准（又称空间配准）是指通过定位跟踪系统，在手术中确定手术器械与患者相对于医学图像之间的空间转换关系，并反映在计算机屏幕上，这样医学图像才能被有效地用来实时引导手术按预先规划方案进行。

四、点云数据的获取及处理

开放式的无影像导航手术由于没有术前 CT 或 MRI 影像的支持，一般都需要在术中直接获取骨组织的结构信息。基于 CT/MRI 断层图像的导航手术也需要在术中获取骨表面特征，用于与术前 CT/MRI 图像重建的模型进行配准，故术中的数据获取是必要的。数据的获取通常是利用一定的测量设备对物体表面进行数据采样，得到的是采样数据点的空间坐标值。数据获取根据测量设备的不同大致分为两类：接触式和非接触式。

以非接触式为例，在手术导航中，首先从患骨获取表面几何形态信息，然后利用这些信息重构患骨的三维 CAD 模型或与术前重建的模型进行配准。获取的数据直接影响到曲面重建的效果或配准的精度，因此通常要对获取的数据进行必要的预处理，主要是去除噪点。通过点云数据的预处理，可以得到比较理想的点云。这些点云包含了曲面重建或模型配准时所需要的足够几何信息，同时信息量尽量小，以便提高处理速度。

用定位跟踪设备，可在导航系统中用探针工具测得实际的空间点在现实坐标系下的坐标。在骨科导航手术中，原始数据的获取是一个关键步骤。在临床手术中，施行骨科手术的患者如果其部分骨表面暴露，如髋关节表面置换手术中，患者的股骨头和股骨颈完全暴露，可以通过探针（一种被动工具）接触该骨表面，在暴露的骨表面滑动，Polaris 光学跟踪系统通过接收工具上标记小球的反射光，实时记录探针尖点所在的位置（骨表面点在系统坐标系下的坐标），并将数据输送给图形工作站，将骨表面空间点的数据统一到同一个坐标系下，即患者坐标系，以方便后续的数据处理。

五、图像配准

这里的图像是指术前患者的诊断医学图像（CT、MRI），或是术中的实时医学图像。医学图像能被有效地用来指导手术计划和引导手术进行，必须和手术空间中的患者进行配准，这样就能将医学图像在三维坐标系上的体素特性直接和手术空间中的患者坐标系上的相关位置建立对应关系。医学图像配准是指对于一副医学图像寻求一种或一系列空间变换，使它与另一幅医学图像上的对应点达到空间上的匹配。这种匹配是指人体上的同一解剖点在两张匹配图像上具有对应的空间位置。术中配准一般可以分成两个步骤：

1. 医学图像坐标系和患者坐标系上的对应点集或表面分别用某一形式表示。
2. 利用以上这些信息计算出映射医学图像坐标系和患者坐标系的变换矩阵。

配准的结果应使两幅图像上所有的解剖点，或至少是所有具有诊断意义的点及手术感兴趣的点都达到匹配。

图像配准的方法较多，但其核心问题是对于关键点的选择，只有在图像上和实际术中患者的实体上都能十分容易找到的点才可以作为配准点。对于膝关节手术而言，有六个合适的关键点，包括股骨远端的内外髁、股骨远端膝关节中心、胫骨近端膝关节中心、胫骨远端内外踝。如果自然的生理标志点不容易找到或是不够用时，就需要事先在做断层扫描时在患者的机体中放置明显的标志物，以起到辅助标志点的作用，这在神经外科中常见。

六、人工膝关节置换导航手术的基本方法

人工膝关节置换手术不同于其他手术的特殊性，可以根据人体下肢的生物力学特性进行重要生理关键点位置测量，达到股骨力线和胫骨力线的确定。术者关心的关键点是股骨头中心、股骨远端关节面中点、踝关节中点、胫骨远端关节面中点等。利用测量到的股骨头中心和股骨远端关节面中心的连线作为虚拟力线，实时对插入股骨的导航杆与虚拟力线的夹角进行计算，使得医生根据计算机显示的夹角数据不断地调整导航杆的插入方向，与虚拟力线重合时，进行相应的器械固定，完成股骨远端的截骨。

（一）基于生物力学的股骨力线的测量方法

股骨力线是股骨头中心和股骨远端膝关节中心的连线。为了获得股骨力线，必须对股骨头中心以及股骨远端膝关节中心这两个生理关键点进行依次测量。

1. 股骨头中心的测量 由于患者的膝关节面与股骨解剖轴线存在一定的夹角，在手术时找到股骨头中心以及踝关节中心是核心问题。其中股骨远端膝关节中心点和胫骨近端膝关节中心点容易找到，而股骨头中心则需要利用生物力学方法计算得出。股骨的运动可以被看作一个定点刚体转动，股骨表面和内部的每一个点都是围绕着股骨头中心做等半径运动的，因此可以在股骨远端固定一个指示器，作为已知的标志点，让股骨在空间以髋关节为轴进行缓慢三维运动，那么这个标志点的运动轨迹就可以被光学定位系统精确得知，而这些轨迹点必定是以股骨头为球心的一个确定的球面上，根据这些轨迹点，就能够间接地计算出股骨头中心的位置。

由于定位系统的采样时间间隔不能忽略，在股骨头中心计算过程中要注意转动股骨时动作宜缓慢。如果运动过快，采样时间间隔会导致同一时刻的示踪器位置信息在两次得到的图像中不一致，从而增加系统误差，采用采样频率非常高的线阵 CCD 定位系统，可以较好地减少这种误差。

2. 股骨远端膝关节中心测量 当医生获得股骨头中心坐标后，就要确定膝关节中心的坐标。此时股骨头、股骨中部的指示器、膝关节中心均在股骨这一刚体上，为了消除在后边的导航过程中的各种不确定移动，可以在刚才股骨中部所用的指示器作为跟踪器，而让在髋关节处的跟踪器处于不工作状态。

当股骨远端膝关节中心指示器的尖端位置比较稳定时，指示器的尖端位置就是膝关节中心坐标，与髋关节中心相连，得到股骨虚拟力线。

（二）基于生物力线的胫骨力线测量方法

与股骨力线测量相比，胫骨力线的测量要容易得多。由于胫骨的力线与胫骨的生理轴线重合，可以通过测量踝关节中心和胫骨近端关节面中心获得胫骨力线。

1. 踝关节中心测量 踝关节中心定义为内外踝连线中点。人工股骨切骨与胫骨切骨是两个不相关的过程，则可以仅在胫骨中部安置一个跟踪器进行辅助测量。但是往往医生需要对患者的股骨力线和胫骨力线进行综合分析（即整个下肢力线），而患者的股骨和胫骨在术中处于相对分离的状态，可以认为是两个独立的刚体。所以原来在股骨中部安置的跟踪器也必须同时起作用，即胫骨力线的测量需要两个跟踪器，并进行两次相关坐标系转换。

与前面的过程相似，分别取内外踝，定位系统记录瞬时结果并换算到原始坐标系下相应坐标，之后计算在原始坐标系下实时的内外踝的中点，即为踝关节中心坐标。

2. 胫骨近端膝关节中心测量 胫骨近端膝关节中心的测量只需要将指示器点中胫骨近端膝关节中心后确认即可。

（三）术中切骨导航

在整个全膝关节置换手术过程中，最为关键的两次切骨过程是股骨远端关节面和胫骨平台面切骨。

1. 股骨远端关节面切骨导航　通过对股骨力线的测量得到虚拟力线后，用图所示的导航杆的前部尖端对准股骨远端膝关节中心点，将指示器放在导航杆的后端凹槽中，导航系统在屏幕上就会显示导航杆的两端实际连线。在导航杆的后端，设计有一凹槽，凹槽的中心处在杆的中心轴上。这样，调整导航杆的方向使导航杆的两端连线与患者连线重合，直到医生满意后，缓缓将导航杆插入股骨髓腔，随时注意导航杆后端与股骨远端膝关节中心连线与虚拟力线的夹角信息。待导航杆安置满足要求后，固定切骨导向器，拔出导航杆，就可以直接进行股骨远端关节面的切骨。

2. 胫骨近端平台切骨导航　与股骨虚拟力线导航的过程相似，通过对胫骨力线的测量得到虚拟力线后，用导航杆的前部尖端对准胫骨近端膝关节中心点，然后将指示器放在导航杆的后端凹槽中，导航系统在屏幕上就会显示导航杆的两端实际连线。调整导航杆的方向使导航杆的两端连线与患者连线重合，直到医生满意后，缓缓将导航杆插入胫骨髓腔，随时注意导航杆后端与胫骨近端膝关节中心连线与虚拟力线的夹角信息。满足要求后，固定切骨导向器，拔出导航杆，就可以直接进行胫骨近端关节面的切骨。

切骨后假体的安装与传统的人工膝关节置换手术方法一致。

在其他骨科手术中导航的基本性质相同，但应用的方式、方法不尽相同，不再一一描述。

骨科导航系统目前已在关节置换、四肢创伤、脊柱、交叉韧带重建、假体设计等方面得到广泛应用，并取得了较好的临床效果。相信在不久的将来，骨科导航技术将会给微创骨科手术带来巨大的变化。

第五节　数字化虚拟现实技术

数字化虚拟现实技术是一门崭新的综合性信息技术，它融合了计算机图形学、多媒体技术、数字图像处理、传感器技术等多个信息技术分支，已经和理论分析、科学实验一起，成为人类探索客观世界规律的三大重要法宝。数字化虚拟现实技术具有超越现实的虚拟性，它利用三维图形生成技术、多传感交互技术以及高分辨率显示技术，生成三维逼真的虚拟环境。最早提出虚拟现实概念的学者 J.Laniar 的说法，虚拟现实，又称假想现实，意味着"用电子计算机合成的人工世界"。

目前，数字虚拟现实技术已被推广到不同领域中，尤其在医学领域中得到较为广泛的应用。在骨科疾病诊疗领域中虚拟现实应用大致上有两类：一类是虚拟人体，也就是数字化人体，虚拟化人体模型使医生更容易了解人体的构造和功能；另一类是虚拟手术系统，可用于指导手术的进行。

一、数字化虚拟人体解剖

近年来，骨科得到快速发展，特别是微创手术的发展，除需要特殊的操作设备、器械之外，还需要手术者掌握比常规手术更全面、更详细、更熟练的解剖学知识。过去普遍采用动物来制造各种骨科疾病模型，但由于低等脊椎动物与直立行走的人类之间在骨关节结构和功能上都存在着极为显著的差异，使得传统模型说服力不强，缺乏获得国人精确的个体化解剖信息的研究方法，因此成为微创手术发展的瓶颈问题。

数字化虚拟人体解剖通过观察"虚拟数字化人体"三维立体及任意横断面解剖，建立包括脊柱颈椎、胸腰椎、骨盆、膝关节、踝关节、臂丛及腰骶丛神经等可视化数字模型，以用于临床骨科的教学、训练与手术；建立股前外侧皮瓣、足背动脉皮瓣、带血管腓骨瓣数字化模型等，为临床教学术前皮瓣设计提供直观的、数字化解剖依据；并可实现骨与关节解剖结构的三维可视化、四肢肌肉解剖结构的三维可视化、周围神经的三维可视化等，使正常人体解剖立体化、具体化，有利于医生、医学生进一步清楚、深刻地掌握基本解剖知识，打下牢固的基础。

二、数字化虚拟病变辅助疾病诊断

数字化虚拟现实技术还可以逼真地表现病变处的立体形态，无须医生凭自己的空间想象力在大脑中建立抽象的组织三维形态，将不同成像设备或是不同时间得到的成像数据进行融合显示，可以清楚地显示出病变的发展过程或显现出其区别于正常组织的特性。

在骨科方面，特别是脊柱、关节结构特殊，血管、神经分布密集，给传统的手术操作带来了相当的困难。运用虚拟现实技术将 MRI 和 CT 等资料在计算机中重建三维影像模型，仔细确认和分析病灶部位，对于复杂的特殊部位的粉碎性骨折及畸形矫正手术计划的制订有很大的优势。如骨盆及髋部骨折分类的三维可视化，可以根据清晰的骨折部位及类型分类，预测不同手术操作可能导致的结果，选择降低手术风险的术式，避免盲目地进行没有把握的手术方式，从而减少患者痛苦。虚拟现实技术还可以清楚地了解骨肿瘤的范围及其与周围重要组织和解剖学标志的关系，由此来判断肿瘤的可切除性、选择最适合的入路及肿瘤切除的程度，并判断和测量骨切除的程度和方向，这些资料对于后来骨缺损的重建和定制肿瘤假体的设计是至关重要的。

三、数字化虚拟手术进行手术仿真模拟

数字虚拟手术是利用计算机对临床外科手术进行模拟与仿真，是虚拟现实在医学上的成功应用。它在帮助医生制订周密的手术方案、术中导航及临床教学中均有重要的指导意义。虚拟手术是利用三维模型来实现对组织器官的任意切割与模拟，需要对三维数据场进行大量的计算，运算量大且复杂。同时，真实模拟术中的切割过程也是虚拟手术的核心技术。

虚拟手术为操作者提供了一个"真实的世界"，极具真实感和沉浸感的训练环境，

使医务工作者沉浸于虚拟的场景内，体验并学习临床手术的相似情况。方便的三维交互工具可以模拟手术的定位与操作，使操作者感觉就像在真实人体上的手术一样，既不会对患者造成生命危险，又可以重现高风险、低几率的手术病例。另外，年轻医生可多次进行手术仿真训练，然后再上真正的手术台，这样大大地节约了培训医务人员的费用和时间，还可记录定量的操作，用来评定训练者的整体能力，并进行训练者之间的比较。手术专家系统还可以在训练中进行必要的提示和指导，能极大地提高训练质量，降低训练成本。

虚拟现实的交互式骨科手术模拟器，可以让骨科医生运用各种手术器械在虚拟的硬性解剖结构上进行手术，如骨骼、假肢、骨移植的手术。目前已能模拟复杂的骨科手术，包括关节形成术、截骨术、骨折切开复位术、关节离断手术等，成为有效的手术模拟训练系统。

例如关节镜模拟器能有效提高外科医生的关节镜技术，表明计算机仿真技术能帮助外科医生提高手术技能，同时无医源性损伤的发生。膝关节的关节镜模拟器虚拟现实系统包括计算机平台、视频显示器、两个同时可检测位置的力反馈装置接口与操作者双手的操作仪器相连。计算机软件对膝部的视觉、力学、动作方面进行了精确模拟，软件还包括适度的触觉界面，能同时执行冲突检测运算法则以避免器械移动穿过"固体"界面。模型软件与上述运算法则交互作用以提供适当的图像至视频显示器，图像包括正常的膝部解剖及膝部的病理改变如半月板撕裂、关节软骨缺损。任务导向程序管理特定的操作如膝关节彻底的检查、撕裂半月板的切除等。

可视化和虚拟现实技术的出现为外科手术的训练和学习开辟了全新的途径，根据CT或MRI数据，计算机创建人体组织结构三维模型，赋予相应纹理，实现组织结构动态显示，提高真实感。虚拟环境为操作者提供了方便的三维交互工具，可以模拟手术的定位与操作。高效的、可重复的外科手术训练和教学环境，提高了训练质量，降低了训练成本，应用前景广阔。

第一代医学仿真系统着重于表现人体的几何特征，将虚拟现实技术中的漫游和沉浸概念用于人体解剖数据集中，提供有限的用户交互，在医护人员的教育和培训中得到了初步的应用。第二代仿真系统除了人体的几何特征，还考虑了物理特征，人体器官组织能够在外力作用下做出适当的形变反应，是目前的主流应用系统。第三代医学仿真系统进一步体现了手术器官的动态变化、交互性与真实感，更接近人体的生理功能。

四、计算机辅助导航提高了手术精准性

将数字虚拟现实技术，包括计算机技术、医学成像技术、图像处理技术及机器人技术等与骨科手术相结合，形成了计算机辅助骨科手术，它是一种基于计算机对大量数据信息的高速处理及控制能力，通过虚拟手术环境为骨科医生从技术上提供支持，使手术更安全、更准确的一门新技术。近年来，随着计算机X射线断层造影术、核磁共振成像等图像诊断仪器的发展，计算机利用这些图像信息进行三维图像重建，为骨科医生进行制订手术方案、手术模拟、手术定位、术中导航提供了客观、准确、直观、方便、科

学的手段。基于这种三维位置信息的手术支援，极大地减小了手术创面，最大限度地减轻了手术患者肉体上的痛苦，促使微创手术得到了快速的发展。

用计算机代替医生进行手术方案的三维构思比较客观、定量，且其信息可供整个手术组的每一位成员共享，如果引入 CT、MRI 等三维图像，就可对具体图像与同行进行交流，在虚拟的空间进行三维手术模拟，并制订出较为完善的手术方案。目前已经在骨科手术的实际运用中显示出卓越的成效。

五、数字化虚拟现实有利于功能康复

骨科疾病多是人体的运动系统疾病，该系统疾病在治疗上不同于其他系统疾病，其最大特点即治疗目的不仅仅在于解除症状，去除病因，控制病情，更为重要的是尽可能恢复运动系统的功能，使患者能最大限度地恢复到以前的状况，使更多的患者能重新拥有正常的工作、生活能力。单纯依靠骨科手术或药物治疗远远达不到该目的。

肢体关节功能康复锻炼是骨科疾病恢复的重要一环，肢体康复是利用一些器械对肢体进行主动或被动牵引的过程。目前的康复治疗过程比较单调、枯燥，甚至痛苦，患者很难产生兴趣，甚至产生恐惧感，因此治疗效果有时不很理想。将数字虚拟现实技术引入到康复治疗中，可实现三个方面目的：一是娱乐和治疗相结合，也就是由屏幕提供一种优美的人工景物，使患者如同置身于游戏或旅游的环境中，使治疗过程充满乐趣，提高患者的乐观情绪；二是心理引导和生理治疗相结合，利用屏幕技术，可以用得体语言和文字对患者进行种种心理提示和诱导，充分调动患者的精神作用，反过来强化生理治疗的作用；三是可以使康复器械产生被动牵引和主动训练相结合的治疗作用。因为器械本身已经是一种和电脑屏幕结合成一体的智能系统，可以很方便地实现主动和被动互相转换的效果。

数字虚拟现实技术能整合多种医学影像数据，成功重建正常及病理解剖结构，为临床疾病的诊治提供了更多的信息。虚拟手术、术中导航系统具有广阔的应用前景，需要医学工作者及计算机、多媒体等工作者进一步的探索和不断的努力，才能不断提高骨科疾病的诊疗水平，进一步提高骨科疾病的微创治疗水平。

第六节　骨组织工程技术

一、概述

组织工程学是基于对现代医学，尤其是细胞分子生物学再认识基础上，把工程学与生命科学有机结合，应用工程学原理，研究细胞、组织诱导因子和生物材料间相互作用的关系，研制生物性替代物以维持、恢复和改善病损组织或器官的功能。它是继细胞生物学和分子生物学之后，生命科学发展史上又一个新的里程碑，标志着医学将走出器官移植的范畴，步入制造组织和器官的新时代。目前，世界各国科学家和政府对组织工程学的基础与应用研究极为重视，组织工程相关产品正逐步形成高附加值的高科技产业，

有些产品已开始进入临床，如人工皮 TransCyte，Apligraf、人工软骨 Carticel 等。其他领域如骨、膀胱、血管、角膜、神经、输尿管、肝、胰、心脏瓣膜等的研究也正处于积极的实验阶段。

骨组织由于结构和功能相对简单，是最有希望早期获得临床应用的领域之一。以下对骨组织工程学研究现状及亟待解决的关键问题予以介绍。

二、种子细胞

种子细胞是组织工程研究中最基本的环节，其核心问题在于如何获取适合临床应用需要的种子细胞。其中的热点问题在于新型种子细胞如干细胞的应用、种子细胞体外扩增技术的应用。

理想的骨组织工程种子细胞应具备的条件：取材方便，对机体损伤少；体外培养中具有较强的增殖和向成骨方向定向分化的能力；植入体内后能耐受机体免疫，继续保持良好的生物学活性；安全性好。目前，用于骨组织工程的种子细胞有成骨细胞、组织干细胞以及早期胚胎来源的干细胞等，主要来源于自体，亦可来源于同种异体甚至异种。

（一）成骨细胞

成骨细胞可来源于胚胎骨、新生骨或骨膜，其成骨能力较强，但取材不方便，可以造成新的创伤，且增殖能力较弱，限制了其在临床中应用。组织干细胞又称为成体干细胞，存在于机体的各种组织器官中，其中骨髓来源的间充质干细胞（mesenchymal stem cells，MSCs）来源方便，取材简单，对患者造成的损伤极小，分离和使用也不存在伦理学问题，是目前最有希望在临床广泛使用的骨组织工程种子细胞。

（二）多能干细胞

间充质干细胞是多潜能干细胞，具有干细胞的共性，即自我更新和多向分化的能力。间充质干细胞只占骨髓中有核细胞的很小一部分，为了把它分离出来需要借助其表面标志物，Stro-1 是常用的用来鉴别非造血源性骨髓间充质细胞的抗体，SB-10 抗体也可与未分化间充质干细胞表面的一种抗原反应，一旦间充质干细胞向成骨系分化或表达碱性磷酸酶，这种抗原随即消失。另外骨髓间充质干细胞在体外培养中具有比较强的增殖传代能力。因此有必要在离体条件下将骨髓间充质干细胞进行培养、诱导、分离、纯化及扩增，以获得大量成骨细胞。一般采用 10mL 抽取的骨髓，培养第 2 代，即可产生 $1 \times 10^7 \sim 1 \times 10^8$ 个间充质干细胞。间充质干细胞在体外可进行（38 ± 4）次细胞分裂，可传代达 40 代以上，而无明显的分化潜能改变，传代 10 次后，数量可增加 1.2×10^9 倍，培养 12 代以上仍能维持正常的核型和端粒酶活性。间充质干细胞在体外培养扩增的过程中不会自动分化，经过连续传代培养及冷冻保存后仍具有多向分化潜能。向培养液中添加生长因子例如 FGF-2 等可以提高向骨源系分化的潜能。到目前为止，已有大量研究证实间充质干细胞经诱导后能够分化为成骨细胞，作为种子细胞间充质干细胞在裸鼠、大鼠、兔、羊、猪、狗等多种动物体内均能够有效地形成组织工程骨并成功修复多个部位的骨缺损。人间充质干细胞在适宜的诱导条件下也能够表现成骨细胞的形态和功能，在动物体内形成组织工程骨，并且目前少量的骨组织工程临床应用报道中使用间充质干细胞也取得了良好的疗效。

大量研究证实了间充质干细胞作为骨组织工程种子细胞的可行性，并对其诱导转化条件进行了初步的探讨，但总体来讲尚处于探索阶段，有必要对间充质干细胞的细胞生物学进行更为深入的研究，主要在于寻找间充质干细胞的特异性标记；分离、纯化间充质干细胞并建立标准细胞株；研究多种调控因子的信号转导机制，寻找调控间充质干细胞向成骨方向定向分化的最佳条件；加快同种异体间充质干细胞移植的免疫学研究，建立"通用型"种子细胞库，核心问题在于建立间充质干细胞体外获取、诱导分化的标准化程序，尽早实现产业化。

（三）诱导性骨祖细胞

近年研究其他组织来源的组织干细胞向成骨方向定向分化，为骨细胞工程种子细胞提供更广泛的来源。在皮肤、脂肪、肌肉等组织中均分离出能够向成骨细胞分化的间充质干细胞。这些细胞的共性在于为诱导性骨祖细胞，必须在诱导因子的作用下才能定向分化为成骨细胞。此类细胞与间充质干细胞的诱导条件非常类似。骨外组织中的多能干细胞的优点在于与间充质干细胞比较来源更为充分、损伤更小、更容易获取。但由于此类研究刚刚起步，对此类细胞具体的成骨机制和性能还远未清楚，同时此类细胞定向分化为成骨细胞的能力相对于间充质干细胞较低，体内受区的适应能力也较低。因此限制了其在骨组织工程中的应用。

（四）胚胎干细胞

胚胎干细胞（ES 细胞）是指由胚胎内细胞团或原始生殖细胞分离出来的多潜能细胞系，具有发育全能性、分裂增殖能力强和易于基因操作性。特别是近年来用体细胞核转移技术研制的治疗性克隆，有可能为组织工程研究提供无免疫原性的"通用型"种子细胞，在种子细胞研究中占有重要的地位。

为了达到产业化的目的，需要在体外短期内获得充足的种子细胞，种子细胞的体外大规模扩增也就成为人们竞相研究的热点之一。使细胞快速增殖，方法一是在培养基或支架材料中加入有关的生长因子促进细胞增殖；方法二是改进培养技术。促进细胞在材料中生长、增殖和分化的另一种方法是生物反应器的应用。长期以来人们已经认识到氧气即可溶性营养物质的提高是三维立体细胞培养的关键，在静止常态下的一般培养通常不能提供足够的以上物质。早期研究表明在普通条件下直径超过 1mm 的细胞团中常常包含有一个缺血坏死中心，而使用生物反应器可在很大程度上解决这个难题。大量实验证实，机械应力可明显增加种子细胞在支架材料的生物合成。在组织工程骨构建中，通过改进反应器的设计可以在培养系统中施加和调控应力，以生产需要的组织工程骨产品。

三、支架材料

细胞外基质（extracellular matrix，ECM）是稳定组织结构的一种相对惰性的支架结构，但它在调节与其相联系的细胞行为方面却起着十分积极和复杂的作用。细胞外基质成分包括不同类型的胶原蛋白、各种蛋白多糖、弹性蛋白及一些粘连蛋白。骨组织工程研究重点是寻求能够作为细胞移植和引导新骨生长的人工合成与天然的支架结构，作为ECM 的替代物。

理想的支架材料应有下列特性：①三维多孔且互通的网隙结构以利细胞生长及营养物质和代谢产物的运输流动。②生物相容性和可吸收性，其降解和吸收率可控制以与细胞组织的生长相适应。③材料的表面化学适合细胞黏附、增殖和分化。④材料的机械特性与植入部位组织相一致。⑤可塑性。⑥可加工性。⑦骨诱导性和骨传导性：骨诱导性是指使多潜能干细胞在非成骨条件下向软骨细胞和成骨细胞分化，最终生成骨的能力。具有骨诱导性的材料可以修复无法自愈的组织。而骨传导性指可允许毛细血管和细胞迁移入三维立体支架中形成骨，具有传导性的材料可促进组织修复。⑧可透 X 线，以使新骨与原种植体在放射影像上可以区分。⑨易消毒性。⑩骨组织的支架材料应具有一定的力学强度、韧性和接近人体正常骨的孔隙率和孔径。一般认为最佳孔径约在 $200 \sim 400\mu m$。

（一）天然生物衍生材料

骨组织工程支架材料可分为天然生物衍生材料和人工合成材料两大类。天然生物衍生材料包括胶原、纤维蛋白、珊瑚、藻酸盐、几丁质、氨基葡聚糖、脱钙骨基质（DBM）、骨基质明胶和经物理化学及高温处理的异体或异种骨等。天然材料具有体内可降解、生物相容性好、具有细胞识别信号，适宜细胞黏附、增殖和分化等优点，结构和孔径有利于引导骨再生。临床上，珊瑚已被成功地应用于骨的修复。以碳酸钙为骨架的天然珊瑚在 20 世纪 80 年代末期已被用作为人类骨髓细胞（human bone marrow cell，HBMC）的体外培养支架。将成骨细胞接种于滨珊瑚，植入裸鼠或兔的皮下，可形成骨组织。但因天然材料不能大量生产，来源有限，且材料的机械强度、降解速度等特性难以控制等原因，目前使用的大多是人工合成的聚合物。

（二）人工合成材料

包括羟基磷灰石（HA）、磷酸三钙（TCP）、钙磷陶瓷（HA/TCP）、生物活性玻璃陶瓷（BGC）等无机材料类和以聚乳酸（PLA）、聚羟基乙酸（PGA）及二者的共聚物（PLGA）为代表的高分子有机合成材料。无机类材料与人骨组织无机结构及组成相类似，有生物相容性好，利于细胞黏附、增殖和分泌基质，发挥成骨功能等优点，在生物材料领域占重要的地位。可降解生物陶瓷包括碳酸钙陶瓷（calcium car-bonate ceramic，CCC）、磷酸钙陶瓷（calcium phosphate ceramic，CPC）。磷酸钙陶瓷可根据其 Ca/P 比值分别为 1.5、1.67 和 2，而分为 β-TCP、羟基磷灰石和磷酸四钙等。对羟基磷灰石的研究始于 20 世纪 70 年代，人们普遍认为骨骼中的天然矿物成分即羟基磷灰石。但近来研究表明，骨骼中的矿物质是一种贫钙（Ca/P < 1.5）的碳酸盐磷灰石，除含有钙、磷外，还有镁、钠、磷酸氢根离子和一些微量元素。此外，骨骼中的矿物质晶体构型也较羟基磷灰石少而小。

（三）高分子聚合材料

具有生物相容性好、可降解且降解速度易于调控、可大量生产等优点，但难以避免机械强度不足，体内导致的无菌性炎症反应等。聚羟基乙酸和聚乳酸是常用的组织工程的构建材料，它们可以根据降解时间的不同要求进行合成。

虽然组织工程材料学取得了巨大进展，但是各类材料均有各自的不足与缺陷。主要表现在以下几点：天然有机高分子材料不能大规模地生产、不同批次成品的差异、机械强度较差、某些材料体内降解速度不易控制、有传播某些传染性疾病的隐患、抗原性消除不确定等问题。人工合成高分子有机物材料亲水性差、细胞吸附力较弱、可引起无菌性炎症、机械强度不足、聚合物中残留的有机溶剂可引起细胞毒副作用以及可能引起周围组织的纤维化、与周围组织发生免疫反应，更重要的是这类材料表面缺乏细胞识别信号，与细胞间缺乏生物性相互作用。无机材料的降解性和机械性能是这类材料迫切需要解决的问题。有些材料吸收过快，修复的形态不能维持；而有些材料吸收过慢，甚至不吸收，植入体内后可产生异体反应且机械性能差。

今后研究的方向是与人类骨组织结构和性能相类似的材料，通过人工的改性，研制出具有降解和降解的可调节性、合适的机械强度，且其表面具有黏附、识别、引导、诱导等作用，并能根据人体不同部位的骨缺损，批量生产出相应的组织工程化骨支架材料。

四、生长因子

多种生长因子均可调节骨组织工程种子细胞的增殖与分化，如转化生长因子 β1（TGF-β1）、碱性成纤维细胞生长因子（bFGF）、骨形态发生蛋白（BMP-7、BMP-2）、胰岛素生长因子（IGF-1、IGF-2）、血小板衍生生长因子（PDGF）、FK506 等。它们可以是直接应用，或与细胞、基质材料复合，或通过基质材料或转基因种子细胞控制释放等，在骨缺损修复中占有重要的地位。

1. bFGF 是一种有力的促进细胞有丝分裂剂，但这种作用与 bFGF 剂量有关，体外培养状态下 bFGF 抑制细胞向成骨细胞方面分化，对于这一种引起细胞增殖与分化的分离现象，尚没有明确的解释，但它表明体外单独应用 bFGF 的缺陷之处。bFGF 的另一个作用是刺激组织局部毛细血管发生、形成，这不仅对骨折愈合有利，而且对骨组织工程的工程体植入体内成骨也十分有利，因为毛细血管的长入可增强新骨形成，促进载体的降解。

2. PDGF 首先从血小板中分离出来，有研究表明其有以下几个特点：①对体外培养的成骨细胞抑制其 ALP 活性，表明 PDGF 没有促进 MSC 的成骨细胞方向分化的作用；② PDGF 抑制胶原蛋白的合成对骨形成是十分不利的；③ PDGF 提高破骨细胞的数量和功能，通过前列腺素介导刺激骨吸收，表明它有促进骨吸收的作用；④ PDGF 是强的血管收缩剂，对于成骨也产生不利影响。可见单独应用 PDGF，既不适合体外刺激 MSC 向成骨细胞方向分化，也不适合将其作为信号分子与载体复合植入体内。

3. TGF-β　对于多种组织细胞的增殖分化、胚胎发育、组织损伤的修复和骨质再生等起关键性作用。在骨代谢骨愈合方面 TGF-β 调解多种细胞如成骨细胞、成软骨细胞、破骨细胞的增殖、分化，并影响骨基质合成。TGF-β 对成骨细胞增殖分化与影响的双向性，一般不主张单独应用 TGF-β 作用于 MSC 使之成为骨组织工程的工程细胞。鉴于 bFGF、PDGF、TGF-β 三种因子分别对成骨细胞作用的双向性，一般不主张单独使用它们刺激 MSC，使之成为骨组织工程的工程细胞，并且三因子组合也不理想，而对于两因子组合有可能成为最佳组合，尚需进一步探索。

自从 1988 年 Wozney 等发现 BMP 以来，至今已经发现了超过 30 种同类分子，此类分子通过促进骨祖细胞的黏附、分化而刺激骨形成。它的细胞信号机制已有文献综述。尽管重组人 BMP 上市已超过十年，但在临床实践中其对骨的诱导和再生仍是不太清楚，主要原因在于未找到一种适宜的生物材料载体来保证 BMP 的传递、剂量以及活性。最近的研究主要集中在寻找能把生长因子添加到其中的组织工程支架。

4. FK506　又称藤霉素，由链霉菌培养得到的大环内酯类抗生素，是近年来广泛应用于移植外科的新型免疫抑制剂。FK506 通过抑制 T 淋巴细胞的活化和增殖从而抑制白细胞介素 2 的合成。更重要的是 FK506 除了免疫抑制作用以外，还可以引起骨的修复和再生。有实验显示免疫抑制剂 FK506 是一种成骨诱导因子，既可以单独应用又可和其他诱导因子联合并具有协同作用，而且价格低廉，具有良好的临床应用和研究前景。

五、组织工程化骨的构建及临床应用

组织工程化骨的构建包括单纯细胞/材料构建、血管化和神经化构建、骨/软骨/肌健等多种组织复合构建（如含骨/软骨/肌腱等多种组织的指关节）等三个主要方面。组织工程化骨血管化的方法有血管束植入、使用 VEGF 或 bFGF 等生长因子或其基因转染、血管内皮细胞与成骨细胞复合种植、预构组织工程化血管、预构带血管蒂的组织工程骨肌骨瓣以及用带血管蒂筋膜瓣/肌瓣包裹人工骨等方法。

目前，国内外在积极进行骨组织工程基础研究的同时，已谨慎开始了临床试验研究，可以预计，在不太长的时间内，将会有更多、更成熟的组织工程骨产品应用于临床。今后应进一步加强骨组织工程基础研究，在完成免疫功能完全大型哺乳动物的基础上开展人骨髓间充质干细胞或其他类型种子细胞的建系、向成骨方向定向诱导和体外大规模扩增等关键技术研究，研制与开发具备临床实际应用标准的人组织工程化骨的规模化体外构建技术和生物反应器，建立适应多种临床应用所需求的组织工程化骨产品开发与工业化规模生产技术体系，制订产品的临床试验的安全性评价和质检标准，建立一套符合国际惯例和我国实际情况，且利于组织工程化骨产品生产和应用的国家标准或行业标准，以获得一批具有自主知识产权的关键技术和重大产品，提高我国组织（器官）工程研究的整体水平、创新能力和国际竞争能力。

复习思考题

1. 微创髋、膝关节置换技术有哪些优点？

2. 在内镜下进行的显微微创手术主要有哪些？

3. 简述计算机辅助骨科手术的主要技术。

4. 什么是骨科手术导航技术？

5. 什么是数字化虚拟手术系统？

6. 简述理想的骨组织工程种子细胞应具备的条件。

第十一章 骨科微创手术的围术期处理 ▷▷▷▷

手术是骨科治疗的关键组成部分和重要手段。手术的成败，并非只决定于手术时的操作过程，术前微小疏忽和术后处理不当往往直接导致手术的失败。因此，骨科医生要认真对待手术操作，重视外科围术期的处理。

围术期（perioperative）泛指的是手术前后的一段时期，主要包括术前的准备以及至术后的恢复阶段，不同于患者住院的全部时期，强调的是以手术治疗为中心，包含手术前、手术中及手术后恢复的一段时间。一般认为围术期是指从确定手术治疗时起，至与这次手术有关的治疗基本结束为止的一段时间。微创手术与传统外科手术存在区别，但依然是外科手术的一部分。微创手术的围术期处理，除了必须与传统手术准备一致外，还要涵盖因微创手术所带来的特殊准备。

目前传统手术的术前准备已受到飞速发展的现代技术的冲击，微创骨科作为一门新兴的医学领域，在传统保守治疗与传统手术之间，存在相当宽泛的选择空间。许多微创治疗是由全新理念，在高科技成像系统的导引下开展的新技术，即使是有成熟、规范的治疗手段，也存在一些探索性的治疗方法。正是这种相对于传统手术而言存在模糊空间的时期，在遵守传统手术的术前准备项目之外，必须认为微创骨科手术前准备还应当重视术者及医疗团队手术前的准备。这不仅是理念的认知，也是手术安全与疗效的根本保证。

第一节 骨科微创手术患者的术前准备

患者的手术前准备遵循传统手术前准备事项，除对患者全身情况进行评估外，重点论述微创骨科手术前应当为患者做哪些方面的准备工作，包括一般准备与特殊准备。

一、患者的一般准备

（一）心理准备

对不确定前景的猜测和无所适从是恐惧的基础。疾病导致患者健康失常，心理、生理状态随之产生变化，患者对于疾病信息的掌握有限，紧张与焦虑难免。特别是手术风险无可避免，对健康、生命的不确定性必然导致恐惧，无论医生再如何向患者解释微创的损伤甚轻，依然是极严重的心理应激反应状态。

向患者详细解说疾病诊断、治疗程序、手术的必要性、恢复的可能性及预后，让患者充了解和掌握自己的病情是解除患者心理负担的基础。让患者及家属充分知悉针对患者疾病的各种治疗方案，解释各种手术可能带来的利弊，尊重患者对于疾病治疗的选择权，以便取得患者的充分配合。手术适应证除了是医生的责任外，与患者及家属充分解释是患者日后满意度的基础。将必要的操作过程告知患者，事先取得患者认同，特别是那些必须在清醒状态下手术的患者，事先说明手术过程可能带来的不适是克服患者心理障碍的保证。各种知情同意书不能仅视为医疗安全的程序和法律责任，更应认识到是对患者权利的尊重，也是对患者信任的承诺。双方有效的交流、沟通是建立患者心理信任的保障。

（二）生理准备

1. 适应性锻炼　为防止咳嗽带来的危害，吸烟者住院后应立即戒烟。教导患者正确的咳嗽、咳痰方法。要求特殊体位下手术的患者，术前 2～3 天应在医生指导下，进行相应的训练，如颈部手术术中取头后仰、颈部过伸姿势，气管推移训练；腰椎后路手术者俯卧位训练；卧床大小便的练习。术后需要进行的康复训练动作，应当在术前就掌握功能活动要领。

2. 输血及补液　术前纠正患者水、电解质及酸碱平衡失调，纠正严重贫血，开放有效的静脉通路。血型及交叉配合试验，备好血制品。有条件的患者可预采自体血。

3. 预防感染　提高患者体质，及时处理潜在感染灶。如已发现的感染灶、体癣等。除大手术符合使用抗生素指征的手术外，并不主张预防性使用抗生素。

4. 胃肠准备　局麻下的一般手术，肠道无须准备。需要全麻和椎管内麻醉者，手术前一日晚和手术当日清晨各灌肠一次，排出积存的粪块，可减轻术后的腹胀，并防止麻醉后肛门松弛粪便污染手术台。术前 8～12 小时禁食、术前 6 小时禁水。防止术中或麻醉后吸入性窒息或术后肺炎，必要时行胃肠减压。

5. 术前常规检查　完成各项手术前常规检查。根据手术的具体需要，作好相应的专病评估。术中可能使用的药物准备，如麻醉药、抗生素及造影剂皮试等。

6. 手术部位的皮肤准备　病情允许时，患者在手术前一日应洗澡，洗头和修剪指（趾）甲，并更换清洁的衣服，按各专科的要求剃去手术部位的毛发，清除皮肤污垢，范围一般应包括手术区周围 5～20cm，剃毛时应避免损伤皮肤。备皮的时间，多数在手术前一日完成，现在也有部分手术野不备皮，或者手术时才备皮，反而降低局部感染。

7. 其他　手术前夜给适当的镇静剂，保证良好的睡眠。依据手术需要决定是否放置胃肠减压管、导尿管。入手术室前务必要取下义齿。

二、患者的特殊准备

除非急症手术，特殊准备往往是在决定手术后就立即开始做的准备工作，甚至许多患者在入院前就开始着手准备。社会进入老年化后，需要做特殊准备的患者日益增多，这方面的准备工作越显得重要。特殊准备往往不是骨科医生独自能够完成，需要内科、麻醉科等专科医生的配合与协助。

1. 营养不良 目前营养不良的患者并不多见。当血浆白蛋白测定值低于30g/L或转铁蛋白＜0.15g/L，需要术前行肠内或肠外营养支持，减少影响术后愈合、手术死亡率及手术感染率。

2. 脑血管病 围术期脑卒中一般＜1%，80%发生在术后。多因低血压、心房纤颤的心源性栓塞所致。危险因素包括老年人、高血压、冠状动脉疾病、糖尿病和吸烟。有颈动脉杂音、短暂性脑缺血应当进一步检查。近期有脑卒中发生的患者，择期手术应推迟2周，最好能推迟6周以上。

3. 心血管病 高血压患者准备期间应持续服药。血压在160/100mmHg以下不必特殊准备；血压高于180/100mmHg术前应适当给予降压药，使血压平稳于适当水平，但不要求完全降至正常范围。

合并有心脏疾病的患者，手术死亡率明显高于非心脏疾病患者。常用Goldman指数量化心源性死亡的危险性和危及生命的并发症，Goldman心脏风险指数（Goldman's index of cardiac risk）用于评估40岁以上患者的围术期心脏并发症发生风险，包括9项指标：

（1）术前第三心音或颈静脉怒张（11分）

（2）术前6个月内发生心肌梗死（10分）

（3）手术前任何时候记录到的室性早搏，＞5次/分（7分）

（4）术前心电图提示不是窦性心律或存在房性期前收缩（7分）

（5）年龄超过70岁（5分）

（6）急诊手术（4分）

（7）主动脉瓣狭窄（3分）

（8）一般情况不佳（3分）

（9）胸腔或腹腔手术（3分）

评分为0～5分，上述危险性＜1%；6～12分，危险性为7%；13～25分，危险性为13%（死亡率2%）；＜26分时，危险性为78%（死亡率56%）。

4. 肺功能障碍 术后肺部并发症和相关的死亡率仅次于心血管病，居第二位。危险因素包括：慢性阻塞性肺疾病、吸烟、老年、肥胖、急性呼吸道感染。$PaO_2 < 8.0kPa$（60mmHg）和$PaCO_2 > 6.0kPa$（45mmHg），围术期肺并发症可能增加。对高危患者，术前肺功能检查具有重要意义，第1秒钟最大呼气量（FEV_1）＜2L时，可能发生呼吸困难，$FEV_1 < 50\%$，提示肺功能不全，可能需要术后机械通气和特殊监护。

吸烟者必须戒烟，时间越长越好，并做呼吸训练。呼吸系统感染推迟手术或加用抗生素；阻塞性呼吸道疾病者，应用支气管扩张药，推迟手术。

5. 肾疾病 麻醉、手术会加重肾脏负担。危险因素包括术前血尿素氮、肌酐升高、充血性心力衰竭、老年、术中低血压、使用肾毒性药物。生化检查有助于判断肾功能。术前应尽量改善肾功能，必要时使用透析方法。

6. 糖尿病 糖尿病患者围术期都处于应激状态，并发症发生率和死亡率较无糖尿病者上升 50%。增加了伤口愈合、感染几率。围术期处理重在术前评价糖尿病慢性并发症和血糖控制情况，用饮食与降糖药控制。

7. 凝血障碍 常规凝血试验阳性率低，靠凝血酶原时间（PT）、活化部分凝血酶原时间（aPTT）及血小板计数识别严重凝血异常仅占 0.2%，故询问病史与体格检查尤其重要。询问患者及家族成员有无出血和血栓栓塞史，是否曾经输血，有无出血倾向，饮酒，服用阿司匹林或止痛药史，处理往往需要血液科医生的协助。

8. 下肢深静脉血栓形成的预防 危险因素包括年龄大于 40 岁、肥胖、有血栓形成病史、静脉曲张、吸烟、下肢手术、长时间麻醉、血液学异常等。防止下肢深静脉血栓形成可预防性用低分子量肝素、下肢加压泵等。

9. 急诊手术前的准备 除特别紧急的情况如呼吸道梗阻、心跳骤停、脑疝及大出血等外，大多数急诊室患者，在不延误病情发展的前提下，进行必要的检查，尽量作出正确的评估，拟订出较为切合实际的手术方案。立即建立通畅的静脉通道，补充适量的液体和血液；大出血时应在快速输血的同时进行手术止血；伴有中毒性休克的患者，术前即应开始抗感染治疗，同时要纠正水、电解质紊乱，迅速扩容，改善微循环的灌注，必要时辅助以升压药及利尿药，待休克情况有所改善时，再行手术治疗。

10. 老年患者的准备 世界卫生组织将年龄 65 岁以上定为老年人。年龄不成为手术的禁忌，在没有心血管、肾脏或其他系统严重疾病的情况下，老年患者进行一般大手术的危险性仅有轻度增加。然而，老年人由于各种脏器的生理功能减退，对手术的承受能力较青年人明显减弱；随着衰老过程出现的一些常见病如冠心病、高血压、肺部感染、糖尿病等，对手术也会产生不利影响或者成为手术禁忌，手术本身也会引起这些伴随病的恶化；手术还有可能使一些化验检查属正常范围、无明显临床症状的老年性生理功能衰退演变为疾病，从而成为围术期的主要危险。因此老年患者的术前准备应更加广泛、充分，除全面体格检查和常规化验外，应对心、肺、肝、肾等主要脏器功能进行测定，并对合并的疾病给予适当的治疗，对患者作全面分析，判断能否耐受手术并预测手术的危险性。合理应用抗生素；营养不良及水和电解质平衡失常时，应测算出患者所需的热量、蛋白和水、电解质补充的精确数值，注意静脉输液不要过量。

第二节 医疗团队的手术前准备

传统手术的术前准备，描述的都是手术前要给患者做的相关准备，方能保障手术的安全与获得手术的疗效，很少有人在术前准备中论述医疗团队需要准备的事项。现代知识、技能日新月异，分科不断细化，专业技术高度专业化，新的医疗设备不断涌现，特别是专业技术的精细化，医生、护士术前并非已经作好万全准备，手术团队人员术前准备已经是必须面对的现实问题。

一、术前准备的基础知识

(一) 手术类型

手术前准备与手术的类型有密切关系。骨科手术种类繁多，根据手术急缓的程度可分为三大类。

1. 急诊手术 各种运动系统创伤、大出血和急性脊髓压迫等属于急诊手术。这类患者发病急，病情发展快，只能在一些必要环节上分秒必争地完成准备工作，及时手术，否则将会延误治疗，造成严重后果。

2. 限期手术 有些疾病如脊髓型颈椎病、骨肿瘤等，手术前准备的时间不能任意延长，否则会失去了手术的时机。为了取得较好的手术效果，要在一定的时间内有计划地完成各项准备工作，及时完成手术，这类病的手术称为限制性手术。

3. 择期手术 大多数需要手术治疗的患者，病情发展均较缓慢，短时期内不会发生很大变化，手术的时间可选择在患者的最佳状态下进行，如腰椎管狭窄、关节骨性关节炎、小儿麻痹后遗症的手术，均属于择期性手术。这类手术的特点是术前准备时间的长短不受疾病本身的限制，手术的迟早也不会影响治疗的效果，手术可选择在作好充分准备和条件成熟的情况下进行。

(二) 患者耐受性的分级

1. 患者耐受性分级标准 根据病变程度、主要脏器功能状态及全身健康情况，可将患者对手术的耐受性分成二类四级（表 11-2-1）。

表 11-2-1　患者耐受性的分类、分级

患者情况	一类		二类	
	Ⅰ 级	Ⅱ 级	Ⅲ 级	Ⅳ 级
外科疾病对机体影响	局限，无或极小	较少，易纠正	较明显	严重
主要脏器的功能变化	基本正常	早期，代偿期	轻度，失代偿期	严重，失代偿期
全身健康状况	良好	较好	差	极差
术前准备的要求	无须准备	一般准备	积极准备	纠正失偿功能

2. 各类各级患者术前准备的要求

（1）第一类患者：经过一段时间一般准备后即可进行手术。

（2）第二类患者：耐受性差，需要对主要脏器的功能进行认真检查，针对性作好细致的特殊准备后，才能考虑手术。如有必要，可分期手术，先采取简单的紧急措施（如止血、气管切开等），暂时改善全身情况后，再行彻底的手术。

二、术者的自我评估

（一）术者的理念

医学本身是一门实践性很强的科学，临床医疗是经验积累的过程，离开了临床医生的开拓，医学也就停滞不前，鼓励医生不断地探索新的临床领域是医学进步的基础。特别是医生的临床自主权是法律保障的权利，这种权利的运用是医生们发挥主观能动性的保障，也可能造成对选择手术上的失衡，现实中用道德来制约人的潜在意识是比较困难的。手术者每次的手术准备，都与术者本人长期生存的外部环境、家庭背景、个人修养，特别是对待患者的情感密切相关。这些因素既是长期形成的观念，又在临床中显现于每个病案选择过程。

（二）术者的态度

手术者特别是主刀医生如何对待即将进行的手术，与手术的成败密切相关。无论是新开展手术或者是做过数百例的手术，术前细致地观察患者的全部资料，对于手术中要使用的资料如 X 线片等从各个角度不间断地详细阅读，仔细研究病灶可能存在的方方面面，是医生必须养成的习惯。由于各方面重视、严密的制订手术预案及人员准备，出现意外情况的并不多，即使出现一些意外情况，往往由于术者作好了意外的管控，不至于出现严重的危险。临床中经常出现意外的往往不是疑难病例，而是那些经典而又经常做的常见病多发病。固然失误率与手术数量有关，但与手术医生，特别是主刀医生的重视程度密切相关。当手术医生认为自己已经熟练掌握了治疗技术，不再从心理上高度重视手术操作过程，不再那么严格地遵守手术程序时，有时为了追求速度忽略了必要的步骤，意外就可能随时出现。

（三）术者的心智

手术者对于手术的重视程度如果说是可以避免的灾难，那么对于一些新开展项目的手术，主刀医生客观地评估治疗成功的几率就是手术医生必须面对的另一个风险。特别是在现行医疗进入市场化，专业技术竞争激烈的状态下，既有年轻一代为超越前辈而努力，也有前辈为保持自己的技术优势而奋起，更有不少手术是为了占据当地的医疗市场，抢占当地医学制高点而为。面对这种激烈的竞争，特别是目前的医疗行业制度转型期，医者心态的稳定及成熟度，与手术承担的风险性及预后之间具有密切的关系。

（四）术者处于学习曲线上的位置

每种新开展的手术，对于术者来说都有一个学习曲线。学习曲线是每个医生都要面对的难题，再聪明与有天赋的医生也必须面对。手术医生公正客观地对于自己技能作出评价，真正做到自知之明其实是十分困难的。特别是在面对上级医生的质疑、下级医生的推崇时，但这又是医生术前对于患者及自己承担责任所必需的准备过程。每个术者真实地评估自己在将开展的手术项目中处于学习曲线的何种位置，对于严谨认真的医生来说是至关重要的自我检验过程。

（五）术者技术能力

每个人都有其学习、成长的阶段，也有停滞或回落的阶段。人还有易于适宜某项技术或对某些技术不适应的情况，这是人生中难于克服或不可避免的选择。人与人之间存在能力的差异，有时这种差别不是靠勤奋能够弥补，更不是通过简单地提高手术量就可以提高手术的质量。当不得不面对自己力所不逮的手术时，如何正确地评估自己技术能力也是十分困难的。敢于承认自己在某种手术技术上的缺陷，主动放弃承担那些自己不善长的手术，既是对自己负责，也是对患者最大的负责。

（六）术者所处的环境

每个人的能力有所不同，可以由自身的因素造成，但更多的是外部环境的必然后果。外在条件也可能造就出技术瓶颈的现实，有些技术即使个人有能力完成，但所在的医院也可能是完成这项技术必须考虑的背景。在基层医院做临床工作，面对的是家门口的患者，研究性的手术需要相当的勇气与胆略，开展少见病、重症与复杂性手术必须比大型医院承担更多的风险，这种环境的危险性是每个医者必须考虑和承受的客观现实。

（七）防患措施

一个准备开展微创手术的医生，最好能够先有操作经典的开放手术的经历。当微创手术不成功或者出现失误时，能够及时地变换治疗方案，避免不必要的医疗损害和纠纷。许多从事微创骨科的医生本身就经历了从传统手术医生向微创医生的转换过程。

对于毕业后就从事微创治疗的医生或者从其他专业（麻醉、疼痛科等）转行从事微创骨科的医生，本身不具备开放手术的经验，在做微创治疗前与外科、骨科手术医生取得共识，相互配合，能够在意外情况下请外科、骨科医生及时介入，这是微创治疗时事先必须的准备，也是确保患者安全、手术成功的基础。

三、手术预案准备

（一）诊断的准确性

疾病诊断的准确是一切治疗的开端和基础，除了传统的定性、定位外，经常出现的是影像上或部位上的多发、重叠，诸如老年性压缩性骨折可以是多个部位，此时确定责任病灶就是疾病诊断的一部分，责任病灶选择是否准确，影响手术预案的成败。

（二）立体解剖的建构

解剖学是每个医生的医学基础，未能熟练地掌握解剖知识，做手术治疗就是一种冒险行为。尸体上的解剖可以是大体的，也可以是多方位的，尸体解剖是手术的基础，但尸体解剖与人体手术是两种截然不同的探索方式。手术时解剖知识的运用则是立体的，必须是多维判断，几乎是必须即时成功的操作，容不得重复或过量。

微创手术的每次进步，几乎都是建立在新的解剖发现与新的路径探索。正是这些解剖发现才使微创变为可能。正因为病灶在人体中是立体的，微创进路往往是一个单平面的，为了准确地抵达病灶，需要放射或 B 超的引导，这些成像都是从一个平面、一个平面的组合，如正侧位或再加上斜位，透过两个或三个平面位置的图像，手术者能够建构起一个病灶部位的立体位置，决定了手术器械是否准确地抵达靶点。

透过不同平面构建病灶立体位置的能力，不是手术的当时能够形成的，需要长期反复对于实体组织（如椎体）有清晰的解剖认识。手术当下对于手术器械所在位置与靶点的位置判断，源自术前对于病灶认识的观察与手术前术者在脑海里构建的病灶立体图。

（三）适应证的选择

随着科学技术、医疗设备、专业分工的不断发展，同一种疾病的治疗方法不断地翻新或呈现出新的手段，往往一种疾病有多种的治疗方法，如腰椎间盘突出症能够使用的微创治疗方法就不下五种。在手术适应证的选择中，患者的身体条件，疾病的种类、分型、部位，最佳手术方案、费用，以及是否为自己希望开展的术式，都是术者考虑的选项。从患者需要、医院利益、社会风潮到术者希望获得的技术，可能都在适应证的选择范围内。此时是做患者需要的手术，还是做医生想做的手术？更多的是与医疗制度、医生们生存的环境及医院职业理念、个人价值观等密切相关。

（四）手术计划

每台手术都必须书写手术计划，这是常规性的工作。作为日常事务，现在许多手术预案不外是千篇一律的操作过程拷贝，手术预案流于形式是术前准备的大忌。防患于未然是手术计划的核心，但许多手术计划对于术中可能出现并发症等关键点很少体现在手术计划中，更少有针对并发症的预防路径。

一份详尽的手术预案，除了常规的入路、操作过程，对于可能出现的各种并发症也需要做各种的术前准备，最好形成一个看似单项的、实质上是相互关联的手术预案手册。注意收集失误病例，编辑成手术预案参考手册，不让意外再次发生。每次手术前的阅读，不仅能够提升手术医生的应变能力，提高抢救成功率，也是缩短学习周期最好的临床教学方式。

（五）术前讨论

术前讨论本意上是一项针对疾病手术过程中可能出现意外的预测。无论是新开展手术方式或者是反复操作的经典手术，组织相关的医生、护士针对患者的实际情况，进行团队式的讨论，集思广益地探讨与手术相关的问题。不仅要讨论这类疾病的普遍规律，更要有的放矢地讨论即将手术患者的具体个案，应当是每台手术前必备的工作。但将讨论的过程及结论详尽记录下来，现在已经比较少见，更不用谈真正落实到临床工作的每一次。

出现这样的情况，除了医生们繁重的日常工作外，也有对于病情的记录越多，探讨的意见越多，万一出现意外时，从法律的角度上看，医生更难在法律上自我辩护。现在的病案更多的是记录过程，而不是记录医务人员对于疾病的认知过程。

（六）术者与手术团队的配合

不可否认主刀医生在手术中的主导地位，但主刀医生与助手的配合是手术成功至关重要的因素，助手能否准确地理解术者的意图，作出及时的反应，在显露、分离，特别是止血操作中进行良好的协助，往往是手术能否顺利进行的关键之一。

微创手术与传统手术有着极大的差别，对于微创手术的主刀医生是种对手术的重新认识过程，对于配合的助手或者是配合手术的护士更是全新的学习过程。许多微创治疗既没有经典手术所能够阅读的手术学可以预习，就是相关的杂志期刊也可能是五花八门，难于统一，可能术者操作的程序也不是助手们能够理解和熟识的过程。正因为如此，术前术者与整个手术团队的预演涉及手术能否顺利进行。

（七）手术器械的准备

传统外科手术器械比较单纯，如刀、剪、钳、线等常规手术器具，骨科尚有骨膜剥离器、骨凿、骨刀、钻等。随着医疗技术的提高，手术器械日益复杂化，骨科手术器械共用的情况越来越少见，针对某疾病治疗的专有技术器械越来越普遍，如后路及侧路椎间盘镜，各自的器械互不相通。

每种疾病专用设备也是器械繁杂，这里除了使用者对于发明者的不理解外，也有每套器械适用于涵盖了这种疾病手术可能的各种并发症，但使用者往往不会遭遇到各种的并发症，结果就是术者往往是单独使用一套器械设备中的少数几件，还有大量的手术器械废置不用，或者用并不是专用的器械代替专属器械，这不仅容易损坏器械设备，也达不到手术器械发明者的真正用意。

手术前，反复地熟悉多样化的专科器械，是合理使用各种器械的基础。如果能够与助手共同配合演练使用器械设备，更能达到事半功倍的效果。

（八）手术监控系统的准备

术中神经系统监测为脊柱、脊髓手术的安全性提供了一定的保障，许多国家及国内大型医院脊柱、脊髓手术都在术中监测下进行。基层医院尚不具备这些条件，在麻醉下进行脊柱、脊髓手术时，要对手术刺激神经系统可能造成的危险给予足够的重视和认识。

（九）导航系统的准备

导航系统的临床应用越来越受到重视，为手术操作的准确性、安全性提供了保障。对于准备应用术中导航的病例，术前必须按照导航系统的具体要求，进行必要的影像学准备，如拍摄标准的 X 线片、CT 扫描、MRI 扫描等，为术中三维图象模拟、重建提供资料。此外手术操作者应对导航系统有足够的了解，达到熟练操作的目的，从而可以缩短手术时间，并提高导航系统的准确性。

（十）支具或石膏准备

术后有效、合理的制动、固定，直接影响到骨科手术的成败。对于一些术后需要佩戴支具的患者，首先要让患者了解佩戴支具的必要性和拒绝医嘱可能出现的危险后果，使患者尽量作到积极主动地配合。术前应尽量完成取模、支具制作、试戴等准备工作，否则术后进行这些工作，会给患者增加许多不必要的痛苦。

四、术前沟通

（一）与患者的沟通

医学作为一个特殊的专业，让患者与医生获得相同的资信和平等的交流是不现实的，但患者有知情权，更有参与的权利。他们有权知道他们所患疾病有几种治疗路径与方法，各种方法之间疗效的比较；他们也有权知道手术可能带给他们的利弊。作为当事一方，他们在听取了医生全面的病情介绍，以及不同的治疗方案、手术风险后，有权作出他们认为最适宜的治疗选择，也许他们的选择从医生的角度看并不是最佳方案，但医生无权要求患者像专业人员一样作出决策，尊重患者的选择有时看似不理智，但结果与疗效并不一定是医生预估的。

在尊重患者权利的同时，也要告知患者有权选择的同时，也要承担选择所带来的风险。绝大部分的患者及家属对于自己的选择是会承担相应的责任，与患者有效的沟通是避免手术疗效患者不满意的最好途径之一。

（二）与麻醉师的沟通

麻醉的目的是为了达到安全、无痛、易于操作。传统手术的麻醉方式已经十分成熟，由于手术医生技能的不断提高，过去使用局麻的病例，往往可以采用更为无痛的方式来完成，如早期腰椎间盘手术常用局麻，而现在腰椎间盘手术最常用的是椎管内麻醉，更有甚者会采用全麻来作为手术的麻醉方式。麻醉方式的变化，与医生能够熟练地把握手术关键，出现误伤的几率很小有关。

微创手术经常是通过特殊通道来抵达靶点，在操作路径上往往稍有偏差就会损伤重要的血管神经。正是特殊的操作路径，导致目前许多微创治疗方法仍然采用的是局麻。局麻通常意味着增加了手术的安全性，却要牺牲麻醉的无痛性，由于手术中疼痛导致的患者躁动，更易危及患者的安全。

在安全与无痛之间，手术医生必须与麻醉医师进行有效的沟通，取得麻醉医师的理解与配合才能真正做到手术的安全与无痛。

（三）术前康复训练

康复医学日益普及，只是临床医生真正认识到康复必要性的程度尚且不够。临床医生往往把康复放在手术后，而不是手术前就请康复医生介入。许多微创骨科治疗后关节、肌肉的康复训练，往往由于手术本身出现肌力下降或疼痛导致运动减少，给术后康复带来困难。康复医生手术前介入术后康复，能够让患者最大限度地恢复功能。

在术前康复介入中，需要请康复医生在术前就教会患者深呼吸、卧床大小便、中轴性翻身、床上移动等术后需要的动作，这些康复措施如果未能在术前让患者掌握，术后患者再练习可能就是事倍功半的效果。

五、进入手术室后的准备

（一）手术体位的摆放

患者体位摆放的目的是为了让患者安全、舒适，使手术医生操作方便。由于体位摆放不适造成的意外并不少见，如体位放置不慎致桡神经瘫痪、肥胖患者不能忍受长时间的俯卧位等。现在部分疾病的手术已经有了专用的手术床，诸如脊柱科、关节科都有专用手术床，专用床更需要在术前摆放好患者的体位，患者体位的摆放不仅要顾及手术时的安全，也要顾及到医生能够方便、顺利地完成手术，所以患者体位的摆放最好是手术医生亲自进行。

大量的微创骨科手术都是在影像系统的引导下完成的，随着手术进程不断移动的影像设备的机位摆放也成为手术前准备的一个项目。如何才能让导引的影像设备快捷移动，缩短手术时间，同时又不因为不断的设备移动造成手术区域的污染，患者体位与机器设备位置的设置就是关键，同心圆式的定点机位摆放可以较好地达到目的。

（二）手术部位的定位

根据骨科手术的具体需要，做好相应的绘图、测量等准备工作，如 Cobb 角、截骨剪纸等，以期术中能达到预期矫正的目的。手术部位标记、体表标识等应当作为进入手术室时必须的核查项目，一定要做到准确无误。

（三）手术灯光的准备

手术室的无影灯是手术必不可少的工具，通过灯光照射清晰无误地显示病灶是手术中完整切除病灶的基本要求，有时止血、分离是否会误伤其他组织，灯光照明成了决定性的因素。微创骨科手术由于切口小，又往往是在影像引导下抵达疾病靶点，或者通过内镜达到病灶，在这样小通道中手术，更需要灯光能够达到深部，充分显示病灶。

现在部分无影灯已经有了消毒手柄，可以供手术者术中完成无影响灯的移动，但术前准备好能够达到深部的照明设备也是手术医生应当关注的事件，事先准备好头灯、深部照明灯等，而不是仅仅依靠无影灯，也需要手术者考虑周全。

（四）放射线问题

C 型臂 X 线机、CT 是目前微创手术最经常应用的引导系统。射线对人体有伤害，过去医生们由于对射线的恐惧，致使他们不愿意更多地从事微创治疗。正是医务人员恐惧心理，才让射线的防护成为手术室基本的配置，有了防护屏、防护衣帽后，极大地减少了射线对医务人员的伤害。另一方面，由于防护设施的配置，加上射线用人的肉眼无法发现和评估，以及放射危害不是一天就会造成，而长期使用 C 型臂 X 线机、CT 的危险并没有立即显现，导致了手术室医务人员的麻痹，甚至有些人忽略了放射线的危险性。

在新开展的微创手术过程中，医生们往往直接暴露在 X 线下，或者过多地使用 C 型臂 X 线机。必须重视射线的副作用，作好防护隔离，是微创骨科医生坚守的底线。

（五）术中特殊化验检查和冷冻切片

对于某些特定类型的手术，如肿瘤、类风湿等需要术中特殊检查、活检冷冻切片的患者，手术前应与有关科室取得联系，请他们准备技术力量等候，充分缩短手术时间。

第三节 骨科微创手术的术后处理

一、常规处理

（一）患者进手术室后

重新整理病床，备好常规设备如氧气、引流瓶等；专科所需的急救药品和器材如气管切开包、颈托等。

（二）术后医嘱

医疗文书包括诊断、手术方式、治疗措施。具体为护理等级、输液量、管理处理。

（三）术后监测

常规患者按时观察和记录生命体征的变化。重危患者和重大手术后，术后送重症监护病房（ICU）。下列情况之一者应在手术后送入 ICU 实施监护。

1. 手术后患者多项生命体征不稳定者。

2. 术中出血较多、血压不稳定者。

3. 全麻术后尚未完全清醒者。

4. 自主呼吸尚未完全恢复者。

5. 合并有严重肺、心、肾等疾病或并发症者。

（四）静脉输液

术后输液的用量、成分、输液速度取决于手术的大小，患者的状态。成年人每日补液总量为 2500～3500mL，其中等渗盐水不超过 500mL，其余液体由 5% 或 10% 葡萄糖液补充。3 日后仍不能进食者，每日可静脉补钾 3～4g，术后患者应接受足够量的静脉输液直至恢复进食。慢性失血伴贫血的患者，术后应继续给予输血，以保证手术的成功。

二、患者的体位

术后患者的体位取决于麻醉方法、手术部位和方式，以及患者的全身情况，以患者舒适和方便为度。全麻未清醒之前，应平卧并将头转向一侧，以防呕吐物的误吸；硬膜外麻醉和腰麻手术后，应平卧 6 小时，可减少麻醉后并发症如头痛的发生；颈部、胸部、腰部或臀部的手术，常采用仰卧位或俯卧位；四肢术后要抬高患肢。

三、饮食的管理

由于手术创伤的影响，麻醉和镇痛药物的作用，术后短时间内患者食欲有所减退。中小型手术后，饮食不需严格的限制；大型手术、累及或影响食道和胃肠道的手术后，进食时间和饮食种类取决于病变性质和手术方式。

饮食原则是先从容易消化吸收的流质开始，逐步过渡到半流质，最后恢复到正常的普通饮食。要素饮食可提供足够的热量和蛋白质，可以适当采用。

四、术后的早期活动

局麻手术只要病情允许，术后应尽早开始活动。危重患者和大型手术后的患者，次日即可在康复师的帮助下，做深呼吸运动和四肢的伸屈运动，并逐步增加活动量和活动范围；第 2 天即可坐起，在搀扶下离床。坐位时拍打患者背部，让患者用力咳嗽，有利于肺的膨胀。早期活动可改善呼吸和循环，减少肺部并发症和下肢深静脉血栓形成的机会，也有利于胃肠道和膀胱功能的迅速恢复。

五、各种管道的处理

出手术室的患者常带有各种管道，因放置管道的目的不同，各管道拔出的时间不尽相同。认真管理并充分发挥各管道的治疗作用，又要防止留置管道所产生的并发症。

（一）胃肠减压管

涉及腹部的手术，术前常规经鼻腔下胃肠减压管，术后接在胃肠减压器上，起到减压作用。目的是防止术后胃肠道过度膨胀，减少对呼吸的影响，在患者能自行排气即可拔出。

（二）留置导尿管

大型手术后常留有导尿管，应记录每日尿量，定时更换外接管和引流袋，防止尿管脱出。每 4 小时开放一次，以促使膀胱功能的恢复。

（三）引流管

术后应仔细观察引流物数量和性质方面的变化，定时更换外接管及敷料，保持清洁，防止脱出。在达到治疗目的后拔除引流管。

六、各种不适的处理

（一）切口疼痛

在术后 24 小时内最为剧烈，2 ～ 3 日后疼痛明显减轻。切口持续疼痛，或在减轻后再度加重，可能是切口血肿、炎症乃至脓肿形成。疼痛剧烈者，常需用哌替啶肌肉或皮下注射，必要时可间隔 4 ～ 6 小时重复使用。

大部分患者可由麻醉科医生进行术后镇痛。要达到镇痛目的，可通过以下三种方式：①减少周围致敏因素；②阻滞伤害感受传入；③降低中枢兴奋性。

1. 术后常用的止痛药物

（1）非甾体消炎药（non-steroidal anti-inflammatory drugs，NSAIDs）：目前选择性 COX-2 抑制剂效果较好，副反应少，已成为临床医生的常用选择。

（2）局部麻醉药：局麻药主要通过阻断伤害性感受向中枢神经系统的传导，从而防止中枢致敏而发挥其镇痛作用。用于围术期镇痛的局麻药主要包括布比卡因和罗哌卡因，其中罗哌卡因在产生有效镇痛时的药物浓度对运动神经无阻滞作用，可使感觉和运动神经阻滞分离，且毒副作用小，是用于镇痛的最佳局麻药。

（3）阿片类药物：阿片类药物有镇痛效果好、作用时间长的优点，常用的主要有吗啡、哌替啶、芬太尼等，其中吗啡虽然是最古老的镇痛药，但由于其价格低廉，且剂量与时间效应呈正相关关系，仍是临床医生的常用选择。

2. 围术期镇痛常用方法

（1）局部神经阻滞：常用于髋关节、膝关节手术后，在电刺激器的作用下，准确找到神经鞘膜，注入药物以达到神经分布区域阻滞的作用。使用的药物一般为局麻药，也可联合使用阿片类药物。

（2）关节注射：关节注射主要用于膝关节，优点在于有明确的镇痛效果且全身副反应少。关节注射最常使用的药物是吗啡，它镇痛时间长，关节内注射后可维持 8 ～ 12 小时。对于行关节镜手术的患者，目前主张将阿片类药物直接注射到滑膜和半月板外侧 1/3 处，有固定局部组织阿片受体的作用。

（3）硬膜外镇痛：在硬膜外给予适当剂量的阿片类药物，使之影响脊髓背侧胶质中的受体，可有效地阻滞疼痛的传导，又能保留本体感觉和运动功能。对于硬膜外镇痛，阿片类镇痛药的起效时间与药物的脂溶性呈正相关,维持时间取决于药物的亲水成分。吗啡脂溶性低,硬膜外给药后镇痛作用强,持续时间长,用药量小,是单次硬膜外注射的最佳药物。

(4)病人自控镇痛(patient controlled analgesia,PCA):PCA是近年来围术期镇痛的主要进展,即患者感觉疼痛时按压启动键,通过微处理器控制的微量镇痛泵,向体内注入设定剂量的镇痛药物以消除疼痛。主要包括静脉 PCA(patient-controlled intravenous analgesia,PCIA)和硬膜外 PCA(patient-controlled epidural analgesia,PCEA)。静脉 PCA 方法简便,起效快,适用范围广,但是用药量大,对全身影响也大;而硬膜外 PCA 用药量小,镇痛效果可靠,全身影响小。

(二)发热

术后一般体温升高 1.0℃左右。术后 3～6 日的发热,要警惕感染的可能;如果发热持续不退,要密切注意是否有更为严重的并发症所引起,如腹腔术后发生残余脓肿等。

(三)腹胀

术后早期腹胀一般是由于胃肠道蠕动受抑制所致。如手术后已数日而仍有腹胀,没有肠鸣音,可能是某种原因所致的肠麻痹。

腹胀处理原则:可应用持续胃肠减压,放置肛管,以及高渗溶液低压灌肠等。

(四)尿潴留

凡是手术后 6～8 小时尚未排尿,下腹部耻骨上区叩诊发现有明显浊音区,即表明有尿潴留。可采取协助患者坐于床沿或立起排尿、下腹部热敷等措施。如无效,则可在严格无菌技术下进行导尿。尿潴留时间过长,导尿时尿液量超过 500mL 者,应留置导尿管 1～2 日。

(五)恶心、呕吐

多为麻醉药物反应,可自行缓解,必要时可应用镇静药。

(六)呃逆

可能是神经中枢或膈肌直接受刺激所致。可压迫眶上缘或胃肠减压,给予镇静解痉药物。上腹部手术后出现顽固性呃逆,要警惕膈下感染的可能。

七、手术切口的处理

手术切口的分类见(表11-3-1)。术后如敷料清洁干燥无渗出者于术后第3天更换敷料,有渗出应及时更换。缝线拆除的时间:一般头面颈部 4～5 日,下腹部、会阴部 6～7 日,胸部、上腹部、背部、臀部 7～9 日,四肢 14 日,减张缝线再适当延长。

表 11-3-1　手术切口分类

	基本条件	手术举例	表示法
无菌切口	手术基本上在无菌情况下进行	颈、腰椎间盘摘除术	Ⅰ类
污染切口	手术野与外界相通	开放性骨折	Ⅱ类
感染切口	在感染的病灶中进行	结核病灶清除术	Ⅲ类

第四节　骨科微创手术术后并发症的防治

微创手术与传统手术一样，多数患者手术后顺利康复，部分患者可能发生各种不同的并发症。术后并发症分为两大类：一类为一般性并发症，即各专科手术后共同的并发症如切口感染、出血、肺炎等；另一类为各特定手术的特殊并发症，如腰椎手术的神经损伤、脑脊液漏等。

一、手术后出血

手术后出血可发生于术后 24 小时内（称为原发性出血）和术后 7～10 天左右（称为继发性出血）。术中止血不彻底、不完善，如结扎血管的缝线或电凝块脱落，也有闭合穿刺误伤血管的情况发生。

表浅手术后的原发性出血，表现为局部渗血多，并逐渐形成血肿，如颈椎术后的颈部血肿可压迫气管引起呼吸困难，甚至可突然发生窒息。病灶腔内的原发性出血，引流管可流出大量鲜血，或术后短期内出现休克。术后 1～2 周内，化脓伤口深部突然出现血块或有鲜血涌出，或大量呕血、黑便、尿血和咳血，这些都是继发性出血的主要表现，严重的出血可发展为出血性休克，后果十分严重。

一旦发生术后出血，浅表出血可以加压止血，深部应立即作好再次手术止血的准备，尽早手术探查并再次止血。

二、肺不张与肺炎

吸烟、止痛药、镇静药、切口疼痛、术后胃肠胀气和长期卧床，使肺的扩张受到影响，过于黏稠的分泌物无力咳出时，可阻塞小支气管，所属肺泡内的空气被完全吸收后，肺组织萎陷。轻者仅限于肺底部，严重者有大块肺组织萎陷，使纵隔拉向患侧，引起呼吸功能障碍。肺不张常常伴有肺部的感染，使病情更加严重。

患者表现为术后 2～3 天开始出现烦躁不安，呼吸急促，心率增快。严重者伴有发绀、缺氧，甚至血压下降。患者常有咳嗽，但黏稠痰液不易咳出。合并感染时，出现体温升高，白细胞总数增加等。患侧肺叩诊为实音，呼吸音消失，有时呈管状呼吸音。胸部 X 线检查即可确诊。

术前严格禁烟，积极治疗急、慢性呼吸道感染；术后强调早期活动，帮助患者咳嗽，定时做雾化吸入，排出黏痰。重症行气管切开术。如合并肺部感染，应用抗生素治疗。

三、成人呼吸窘迫综合征

成人呼吸窘迫综合征（adult respiratory distress syndrome，ARDS）是由于过度吸氧、窒息等直接因素以及创伤、休克、败血症等间接因素引起的。急性呼吸衰竭、循环血量降低及左心室功能减低等因素均可发生 ARDS，并可使 ARDS 加重。

四、下肢深静脉血栓形成

术后发生深静脉血栓形成（DVT），少数可造成肺栓塞导致死亡。国内对于 DVT 防治工作的重视程度远低于国外。病因为术后长期卧床、下肢静脉回流缓慢以及手术、创伤和组织的破坏后，大量凝血物质进入血流；或者严重的脱水、血液浓缩，血流缓慢。血栓好发于下肢的深静脉内，尤其是多见于左侧腓肠肌静脉丛内，栓子可向上蔓延到股静脉和髂静脉内。已经形成的血栓容易脱落，可引起肺梗塞或致死性的肺动脉栓塞。

患者自觉小腿肌肉疼痛，下肢肿胀。如果髂、股静脉内形成血栓，则整个下肢严重水肿，皮肤发白或发绀，局部有压痛，浅静脉常有代偿性扩张。血管造影可以确定病变的部位。

术后早期活动、低分子右旋糖酐静脉点滴或者应用低分子肝素对容易发生静脉栓塞的患者有一定预防作用。如证实为深静脉血栓形成，应卧床休息，抬高患肢，全身应用抗生素等治疗。

五、脂肪栓塞

脂肪栓塞（fat embolism）发生于创伤（尤其是长骨骨折及骨盆骨折）后 24 ～ 72 小时，死亡率为 10% ～ 15%。脂肪栓塞发生后可出现气急、心悸、精神状态变化和上肢瘀斑等。治疗包括应用呼吸机持续正压给氧，类固醇类药物仅有一定的预防作用，尽早固定骨折作为预防措施才是预防脂肪栓塞的关键。

六、心肌梗死

临床表现为急性胸痛并放射性疼痛，心电图上有典型变化。心肌梗死一旦发生后，应将患者放置监护环境中，对心肌酶类、心电图的变化进行持续监测，转入专科治疗。年老、吸烟、高胆固醇、高血压、主动脉狭窄、有冠心病史等均可增加心肌梗死发病的危险。

七、急性胃扩张

水、电解质的紊乱，麻醉时面罩下加压给氧可有大量氧气灌入胃内，严重感染和休克等因素均能诱发急性胃扩张。

患者觉上腹饱胀和重物感，呈进行性加重。频繁、无力的呕吐，每次呕吐物的量很少，呕吐后自觉症状不减轻，呕吐物为棕绿色或褐色，潜血阳性。严重者呼吸急促，烦躁不安，面色苍白，迅速出现脱水和电解质失调，甚至发生休克。查体见上腹部或全腹部膨隆，伴压痛，振水音阳性。胃管减压时，可吸出大量胃液，随后腹胀有所减轻。

保持胃肠减压管的通畅，是预防急性胃扩张的主要措施。持续胃肠减压，并连续3～4天，以保证胃壁张力的完全恢复，同时应注意纠正水、电解质紊乱，必要时输入适量的全血或血浆。

八、泌尿系感染

手术后泌尿系的任何部位均可并发感染，但以膀胱炎最为常见。原因为尿潴留、导尿和长期留置导尿管等，均容易引起膀胱炎。膀胱的感染又可沿输尿管逆行向上，蔓延到肾盂。导尿本身的刺激，也可引起尿道和尿道球腺的感染。

表现为尿道和尿道口的疼痛，排尿时尤为明显，尿道有脓性分泌物。膀胱炎发生后，则出现膀胱刺激征，即尿频、尿急和尿痛，有时伴有排尿困难。如出现发冷、发烧和肾区疼痛，则表示肾盂已有感染。

预防和治疗尿潴留是减少泌尿系感染的重要措施。已发生感染时，应碱化尿液，保持充分的尿量和排尿通畅；局部理疗、热敷和口服解痉药物，可解除膀胱颈的痉挛，减轻疼痛，同时可全身应用抗生素治疗。

九、切口感染和裂开

感染发生的时间大多在术后7～10天，个别发生在3～4周。手术后3～4天，已经正常的体温重新上升，应首先想到切口的感染。如同时出现切口的胀痛和跳痛，应立即进行检查，切口局部肿胀、发红、有明显的压痛，甚至有脓性分泌物由缝合针眼溢出，均说明已发生感染。少数患者可伴有全身症状，有时因感染的位置较深，不易早期发现。

（一）引起手术切口感染的因素

1. 局部因素 术后切口引流不当，血肿形成，局部感染；切口内遗留死腔；组织缺损或肿胀致切口在高张力下缝合后裂开等。

2. 全身因素 如上呼吸道感染、疖肿、龋齿等作为感染灶，在手术创伤后、身体抵抗力下降的情况下，发生血源性感染。

（二）预防感染的措施

预防感染的原则是：①术前将原有的感染灶治愈，改善机体营养状况。②严格无菌操作技术，缩短暴露时间，不留死腔，彻底止血，保护组织血运，保证无张力缝合切口；术后切口引流24～48小时，注意保持引流管通畅。③严重污染切口的延期缝合。④增强患者的抵抗力等。

感染的早期阶段，及时进行物理治疗。切口已化脓时，应拆除缝合线，充分引流，并清除已经坏死的皮下组织、肌膜和腱膜；脓液应进行培养及药敏试验，为选用有效抗菌药物提供依据。为缩短治疗时间，可加强更换敷料。感染控制后，行二期缝合或者在肉芽新鲜创面上植皮覆盖创面。

（三）抗生素的使用

不提倡任何手术前均以常规使用抗生素来预防术后感染，特别是血运丰富的部位。一般软组织手术，时间短不超过 1～2 小时的无菌手术，均不需预防性使用抗生素。但人工关节置换、植骨手术、大关节开放手术，可适当考虑应用预防性抗生素，使用的方法是术前 1 天开始，术中 1 次，术后 2～3 天体温正常即可停用。

一旦手术部位出现感染迹象，如术后持续发热、伤口疼痛、肿胀，白细胞增高等，可考虑应用抗生素。作为治疗，应选用广谱、高效及敏感的抗生素，而且要有足够的剂量；在应用抗生素的同时，应给予全身支持疗法，当发现切口内有脓液时，应根据不同手术的具体情况，采用切开引流或闭合冲洗的方法，将脓性物彻底清除。

十、压疮

压疮（decubitus ulcer）易出现在高龄、危重疾病及神经系统疾病的患者中，好发部位为骶部、足跟、臀部等。压疮可以成为感染源，甚至危及生命。经常变换体位、使用特殊床垫、积极治疗全身疾病及纠正营养不良是预防压疮的基本手段，一旦发生后，对严重程度达三度者应尽早行清创及肌皮瓣转移覆盖。

十一、术后认知功能障碍

手术技术和麻醉水平的提高降低了老年患者围术期各种并发症的发生率和死亡率，随着复杂手术越来越多，时间越来越长，术后认知功能障碍（postoperative cognitive dysfunction，POCD）已成为较为常见的一种并发症，发病率约为 6%～46.7%。术后认知功能障碍主要为精神症状，通常发生于术后 4 天内，其诊断标准主要根据病史、手术后发生精神症状持续时间等临床表现，或请神经内科、精神科医师进行诊断、治疗。主要症状为：注意、记忆、定向、知觉、精神运动性行为和睡眠障碍等短暂的器质性脑综合征，其特点是昼轻夜重。根据病情程度可分为：①轻度：轻度记忆损害，对指令反应功能障碍，轻度认知异常；②中度：较严重的记忆缺失，健忘综合征；③重度：出现严重的记忆损害，痴呆，丧失判断和语言概括能力及人格的改变。

术后认知功能障碍在临床上根据表现可分为焦虑型、安静型和混合型三种类型。焦虑型主要表现为警觉和活动增强，过度兴奋；安静型表现为表情淡漠、活动能力降低；混合型两者兼而有之。临床症状大部分持续 1 周以上，有的可发展为永久性认知减退。

>> **复习思考题**

1. 什么是骨科微创手术的围术期？

2. 简述骨科微创手术患者的术前准备。

3. 术后常用的止痛药物都有哪些？

4. 简述围术期常用的镇痛方法。

5. 骨科微创手术术后的主要并发症有哪些？如何预防？

第十二章 骨科微创手术的康复和护理 ▷▷▷

第一节 骨科微创手术的康复治疗原则

一、骨科康复概述

（一）骨科康复的概念

康复就是针对功能上的障碍，综合协调地运用各种手段（包括功能练习、物理治疗、心理疏导等）促进术后患者身心健康，最大限度地恢复功能，以使患者重返社会，提高患者的生活质量。

恢复功能（关节活动度、肌肉力量、行走、跑动、跳跃等）是康复的直接目标，重返社会（日常生活、工作学习、运动娱乐等）是康复的最终目标。

（二）骨科康复的作用

1. 促进肿胀消退 骨科微创手术后由于组织出血、体液渗出，加之疼痛反射造成的肌肉痉挛，肌肉泵（或唧筒）现象丧失，静脉、淋巴回流障碍，导致局部肿胀。在骨折复位、固定的基础上，早期指导患者进行肌肉等长收缩训练，有助于血液循环，促进肿胀消退。

2. 预防肌肉萎缩 骨科微创手术后由于肢体的制动，会引起肌肉的失用性萎缩和肌力下降。通过肌肉收缩训练能改善血液循环和肌肉营养，促进肌肉的生理作用，可预防或减轻失用性肌萎缩。

3. 防止关节挛缩 康复治疗能促进血肿及炎症渗出物的吸收，减轻关节内外组织的粘连。适当的关节运动能牵伸关节囊及韧带、改善关节的血液循环，促进滑液分泌，从而防止失用性关节挛缩。

4. 促进组织修复和骨愈合 康复治疗可促进局部血液循环，加速新生血管的成长，促进组织修复；正确的功能锻炼可保持骨折端的良好接触，产生轴向应力刺激，促进骨折愈合。

二、康复治疗原则

（一）骨科微创术后的早期康复

康复治疗在骨科微创术后或者骨折复位、固定后即应开始。早期功能训练有助于防止或减少并发症、后遗症，加速组织修复和骨折愈合，缩短疗程，促进功能恢复。关节内骨折通过早期有保护的关节运动训练，有助于关节面的塑形，减少创伤性关节炎的发生。

（二）整体恢复

骨科微创术后的康复治疗不应仅注重于局部组织的愈合和功能恢复，更重要的是促进患者整体功能的恢复，如肘关节、前臂或腕部骨折的患者，由于长时间不做该关节的功能训练，在原骨折部位完全治愈后，该关节反而遗留功能障碍。因此，制订康复治疗方案，必须考虑到局部和整体兼顾的原则。

（三）循序渐进

骨科微创术后的康复是一个较长的过程，康复治疗应随着组织修复的进程，采取重点不同的措施，具有明确的针对性，从而使康复治疗更加安全、可靠。

三、康复治疗中的注意事项

（一）患者自身心态的调整

1.摒弃养病的观念 因为对于人的骨骼、关节、肌肉、韧带、肌腱等运动系统来说，良好的功能来自于适当的功能练习，过度的卧床静"养"只能加重伤病肢体的肌肉萎缩，造成关节粘连、压疮、深静脉血栓、静脉炎、本体感觉（也就是人对肢体的位置和运动的感觉能力）下降、协调性下降、肢体功能持续下降等不良后果。同时由于整体的活动量减少，身体的脏器功能也衰退。

因此，不仅术后的肢体必须进行适当功能练习外，身体其他部位也应进行练习，以保持良好整体身体素质，促进局部损伤的恢复。同时，能够独立完成的日常生活活动，也不应依赖他人帮助，以避免身体功能的进一步衰退。

2.树立"早期康复"的正确理念 功能的缺失和衰退是从术后马上开始的，因此必须把握早期良好的治疗时期，在各项功能刚刚开始甚至还没有减退时就开始练习和治疗，避免和减少并发症及后遗症的发生，做到早康复、早受益，以免延误时机造成恢复周期的延长，甚至是遗留下一些不可逆的永久性功能障碍。

3.克服术后对运动的恐惧感 患者只要在练习的过程中随时复查、及时评定功能状态、调整练习、接受专业的指导，康复训练通常是十分安全的。过度的恐惧紧张只会造成不必要的心理负担，影响功能的恢复。

4. 克服练习中的惰性　任何功能的提高与恢复都不可能一蹴而就，多数功能练习较为枯燥，需要多次重复，并且长期坚持进行，才会产生并达到良好效果。抱有"立竿见影"和"等着慢慢恢复"的思想都是错误的，只会造成不良后果或耽误治疗的最佳时机。

5. 克服练习中的急躁情绪　人体组织的愈合、改建，以及肢体功能的提高、恢复，组织炎症及疼痛的消退等都有其自身的发展规律，需要一段时间。不可勉强尝试医生尚未允许的活动，否则极可能造成始料不及的严重不良后果。

6. 康复练习要持之以恒　一般康复治疗的周期很长，很多功能的恢复进程缓慢，并且需在日常生活中坚持练习，将练习生活化、习惯化才能受益终生，尤其是接受正规康复治疗及练习。以前有很长时间的伤病史，功能上曾经长期受限的患者，更要有足够的毅力和耐心坚持治疗和练习。

（二）康复过程中常规注意事项

随着科学技术的发展，手术方式和各种治疗在不断更新，康复方案也逐步调整。但人体的运动形式是不变的，练习的方法和姿势等是相对固定的，调整的只是各项治疗和练习开始的时机、运动量和运动强度等。患者在康复训练过程中，根据自身条件及伤病和手术情况的不同，在专业医生指导下，完成练习。在练习中，根据个人的体力情况，视自身练习后疲劳程度、疼痛程度，随时调节练习的强度。循序渐进，逐渐增加练习的次数、组数、时间和强度等。

1. 练习中的疼痛　某些功能练习会引起疼痛，这是不可避免的。只要疼痛程度不重，并且在练习停止半小时内消失，或者消退到练习开始前的水平，即说明不会对组织造成损伤。但如果疼痛剧烈不能忍受或者持续很久不能消退，说明可能发生新的损伤，就必须马上停止练习，并且及时与医生沟通，调整训练方案。

2. 肌力练习的疲劳　进行肌力练习时，必须每次练习到肌肉有酸胀疲劳感，完成每一项或每次练习后充分休息 2 ～ 3 小时再进行下一次练习。练习中应集中精神，专注于动作及肌肉收缩的感觉。这样既可以确保练习完成的质量，使神经能够动员更多的肌纤维参与运动，达到更好的练习效果，同时避免注意力分散造成的危险。边练习边看电视或说话等是不可取的，既无法达到预期的练习效果，又可能造成不必要的危险发生。

肌力的提高是关节、肢体、脊柱稳定及功能提高的关键因素，因此必须认真练习，才能逐渐恢复和提高功能。

3. 动静结合　除手术或病损肢体根据情况应该适当地制动和保护外，身体的其他部位应该尽可能多地活动和练习，才能确保身体的基础素质不会下降太多太快，并且能提高整个身体的循环和代谢，促进手术或病损局部的恢复。

4. 练习强度　关节及关节附近手术后，通常在术后早期不宜过多活动关节，更不应该以反复活动的方式作为练习来提高活动度和灵活性，否则极易造成关节肿胀、积液，影响组织愈合及功能恢复。同时可能由于过度的刺激使创伤和炎症积累，造成"异位骨化"等非常严重的后果。灵活性是随着被动关节活动度的改善，以及关节周围相关组织延展性的恢复，才能逐渐提高的。

5. 关节肿胀 关节及肢体的轻度肿胀通常会伴随整个练习过程，肿胀的程度不随练习及活动量增加而增加就是正常的反应。直到关节活动角度和肢体的肌肉力量基本恢复正常，伤病局部不再有新的刺激后，肿胀才会逐渐消退并恢复健康。肿胀突然加重时应该马上调整练习，减少活动量，如果还不能缓解应及时去专科就诊。

6. 遗忘 在康复的适当时候就应该学会"遗忘"。当功能基本恢复后，不要过分关注伤病或手术肢体局部的细微感觉，过分关注只会加重心理负担，使很多本来可以进行的活动不敢去做，造成心因性的功能障碍。

第二节 骨科微创手术的康复治疗技术

一、关节活动技术

（一）关节活动的末端感觉

1. 正常末端感觉 末端感觉是指被动活动关节，在终末端时稍微施加压力所获得的感觉。一般分为以下三种正常的末端感觉。

（1）软：由于关节两端的肌肉比较丰富，当被动活动关节到末端时，肌肉限制了其进一步活动，此时是一种软感觉，如肘关节或膝关节的屈曲。

（2）韧：当关节活动到末端时，由于关节囊和关节周围韧带等软组织的牵拉所遇到的感觉，如肩关节和髋关节的旋转。

（3）硬：关节活动到末端，骨与骨相互碰撞的感觉，如伸肘和伸膝时的感觉。

2. 异常末端感觉

（1）松弛：关节活动到末端时无任何阻力，活动范围明显超过正常，常见于神经麻痹。

（2）痉挛：当关节活动到末端，由于肌肉痉挛而产生的一种回弹感觉，如脊髓损伤或周围神经损伤引起的肢体痉挛。

（3）阻滞：关节开始活动正常，突然不能活动，有一种被卡住的感觉，如关节内骨刺、游离体等。

（4）其他异常感觉：发条感，如半月板损伤；泥泞感，如关节内积液等。

（二）影响关节活动的因素

1. 构成关节的两关节面积大小的差别 两关节面积的大小相差越大，关节活动的幅度也越大。

2. 关节囊的厚薄、松紧度 关节囊薄而松弛，则关节活动幅度大，反之则小。

3. 关节韧带的多少与强弱 关节韧带少而弱，则活动幅度大；关节韧带多而强，则活动幅度就小。

4. 关节周围肌肉的伸展性和弹性状况　　通常肌肉的伸展性和弹性良好者，活动幅度增大；反之，活动幅度就小。

此外，年龄、性别、训练水平对活动范围也有影响，如儿童和少年比成人大，女子比男子大，训练水平高者比低者大等。

（三）关节活动范围异常的原因

关节活动异常分为活动减少和活动过度，临床上以前者更常见，引起的主要原因有以下几个方面：

1. 关节及周围软组织疼痛　　由于疼痛导致了主动和被动活动均减少，如骨折、关节炎症、手术后等。

2. 肌肉痉挛　　中枢神经系统病变引起的痉挛常为主动活动减少，被动活动基本正常，或被动活动＞主动活动，如脑损伤引起的肌肉痉挛、关节或韧带损伤引起的肌肉痉挛，主动和被动活动均减少。

3. 软组织挛缩　　关节周围的肌肉、韧带、关节囊等软组织挛缩时，主动和被动活动均减少，如烧伤、肌腱移植术后、长期制动等。

4. 肌肉无力　　不论是中枢神经系统病变引起的软瘫，还是周围神经损伤，或肌肉、肌腱断裂，通常都是主动活动减少，被动活动正常，被动活动＞主动活动。

5. 关节内异常　　关节内渗出或有游离体时，主动活动和被动活动均减少。

6. 关节僵硬　　主动和被动活动均丧失，如关节骨性强直、关节融合术后。

（四）改善关节活动的技术与方法

1. 主动运动　　主动运动可以促进血液循环，具有温和的牵拉作用，能松解疏松的粘连组织，牵拉挛缩不严重的组织，有助于保持和增加关节活动范围。最常用的是各种徒手体操，一般根据患者关节活动受限的方向和程度，设计一些有针对性的动作，内容可简可繁，可以个人练习，也可以把有相同关节活动障碍的患者分组集体练习。主动运动适应面广，不受场地限制，但在重度粘连和挛缩时，治疗作用不太明显。

2. 主动助力运动

（1）器械练习：是借助杠杆原理，利用器械为助力，带动活动受限的关节进行活动。应用时根据病情及治疗目的，选择相应的器械，如体操棒、木棒、肋木，以及针对四肢不同关节活动障碍而专门设计的练习器械，如肩关节练习器、肘关节练习器、踝关节练习器等。器械练习可以个人参加，也可以小组集体治疗，由于趣味性大，患者很愿意参加。

（2）悬吊练习：利用挂钩、绳索和吊带将活动的肢体悬吊起来，使其在解除肢体重力的前提下进行主动活动，类似于钟摆样运动。悬吊练习的固定方法可以分为两种：一种为垂直固定，固定点位于肢体重心的上方，主要用于支持肢体；另一种是轴向固定，固定点位于关节的上方，主要是使肢体易于活动。

（3）滑轮练习：利用滑轮和绳索，以健侧肢体帮助对侧肢体活动。

3. 被动运动

（1）关节可动范围运动：是治疗者根据关节运动学原理完成的关节各个方向的活动，具有维持关节现有的活动范围、预防关节挛缩的作用。

（2）关节松动技术：主要利用关节的生理运动和附属运动被动地活动患者关节，以达到维持或改善关节活动范围、缓解疼痛的目的。常用手法包括关节的牵引、滑动、滚动、挤压、旋转等。

（3）关节牵引：是应用力学中作用力与反作用力的原理，通过器械或电动牵引装置，使关节和软组织得到持续的牵伸，从而达到复位、固定，解除肌肉痉挛和挛缩，减轻神经压迫，纠正关节畸形的目的。牵引的治疗作用主要为：①解除肌肉痉挛，改善局部血液循环，缓解疼痛；②松解组织粘连，牵伸挛缩的关节囊和韧带，矫治关节畸形，改善或恢复关节活动范围；③增大脊柱的椎间隙和椎间孔，改变突出物（如椎间盘、骨赘）与周围组织的相互关系，减轻神经根受压，改善临床症状。

牵引的种类根据牵引部位可分为颈椎牵引、腰椎牵引、四肢关节牵引；根据牵引的动力可分为徒手牵引、机械牵引、电动牵引；根据牵引持续的时间可分为间歇牵引和持续牵引；根据牵引的体位可分为坐位牵引、卧位牵引和直立位牵引。

4. 持续性被动活动　持续性被动活动（continuous passive mption，CPM）是利用机械或电动活动装置，在关节无疼痛范围内，缓慢、连续性活动关节的一种装置。该装置一般由活动关节的托架和控制运动的机构组成，包括针对下肢、上肢甚至手指等关节的专门设备。

（1）治疗作用：持续性被动活动可以促进伤口愈合和关节软骨的修复和再生，加快关节液的分泌和吸收，促进关节周围软组织的血液循环和损伤软组织的修复，可以缓解疼痛，改善关节活动范围，防止粘连和关节僵硬，消除手术和制动带来的并发症。

（2）临床应用：持续性被动活动在骨科临床康复治疗中主要用于四肢关节术后及关节挛缩的治疗，例如关节内骨折和干骺端骨折、创伤性关节炎经关节囊切除或关节松解术后、类风湿关节炎和血友病性关节炎滑膜切除术后、关节粘连松解术后、膝关节的内侧副韧带重建术后等。虽然持续性被动活动没有明显禁忌证，但要注意慎用于出血性疾病、血栓性静脉炎患者。

（3）实施方法：使用持续性被动活动强调早期开始。一般可在术后即用，甚至患者仍处于麻醉状态下进行。使用前，首先需要确定关节活动范围的大小，如果没有明确的禁忌条件或限定的活动范围，可以选定在关节无疼痛范围内活动，并根据患者的耐受程度每日或隔日逐渐增加，直至达到关节的最大活动范围。根据病情或手术方式，采取不同的程序，如连续数小时（或 24 小时）或连续 30 ~ 60 分钟，每日 1 次。训练中密切观察患者的反应及连续被动运动训练器械的运转情况。在使用之前，可配合使用理疗、主动 – 辅助关节活动度训练或悬吊训练，疗程至少 1 周以上，或达到满意的关节活动范围为止。

二、关节松动技术

（一）关节松动技术的基本概念

关节松动技术（joint mobilization）是现代康复治疗技术中的基本技能之一，是治疗者在患者关节活动允许范围内完成的一种手法操作技术，属于被动运动范畴，临床上用来治疗关节功能障碍如疼痛、活动受限或僵硬等，具有针对性强、见效快、患者痛苦小、容易接受等特点。操作时常选择关节的生理运动和附属运动作为治疗手段。

1. 生理运动（physiological movement） 是指关节在生理范围内完成的运动，如屈、伸、内收、外展、旋转等。生理运动可以由患者主动完成，也可以由治疗者被动完成。

2. 附属运动（accessory movement） 关节在自身及其周围组织允许范围内完成的运动，是维持关节正常活动不可缺少的一种运动，一般不能主动完成，需要由其他人帮助才能完成。如一个人不能主动地使脊柱任何一个相邻的关节发生分离，或者使相邻椎体发生前后移位、旋转，但他人可以很容易完成上述活动，这些活动就属于关节的附属运动。

3. 生理运动与附属运动的关系 当关节因疼痛、僵硬而限制了活动时，其生理运动和附属运动均受到影响。在生理运动恢复后，如果关节仍有疼痛或僵硬，可能附属运动尚未完全恢复正常。通常在改善生理运动之前，先改善附属运动；而附属运动的改善，又可以促进生理运动的改善。

（二）与我国传统医学手法的区别

关节松动技术类似于我国传统医学中的手法治疗（推拿术或按摩术），但在理论体系、手法操作中两者均有较大的区别。在我国传统医学中，推拿又称按摩，两者所指相同，但在西方治疗技术中，推拿术与按摩术是两个完全不同的概念。

1. 西方按摩术（massage） 是指作用于皮肤、皮下组织、肌肉、肌腱、韧带等软组织的一些手法操作，其手法比较简单，主要有揉法、推法、叩击法、震颤法。临床上常用来治疗软组织损伤，如烧伤后的皮肤瘢痕、肌腱移植或缝合术后的组织粘连和瘢痕等。

2. 西方推拿术（manipulation） 是指作用于脊柱及四肢关节的一种快速、小范围的手法操作，多在关节活动的终末端，趁患者不注意而突然发力。一般分为快速推拿术和麻醉下推拿术二类。临床上主要用于治疗脊柱小关节紊乱、椎间盘突出、四肢关节脱位后的复位等。

关节松动技术在广义上可以归入推拿术的范畴，但在实施时其操作手法的速度比推拿术要慢。20多年来，国外关节松动技术发展很快，临床应用广，已经形成了独立的体系，与按摩术、推拿术一起共同构成了治疗骨科疾患的三大基本操作技术。由于澳大利亚的麦特兰德（Maitland）对这一技术的发展贡献很大，故此也有将其称为"麦特兰德手法"或"澳式手法"。

（三）手法等级

关节松动技术的一个最大特点是对操作者施加的手法进行分级，这种分级具有一定的客观性，不仅可以用于记录治疗结果，比较不同级别手法的疗效，也可以用于临床研究。手法分级以澳大利亚麦特兰德的4级分级法比较完善、应用较广。

Ⅰ级：治疗者在关节活动允许范围内的起始端，小范围、节律性地来回推动关节。

Ⅱ级：治疗者在关节活动允许范围内，大范围、节律性地来回推动关节，但不接触关节活动的起始端和终末端。

Ⅲ级：治疗者在关节活动允许范围内，大范围、节律性地来回推动关节，每次均接触到关节活动的终末端，并能感觉到关节周围软组织的紧张。

Ⅳ级：治疗者在关节活动的终末端，小范围、节律性地来回推动关节，每次均接触到关节活动的终末端，并能感觉到关节周围软组织的紧张。

上述4级手法中Ⅰ、Ⅱ级用于治疗因疼痛引起的关节活动受限；Ⅲ级用于治疗关节疼痛并伴有僵硬；Ⅳ级用于治疗关节因周围组织粘连、挛缩而引起的关节活动受限。手法分级范围随着关节可动范围的大小而变化，当关节活动范围减少时，分级范围相应减少，当治疗后关节活动范围改善时，分级范围也相应增大。

（四）治疗作用

1. 缓解疼痛 当关节因肿胀或疼痛不能进行全范围活动时，关节松动可以促进关节液的流动，增加关节软骨和软骨盘无血管区的营养，缓解疼痛，同时防止因活动减少引起的关节退行性变化，是关节松动的力学作用。关节松动的神经作用表现在松动可以抑制脊髓和脑干致痛物质的释放，提高痛阈。

2. 改善关节活动范围 关节长期不活动可以引起组织纤维增生，关节内粘连，肌腱、韧带和关节囊挛缩。关节松动技术，特别是Ⅲ、Ⅳ级手法，由于直接牵拉了关节周围的软组织，因此可以保持或增加其伸展性，改善关节的活动范围。

3. 增加本体反馈 目前认为关节松动可以提供下列本体感觉信息：关节的静止位置和运动速度及其变化；关节运动的方向；肌肉张力及其变化。

（五）临床应用

1. 适应证 关节松动技术主要适用于任何因力学因素（非神经性）引起的关节功能障碍，包括：关节疼痛、肌肉紧张及痉挛；可逆性关节活动降低；进行性关节活动受限；功能性关节制动。

对进行性关节活动受限和功能性关节制动，关节松动技术的主要作用是维持现有的活动范围，延缓病情发展，预防因不活动引起的其他不良影响。

2. 禁忌证 关节松动技术的禁忌证为关节活动已经过度、外伤或疾病引起的关节肿胀（渗出增加）、关节的炎症、恶性疾病以及未愈合的骨折。

（六）操作程序

1. 患者体位　治疗时，患者应处于一种舒适、放松、无疼痛的体位，通常为卧位或坐位，尽量暴露所治疗的关节并使其放松，以达到关节最大范围的被动松动。

2. 治疗者位置及操作手法　治疗时，治疗者应靠近所治疗的关节，一手固定关节的一端，一手松动另一端。为叙述方便，本节中凡是靠近患者身体的手称内侧手，远离患者身体的手称外侧手；靠近患者头部一侧的手为上方手，靠近患者足部一侧的手为下方手。其他位置术语与标准解剖位相同，即靠近腹部为前，靠近背部为后，靠近头部为上，靠近足部为下。

3. 治疗前评估　手法操作前，对拟治疗的关节先进行评估，分清具体的关节，找出存在的问题（疼痛、僵硬）及其程度。根据问题的主次，选择有针对性的手法。当疼痛和僵硬同时存在时，一般先用小级别手法（Ⅰ、Ⅱ级），缓解疼痛后再用大级别手法（Ⅲ、Ⅳ级）改善活动。治疗中要不断询问患者的感觉，根据患者的反馈来调节手法强度。

4. 手法应用技巧

（1）手法操作的运动方向：操作时手法运用的方向可以平行于治疗平面，也可以垂直于治疗平面。治疗平面是指垂直于关节面中点旋转轴线的平面。一般来说，关节分离垂直于治疗平面，关节滑动和长轴牵引平行于治疗平面。

（2）手法操作的幅度：不论是附属运动还是生理运动，手法操作均应达到关节活动受限处。如治疗疼痛时，手法应达到痛点，但不超过痛点；治疗僵硬时，手法应超过僵硬点。操作中手法要平稳、有节奏。不同的松动速度产生的效应不同，小范围、快速度可抑制疼痛；大范围、慢速度可缓解紧张或挛缩。

（3）手法操作的强度：不同部位的关节，手法操作的强度不同，一般来说，活动范围大的关节如髋关节、胸腰椎，手法的强度可以大一些，移动的幅度要大于活动范围小的关节。

（4）治疗时间：治疗时每一种手法可以重复3～4次，每次治疗的总时间在15～20分钟。根据患者对治疗的反应，可以每天或间隔1～2天治疗1次。

（5）治疗反应：关节松动技术治疗后一般症状有不同程度的缓解，如有轻微的疼痛多为正常的治疗反应，通常在4～6小时后消失。如第2天仍未消失或较前加重，提示手法强度太大，应调整强度或暂停治疗一天。如果经3～5次的正规治疗，症状仍无缓解或反而加重，应重新评估，调整治疗方案。

需要指出的是关节松动技术不能改变疾病的病理过程，如类风湿关节炎和损伤后的炎症反应。在这些情况下，关节松动的主要作用是缓解疼痛、维持现有关节的活动范围以及减少因力学因素引起的活动受限。

要有效地应用关节松动技术，治疗者必须具备良好的解剖学、关节运动学、神经系统和运动系统疾患病理学等医学基础知识，掌握适应证和基本操作手法，并与其他改善关节活动的技术如肌肉牵拉技术以及肌力训练技术结合起来应用才能提高整体治疗效果。

三、软组织牵伸技术

（一）软组织挛缩及其类型

挛缩是指经过关节的肌肉或其他软组织发生缩短，从而引起关节活动范围降低。挛缩可以通过检查肌肉的紧张度和关节的活动范围而证实，如患者伸肘达不到全范围，检查发现屈肘肌群紧张或缩短，则为屈肘肌群挛缩；又如患者髋内收肌紧张，髋外展时受限，则为髋内收肌挛缩。根据挛缩发生的组织及其性质，可以将挛缩分为以下几种。

1. 肌静力性挛缩　肌静力性挛缩是指肌肉、肌腱缩短，关节活动范围明显受限，但没有明确的组织病理学表现。有时肌肉、肌腱的一过性轻度挛缩，也称为肌紧张，在这种情况下，紧张的肌肉可以被拉长，但不能达到肌肉的最大长度。正常人如不经常进行肌肉的伸展性锻炼，会引起肌肉轻微的挛缩或紧张，特别是双关节肌，如腘伸肌、股直肌等。

2. 瘢痕粘连　瘢痕如果发生在正常组织中，可以形成粘连，引起组织的活动范围降低，从而限制关节的活动和功能。肌肉、肌腱、关节囊或皮肤的瘢痕组织粘连可以引起组织挛缩。临床上相当一部分由于瘢痕组织粘连引起的挛缩，都可以通过锻炼来预防或减轻。

3. 纤维性粘连　软组织的慢性炎症和纤维性改变而形成的挛缩称纤维性粘连，纤维性粘连可以明显限制关节活动，而缓解又非常困难。

4. 不可逆性挛缩　正常软组织或结缔组织如果由于某些病理性原因被大量的非伸展性组织如骨、纤维组织所替代，使软组织永远失去伸展性，称为不可逆性挛缩。通常不能通过保守治疗来缓解，而需要手术松解。

5. 假性肌静力性挛缩　中枢神经损伤引起的肌张力增高，可使肌肉处于一种不正常的持续收缩状态而引起关节活动受限，称为假性肌静力性挛缩。

（二）软组织牵伸种类与方法

1. 被动牵伸

（1）手法牵伸：治疗者对发生紧张或挛缩的组织或活动受限的关节，通过手力牵伸，并通过控制牵伸方向、速度和持续时间，来增加挛缩组织的长度和关节活动范围。手法被动牵伸是最常用的牵伸技术。与关节的被动活动不同，软组织的被动牵伸是使活动受限的关节活动范围增大，而关节被动活动是在关节活动未受限、可利用的范围内进行活动，目的是维持关节现有的活动范围，但无明显增加关节活动范围的作用。

（2）机械牵伸：指借助机械装置，增加小强度的外部力量，较长时间作用于缩短组织的一种牵伸方法。其牵伸力量通过重量牵引、滑轮系统或系列夹板而发生作用。牵伸时间至少20分钟甚至数小时，才能产生治疗效果。

（3）自我牵伸：患者自己完成的一种肌肉伸展性训练，可以利用自身重量作为牵伸力量，牵伸强度和持续时间与被动牵伸（徒手、器械）相同。

2. 主动抑制　主动抑制是指在牵伸肌肉之前，患者有意识地放松该肌肉，使肌肉收缩机制受到人为地抑制，此时进行牵伸的阻力最小。主动抑制技术只能放松肌肉组织中具有收缩性的结构，而对结缔组织则无影响。这种牵伸主要用于肌肉神经支配完整、患者能自主控制的情况下，而对那些由于神经肌肉障碍引起的肌无力、痉挛或瘫痪，则无太大作用。常用以下方法。

（1）收缩-放松

操作步骤：①牵伸的肌肉处于舒适的拉长位置；②紧张或挛缩的肌肉先进行等长抗阻收缩约 10 秒，使肌肉感觉疲劳；③患者主动放松肌肉；④治疗者被动活动肢体，通过增加了的活动范围，以牵伸肌肉。休息几秒钟后重复上述过程。

注意事项：在无痛状态下完成紧张肌肉的等长抗阻收缩。牵伸前，紧张肌肉并非一定要进行最大强度的等长抗阻收缩，亚极量、较长时间的等长抗阻收缩可以有效地抑制紧张肌肉，也便于治疗者控制。

应用举例：踝跖屈肌牵张。踝背伸到适当的位置，使跖屈肌紧张。治疗者一手放在小腿远端固定，一手放在足底，向足背方向施加阻力，患者跖屈抗阻等长收缩约 10 秒，跖屈肌放松，治疗者被动将患者踝背伸，拉长跖屈肌。

（2）收缩-放松-收缩

操作步骤如下：①~③步骤与"收缩-放松"术相同；④紧张肌肉的拮抗肌做向心性收缩，使肢体通过增加了的关节活动范围。

注意事项：同"收缩-放松"技术。

应用举例：踝跖屈肌紧张。①~③同"收缩-放松"技术；④患者放松紧张的踝跖屈肌，主动做踝背伸。

（3）拮抗肌收缩

操作步骤：①先将紧张的肌肉被动拉长到一个舒适的位置；②紧张肌肉的拮抗肌做等张收缩；③对收缩肌肉施加轻微阻力，但允许关节运动。当关节运动时，由于交互抑制的结果，紧张的肌肉可以放松。

注意事项：避免加太大的阻力，因其可以引起紧张肌肉的张力扩散，限制关节运动或引起疼痛。当肌肉痉挛限制了关节运动时，也可以用此技术。如果患者不能在"收缩-放松"技术中完成紧张肌肉无疼痛范围内的强力收缩，用主动抑制技术很有帮助。

应用举例：踝跖屈疼痛、紧张。患者将踝关节处于一个舒适的位置，主动踝背伸；同时，治疗者在足背处施加轻微阻力，但允许关节运动。

（三）软组织牵伸的临床应用

1. 软组织牵伸目的

（1）改善或重新获得关节周围软组织的伸展性，降低肌张力。

（2）增加或恢复关节的活动范围。

（3）防止发生不可逆的组织挛缩。

（4）预防或降低躯体在活动或从事某项运动时出现的肌肉、肌腱损伤。

2. 适应证和禁忌证

（1）适应证：由于软组织挛缩、粘连或瘢痕形成，引起肌肉、结缔组织和皮肤缩短，关节活动范围降低或软组织挛缩影响了日常功能活动。

（2）禁忌证：关节内或关节周围组织有炎症，如结核、感染等，特别是在急性期；新近发生的骨折，新近发生的肌肉、韧带损伤，组织内有血肿或有其他创伤体征存在；神经损伤或神经吻合术后1个月内；关节活动或肌肉被拉长时剧痛；严重的骨质疏松。

3. 注意事项

（1）避免过度牵伸已长时间制动或不活动的组织：因长时间制动后，结缔组织失去了正常的张力，特别是大强度、短时间的牵伸比小强度、长时间的牵伸更容易引起损伤。

（2）避免牵伸水肿组织：水肿的组织比正常组织更易受到损伤。同时，牵伸后水肿扩散，可以增加疼痛和肿胀。

（3）避免过度牵伸肌力较弱的肌肉：对肌力较弱的肌肉，应与肌力训练结合起来，使患者在伸展性和力量之间保持平衡。

（4）为了避免牵伸中挤压关节，对关节可稍加分离牵引力：牵伸力量要适度、缓慢、持久，既能使软组织产生张力，又不会引起或加重疼痛。避免跳跃性牵伸，在关节活动末端应避免弹动关节，因为可以刺激被牵伸肌肉的牵张反射，反射性引起收缩。

（四）肌肉牵伸程序

1. 先评估　了解患者关节活动受限的原因是软组织引起的还是关节本身所致。根据原因选择适当的治疗方法，如果软组织是引起活动受限的主要原因，可用肌肉牵伸技术；如果是关节本身的原因，可用关节松动技术或两者兼用。在大多数情况下，可先用关节松动技术，使关节内的相互关系尽量恢复正常，再用肌肉牵伸技术。此外，还要评估活动受限的肌肉力量，了解牵伸这些结构的可能性及实际价值。

2. 牵伸之前　应选择好最有效或最佳的牵伸方法，并向患者解释牵伸的目的和牵伸步骤，以取得配合。患者尽量保持在舒适、放松的体位，被牵伸部位处于抑制反射、易于牵伸的肢体位。充分暴露牵伸部位，如有可能应去除绷带、夹板或较多的衣服。牵伸局部可先用热疗，以增加组织的伸展性以及降低发生损伤的可能性。

3. 牵伸时　牵伸力量的方向应与肌肉紧张或挛缩的方向相反。先在关节可动范围内，缓慢地活动肢体到受限处，然后固定关节近端，牵伸远端以增加肌肉长度和关节的活动范围。

（五）牵伸的放松及抑制技术

1. 主动抑制技术　具体方法见本节肌肉牵伸技术与方法中的主动抑制。

2. 局部放松　常用以下方法来帮助肌肉放松，提高牵伸效果。

（1）热疗：牵伸前使组织加热，可以增加缩短组织的伸展性，加热后的肌肉更容易放松和被牵伸，牵伸时患者的感觉较舒适。

（2）按摩：特别是深部按摩，可以增加局部的血液循环，降低肌痉挛和肌紧张。按摩通常在热疗后进行，可以进一步改善软组织的伸展性。

（3）关节松动：牵伸前，应用关节松动技术中的轻手法如关节分离牵引，可以缓解关节疼痛和关节周围软组织的痉挛。

四、增强肌力技术

增强肌力的方法很多，根据肌肉的收缩方式可以分为等长运动和等张运动；根据是否施加阻力分为抗阻力运动和非抗阻力运动。抗阻力运动又包括等张性（向心性、离心性）、等长性、等速性抗阻力运动；非抗阻力运动包括主动运动和主动助力运动。需要指出的是，只有主动运动才能增加肌力，而被动运动只能改善关节的活动范围，没有任何增加肌力的作用。

（一）主动助力运动

主动助力运动是指肌肉在去除肢体自身重量的条件下，能主动收缩使关节运动，即肌力评估中的2级肌力。根据助力的来源又分为徒手助力和悬吊助力两类。

1.徒手助力主动运动 当肌力为1级或2级时，治疗者帮助患者进行主动锻炼。随着主动运动能力的改善，治疗者逐渐减少给予的帮助。如当股四头肌肌力为2级时，先让患者侧卧位，训练患侧下肢在下，膝关节屈曲，治疗者面向患者站立，一手托起上方下肢，让患者主动伸下方下肢的膝关节；同时，另一侧手在下方下肢小腿后方稍稍施加助力；当肌力增加，能抗重力完成部分范围的伸膝动作时，在最后伸膝范围时给予助力。

2.悬吊助力主动运动 利用绳索、挂钩、滑轮等简单装置，将运动肢体悬吊起来，以减轻肢体的自身重量，然后在水平面上进行运动锻炼。助力可以来自通过滑轮的重物或治疗者徒手施加，助力大小则根据患者肢体的肌力而定。悬吊助力主动运动适合于肌力2级或稍低的情况上，如股四头肌悬吊助力主动运动时，患者取侧卧位，训练侧在上，在正对着膝关节的上方置一挂钩，踝关节处用"8"字形吊带固定，用一绳将挂钩与吊带连结起来即可。运动时患者主动全范围屈、伸膝关节，动作宜缓慢、充分，要避免下肢借助性做钟摆样动作。也可以将膝关节和踝关节都悬吊起来，但在训练时应固定膝关节，以防摇摆。

当肌力增强到能克服重力的影响后，可以将挂钩向头部移动，这样肢体运动时会形成一个斜面，以增加运动时的阻力。滑轮通常在下肢后面，与小腿成直角，这种方法常用在肌力恢复较好但不能坐起训练的患者。

（二）主动运动

主动运动是指动作的发生和完成完全是由肌肉主动收缩，无须借助任何外界的力量来完成。根据在动作完成的过程中是否对抗阻力，主动运动又分为随意运动和抗阻力运动。

1. 随意运动　在动作的完成过程中，既没有助力的参与，也没有阻力。通常在肌力为 2 级时，就可以进行主动随意运动，可以将患者需训练的肢体放在去除重力的位置上，进行主动运动。当肌力 3 级或以上时，可以让患者将需训练的肢体放在抗重力的位置上，进行主动运动。

2. 主动抗阻力运动　主动抗阻力运动是克服外加阻力的一种主动运动，常用于肌力已达到 3 级或以上的患者。根据肌肉收缩类型分为等张抗阻力运动（也称为动力性运动）、等长抗阻力运动（也称为静力性运动），以及等速运动（也称为等动运动）。根据疾病或损伤的类型、组织愈合的阶段、关节状况及对压力和运动的耐受情况、训练目的和拟训练肢体的功能性活动，可采取静力运动、动力性运动、向心性运动、离心性运动。如果增加静态力量，可采用等长训练；如果增加动态力量，可采用等张收缩（又可分为向心性运动和离心性运动）；肌肉骨骼损伤早期可采用渐抗阻力的等长训练；促进功能性活动则采用向心性收缩和离心性收缩交互的形式。

（1）阻力运动：肌肉在抵抗阻力收缩时，长度缩短（向心性）或被拉长（离心性），关节发生运动。

1）手抗阻力运动：治疗者施加阻力的方向与所需运动的相反方向，一般将阻力置于肢体的远端。训练前，先确定适宜的阻力，刚开始为次最大阻力，以后逐渐增大阻力。施加阻力的大小、部位与时间应根据肌力大小、运动部位而变化。患者的最佳反应为无痛范围的最大努力。关节发生运动时的运动应平稳，没有颤动，阻力应与关节活动范围内的肌力相匹配，逐渐增加或减轻阻力，避免跳跃式地增加阻力。当患者不能完成关节的全范围运动，施加阻力的部位出现疼痛，或动作的完成过程中出现肌肉震颤、发生替代运动时，应改变施加阻力的部位或降低阻力的力量。同时，治疗者提供简单、同步的语言指令。运动的重复次数为 8 ～ 10 次，并在一定休息以后逐渐增加。

如进行股四头肌肌力训练时，患者可采取坐位或仰卧位下肢垂于治疗床外，治疗者站在训练下肢的外侧，一手固定大腿远端，另一手放在小腿上施加阻力。肌力在 3^+、4^- 级时，在小腿上 1/3 处加压，4 级时在小腿的下 2/3 处加压，4 级以上时在踝关节处加压。

2）抗机械阻力运动：阻力可以用沙袋、哑铃、墙壁拉力器或专用的肌力练习器等，重物可以直接固定在关节的远端或通过滑轮、绳索固定，这种方法一般用于肌力 4 级或 4 级以上的肌力训练。根据经验，重量大、重复次数少，有利于发展肌力；重量中等、重复次数多有利于发展肌肉耐力。

初始负荷量一般以最大负荷量进行。先测某一肌群对抗最大阻力完成 10 次动作的重量（只能完成 10 次，做第 11 次时已无力完成），这个量称为 10 次最大重复量（10Rm）。此外，也可用体重的百分比计算，如下肢伸展训练为 20% 体重，下肢屈曲训练为 50% 体重。每次重复次数＞ 5 ～ 6 次，＜ 15 ～ 20 次；以轻阻力改善耐力时，则可安排 3 ～ 5 组，共 30 ～ 50 次。每日一次或每周训练 4 ～ 5 次。总疗程应至少 6 周以上才有明显的增强肌力效果。以下以渐进抗阻力训练法为例，介绍具体方法：首先确定10Rm，以该极限量为基准，分 3 组训练。

第 1 组：取 10Rm 的 1/2 量，重复练习 10 次。

第 2 组：取 10Rm 的 3/4 量，重复练习 10 次。

第 3 组：取 10Rm 的全量，重复练习 10 次。

也有人将上述训练分为 4 组，分别以 10Rm 的 1/4、1/2、3/4 和全量，每组重复练习 10 次。每组训练之间可 1 分钟，每天训练 1 次。其中前几组可作为最后一组的准备活动。每重新测定 1 次 10Rm 量，即作为下周训练的基准。由于阻力是逐渐增加的，因此称为渐进抗阻力训练。

（2）等长抗阻力训练：当阻力等于或大于肌肉可产生的力量、关节不产生运动时，即可发生等长训练，故采用自由重量和重量滑轮系统等设备、等速装置在角速度为 0°/秒的各个关节角度均可进行该训练。此外，徒手或不用设备也可进行之。等长训练可改善肌肉耐力，但作用较小。常用以下方法。

1）短促等长训练：①基本方法：训练肌群在可耐受的最大负荷下等长收缩，持续 6 秒，重复 20 次，每次间歇休息 20 秒，每日一次。②"tens"法则方法：训练肌群在可耐受的最大负荷下等长收缩，持续 10 秒后休息 10 秒，重复 10 次为一组训练，共做 10 组；每日一次，每周训练 3～4 次，持续数周。短促等长训练时，应在间隔休息时辅以节律性呼吸，以预防血压升高。

2）多点等长训练：在关节活动范围内，每隔 10° 做一组等长训练，每组重复收缩 10 秒（其中初始 2 秒为增加张力的时间，最后 2 秒为降低张力的时间，中间 6 秒为持续高强度等长收缩时间）；在等速装置上使用时，角速度设定为 0°/秒，然后按要求在定点角度位置上训练。多点等长训练可克服等长训练的角度特异性，但由于生理性溢流的范围一般在该角度前后方向的 10°左右，故进行多点等长训练时两点间的角度范围不应超过 20°。多点等长训练更适合于存在慢性炎症、关节运动尚可，但无法进行动态抗阻训练的患者。多点等长训练时，每一点的阻力应逐渐增加以确保在无痛条件下增强肌力。

3）短暂最大收缩训练：为等张和等长相结合的抗阻力训练方法，肌肉抗阻力等张收缩后，再持续最大等长收缩 5～10 秒，然后放松，重复 5 次，每日训练只做一个动作，每次增加负荷 0.5kg。若等长收缩不能维持 5～10 秒者，可不加大负荷。

（三）等速训练器

等速运动是指关节在运动的全过程中，运动的角速度保持恒定，肌肉收缩产生的关节力矩与电脑控制自动产生的反向力矩所平衡。等速训练器在关节运动过程中的各种生物力学数据由电脑实时采集和处理，产生各种指标，包括肌力、肌肉做功量和功率输出，肌肉爆发力和耐力等。

1. 作用原理　生理情况下关节活动开始、中间和结束时的运动力矩有差异，导致肌肉负荷不同，因此，肌力训练能在关节活动全范围均达到肌肉最大负荷，从而限制最大训练负荷。而等速训练器通过电脑控制力矩与角速度，因此保证在关节活动的全范围均可行最大肌肉收缩训练，而不会超过肌肉负荷，从而提高训练效果。

2. 适应证和禁忌证

（1）适应证：肢体可自由运动或抗重力运动的任何增加肌力的患者。

（2）禁忌证：绝对禁忌证包括关节失稳、骨折、局部严重的骨质疏松，骨关节恶性肿瘤，手术后早期，关节活动度严重受限，软组织瘢痕挛缩，关节的急性肿胀，急性拉伤、扭伤，关节严重疼痛。相对禁忌证包括关节活动度受限，滑膜炎或渗出，亚急性或慢性扭伤。

3. 治疗实施方案

（1）技术参数：角速度可在 0°～300°/秒（或更高）的范围内选定，＜60°/秒为低速，60°～180°/秒为中速，＞180°/秒为高速。低速产生较大张力，但软组织损伤愈合早期和关节内病变时不宜使用；中速用于增加肌力、耐力，且不易产生练习疲劳；高速为功能速度练习，适合于运动员。大于 80% 最大肌力强度为最大收缩练习，30%～80% 为次大收缩练习，＜30% 为轻、中度次大收缩练习。高强度增强肌力，低强度增强耐力，康复早期和某些关节病变时宜选用低强度练习。

（2）运动范围：全弧等速练习（全关节活动度）、短弧等速练习，后者多用慢、中速形式，并可避开疼痛点练习。

（3）以等速运动为主的综合训练：顺序为次度、多点等长练习；最大强度、多点等长练习；次大强度、短弧等速练习；短弧等张练习；最大强度、短弧等速练习；次大强度、全弧等速练习；最大强度、全弧等速练习。

（4）等速离心收缩练习：应用条件为康复后期，并且有 80% 以上的主动关节活动度。一般采用低、中速范围，60°～120°/秒相对安全；次最大收缩强度可减少延缓性肌痛发生；等速离心收缩速度练习一般选择 4～5 个低、中速度，每一速度 20 次，共 3 组。

（四）选择肌力训练方法的原则

1. 按肌力等级选择

（1）肌力为 0 级：可以采取电刺激的方法，以延缓肌萎缩发生。同时，可以进行传递神经冲动的训练，即作出试图引起瘫痪肌肉主动收缩的意念，此时大脑皮质运动区发放的神经冲动，通过脊髓前角细胞向周围传递，直至神经轴突再达到瘫痪肌群。这种主观努力可以活跃神经轴突，增强神经营养作用，促进神经本身的再生。实际操作时，这种传递神经冲动训练可以与被动运动结合进行。

（2）肌力为 1～2 级：可以采取主动助力训练，在肌肉主动收缩的同时给予部分外力，帮助完成关节的运动。在实施主动助力训练时，应注意强调肌肉的部分外力，帮助完成关节的运动。在实施主动助力训练时，应注意强调肌肉的主动参与，仅在必要时给予最低限度的助力，避免以被动运动替代助力运动。此外，也可以采取肌电反馈式神经肌肉电刺激疗法，借助肌电的反馈来训练肌力，这种将肌电反馈训练与神经肌肉刺激相结合的训练方法比较理想。

（3）肌力为 2 级：在去除重力下进行肢体的主动活动，增强肌力。减除重力的主动训练可用吊带悬挂肢体或把肢体放在敷有滑石粉的光滑平板上；或在温水浴中运动，利用水的浮力消除部分肢体自身的重力，使训练易于完成。

（4）肌力为3级或以上：由主动训练逐渐过渡到抗阻力训练。抗等长阻力训练时，肌肉有收缩但没有可见的关节运动。虽然肌肉没有做功（功＝力×距离），但肌肉能产生相当大的张力，由此能增加力量。等长抗阻力运动时力量增加的范围只能在完成收缩的位置上，因此，为了增加关节活动全范围内的肌力，必须把关节置于不同角度的位置上训练，每次抗阻力维持5～10秒为宜。与等张抗阻力训练相比，等长训练产生的张力比最大等张向心性收缩大，小于最大等张离心性收缩。

2. 按肌肉收缩形式选择

（1）等长训练：动作较为简单，容易掌握；不需要或需要很少器械；可用于某些等张训练不易锻炼的肌群，如四肢的内收肌群。训练可在夹板固定或关节活动范围内存在疼痛症状等情况下进行。等长训练潜在的损伤少，较为安全，故可在术后早期康复应用，或教会患者在家中进行。而且等长训练不会引起肌肉肥大，所用的时间较少，费用较低。其缺点是训练效果与功能和技巧之间无直接的关系，一般不直接用于增强工作或行为活动能力。等长训练增强的肌力与训练时的角度特别相关，只在关节活动范围的某一角度上才能获得训练效果，若欲达到关节活动范围内各点均增强肌力的目的，则需要逐点训练，这相对较为费时。由于等长收缩时有屏气效应，可加重心血管负担，对有心血管疾病的患者，需要谨慎。

（2）等张训练：由于可在关节活动全范围内运动，客观量化地观察运动、肌力的大小及进展情况，比较容易获得训练效果，因此具有较好的心理学效果。等张练习不像等长训练，一般不产生血压的明显上升，因此更适宜于老年人和有心血管系统疾病的患者。等张训练可以训练患者的辅助肌和稳定肌，等张训练的不足有时需要应用器械，阻力必须与患者自身的肌力水平相匹配，训练时需要一定的医疗监督，并需要根据患者肌力改善随时调整运动量或施加阻力的大小。

（五）增强肌力技术的注意事项

1. 注意心血管反应　等长抗阻力运动，特别是抗较大阻力时，具有明显的升压反应，加之等长运动同时常伴有闭气，容易引起Valsalva效应，对心血管造成额外负荷。因此，有高血压、冠心病或其他心血管疾病者应禁忌在抗阻力运动时过分用力或闭气。

2. 选择适当的训练方法　增强肌力的效果与选择的训练方法是否恰当直接有关。训练前，应先评估训练部位的关节活动范围和肌力是否受限及分级，并根据肌力等级选择运动方法。

3. 阻力施加及调整　增强肌力训练的关键之一是阻力的施加及调整是否得当。

（1）部位：阻力通常加在需要增强肌力的肌肉远端附着部位，这样较小的力量即可产生较大的力矩。如增加三角肌前部肌纤维的力量时，患者肩前屈，阻力加在肱骨远端；但在肌力稍弱时，也可靠近肌肉附着的近端。

（2）方向：阻力的方向总是与肌肉收缩使关节发生运动的方向相反。

（3）强度：每次施加的阻力应平稳，非跳动性。

（4）在下列情况上，可降低阻力或改变施加阻力的部位：患者不能完成全范围关节活动；施加阻力的部位疼痛；肌肉出现震颤；出现替代或代偿性运动。

4. 保持稳定 为了避免替代或代偿运动，肌力训练时必须固定肌肉附着近端；固定不稳，肌肉很难用上力量。

5. 掌握好运动量 肌力训练的运动量以训练后第二天不感到疲劳和疼痛为宜。根据患者全身状况（素质、体力）、局部状况（关节活动、肌力强弱），选择训练方法，每天训练 1～2 次，每次 20～30 分钟，可以分组练习，中间休息 1～2 分钟。由于人体各关节的每一运动都是由几组肌群分工合作，而不是由一块肌肉单独收缩完成，因此，康复治疗中的肌力训练通常都是训练一组肌群，只有在少数情况下，如运动员或从事专项工作的人，才需要训练单一的肌肉。

第三节　骨科微创手术的康复护理

一、康复评定

通过康复评定治疗师可判定患者的运动功能，并在既不延误训练进度，又不造成过度训练的前提下制订合理的训练计划，以及在训练后对训练效果作出评定。评定的主要内容包括以下几方面：

1. 常规检查 了解患者的一般情况、临床治疗情况及疼痛的部位、性质等；了解患处的皮肤颜色、有无水肿及固定方法等情况；了解患处的水肿程度及远端有无循环障碍。

2. 肌力检查 通过徒手肌力检查，治疗师可了解非固定关节的肌力及健侧肌力。对因固定而无法采取常规体位进行检查的，应在检查记录中注明。

3. 关节活动度检查 通过此检查，可判定非固定关节有无活动受限及受限程度。

4. 肢体长度测量 骨折、脱位造成的骨缺损、断端位移或重叠、骨骺损伤引起的骨发育不良等，可导致肢体长度的改变。肢体长度测量可帮助治疗师判定肢体长度有无改变及其程度，上肢的测量方法是用皮尺测量从肩峰通过桡骨茎突至中指之间体表投影线的长度，下肢的测量方法是用皮尺测量从髂前上棘至内踝的体表投影线的长度。

5. 肢体周径的测量 可帮助治疗师判定受伤肢体水肿、肌肉萎缩的程度。

6. 感觉检查 因骨折可能造成神经损伤，通过浅感觉检查可判定神经受损程度。

7. 步态分析 对步行障碍患者进行步态分析再综合上述评定方法，可帮助治疗师全面了解患者所存在的问题及受损伤的程度。

8. 日常生活活动能力评定 可系统地判定关节活动受限、患处疼痛、肌力下降等因素对日常生活能力的影响。

二、四肢骨折术后的康复

四肢骨折术后的康复治疗分两个阶段进行。骨折未愈合，固定未解除时为第一阶段；骨折已愈合、固定解除后为第二阶段。

（一）第一阶段

骨折经复位、固定或牵引 3 天左右，损伤反应开始消退，肿胀与疼痛减轻，即可开始康复治疗。

1. 康复治疗的基本作用

（1）肌肉收缩能促进局部血液、淋巴循环，肌收缩所产生的生物电有助于钙离子沉积于骨骼，促进骨折愈合，预防脱钙。

（2）维持一定的肌收缩运动，可防止失用性肌萎缩。

（3）关节运动牵伸关节囊及韧带，防止其挛缩并能促进关节内滑液的分泌与循环，从而预防关节内粘连。

（4）促进局部血肿及渗出液的吸收，减轻水肿与粘连。

（5）改善患者情绪，增强新陈代谢，改善呼吸、循环、消化系统功能，防止合并症的发生。

2. 康复治疗方法

（1）伤肢未被固定关节的各个轴位上的主动运动，必要时给以助力。上肢应注意肩外展、外旋与掌指关节屈曲；下肢应注意踝关节的背屈。老年患者更应注意，以防止关节挛缩。

（2）在骨折复位基本稳定、肌肉组织基本愈合时，进行固定部位的肌肉有节奏的等长收缩练习，以防止失用性肌萎缩，并使骨折断端靠近而有利于骨愈合，如胫骨骨折后膝关节被固定时，应进行股四头肌的等长收缩练习。

（3）累及关节面的骨折，常遗留较显著的关节功能障碍。为减轻障碍程度，在固定 2～3 周后，如有可能应每日短时取下固定物，做受损关节不负重的主动运动，并逐步增加活动范围，运动后继续固定。这可促进关节软骨的生化修复，并使关节面有较好的塑形，同时也可防止或减轻关节内粘连。

（4）对健肢与躯干应尽可能维持其正常活动，可能时应尽早起床。必须卧床的患者，尤其是年老体弱者，应每日做床上保健操，以保证全身状况，防止发生合并症。

（5）为改善血液循环、消炎、消肿、减轻疼痛、减少粘连、防止肌肉萎缩以及促进骨愈合，应及时、合理采取物理治疗。如用超短波疗法或低频率磁场，以使成骨再生区代谢过程加强，治疗后纤维细胞和成骨细胞出现早，对软组织较薄部位的骨折（如手、足的骨折）更适合用低频磁场，而深部的骨折适于用超短波治疗；防止肌肉萎缩，可用低中频电流刺激固定部位两端的肌肉；为减少瘢痕与粘连，可采用音频或超声波治疗等。

（二）第二阶段

1. 康复治疗的目的 康复治疗的目的是最大限度地恢复关节活动范围和肌力，并在此基础上恢复日常生活活动能力与工作能力。

2. 康复的基本方法

（1）恢复关节活动范围：要恢复关节活动范围，就要牵伸、松解关节内外粘连、挛缩的组织，增强血液循环，为此要进行主动及被动的牵伸运动，并配合应用物理治疗及按摩等。

1）主动运动：受累关节进行各方向的主动运动，以温和牵伸挛缩、粘连的组织。运动时以不引起明显疼痛为度，幅度应逐渐增大。每一动作重复多遍，每日练习数次。

2）助力运动与被动运动：刚去除固定的患者可先采用助力运动，以后随着关节活动范围的增加而减少助力。对组织挛缩、粘连严重而用助力运动与主动运动难以奏效者，可使用被动运动，但运动方向与范围应符合解剖功能，动作应平稳、缓和，不应引起明显疼痛及肌肉痉挛，不可使用暴力引起新的损伤与骨化性肌炎。

3）关节功能牵引：对比较僵硬的关节，可加作关节功能牵引，即使受累关节近端适当固定，在远端按需要的方向（屈、伸、内收、外展、内旋、外旋）用适当重量进行牵引。每次牵引时间为15分钟左右，每日可进行数次。重量的大小以引起可耐受的酸痛感觉、不致产生肌肉痉挛为宜。

4）夹板、石膏托及弹性支架：当关节挛缩较顽固时，可在运动与牵引的间歇期以夹板或石膏托固定患肢，以减少纤维组织的弹性回缩，加强牵引的效果。随着关节活动范围的逐渐增大，夹板或石膏托也作相应的更换。此外，亦可用特别的弹性支架做关节的持续牵伸。以上方法常相互配合应用，一日多次反复进行。

5）理疗与按摩：为促进钙质沉着与镇痛，可行局部紫外线照射；为促进血液循环、改善关节活动功能，可采用蜡疗、红外线、短波、湿热敷等疗法；为软化瘢痕、松解粘连可用离子导入疗法；按摩对促进血液循环、松解粘连有较好作用，治疗时手法宜较重，以作用到深部组织；旋涡浴水中运动兼有温热、按摩与运动的作用，尤适于采用。

（2）恢复肌力：恢复肌力的主要、唯一有效的方法是逐步增强肌肉的工作量，引起肌肉的适度疲劳。当肌力为0～1级时，可采用水疗及水中运动、按摩、低频脉冲电刺激、被动运动、助力运动等，在做被动运动时进行传递冲动练习。当肌力为2～3级时，以主动运动为主，亦可做助力运动、摆动运动、水中运动，做助力运动时助力应小，以防止用被动运动来替代助力运动。当肌力达4级时，应进行抗阻运动，以争取肌力的最大恢复。通常采用渐进抗阻练习，亦可用等速练习仪进行锻炼。如关节活动范围恢复较快，而肌力增长缓慢，可能导致关节不稳，在关节成形术后应加以注意。有关节损伤时，关节活动应以等长收缩练习为主，以免加重关节损伤性反应。

（3）恢复日常生活活动能力及工作能力：可通过作业治疗及健身训练活动来改善动作技巧，增强身体素质，恢复日常生活活动能力及工作能力。

三、脊柱骨折术后的康复

脊柱骨折后，由于创伤及固定的影响，常出现脊柱周围肌肉失用性萎缩，使脊柱稳定性差，易引起劳损，往往遗留慢性腰痛。严重骨折或骨折脱位常导致脊髓损伤。康复治疗的目的是恢复脊柱的稳定性、防止慢性腰痛、最大限度地恢复脊柱功能、消除长期卧床对机体的不利影响。对脊柱骨折术后的康复医疗分两期进行。

（一）愈合期

一般无须石膏固定，术后根据手术情况可卧硬板床。

3～5天后开始卧位保健体操锻炼，包括四肢运动、呼吸练习、背肌练习等。练习中避免脊柱前屈及旋转，注意保持脊柱稳定；可通过下肢直腿抬高来训练腹肌，以维持腰、腹肌平衡，增强脊柱的稳定性。进行以上练习时，动作应平稳、缓慢，以不引起明显疼痛为度。

手术固定稳定，可逐渐指导患者俯卧位下床。其方法是：翻身俯卧后，一腿下地，然后用双手支撑抬起上半身，待躯干接近直立时，再将另一腿移下地，以避免脊柱屈曲。这期间患者可在直立位、匍匐位进行脊柱后伸、侧弯及旋转练习，但要避免脊柱前屈的动作与姿势。

（二）恢复期

骨折愈合后，患者不再卧床，如有支具固定亦可拆除，为进一步改善脊柱的柔韧性与稳定性，恢复脊柱的活动范围，防止慢性腰痛，应进一步进行活动训练。脊柱活动范围练习宜在体操凳上骑坐位进行，以防止髋关节代替腰部活动，增强背肌的练习宜与适当的腹肌练习配合进行。功能锻炼之前，先进行热疗或按摩，以减轻疼痛，防止肌肉痉挛，并增强锻炼效果。

陈旧性胸腰椎骨折伴有慢性腰痛者，可采用按摩、针灸、理疗，同时亦应进行恢复脊柱活动范围及增强背肌的练习。伴有椎板骨折或关节突骨折的不稳定性骨折者，必须待骨折愈合后方可开始脊柱的功能锻炼。

》》 **复习思考题**

1. 骨科微创术后康复治疗有何作用？

2. 关节松动技术治疗的机制是什么？

3. 软组织牵伸技术有哪些类型？

4. 简述增强肌力技术的方法。

5. 康复评定的主要内容是什么？